U0295976

主编 / 刘兰英

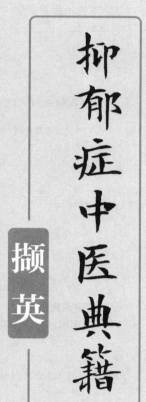

柳郁症中医典籍 撷英

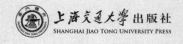

上海交通大学出版社
SHANGHAI JIAO TONG UNIVERSITY PRESS

内容提要

抑郁症是当今社会高发的精神心理疾病之一,是以显著而持久的心境低落或无愉快感为主要临床特征的一类心境障碍。中医学对抑郁症等精神疾病的诊疗记载古已有之。

中医古籍中记载的郁病(证)、脏躁、梅核气、卑惵、奔豚(气)、百合病、解㑊等七个病证相当于现代医学所称之抑郁症。本书即以之为检索词,收集与抑郁症相关的历代医学文献。文献时间上起先秦,下至清末,内容涵盖中医基础理论、中药、方剂、临证各科、医案等。对每一个证名均给予导读,对每一则文献均注明出处及参考文献,以供读者溯源及参考。

本书为读者呈现出最原汁原味的关于抑郁症的中医古籍文献概貌,全面系统地展示了古代医家治疗抑郁症的智慧。本书可供从事精神病学、心理学及中医相关临床科室的医师学习参考。

图书在版编目(CIP)数据

抑郁症中医典籍撷英/刘兰英主编. —上海:上海交通大学出版社,2021.9
ISBN 978 - 7 - 313 - 25085 - 8

Ⅰ.①抑… Ⅱ.①刘… Ⅲ.①抑郁症-中医治疗法
Ⅳ.①R277.794

中国版本图书馆 CIP 数据核字(2021)第 124649 号

抑郁症中医典籍撷英
YIYUZHENG ZHONGYI DIANJI XIEYING

主　　编:刘兰英
出版发行:上海交通大学出版社　　　　　地　　址:上海市番禺路 951 号
邮政编码:200030　　　　　　　　　　　电　　话:021 - 64071208
印　　制:上海景条印刷有限公司　　　　经　　销:全国新华书店
开　　本:710mm×1000mm　1/16　　　印　　张:29
字　　数:501 千字
版　　次:2021 年 9 月第 1 版　　　　　　印　　次:2021 年 9 月第 1 次印刷
书　　号:ISBN 978 - 7 - 313 - 25085 - 8
定　　价:118.00 元

编 委 会

序

精神疾病已成为现今严重威胁人类健康的疾病,其中又以抑郁症最备受关注。抑郁症的发病率高,是引发自杀的主要原因之一,对个人、家庭和社会造成负面影响和沉重负担。2017 年,世界卫生组织发表在《美国医学会杂志》(*The Journal of the American Medical Association*,*JAMA*)的报告指出,抑郁症已成为世界范围内的公共健康问题,全球抑郁症患者高达 3.22 亿。我国约有 2 600 万确诊的抑郁症患者,抑郁发作所造成的伤残调整生命年高达 5 000 万,所造成的经济负担高达 621 亿元[①]。

中医学创立了一套独特的理论体系,中医学理论可以解释人们的心理情志活动和精神疾病的发病机制及诊断,在数千年的发展中积累了丰富的治疗经验和成功医案。这些理论、治疗方法和医案散布在浩如烟海的古代医籍之中。发掘整理并准确诠释古代中医心理学和神志病学的理论、治疗方法和医案,对我们今天更安全和更有效地治疗各种心理精神疾病具有重大意义。

本书选取前秦至清末历代医籍中与抑郁症相关的医论和医案之精华。全书内容丰富,资料翔实,具有较高的文献价值和临床价值。我们希望通过本书的出版和传播,让读者更全面、更深入地了解抑郁症相关中医学理论和治法,并为临床提供参考和借鉴。

香港大学中医药学院　教授
2020 年 05 月 07 日　于香港

---

① Friedrich MJ. Depression is the leading cause of disability around the world [J]. JAMA,2017,317(15):1517.

前　言

　　抑郁症是当今社会高发的精神心理疾病之一,是以显著而持久的心境低落或无愉快感为主要临床特征的一类心境障碍。抑郁症的发病机制仍未明确,西药抗抑郁剂是目前临床主要的治疗方法,可单独使用,或者联合心理治疗共同使用。但西药抗抑郁剂存在较多不良反应,中医药可能成为良好的辅助/替代方法。中医学具有独特的理论体系,对精神疾患的诊疗记载古已有之,从理论到实践、从发病到转归、从诊断到治疗均有论述,但是散见于各医籍之中。为全面总结和深入挖掘中医古籍文献中的抑郁症诊疗经验和学术观点,发扬中医药的特色和优势,提高专病专科的诊疗质量和水平,我们邀请浙江省立同德医院、浙江省精神卫生中心、浙江省中医药研究院文献所、香港大学中医药学院、广东省中医院等单位的专家学者共同编写了《抑郁症中医典籍撷英》一书。

　　我们利用文献检索方式查找现代出版的抑郁症专著和期刊文献数据库,全面梳理当代学者关于抑郁症的中医古代病证名描述;再经过专家咨询,包括香港大学中医药学院终身教授、博士生导师张樟进教授,上海中医药大学附属曙光医院主任医师、二级教授、上海市名中医蒋健教授,浙江省中医药研究院资深研究员、国务院政府特殊津贴获得者、中医文献学科带头人盛增秀研究员等专家,最终确认了与抑郁症最相关的病证名 7 个——郁病(证)、脏躁、梅核气、卑慄、奔豚(气)、百合病及解㑊;而后以 7 个病证名为检索词,采用全文检索的方式检索中医古籍数据库,包括国医典藏中医古籍数据库、书同文古籍数据库、爱如生中医典海数据库、中华医典等,收集与抑郁症相关的古籍文献。文献时间上起先秦,下至清末,内容涵盖中医基础理论、中药、方剂、临证各科、医案等。期间,文献工作者、精神科医师、中医内科医师皆参与,并共同完成抑郁症古籍文献资料的搜集与筛选,并对原文内容进行两轮校对。因此,本书为广大读者呈现出最原汁原味的中医学古籍资料,全面系统地展示古人治疗抑郁症的智慧。

我们诚挚地推荐本书,希望可以帮助读者对抑郁症中医诊疗有更深入的理解,将更多的中医经验应用于临床实践,继承和发扬中医传统,更好地服务患者。

感谢张樟进教授、蒋健教授、盛增秀研究员对抑郁症相关病证名提出的宝贵意见。感谢冯斌教授、江凌圳教授、陈炜教授对文献搜索和筛选工作提出的宝贵意见。感谢杨蒋伟、安欢、庄爱文、余凯、孙舒雯、李晓寅、丁立维、肖彬彬、严云燕、詹雯洁、黄红艳、毛伟波、吴佳、章可瀚对文献进行的编辑整理,在此一并致谢!

最后,感谢浙江省情志病中医药防治中心、浙江省中医药重大研究项目(2018ZY002)、浙江省中医药现代化专项(2020ZX012,2021ZX001)对本项目研究与出版的支持。

由于时间仓促及能力有限,恐有不足之处,恳请广大医家和同道不吝赐教。

刘兰英

2020 年 5 月 10 日于杭州

目　录

抑郁症中医典籍撷英

第一章　总论

抑郁症是一种常见且严重的精神疾病，具有自杀率高、社会负担重的特点。患者的主要症状表现为兴趣、快感缺失，持久的心境低落，严重时甚至出现自杀倾向。2017年，世界卫生组织（World Health Organization，WHO）在《美国医学会杂志》（*The Journal of the American Medical Association*，*JAMA*）刊发关于抑郁症的全球健康评估指出，2015年全世界抑郁症患者数量为3.22亿。中国有超过2 600万名确诊的抑郁症患者，因抑郁发作导致的伤残调整生命年为5 000万，造成的经济负担每年高达621亿元[①]。

中医学认为抑郁症是由于情志不舒、气机郁滞、脏腑功能失调所引起的一类病证。临床表现主要为心情抑郁、情绪不宁、胸胁胀痛，或易怒喜哭，或咽中如物梗塞、不寐等。以情志内伤为主要因素，病机发展以气郁为先，进而变生他证。

抑郁症的记载已经有几千年的历史。早在春秋战国，中国社会的思想开放，出现了百家争鸣的景象。医和、扁鹊等名医相继涌现，《内经》已有对抑郁症相关症状的描述，并从多方面阐述了抑郁症的病因治法，提出"思则气结""忿怒伤肝""肝气盛则梦怒，肺气盛则梦哭""思伤脾，怒胜思"等理论，是现代心理治疗的雏形。后又有以张仲景、华佗、王叔和等为代表的医家发扬，如张仲景在《伤寒杂病论》中首次提出了抑郁症相关的病名，为后世抑郁症中医学的发展奠定了稳固的基础，并逐渐形成抑郁症的辨证论治体系，成为后世医家临症的重要理论基础。

隋唐时期，抑郁症诊疗的相关记载更为丰富，不仅症状描述趋于翔实，而且对抑郁症伴随症状的记载亦颇为丰富，出现了因病致郁的病理演变阐述。

---

① Friedrich MJ. Depression is the leading cause of disability around the world [J]. JAMA, 2017,317(15): 1517.

认为抑郁症的病因多由于伤寒大病后失调，情志失节，尤为惊恐忧思等所引起。阐述了抑郁症在发生、演变及治疗转归上的特点，将"奔豚病"分为"忧思奔豚"和"惊恐奔豚"，形成了对抑郁和焦虑的鉴别诊断雏形，治疗上除药物治疗外更注重非药物疗法，如针灸治疗。

宋代印刷术的发展，医书得以被大规模整理刊印。政府医政体制的改进，如设立太平惠民和剂局、采取发展医学教育等措施，极大地促进了医学的发展。从众多医籍文献中可管窥抑郁症的证治内容，有丰富的病证范畴及证治，在"百合病""奔豚""梅核气""脏躁"的治疗上承袭仲景要旨，发展出行气化痰的治法，"抑郁（郁病）"的治疗注重清心安神，调和气血。提出"妇人多郁"的观点，出现产后抑郁的病脉症治，重视情志因素在外科病证中的影响。

金元时期，以金元四大家刘完素、李东垣、张子和、朱丹溪为代表的医家开创了学术争鸣的新局面。各医家既奉《内经》《伤寒论》《金匮要略》为圭臬，又将新体会与应用心得加以发挥，推动了医学的全面发展。这一时期重视情志致病，形成中医精神医学的雏形。在研读经典的基础上，金元医家还对"情志致病"理论进行了发挥，特别是朱丹溪秉承张子和情志致病的观点，在《丹溪心法》中将该类疾病命名为"郁病"，提出"气血痰火湿食"之病因，并对症给予越鞠丸治之，形成"郁病"诊疗的新体系，至今仍指导着精神疾病的中医临床治疗实践。

明代医学临床水平在前代基础上又得到进一步发展。《医学正传》首先采用"郁证"这一病证名称，并逐渐把情志之郁作为郁病的主要内容。《景岳全书·郁证》将情志之郁称为因郁而病，着重论述了怒郁、思郁、忧郁三种郁证的证治。在具体抑郁症相关病证方面，除沿袭仲景和前代经验观点，特别是金元朱丹溪"六郁学说"之外，补充和发展了抑郁症相关病证的大量方药及新见解。其中，以卑慄的证治发展尤为嘱目，其主要临床表现特点、病机要点和治疗方药均得到了详细的阐述。另外，郁证郁病从脾论治的记载也值得关注。

清代考据风气盛行，不少医家对重要的古典医籍，如《内经》《伤寒论》《金匮要略》等进行了大量的考证与注释工作，对前代医家的相关抑郁症的学说又有了重要的注解和发挥。例如，五郁学说、六郁学说、张景岳郁证学说等，并有大量注释本刊行。值得关注的是，以医案为代表的郁证临证著作的大量出现，说明不少医家对该病的诊治有了很高的水平，这也为现代临床提供了诸多借鉴。

第二章　秦汉魏晋时期

　　春秋战国时期，中国社会思想开放，出现了百家争鸣的局面。当时随着经验知识的积累和数术之学的兴起，使巫与医有了较为明显的区分。这一时期出现了名医如医和、扁鹊等，虽大多没有著作流传至今，但能从现存的其他史料中佐证当时的医学发展。而此时期成书的《黄帝内经》（简称《内经》）总结了战国以前的医学成就，是中医学理论的奠基之作。秦始皇统一六国后，出现了多次朝代更迭，历经秦汉魏晋，医学体系在此期间逐步完善。《汉书·艺文志》辑录了当时的医经、经方、神仙、房中 4 种中医典籍；以张仲景、华佗、王叔和等为代表的医家，则为后世中医学的发展奠定了稳固的基础。各医家在《内经》的理论指导下，各抒己见。他们的著作为后世医学发展创造了良好的开端，并进一步促进了医学的全面发展。这一时期形成的与抑郁症相关的辨证论治体系，更是后世中医临床治疗抑郁症的重要参考来源。

一、中医学对郁证研究的萌芽

　　在总结战国以前医学成就的基础上，《内经》描述了抑郁症相关的症状表现，从多方面阐述了抑郁症的病因治法，将病因归于体质、脏腑功能失常与气的失调，提出"思则气结""忿怒伤肝""肝气盛则梦怒，肺气盛则梦哭""思伤脾，怒胜思"等理论，是现代心理疗法的雏形。《伤寒杂病论》也记载了一些独创性的见解。

二、郁证诊疗辨证论治体系的形成

　　张仲景在《伤寒杂病论》中独创性地提出了与抑郁症相关的病名概念。治疗上秉承了《内经》以气郁为基础的思想，重视对气机的调理，书中已经有一套较为完整的辨证论治的理法方药，为后世医学研究发挥了重要的指导作用。晋朝医家在继承先贤研究的基础上又加以补充，《脉经》就进一步阐释了《伤寒杂病论》相关的抑郁病证诊疗特点，《针灸甲乙经》又补充了一些治疗抑郁症的相关穴位。

第一节　百合病

《金匮要略》(219 年)

原文

论曰：百合病者，百脉一宗，悉致其病也。意欲食复不能食，常默默[1]，欲卧不能卧，欲行不能行，饮食或有美时，或有不用闻食臭时，如寒无寒，如热无热，口苦，小便赤，诸药不能治，得药则剧吐利，如有神灵者，身形如和，其脉微数。每溺[2]时头痛者，六十日乃愈；若溺时头不痛，淅然[3]者，四十日愈；若溺快然[4]，但头眩者，二十日愈。其证或未病而预见，或病四五日而出，或病二十日，或一月微见者，各随证治之。

百合知母汤方

百合七枚(擘)　知母三两(切)

上先以水洗百合，渍一宿，当白沫出，去其水，更以泉水二升，煎取一升，去滓；别以泉水二升煎知母，取一升，去滓；后合和煎，取一升五合，分温再服。

百合病，下之后者，滑石代赭汤主之。

滑石代赭汤方

百合七枚(擘)　滑石三两(碎　绵裹)　代赭石(如弹丸大一枚　碎　绵裹)

上先以水洗百合，渍一宿，当白沫出，去其水，更以泉水二升，煎取一升，去滓；别以泉水二升煎滑石、代赭，取一升，去滓；后合和重煎，取一升五合，分温服。

百合病吐之后者，用后方主之。

百合鸡子汤方

百合七枚(擘)　鸡子黄一枚

上先以水洗百合，渍一宿，当白沫出，去其水，更以泉水二升，煎取一升，去滓，内鸡子黄，搅匀，煎五分，温服。

百合病不经吐、下、发汗，病形如初者，百合地黄汤主之。

百合地黄汤方

百合七枚(擘)　生地黄汁一升

上以水洗百合，渍一宿，当白沫出，去其水，更以泉水二升，煎取一升，去滓,内地黄汁,煎取一升五合,分温再服。中病,勿更服,大便当如漆。

百合病一月不解,变成渴者,百合洗方主之。

百合洗方

上以百合一升,以水一斗,渍之一宿,以洗身,洗已,食煮饼,勿以盐豉[5]也。

百合病渴不差者,用后方主之。

栝蒌牡蛎散方

栝蒌根　牡蛎(熬)等分

上为细末,饮服方寸匕,日三服。

百合病变发热者,百合滑石散主之。

百合滑石散方

百合一两(炙)　滑石三两

上为散,饮服方寸匕,日三服。当微利者,止服,热则除。

百合病见于阴者,以阳法救之;见于阳者,以阴法救之。见阳攻阴,复发其汗,此为逆;见阴攻阳,乃复下之,此亦为逆(《金匮要略·百合狐惑阴阳毒病脉证治第三》)。

参考文献

张仲景. 金匮要略[M]. 北京:中国医药科技出版社,2018.

注释

1. 默默:精神不振,寂然不语。默,静也,寂也。
2. 溺(niào):同"尿",小便。
3. 淅(xī)然:怕风,寒栗之状。
4. 快然:无任何不适。
5. 盐豉:即咸的豆豉。

《华佗神方》(汉·华佗撰,成书年代不详)

原文

百合病者,谓无经络百脉,一宗悉致病也。皆因伤寒虚劳[1],大病之后,不平复,变成斯病也。其状如欲食复不能食,欲卧不得卧,欲出行而复不能出行,如有寒复如无寒,如有热复如无热,诸药不能疗,得药则剧而吐利,行持坐卧,似有神灵式凭[2]。治法以百合为主,而佐以知母者,为治已经发汗后,更发之法。

附方

百合七枚　知母三两

先用泉水洗渍百合一宿,去其水;更以泉水二升,煮取一升,去滓;次以水二升,煮知母得一升;与百合汁和,复煮取一升半,分二次服。若已经下后,更发者则如前法浸煮百合七枚外,可更以滑石三两、赭石一两,用水二升,煮取一升,和百合汁复煮,得一升半,如前法服之。又百合病已经吐后更发者,亦如前法,先浸煮百合七枚,乃以鸡子黄纳汁中,搅匀分再服。又若百合病始,不经发汗、吐、下,其病如初者,可仍如前法,先浸煮百合,次以生地黄汁一升,与百合汁相和,再煮取一升半,温分再服。一服中病可,勿更服,大便当出恶沫(《华佗神方·卷四·三九·华佗治伤寒百合病神方》)。

参考文献

刘俊红,李连章.华佗神方[M].北京:人民军医出版社,2011.

注释

1. 虚劳:病名,出自《金匮要略·血痹虚劳病脉证治》,又作虚痨。包括气血、脏腑等正气损伤所致的虚弱证和某些具传染性、表现为虚弱证的疾病(见《诸病源候论·虚劳病诸候》)。后世多将前者称为虚损,后者称为劳瘵或传尸劳(见《三因极一病证方论》)。

2. 似有神灵式凭:像有神灵主宰操纵。

《脉经》(280 年)

原文

百合之为病,其状常默默欲卧,复不能卧,或如强健人,欲得出行,而复不能行,意欲得食,复不能食,或有美时,或有不用闻饮食臭时,如寒无寒,如热无热,朝至口苦,小便赤黄,身形如和,其脉微数,百脉一宗,悉病,各随证治之。百合病,见于阴者,以阳法救之;见于阳者,以阴法救之。见阳攻阴,复发其汗,此为逆,其病难治;见阴攻阳,乃复下之,此亦为逆,其病难治(《脉经·卷八·平阳毒阴毒百合狐惑脉证第三》)。

参考文献

王叔和.脉经[M].北京:人民卫生出版社,1982.

第二节　奔豚（奔豚气、贲豚、贲豚气）

《金匮要略》（219 年）

原文

师曰：病有奔豚[1]，有吐脓，有惊怖，有火邪，此四部病，皆从惊发得之。

师曰：奔豚病，从少腹起，上冲咽喉，发作欲死，复还止，皆从惊恐得之。

奔豚气上冲胸，腹痛，往来寒热，奔豚汤主之。

奔豚汤方

甘草　芎䓖　当归各二两　半夏四两　黄芩二两　生葛五两　芍药二两
生姜四两　甘李根白皮一升　右九味，以水二斗，煮取五升，温服一升，日三夜
一服。

发汗后，烧针令其汗，针处被寒，核起而赤者，必发奔豚，气从少腹上至心，
灸其核上各一壮，与桂枝加桂汤主之。

桂枝加桂汤方

桂枝五两　芍药三两　甘草二两（炙）　生姜三两　大枣十二枚

右五味，以水七升，微火煮取三升，去滓，温服一升。

发汗后，脐下悸者，欲作贲豚，茯苓桂枝甘草大枣汤主之。

茯苓桂枝甘草大枣汤方

茯苓半斤　甘草二两（炙）　大枣十五枚　桂枝四两

右四味，以甘澜水[2]一斗，先煮茯苓，减二升，内诸药，煮取三升，去滓，温服
一升，日三服（甘澜水法：取水二斗，置大盆内，以勺扬之，水上有珠子五六千
颗相逐，取用之）（《金匮要略·奔豚气病脉证治第八》）。

参考文献

张仲景. 金匮要略[M]. 北京：中国医药科技出版社，2018.

注释

1. 奔豚：病名。出自《灵枢·邪气藏府病形》。《难经》列为五积之一，属肾之积。症见
有气从少腹上冲胸脘、咽喉，发时痛苦剧烈，或有腹痛，或往来寒热，病延日久，可见咳逆、骨
痿、少气等症。

2. 甘澜水：又名劳水，是把水放入盆内，用瓢将水扬起来，倒下去，如此反复多次，直到

水面上有无数水珠滚来滚去为止。盖水性咸而体重,劳之则甘而轻,取其不致阴滞,而有益于脾胃也。

《金匮要略方论》(219年)

原文

师曰:病有奔豚,有吐脓,有惊怖,有火邪,此四部病,皆从惊发得之。

师曰:奔豚病从少腹起,上冲咽喉,发作欲死,复还止,皆从惊恐得之。

奔豚气上冲胸,腹痛,往来寒热,奔豚汤主之。

奔豚汤方

甘草 川芎 当归(各二两) 半夏(四两) 黄芩(二两) 生葛(五两) 芍药(二两) 生姜(四两) 甘李根白皮(一升) 上九味,以水二斗,煮取五升,温服一升,日三夜一服。

发汗后,烧针令其汗,针处被寒,核起而赤者,必发奔豚,气从少腹上至心,灸其核上各一壮,与桂枝加桂汤主之(《金匮要略方论·卷上·奔豚气病脉证治第八》)。

参考文献

(汉)张仲景述;(晋)王叔和集;李玉清,黄海量,吴晓青点校.金匮要略方论[M].北京:中国中医药出版社,2006.

第三节 解㑊

《黄帝内经·素问》(战国,成书年代不详)

原文

足少阳之疟,令人身体解㑊[1],寒不甚,热不甚,恶见人,见人心惕惕然[2],热多汗出甚,刺足少阳。治用小柴胡汤(《黄帝内经·素问·刺疟篇》)。

参考文献

王冰.黄帝内经·素问[M].南宁:广西科学技术出版社,2016.

注释

1. 解㑊:音(xiè,yì),是"懈惰"或"懈怠"的音转,是以肢体困倦、筋骨懈怠、肌肉涣散无力、不欲见人、不喜言语、抑郁不欢为主要表现的疾病。

2. 惕惕(tì tì)然：惊恐不安的样子。

第四节　梅核气[1]

原文

　　妇人咽中如有炙脔[2]，半夏厚朴汤主之。《千金》作胸满，心下坚，咽中怗怗[3] 如有炙肉，吐之不出，吞之不下。

半夏厚朴汤方

　半夏一升　　厚朴三两　　茯苓四两　　生姜五两　　干苏叶二两

　　上五味，以水七升，煮取四升，分温四服，日三，夜一服(《金匮要略方论·卷下·妇人杂病脉证并治第二十二》)。

参考文献

　　(汉)张仲景述；(晋)王叔和集；李玉清，黄海量，吴晓青点校. 金匮要略方论[M]. 北京：中国中医药出版社，2006.

注释

　　1. 梅核气：中医病证名，指因情志不遂，肝气瘀滞，痰气互结，停聚于咽所致，以咽中似有梅核阻塞、咯之不出、咽之不下、时发时止为主要表现的疾病。

　　2. 炙脔：脔，音(luán)；指干肉；中医常用以比喻塞在患者咽喉中的痰涎。

　　3. 怗怗：音(tiē，tiē)，象声词。

《脉经》(280 年)

原文

　　妇人咽中如有炙腐状，半夏厚朴汤主之(《脉经·卷九·平咽中如有炙腐喜悲热入血室腹满证第六》)。

参考文献

　　王叔和. 脉经[M]. 北京：人民卫生出版社，1982.

第五节　脏躁

《金匮要略方论》（219 年）

原文

妇人脏躁[1]，喜悲伤欲哭，象如神灵所作，数欠伸[2]，甘麦大枣汤主之。

甘草小麦大枣汤方

甘草三两　小麦一升　大枣十枚

上三味，以水六升，煮取三升，温分三服。亦补脾气（《金匮要略方论·卷下·妇人杂病脉证并治第二十二》）。

参考文献

（汉）张仲景述；（晋）王叔和集；李玉清，黄海量，吴晓青点校. 金匮要略方论[M]. 北京：中国中医药出版社，2006.

注释

1. 脏躁：中医病名。由于思虑过度或肝郁化火，暗耗阴血，心脾失养而致哭笑无常、困倦乏力、呵欠频作的一种病证。女性患者多见。

2. 欠伸：打呵欠，伸懒腰。疲倦的表示。

《脉经》（280 年）

原文

妇人脏躁，喜悲伤，欲哭，象如神灵所作，数欠，甘草小麦汤主之（《脉经·卷九·平咽中如有炙腐喜悲热入血室腹满证第六》）。

参考文献

王叔和. 脉经[M]. 北京：人民卫生出版社，1982.

第三章　隋唐时期

隋唐时期是我国医学史上医学教育最为进步的时期之一,不但沿袭家传和师徒传授的优良传统,还开创和发展了学校式的医学教育,培养了许多医学大家。该时期系统全面地整理了医学理论和临床经验,出现许多大型著作,如:世界上第一部由国家编定颁布的药典《新修本草》,隋代巢元方编写了中国第一部详论病因、疾病分类、鉴别和诊断的著作《诸病源候论》,被后人尊称为"药王"的孙思邈的《千金要方》和《千金翼方》,王焘的《外台秘要》等。朝廷对医学教育发展的有力支持,为中医药学的发展创造了良好的条件,同时丰富了对情志疾病的理论和见解,为中医精神病学的发展提供了必要的基础。

抑郁症在隋唐时期的古籍文献资料并不多见,并且《诸病源候论》《千金要方》《千金翼方》《外台秘要》等医籍多是对《伤寒杂病论》的发挥。这一时期有关抑郁症的文献特点为:①相关症状描述日趋丰富。虽然总结归纳了"百合病""奔豚""解㑊""梅核气"等少数疾病,但对其伴随症状的记载颇为丰富,有意欲食复不能食、默默欲卧复不得眠、欲行复不能行、如寒无寒、如热无热、心中踊踊、五脏不定、心下烦乱、不欲闻人声、脊脉痛、少气不欲言、咽中如有炙腐咽之不下吐之不出等症状,其他躯体症状则更多。②有因病致郁的病理演变阐述。其病因多由于伤寒大病后失调,情志失节,尤为惊恐忧思等所引起。③演示了抑郁症在发生、演变及治疗转归上的特点。在"百合病""奔豚""梅核气"的治疗上遵从仲景的辨证论治、随证治之的原则,其中在"百合病"中提出病位及伴随症状的不同,其病情也有轻重之分,愈期亦有先后之别,证实了在现代医疗体系中,按证候的不同、病情的轻重,抑郁症分为不同的级别,其治疗时间也长短不一。④将"奔豚病"分为"忧思奔豚"和"惊恐奔豚",实际上是抑郁和焦虑的鉴别诊断雏形;而"奔豚病"的治疗上除药物治疗外更注重非药物疗法——针灸治疗,主张针刺艾灸章门、气海、中极、中府等穴位,对情志病的针药联合治疗在今天仍值得继续进行深入研究。

第一节　百合病

《诸病源候论》（610 年）

原文

　　百合病者,谓无经络,百脉一宗,悉致病也。多因伤寒虚劳,大病之后不平复,变成斯疾也。其状,意欲食,复不能食,常默默,欲得卧,复不得卧,欲出行,复不能行,饮食或有美时,或有不用饮时。如强健人,而卧不能行,如有寒,复如无寒,如有热,复如无热,口苦,小便赤黄。百合之病,诸药不能治,得药则剧吐利,如有神灵者。身形如和,其人脉微数,每尿辄头痛,其病六十日乃愈。若尿头不痛,淅淅然者,四十日愈。若尿快然,但眩者,二十日愈。体证或未病而预见,或病四五日而出,或病二十日、一月微见,其状,恶寒而呕者,病在上焦也,二十三日当愈。其状,腹满微喘,大便坚,三四日一大便,时复小溏者,病在中焦也,六十三日当愈。其状,小便淋沥难者,病在下焦也,四十三日当愈。各随其证,以治之耳（《伤寒病诸候下（凡四十四论）·五十一、伤寒百合病》）。

参考文献

　　巢元方.诸病源候论［M］.北京：人民卫生出版社,1955.

《备急千金要方》（651 年）

原文

　　论曰：百合病者,谓无经络百脉一宗悉致病也。皆因伤寒虚劳,大病已后不平复,变成斯病。其状恶寒而呕者,病在上焦也,二十三日当愈。其状腹满、微喘、大便坚,三四日一大便,时复小溏者,病在中焦也,六十三日当愈。其状小便淋沥难者,病在下焦也,三十三日当愈。各随其证以治之。百合之为病令人意欲食,复不能食,或有美时,或有不用闻饮食臭时,如有寒其实无寒,如有热其实无热,常默默欲卧复不得眠,至朝口苦小便赤涩,欲行复不能行,诸药不能治,治之即剧吐利,如有神灵所为也。百合病身形如和其脉微数,其候每溺时即觉头痛者,六十日乃愈。百合病候之溺时头不觉痛,淅淅然寒者四十日愈。百合病候之溺时觉快,然但觉头眩者二十日愈。百合病证,其人或未病而预见其候者,或已病四五日而出,或一月二十日后见其候者,治之善误也,依证治之。

论曰:百合病见在于阴而攻其阳,则阴不得解也,复发其汗为逆也。见在于阳而攻其阴,则阳不能解也,复下之其病不愈(《要略》云,见于阳者以阳法救之,见于阴者以阴法解之。见阳攻阴复发其汗,此为逆其病,难治。见阴攻阳乃复下之,此亦为逆其病难治。)(《备急千金要方·卷十·伤寒方下·百合第十二》)。

参考文献

孙思邈. 备急千金要方[M]. 北京:人民卫生出版社,1982.

《外台秘要》(752年)

原文

病源伤寒百合病者,谓无经络百脉一宗悉致病也,皆因伤寒虚劳,大病之后不平复,变成斯病也。其状意欲食,复不能食,常默默欲得卧,复不得卧,欲出行,而复不能行,饮食或有美时,或有不用时,闻饮食臭,或如强健人,而欲卧,复不得眠,如有寒,复如无寒,如有热,复如无热,至朝日苦,小便赤黄,百合之病诸药不能疗,得药则剧而吐利,如有神灵所加也,身形如和,其人脉微数,每尿辄头痛,其病六十日乃愈,若尿时头不痛,淅淅然如寒者,四十日愈,若尿时快然但眩者,二十日愈,其证或未病而预见,或病四五日而出,或病二十日一月日复见,其状恶寒而呕者,病在上焦也,二十三日当愈,其状腹满微喘,大便硬,三四日一大便,时复小溏者,病在中焦也,六十三日当愈,其状小便淋沥难者,病在下焦也,四十三日当愈,各随其证以疗之耳(并出第八卷中)。

仲景伤寒论疗百合之病,诸药不能疗,若得药则剧而吐痢,如有神灵所加也,身体仍和,脉微数,每尿时辄头痛,六十日乃愈,尿时头不痛,淅淅然者,四十日愈,尿时快然,但头眩者,二十日愈,其证或未病而预见,或病四五日而出,或病二十日一月复见者,悉疗之(《外台秘要·卷第二·伤寒百合病方七首》)。

参考文献

王焘. 外台秘要方[M]. 太原:山西科学技术出版社,2013.

第二节　奔豚（奔豚气、贲豚、贲豚气）

《诸病源候论》（610 年）

原文

　　夫贲豚气者,肾之积气[1]。起于惊恐、忧思所生。若惊恐,则伤神,心藏神也。忧思则伤志,肾藏志也。神志伤动,气积于肾,而气下上游走,如豚之奔,故曰贲豚。其气乘心,若心中踊踊如事所惊,如人所恐,五脏不定,食饮辄呕,气满胸中,狂痴不定,妄言妄见,此惊恐贲豚之状。若气满支心,心下闷乱,不欲闻人声,休作有时,乍瘥乍极,吸吸短气,手足厥逆,内烦结痛,温温欲呕,此忧思贲豚之状。

　　诊其脉来触祝触祝[2]者,病贲豚也。肾脉微急,沉厥,贲豚,其足不收,不得前后（《诸病源候论·卷之十三·气病诸候（凡二十五论）·六、贲豚气候》）。

参考文献

　　巢元方.诸病源候论［M］.北京：人民卫生出版社,1955.

注释

　　1. 肾积：病名,指肾气厥积而致证候,为五积之一。症见腰脊疼痛、少腹挛急、气上冲逆、耳聋耳鸣等。《难经·五十四难》："肾之积,名曰奔豚。"

　　2. 触祝：形容脉搏来回阵阵跃动。

《千金翼方》（682 年）

原文

　　治奔豚上气法：章门,一名长平,二穴在大横外,直脐季肋端,主奔豚腹肿,灸百壮。又,灸气海百壮,在脐下一寸半。又,灸关元五十壮,亦可百壮,在脐下三寸。

　　中极,一名玉泉,在脐下四寸。主奔豚抢心不得息,灸五十壮。心中烦热奔豚,胃气胀满不能食,针上管入八分,得气即泻。若心痛不能食,为冷气,宜先补后泻,神验。灸之亦佳,日二七至百止,不瘥倍之。不忌房室。

　　奔豚冷气,心间伏梁[1],状如覆杯[2],冷结诸气,针中管入八分,留七呼,在上管下一寸,泻五吸,疾出针,须灸,日二七壮至四百止,慎忌房室。又,中府二穴,主奔豚上下,腹中与腰相引痛,灸百壮。又,期门二穴,直乳下二肋端旁一寸五分,主奔豚,灸百壮。又,四满侠丹田两旁相去三寸,灸百壮(一云三十壮)。主奔豚气,上下抢心腹痛(《千金翼方·卷第二十七·针灸中·肺病第七》)。

参考文献

周仲瑛,于文明.中医古籍珍本集成·方书卷·千金翼方(上)[M].长沙:湖南科学技术出版社,2014.

注释

1. 伏梁:古病名。指腹部有包块、疼痛、腹胀的疾病。
2. 覆杯:①眼科病证,即胞肿如桃详该条。②形容积聚等病证的形状。《灵枢·邪气藏府病形》:"肝脉急甚者为恶言,微急为肥气,在胁下若覆杯"。此处为第二种释义。

《外台秘要》(752年)

原文

黄帝问金冶子曰:"惊为病如奔豚。其病奈何。"金冶子对曰:"惊为奔豚。心中踊踊。如事所惊。如人所恐。五脏不定。食饮辄呕。气满胸中。狂痴欲走。闭眼谬言。开眼妄语。或张面目。不相取与。众师不知。呼有所负。贲豚汤主之。"黄帝曰:"善"。黄帝问金冶子曰:"忧思贲豚。何以别之。"金冶子对曰:"忧思贲豚者。气满支心。心下烦乱。不欲闻人之声。发作有时。乍瘥乍剧。吸吸短气。手足厥逆。内烦结痛。温温欲呕。众师不知。呼有触忤[1]。奔豚汤主之。"黄帝曰:"善。"

师曰:"病如奔豚者。气从少腹起。上冲喉咽。发作欲死。复还生。皆从惊恐得之。肾间有脓故也。"(范汪同)

师曰:"病有奔豚。有吐脓。有惊怖。有火邪。此四部病者。皆从惊发。得之火邪者。桂枝加龙骨牡蛎汤主之。若新亡财。为县官所捕迫。从惊恐者。疗用鸥头铅。(千金翼有飞鸿铅丹丸主癫痫瘛疭此意相近铅 一云角为马桃末即羚羊角)复余物未定。(未定者上作方未成)所言奔豚者。病人气息逆喘。迫上如豚奔走之状。奔豚汤主之。"(《外台秘要·卷第十二·贲豚气方四首》)。

参考文献

王焘.外台秘要方[M].太原:山西科学技术出版社,2013.

注释

1. 触忤(wǔ):亦作"触迕",冒犯之意。

第三节　解㑊

《重广补注黄帝内经素问》(762年)

原文

帝曰:"冬脉[1]太过与不及,其病皆何如?"岐伯曰:"太过则令人解㑊,脊脉[2]痛而少气不欲言,其不及则令人心悬[3]如病饥䏚[4]中清[5]。"(《重广补注黄帝内经素问·卷第六》)

参考文献

王冰.重广补注黄帝内经素问[M].北京:科学技术文献出版社,2011.

注释

1. 冬脉:①指冬天的脉象。《素问·玉机真脏论》:"冬脉者肾也,北方水也,万物之所以合藏也,故其气来沉以搏。"②指肾脉。《灵枢·经脉》:"足少阴气绝则骨枯,少阴者冬脉也,伏行而濡骨髓者也。"

2. 脊脉:督脉。

3. 心悬:心内感觉像饥饿一样虚悬不安的病证。又称"心如悬"。

4. 䏚(chǎo):胁肋下方夹脊两旁空缺部分。

5. 中清:意即中气虚寒。

第四节　梅核气

《千金翼方》(682年)

原文

主妇人胸满心下坚,咽中贴贴[1],如有炙腐,咽之不下,吐之不出方:

半夏(一升,洗)　生姜(五两)　茯苓　厚朴(各四两)

上四味,哎咀,以水六升,煮取三升,分三服(《千金要方》有苏叶二两)(《千金翼方·卷第五·妇人积聚》)。

参考文献

周仲瑛,于文明. 中医古籍珍本集成·方书卷·千金翼方(上)[M].长沙：湖南科学技术出版社,2014.

注释

1. 贴贴：同"怗怗"，象声词。

第四章 宋朝时期

中国历朝历代对医学的重视莫过于宋代。得益于其商品经济、文化教育、科学创新的高度繁荣，当时政府通过一系列措施，包括整理刊印医书，改进医政体制，设立太平惠民和剂局，大力发展医学教育，极大地促进了医学的发展。

抑郁症在宋代的医籍文献如《医心方》《太平圣惠方》《圣济总录》《仲景伤寒补亡论》《针灸资生经》《仁斋直指方论》《三因极一病证方论》《仲景伤寒补亡论》《太平惠民和剂局方》《女科百问》《妇人大全良方》《类编朱氏集验医方》《普济本事方》中均有一定的记载，其学术贡献如下。

1. 病证范畴及证治的丰富，抑郁症属于"百合病""奔豚""解㑊""梅核气""抑郁（郁病）""脏躁"等病证范畴，记载有阴虚有热、水气相结、肾实精不运、痰气互结、心火扰神、气血亏虚、心血不足等病机演变，可予养阴清热、流行疏利（疏泄）、行气化痰、清心养神、益气养荣、养心安神治疗，而在"百合病""奔豚""梅核气""脏躁"的治疗上承袭仲景要旨，发展了行气化痰的治法，"抑郁（郁病）"的治疗注重清心安神，调和气血。

2. 提出"妇人多郁"的观点。由于妇人多具有忧思善感的性格禀赋，又有经带胎产的特殊经历，可能易于发生郁证。如《妇人大全良方·卷之六》载"妇人情性执着，不能宽解，多被七气所伤……产妇尤多此证"，而"产后尤多"（《仁斋直指方论·卷之五》），又"妇人脏躁"。

3. 出现产后抑郁（妊娠期抑郁）的病脉证治，《仁斋直指方论·卷之五》："一种妇人，平时任气，易为七情所伤，适月事经季不行，一身百病，胸臆气填，呕恶全不入食，入食则吐痰涎。或一块如核，窒塞胸喉而痛；或一块如卵，筑触心下而疼；或腹中块物，动而作痛，攻刺腰背，时发哄热，四肢乏力，脚不能行，小便白浊浮油，带下淋沥，日就瘦弱，全似虚劳。然而谷虽不入，果子杂物常喜食之，却只是有孕。"是证常发于妇女妊娠及产后期间，多具有多思忧愁的性格禀赋，易受情志刺激，表现为抑郁情绪、精力减退，看似虚劳，伴随恶心呕吐、痞满、梅核气、腹痛、发热等广泛多样的躯体症状,治疗"以二陈汤加缩砂、桔梗、姜、枣、乌梅同煎"。

4. 重视情志因素在外科病证中的影响,如"抑郁及劳伤气血颈项或四肢肿硬或软而不赤不痛,日晡微热或溃而不敛"以益气养荣汤治疗(《疮疡经验全书·卷第七》)。

第一节　百合病

《医心方》(984 年)

原文

《千金方》云:"百合病者,是百脉一宗,悉致病也。"其状恶寒而呕者,病在上焦也,(二十三日当愈;)其腹满微喘,大便坚,三四日一大便,时复小溏(音唐)者,病在中焦也,(六十三日当愈;)其状小便淋沥难者,病在下焦也,(三十三日当愈;)各随其证以治之耳(云云,具在本方)。

百合之病,令人欲食复不能食,或有美时,或有不用闻饮及饭臭,如有寒其实无寒,如有热其复无他,常默默欲卧,复不能眠,至朝口苦,小便赤涩,欲行复不能行也,诸药不治,治之即剧吐利,如有神灵所为也(《医心方·卷第十四·治伤寒变成百合病方第五十九》)。

参考文献

(日)丹波康赖著;多纪元坚等校订. 医心方[M]. 北京:人民卫生出版社,1955.

《太平圣惠方》(992 年)

原文

夫百合之病者。为经络百脉一宗。悉致病也。皆因伤寒大病之后。不平复。而变为斯病也。其状。意欲食。复不能食。常默默欲得卧。复不得卧。欲出行。复不能行。饮食或美时。或有不能食时。卧时如强健人。而不能行。如有寒。复如无。如有热。复如无。若小便赤黄。其病诸药不能治。与药即剧吐利。如有神灵者。身形如和。其脉微数。每小便辄头痛。其病六七日乃愈。若小便头不痛。淅淅然者。四十日愈。若小便利。但眩者。二十日愈。其病亦有始中伤寒。便成斯疾。或患经多日。方始变为此证。其候恶寒而呕者。在上焦也。二十日当愈。其状腹满微喘。三四日一大便。时复小溏利者。病在中焦也。六十日当愈。其状小便淋沥难者。病在下焦也。四十日当愈。各随其证。以治之尔。

治伤寒百合病。身微热。恶寒烦喘。宜服**百合散**方。

百合二两　紫菀一两(去根节)　杏仁一两(汤浸　去皮尖　双仁麸炒微黄)　前胡一两(去芦头)　麦门冬一两(去心)　甘草三分(炙微赤锉)

上件药。捣为散。每服五钱。用水一大盏。煎至五分。去滓。不计时候温服(《太平圣惠方·卷第十三·治伤寒百合病诸方》)。

参考文献

王怀隐.太平圣惠方[M].北京：人民卫生出版社，1958.

《圣济总录》(1117 年)

原文

论曰：伤寒百合病者，谓百脉一宗，悉致其病也。其状意欲食，复不能食，常默默欲得卧，复不能卧，欲出行，复不能行，食饮有时美，亦有时不美，如有寒，复如无寒，如有热，复如无热，口苦，小便赤黄，得药则吐利者是也。此皆由伤寒及虚劳大病后，腑脏俱虚，营卫耗弱，不能平复，变成斯疾也，然以百脉一宗，悉致其病，又无复经络，故其病证变异，而治之者，亦宜各随其证。治伤寒百合已经下后，**百合滑石代赭汤**方：

百合七枚(擘破)　滑石一两(碎)　代赭如弹丸大一枚(碎)

上三味，先以水洗百合，渍一宿，白沫出，去其水，更以新汲水二盏，煎取一盏去滓，别用新汲水二盏，煮滑石、代赭，取一盏，去滓后合和重煎，取一盏半，分温再服(《圣济总录·卷第二十九·伤寒百合》)。

参考文献

(宋)赵佶敕编；王振国，杨金萍主校.圣济总录校注[M].上海：上海科学技术出版社，2016.

《仲景伤寒补亡论》(1181 年)

原文

《千金》论曰："百合病者，谓无经络，百脉一宗，悉致病也。"皆因伤寒病虚劳大病以后不平复，变成斯疾。其状恶寒而呕者，病在上焦也，二十三日当愈。

其状腹满微喘,大便坚,三四日一大便,时复小溏者,病在中焦也,六十三日当愈。其状小便淋漓难者,病在下焦也,三十三日当愈。各随其症以治之。雍曰:孙氏著论,皆见于古书,独此论中分三焦症,古无所见,岂其书亡乎?果分三焦,则各有所在,诸药可治,不应仲景曰诸药不能治,乃时用诸百合汤也。《千金》百合病余论,则皆见于《金匮》矣,惟此一论有异。

《金匮要略》论曰:"百合病者,百脉一宗,悉致其病也。意欲食,复不能食,常默默然;欲卧,复不得卧;欲行,复不能行;饮食或有美时,或有不用闻食臭时;如有寒,实无寒;如有热,实无热,口苦,小便赤。(《千金》云:"至朝口苦,小便赤涩"。)诸药不能治,得药则剧吐利,如有神灵所加者。百合之病,身形如和,其脉微数,其候于溺时即觉头痛者,六十日乃愈。溺时头不痛,淅淅然寒者,四十日愈。若溺时觉快然,但头眩者,二十日愈。其症或未病而预见,或病四五日而出,或病二十日或一月微见者,各随症治之。《千金》:"或病一月二十日后见其症者,治之喜误也。"雍曰:此论有言不甚明处,今皆以《千金》论中字足之。又如一月二十日后症方出,则一月二十日之前为治,安得不误。故《千金》论中治之喜误四字,最为要切。论言其症者,谓溺时三症也。

叔和曰:"百合之为病,其状若默默,欲卧复不得;或如强健人,欲出行而复不能行,意欲得食复不能食,或有美时,或有不用闻饮食臭时,如寒无寒,如热无热,至朝口苦,小便赤黄,身形如和,其脉微数,百脉一宗悉病,各随症治之。"

《金匮》又曰:"百合病见于阴者,以阳法救之;见于阳者,以阴法救之。见阳攻阴,复发其汗,此为逆。见阴攻阳,乃复下之,此亦为逆。"《千金》曰:"百合病见在于阴,而攻其阳,则阴不得解也,复发其汗,为逆也。见在于阳,而攻其阴,则阳不得解也。复下之,其病不愈。"雍曰:《金匮》之意,谓见阳当攻阴,若不攻阴而发其汗,则为逆。见阴当攻阳,若不攻阳而复下之,亦为逆。此为易明。《千金》言见阴攻阳,阴未解之间,不可复发汗,恐阳再受攻,故为逆。见阳攻阴,阳未解之间,不可复下之,恐阳再受攻,故为逆。其意难明(《仲景伤寒补亡论·卷十五·百合病十四条》)。

参考文献

郭雍.伤寒补亡论校注[M].郑州:河南科学技术出版社,2014.

第二节 奔豚（奔豚气、贲豚、贲豚气）

《针灸资生经》（1226年）

原文

凡卒厥逆上气，气攻两胁，心下痛满，奄奄欲绝，此为贲豚气，即急作汤，以浸两手足，数数易之。（千）贲豚腹肿，灸章门百壮，贲豚、灸气海百壮，或期门，或关元百壮。贲豚抢心不得息，灸中极五十壮。贲豚上下，腹中与腰相引痛，灸中府百壮。贲豚上下，灸四满一七壮。期门、（见产。）阴交、石门、主贲豚。（见无子。）贲豚腹肿，章门主之。贲豚气上，腹痛，茎肿，先引腰，后引小腹，腰臑小痛坚痛，下引阴中，不得小便，两丸骞，石门主之。贲豚气上，腹坚痛引阴中，不得小便，两丸骞，阴交主之。（并甲。）章门、（铜同。）石门、（明下同。）阴交、主贲豚上气。期门、主贲豚上下。（铜同见霍乱。）中极、主贲豚上抢心，甚则不得息，天枢、主贲豚胀疝。归来、主贲豚，卵上入，引茎痛。天枢、主气疝，烦呕面肿，贲豚。（甲）关元、中极、主妇人贲豚抢心，上管、疗心中烦，贲豚气，胀满不能食。（明）巨阙、治贲豚气胀不能食，（铜）中脘、治因读书得奔豚气上攻，伏梁心下，状如覆杯，寒癖结气。（明云。贲豚气如闷。伏梁气如覆杯。）归来、治小腹贲豚。千云、主贲豚。（并见阴痛。）中极、治贲豚抢心，甚则不得息，恍惚尸厥[1]。关元、疗贲豚，寒气入小腹，（千同。）时欲呕，溺血，小便黄，腹泻不止。（明下）气海、疗贲豚腹坚。（见劳。）期门、主贲豚。（见产后。）气穴、治贲气上下，引腰脊痛。（见月事。）关元、中极、阴交、石门、四满、（千并见无子。）期门、（见产后疾。）主妇人贲豚，上管、治伏梁气，状如覆杯。（铜与明同。）中管、治伏梁气。（见上。）期门、缺盆、（千见胸满。）鸠尾、（心痛。）主息贲。（肺之积曰息贲。在右胁下。大如杯。）（《针灸资生经·针灸资生经第四·贲豚气》）

参考文献

王执中.针灸资生经[M].上海：上海科学技术出版社，1959.

注释

1. 尸厥：病名，厥证之一。厥而其状如尸的病证。

《仁斋直指方论》（附补遗）（1264 年）

原文

肾主纳气，人之气海系焉。肾虚而为风寒所乘，为暑湿所袭，为喜怒忧恐所伤，而水结不散，又与气搏，是以群邪聚于其中，曰疝[1]、曰奔豚[2]、曰小肠气、曰膀胱气，皆是物也。其候不特外肾、小腹作痛，或攻刺于腰胁，或游走于背膂[3]，或冷气抢心，心下痛满，或手足厥冷，痛绕脐傍，或胁之左右如杯，或脐之上下如臂，或腹中累累如桃李，或胃脘间覆大如盘。有壮热恶寒者，有洒淅寒热者，有不得大小便者，有里急而下泄者，有自汗出者，有不欲食者。其于阴间，则卵有小大，伸缩而上下不常；囊有肿胀急痛而发歇无定。挟冷触怒则块物逼上囊根或攻腹胁。时和心平，则块物自循系，归入囊中，凡此皆谓之肾气。治法纲领，风则散之，寒则温之，暑则解其热，湿则渗其水，七情所发，调其心气，水与气搏，行其小便，其间以主治肾气之剂参之，固定则也。然总治之法，大要以流行疏利为先。毋曰肾虚得病不敢疏泄。盖肾为邪气所干，若非逐去，病何由愈？倘或姑息畏虚，妄以刚剂兜住，使大小腑秘而不通，邪气入腹冲心，危殆必矣！虽然，肾气发作，固以肾虚得之，然虚中有冷，虚中有热，又有冷热不调，尤当详审。冷者，胁边及外肾清冷，小便清而多，遇寒则发是也。热者，内挟暑气，或积酒毒，或服暖药于前，外肾与小腹俱热，肛门间粪后亦热，小便数而涩，遇热则甚是也。冷热不调者，小腹外肾，乍冷乍热，大便小便或秘或利，用药温凉，当随证而权度之。但所谓流行疏导，常常运斡于其中矣。其若大小便流利之后，或更有牵刺引疼，或微气游注于肌肤之间，此则肾虚血虚，气不还元，当加润养，人参、当归、川芎、芍药、桑螵蛸、葫芦巴辈，又不可无。惟是逆气长嘘，中脘停酸，燥闷扰扰，甚而至于呕吐，最为恶候。何则？天一生水，肾实主之，宗筋聚于阴器，惟藉阳明以养之。今脾土不济，肾水上乘，必为酸汁，必为涎饮，荏苒逾时，遂成暴吐。医家执剂之始，皆知肾经恶燥，如苍术、白术、良姜之类，诚不敢发用耳。及其呕吐大作，姜、术辈用之而不顾，若犹未也，则吴茱萸、荜茇刚燥等剂又加多焉，虽附子亦用之，而救急矣。病势至此，脾土未强，肾水已为之涸，肾水既涸，脾土又为之焦，往往阴阳不升降，营卫不流行，大小二便关格涩闭，而肾汁、胃汁皆自其口出也。如此者，大抵不救，临病须当识证，预与病家言之（《仁斋直指方论（附补遗）·卷之十八·肾气·肾气方论》）。

参考文献

杨士瀛.仁斋直指[M].北京：中医古籍出版社，2016.

注释

1. 疝：音（shàn），病名，某一脏器通过周围组织较薄弱的地方而隆起。
2. 奔豚：详见前文"奔豚"。
3. 膂（lǚ）：脊柱两旁的肌肉。

第三节　解㑊

《圣济总录》（1117 年）

原文

论曰：《内经》云冬脉太过，则令人解㑊，其症脊脉痛少气不欲言，夫肾为作强之官，精为养身之本，所以运动形体者也。一或受邪则肾实而精不运，故有脊脉痛少气不欲言之证，其名解㑊者，解有解缓之义，㑊则疑于寒亦疑于热疑于壮又疑于弱，不可必之辞诊其尺脉缓而涩为解㑊也（《圣济总录·卷第三》）。

参考文献

（宋）赵佶敕编；王振国，杨金萍主校. 圣济总录校注[M].上海：上海科学技术出版社，2016.

《三因极一病证方论》（1174 年）

原文

冬肾脉合沉而紧实太过则如弹石令人解㑊脊脉痛少气不欲言，不及则其去如数令人心悬如饥，眇中清（《三因极一病证方论·卷之一》）。

参考文献

陈无择. 三因极一病证方论[M]. 北京：中国中医药出版社，2007.

《仲景伤寒补亡论卷》（1181 年）

原文

然百合之为物岂因治百合之病而后得名哉，或因是病须百合可治因名曰百合乎，皆莫能测知也。然少时见先生言宜百合汤治一仆病得愈，是时雍未甚留意不解仔细看正,虽见其似寒似热似饥饱,欲行欲卧,如今百合之症又自呼其姓名,有终夕不绝者时至醒时问之皆云不知此症,殊不可晓,岂所谓如有神灵所加者乎,恐人有如是症者因比于此,后此症又与素问所谓解㑊者相类(《仲景伤寒补亡论卷·第十五》)。

参考文献

郭雍.伤寒补亡论校注[M].郑州:河南科学技术出版社,2014.

第四节　梅核气

《太平圣惠方》(992 年)

原文

治咽喉中如有炙腐。**半夏散方**。

半夏一两半(汤洗七遍去滑)　厚朴一两(去粗皮　涂生姜汁　炙香熟)　赤茯苓一两　紫苏叶一两　诃黎勒皮一两半　枳壳一两(麸炒微黄　去瓤)

上药,捣粗罗为散,每服三钱。以水一中盏,入生姜半分,煎至六分,去滓,不计时候,温服(《太平圣惠方·卷第三十五·治咽喉中如有物妨闷诸方》)。

参考文献

王怀隐.太平圣惠方[M].北京:人民卫生出版社,1958.

《太平惠民和剂局方》(1151 年)

原文

治喜怒悲思忧恐惊之气,结成痰涎,状如破絮,或如梅核,在咽喉之间,咯不出,咽不下,此七气所为也。或中脘痞满,气不舒快;或痰涎壅盛,上气喘急,或因痰饮中结,呕逆恶心,并宜服之(出自《易简方》)。

附方

半夏五两　茯苓四两　紫苏叶二两　厚朴三两

上㕮咀。每服钱,水一盏半,生姜七片,枣一个,煎至六分,去滓,热服,不拘时候。若因思虑过度,阴阳不分,清浊相干,小便白浊,用此药下青州白丸子,最为切当。妇人恶阻[1],尤宜服之。一名厚朴半夏汤;一名大七气汤。局方有七气汤,用半夏五两,人参、官桂、甘草各一两,生姜煎服,大治七气,并心腹绞痛。然药味太甜,恐未必能止疼顺气。一方治七情所伤,中脘不快,气不升降,腹肋胀满,用香附子炒半斤,橘红六两、甘草一两煎服,尤妙。好事者谓其耗气,则不然。盖有是病,服是药也(《太平惠民和剂局方·卷之四·续添诸局经验秘方·四七汤》)。

参考文献

(宋)太平惠民和剂局编;陈庆平,陈冰鸥校注.太平惠民和剂局方[M].北京:中国中医药出版社,1996.

注释

1. 恶阻:①谓消化不良,不思饮食;②特指妊娠早期出现的恶心呕吐、择食或食入即吐等。

《三因极一病证方论》(1174 年)

原文

大七气汤

治喜怒不节,忧思兼并,多生悲恐,或时振惊,致脏气不平,憎寒发热,心腹胀满,傍冲两胁,上塞咽喉,有如炙窗,吐咽不下,皆七气所生。

半夏五两(汤洗七次)　　白茯苓四两　　厚朴三两(姜制　炒)　　紫苏二两

上锉散,每服四钱,水盏半,姜七片,煎七分,去滓,食前服(《三因极一病证方论·卷之八·七气证治》)。

参考文献

陈无择.三因极一病证方论[M].北京:中国中医药出版社,2007.

《女科百问》(1220 年)

原文

答曰:有喉咙,有咽门,二者各有所司。喉咙者,空虚也,肺之系,气之道路也。肺应天,故属天气所生,有九节以通九窍之气。咽者,咽也,言可咽物,为胃之系,胃属土,地气所生,谓之嗌也。或阴阳之气痞结,咽膈噎塞,状若梅核,妨碍饮食,久而不愈,即成翻胃。或胸膈痰结,与气相搏上逆,咽喉之间结聚,状如炙肉之窗也。

四七汤：治喜怒悲思忧恐惊之气,结成痰涎,状如破絮,或如梅核在咽喉,咯不出,咽不下,此七气所为。或中脘痞满,气不舒快,或痰涎壅盛,上气喘急,或因痰饮节注,呕吐恶心。

半夏五两　茯苓四两　厚朴三两　紫苏叶二两

上为吹咀。每服四钱,水盏半,姜七片,枣一枚,煎六分。去滓热服不拘时。

二气散：治阴阳痞结,咽膈噎塞,状若梅核,妨碍饮食,久而不愈,即成翻胃。

山栀子(炒)　干姜(炮)各一两

上为粗末,每服二钱,水一盏,煎五分,去滓热服,食远(《女科百问·卷上·第二十八问咽中状如梅核或如炙肉》)。

参考文献

齐仲甫.中医非物质文化遗产临床经典读本·女科百问[M].北京：中国医药科技出版社,2012.

《妇人大全良方》(1237 年)

原文

治喜怒悲思忧恐惊之气结成痰涎,状如破絮,或如梅核在咽喉之间,咯不出,咽不下,此七气所为也。或中脘痞满,气不舒快;或痰涎壅盛,上气喘急;或因痰饮中节,呕逆恶心,并宜服之。妇人情性执着,不能宽解,多被七气所伤,遂致气填胸臆,或如梅核上塞咽喉,甚者满闷欲绝。产妇尤多此证,宜服此剂,间以香附子药久服取效。切不可谓紫苏耗气,且谓新产气血俱虚不肯多服。用之效验,不可具述。

附方

紫苏叶二两　厚朴三两　茯苓四两　半夏五两

上咬咀,每服四钱。水一盏半,姜七片,枣一个,煎至六分,去滓热服,无时候。若因思忧过当,小便白浊,用此药吞青州白丸子极妙(《妇人大全良方·卷之六·妇人风痰方论第十五·四七汤》)。

参考文献

陈自明.妇人大全良方[M].北京：中国中医药出版社,2007.

《仁斋直指方论》(1264年)

原文

人有七情,病生七气。七气者,寒、热、怒、恚[1]、喜、忧、愁,或以为喜、怒、忧、思、悲、惊、恐,皆通也。然则均调是气将何先焉?曰:气结则生痰,痰盛则气愈结,故调气必先豁痰,如七气汤以半夏主治,而官桂佐之,盖良法也。况夫冷则生气,调气虽用豁痰,亦不可无温中之剂,其间用桂,又所以温其中也,不然七气相干,痰涎凝结,如絮如膜,甚如梅核窒碍于咽喉之间,咯不出咽不下,或中满艰食,或上气喘急,曰气隔、曰气滞、曰气秘、曰气中,以至五积六聚,疝[2]癖[3]瘕[4]症,心腹块痛,发即欲绝,殆无往而不至矣。

冷气者,生冷伤脾,风冷入胃,或血海虚冷,冷则生气,用和剂七气汤、治中汤、沉香降气汤、大沉香丸。

痰结者,三因七气汤、指迷七气汤、易简二陈汤。

中满者,痞满不食,水气肿胀,面目俱浮,枳壳散加南木香、大流气饮、指迷七气汤、顺气木香散、三和散、五皮散加半夏、茯苓。

上气者,气逆而上,呼吸喘促,分气紫苏汤、苏子降气汤,或嚼苏合香丸以秘传降气汤送下。

气隔者,阴阳不和,中脘窒塞,五隔吐噎,食不能下,五隔宽中散、和剂七气汤加木香、缩砂,间以红丸子佐之。

气滞者,滞于胸膈则胀满,滞于手足则浮肿,滞于腰间则坠痛。胀满用异香散、调气散、沉香降气汤,仍与神保丸,或少蓬煎丸利之;浮肿用三和散夹生料五苓散,或五皮散加桂吞青木香丸,局方流气饮加赤茯苓、枳壳;腰痛,俞山人降气汤、局方七气汤加橘核或辣桂煎汤,点调气散,吞青娥丸。

气秘者,停宿不消,肠胃留滞,大便不通,苏合香丸夹和感应丸,或杨氏麝香丸,局方麻仁丸,并用枳壳散送下。

人有血气心知之性,而无哀乐喜怒之常。一种妇人,平时任气,易为七情所伤,适月事经季不行,一身百病,胸臆气填,呕恶全不入食,入食则吐痰涎。或一块如核,窒塞胸喉而痛;或一块如卵,筑触心下而疼;或腹中块物,动而作痛,攻刺腰背,时发哄热,四肢乏力,脚不能行,小便白浊浮油,带下淋沥,日就瘦弱,全似虚劳。然而谷虽不入,果子杂物常喜食之,却只是有孕。谚所谓:孕妇做得百般病者,此也。用药但以二陈汤加缩砂、桔梗、姜、枣、乌梅同煎。半夏理气消痰,缩砂安胎顺气,北梗以开胸喉之隔,服之自然安平。若妄以刚剂温胃,胎气必烦,病无由愈。白浊一节,谨勿燥涩,二陈汤加白茯苓以下白丸子(方并见痰涎类)可也。若夫七情所发,逆气填胸,不惟核膜上塞咽喉,甚者攻击满闷欲绝,产后尤多有之。故曰产前安胎,产后调气。(男女或有胸喉间梅核作恶者,触事勿怒,饮食勿冷)(《仁斋直指方论(附补遗)·卷之五·诸气·诸气方论》)。

原文

梅核气者,窒碍于咽喉之间,咯之不出,咽之不下,如梅核之状者是也。始因恚怒太过,积热蕴隆,乃成厉痰郁结,致有斯疾耳。治宜导痰开郁,清热顺气。如半夏、陈皮、香附、川芎、山栀仁、黄芩、枳壳、苏子之类是也。如老痰凝结不开,以咸软之坚,海石是也。

加味二陈汤

半夏　陈皮　茯苓　甘草　黄芩　枳壳　真苏子　桔梗　白豆蔻仁　山栀子仁各等分

上㕮咀。每服五钱,加生姜一片,水一盏,煎六分,食后渐渐服(《仁斋直指方论(附补遗)·卷之五·附:梅核气·梅核气方论》)。

参考文献

杨士瀛.仁斋直指[M].北京:中医古籍出版社,2016.

注释

1. 恚:音(huì),①怨;②恨;③怒。
2. 疝:音(shàn),病名,某一脏器通过周围组织较薄弱的地方而隆起。
3. 癖:音(pǐ),同"痞",痞块。
4. 瘕:音(jiǎ),妇女肚子里结块的病。

《类编朱氏集验医方》(1265 年)

原文

四七汤　治喜、怒、悲、思、忧、恐、惊之气,结成痰涎,状如破絮或如梅核,咯不出,咽不下,或中院痞满,气不舒快,痰涎壅盛,上气喘急,并宜服之(出自《易简方》)。

半夏五两　茯苓四两　紫苏叶二两　厚朴三两

上㕮咀,每服四钱,水一盏半,生姜七片,枣一枚,煎至六分,去滓热服。不拘时。一名大七气汤,大治七气并心腹绞痛(《类编朱氏集验医方·卷之四·脾胃门·呕吐》)。

参考文献

（宋）朱佐撰．郭瑞华等点校．类编朱氏集验医方［M］．上海：上海科学技术出版社，2003.

第五节　郁证（郁病）

《太平惠民和剂局方》（1151 年）

原文

治心中蓄积，时常烦躁，因而思虑劳力，忧愁抑郁，是致小便白浊，或有沙膜，夜梦走泄，遗沥涩痛，便赤如血；或因酒色过度，上盛下虚，心火炎上，肺金受克，口舌干燥，渐成消渴，睡卧不安，四肢倦怠，男子五淋[1]，妇人带下赤白；及病后气不收敛，阳浮于外，五心烦热。药性温平，不冷不热，常服清心养神，秘精补虚，滋润肠胃，调顺血气。

附方

黄芩　麦门冬（去心）　地骨皮　车前子　甘草（炙）各半两　石莲肉（去心）白茯苓　黄芪（蜜炙）　人参各七两半

上锉散，每三钱，麦门冬十粒，水一盏半，煎取八分，去滓，水中沉冷，空心，食前服。发热加柴胡、薄荷煎（《太平惠民和剂局方·卷之五·［宝庆新增方］·清心莲子饮》）。

参考文献

（宋）太平惠民和剂局编；陈庆平，陈冰鸥校注．太平惠民和剂局方［M］．北京：中国中医药出版社，1996.

注释

1. 五淋：指各种淋证。①指石淋、气淋、膏淋、劳淋、热淋。见《外台秘要》卷二十七。②指冷淋、热淋、膏淋、血淋、石淋。见《三因极一病证方论》卷十二。③指血淋、石淋、气淋、膏淋、劳淋。见《医部全录·淋》。④《医学纲目·肝胆部》："治五种淋疾，气淋、热淋、劳淋、石淋及小便不通。"参淋证各条。

《疮疡经验全书》（1569 年）

原文

益气养荣汤 治抑郁及劳伤气血颈项，或四肢肿硬，或软而不赤不痛，日晡微热或溃而不敛，并治之大效。

人参一钱 白术二钱（炒） 茯苓 陈皮 贝母 当归 川芎 黄芪 熟地 白芍 桔梗 甘草 香附米各一钱

右作一剂水二盅，煎八分，食远服，胸痞满人参地黄各减三分，口干加五味子麦冬，往来寒热加小柴胡地骨皮，脓清倍加人参黄芪（《疮疡经验全书·卷第七》）。

参考文献

周仲瑛,于文明.中医古籍珍本集成·外伤科卷·疮疡经验全书[M].长沙：湖南科学技术出版社,2014.

第六节 脏躁

《普济本事方》（1132 年）

原文

甘麦大枣汤 治妇人脏躁。

甘草三两（炙） 小麦一升 大枣十个

上咬咀，以水六升，煮三升，去滓温分三服。亦补脾气。乡里有一妇人数欠伸。无故悲泣不止，或谓之有祟，祈禳[1] 请祷备至，终不应。予忽忆《金匮》有一症云：妇人脏躁悲伤欲哭，象如神灵所作，数欠伸者，甘麦大枣汤。予急令治此药，尽剂而愈。古人识病制方，种种妙绝如此，试而后知（《普济本事方·卷第十·妇人诸疾·甘麦大枣汤》）。

参考文献

许叔微.普济本事方[M].北京：中国中医药出版社,2007.

注释

1. 祈禳：音（qí ráng），祈祷以求福除灾。

《三因极一病证方论》（1174 年）

原文

小麦汤

治妇人脏躁，喜悲伤欲哭，状若神灵所作，数欠伸[1]。

小麦一升　甘草三两

上为锉散。每服半两，水二盏，枣四枚，煎至六分，去滓空心温服。亦补脾气（《三因极一病证方论·卷之十八·妇人女子众病论证治法·小麦汤》）。

参考文献

陈无择.三因极一病证方论［M］.北京：中国中医药出版社，2007.

注释

1. 欠伸：打呵欠，伸懒腰。疲倦的表示。

《女科百问》（1220 年）

原文

答曰：妇人无故悲泣不止，象如神灵，或以祟祈祷，终不应，《金匮》谓之脏燥是也。为所欲不称其意，大枣汤主之。

大枣汤　治妇人脏燥。

甘草一两　小麦三合

上咬咀，每服三钱，水盏半，枣五枚，煎八分，去渣温服（《女科百问·卷上·第二十七问妇人喜少怒多悲泣不止》）。

参考文献

齐仲甫.中医非物质文化遗产临床经典读本·女科百问［M］.北京：中国医药科技出版社，2012.

《针灸资生经》（1226 年）

原文

有妇人脏燥，悲泣数欠，金匮有大枣汤。谩合服愈方见本事（《针灸资生经·针灸资生经第六·口缓》）。

参考文献

王执中.针灸资生经［M］.上海：上海科学技术出版社，1959.

《妇人大全良方》（1237 年）

原文

许学士云：乡里有一妇人，数欠，无故悲泣不止。或谓之有祟，祈禳请祷备至，终不应。余忽忆有一证云：妇人脏躁，悲伤欲哭，象如神灵，数欠者，大枣汤。余急令治，药尽剂而愈。古人识病制方，种种妙绝，如此试而后知（《妇人大全良方·卷之十五·妊娠脏躁悲伤方论第十三》）。

原文

大枣汤　治妇人脏躁，悲伤欲哭，象若神灵，数欠者，皆主之。

甘草三两　小麦一升　大枣十枚

上㕮咀，以水六升，煮取三升，去滓，分温三服。亦补脾气。《专治妇人方》名**甘草汤**。

乡先生程虎卿内人黄氏，妊娠四五个月，遇昼则惨戚，悲伤泪下，数欠，如有所凭。医与巫者兼治，皆无益。仆年十四，正在斋中习业，见说此证，而程省元惶惶无计。仆遂告之管先生伯同，说记忆先人曾说，此一证名曰脏躁悲伤，非大枣汤不愈。虎卿借方看之甚喜，对证笑而治，药一投而愈矣（《妇人大全良方·卷之十五·妊娠脏躁悲伤方论第十三·大枣汤》）。

参考文献

陈自明. 妇人大全良方[M]. 北京：中国中医药出版社，2007.

第五章　金元时期

公元 1115 年,北方的游牧民族建立了金。1127 年,金灭北宋,打破了汉族一统天下的局面。与此同时,南宋偏安于江南之地。其后,元先后灭西夏、金与南宋,再次实现了统一。在政治、经济、文化多元发展和相对宽松的背景下,以金元四大家刘完素、李东垣、张子和、朱丹溪为代表的医家开创了学术争鸣的新局面。各医家奉《内经》《伤寒论》《金匮要略》为圭臬,并将新体会与应用心得加入予以发挥,推动了医学的全面发展,同时重视情志致病,形成了中医精神医学的雏形。

一、基于经典对"情志致病"的发挥

宋朝政府对医书的大力编撰整理为金元医家研读经典提供了丰富的资料,刘完素《内经运气要旨论》和《素问病机气宜保命集》。元末滑寿《读素问钞》、李东垣《东垣先生试效方》、张子和《儒门事亲》均是对《内经》的发挥。在金代张元素《医学启源》中有"病在外其去如解索,谓之不及;病在内太过则令人解㑊,脊痛而少㑊不欲言不及则令人心愁小肠满小便滑变黄色"之记载。元代张子和在《儒门事亲》中引述了《素问·举痛论》及《灵枢》的"怒则气逆""呕血飧泄",认为"惟《灵枢》论思虑、悲哀、喜乐、愁忧、盛怒、恐惧而言其病",提出情志致病之观点。滑寿《难经本义》、朱丹溪著《金匮钩玄》和《平治会萃》中均描述了情志致病的病机与症状。这些与现代精神病学的情绪应激发病学说和精神疾病的躯体症状已经非常契合。

二、形成"郁病"诊疗的新体系

在研读经典基础上,金元医家还对"情绪致病"理论进行了发挥,窦材《扁鹊心书》中描述了正气虚弱或下元虚惫且忧恐太过,损伤心气所致惊恐昏迷,命名为"卑慄、慄卑、卑怯",症状与现代精神病学的惊恐发作相似,并予以服睡圣散、灸巨阙穴二百壮、服姜附汤的处理。朱丹溪秉承张子和情志致病学术观点,在《丹溪心法》中将该类疾病命名为"郁病",提出"气血痰火湿食"之病因,并对症给予越鞠丸治之,形成"郁病"诊疗的新体系,至今仍指导精神疾病的中医临床治疗实践。

第一节　卑慄（慄卑、卑怯）

《扁鹊心书》（1146 年）

原文

　　此证皆由元气虚弱，或下元虚惫，忧恐太过，损伤心气，致鬼邪乘虚而入，令人昏迷，与鬼交通。当服睡圣散，灸巨阙穴二百壮，鬼气自灭，服姜附汤而愈。（邪祟乌能着人，人自着之耳。果立身正直，心地光明，不负君亲，无惭屋漏，鬼神钦敬不遑，何邪祟之敢乘哉，惟其阴幽偏颇，卑慄[1]昏柔之辈，多能感此，有似邪祟之附着，究非邪祟也。盖由人之藏气受伤而神魂失守。故肝脏伤则意不宁，而白衣人来搏击；心脏伤则神不安，而黑衣人来毁伤；脾脏伤则意有不存，而青衣人来殴辱；肺脏伤则魄不守，而红衣人来凌轹[2]；肾脏伤则志多犹疑，而黄衣人来斥辱。此皆神气受伤，以致妄有闻见，不觉其见乎四体，发乎语言，而若有邪祟所附也。正法惟有安其神魂，定其志魄，审其何脏之虚而补之，何脏之乘而制之可也）（《扁鹊心书·卷中·邪祟》）。

参考文献

　　窦材. 扁鹊心书[M]. 北京：中国中医药出版社，2015.

注释

　　1. 卑慄：慄，音（dié），心血不足，神气失养，以神气衰颓、怕见人、居暗处、内疚、抑郁、自卑，重者自感有罪，他人错误也归自己，常欲赎罪，严重时成妄想或为精神分裂等为主要表现的疾病。

　　2. 凌轹：轹，音（lì），也作"陵轹"。欺压，排挤。

第二节　解㑊

《医学启源》（1186 年）

原文

　　其脉来若弹石，名曰太过，病在外；其去如解索，谓之不及，病在内。太过令人解㑊[1]脊痛,而少气不欲言;不及则令人心悬[2],小腹满,小便滑,变黄色(《医学启源 卷之上·三、五脏六腑,除心包络十一经脉证法·(十一)肾之经,命门,肾脉本部〔在〕足少阴,寒,癸水》)。

参考文献

张元素.医学启源[M].北京:中国中医药出版社,2007.

注释

1. 解㑊:详见前文"解㑊"。
2. 心悬:详见前文"心悬"。

《难经本义》(1361年)

原文

冬脉太过则令人解㑊,脊脉痛少气不欲言,不及则令人心悬如饥,眇中清,脊中[1]痛,少腹满,小便变,此岐伯之言也(《难经本义·卷上》)。

参考文献

滑寿.《难经本义》校注[M].郑州:河南科学技术出版社,2015.

注释

1. 脊中:经穴名。属督脉。别名神宗、脊俞、脊柱。出《针灸甲乙经》。《会元针灸学》:"脊中者,背脊椎……共计二十一节,其穴居十一椎下,脊之正中,故名脊中。"其穴位于第十一胸椎棘突下。有腰背筋膜,棘上韧带及棘间韧带,第十一肋间动脉背侧支,棘突间皮下静脉丛,第十一肋间神经后侧支之内侧支。主治腹泻、黄疸、痔疾、癫痫、小儿脱肛。《针灸大成》:"主风痫癫邪,黄疸,腹满不嗜食,五痔便血,温病积聚,利下,小儿脱肛。"向上斜刺0.5~1寸;《针灸甲乙经》:"不可灸,灸之令人痿。"

第三节 梅核气

《世医得效方》(1337年)

原文

四七汤

治七情气郁,结聚痰涎,状如破絮。或如梅核在咽喉间,咯不出,咽不下。并治中脘痞满,痰涎壅盛,上气喘急。

半夏(五两)　茯苓(四两)　紫苏叶(二两)　厚朴(三两)

上锉散。每服四钱，水一盏，姜七片，枣一枚，煎八分，不拘时服。若因思虑过度，心气不足，小便白浊。用此药下青州白丸子，最效。一方，又用半夏五两，人参、官桂、甘草各一两，生姜煎服，名七气汤。大治七气，并心腹绞痛(《世医得效方·卷第四·大方脉杂医科·痰饮·气痰》)。

原文

大七气汤

治喜怒不节，忧思兼并，多生悲恐，或时振惊，致脏气不平，增寒发热，心腹胀满，旁冲两胁，上塞咽喉，有如炙脔，吐咽不下。皆七气所生。

半夏(汤泡七次　五两)　白茯苓(四两)　厚朴(姜制炒　三两)　紫苏(二两)

上锉散。每服四钱，水一盏，姜三片，枣一枚煎，空腹温服(《世医得效方·卷第三·大方脉杂医科·诸疸·五噎》)。

参考文献

(元)危亦林撰；田代华等整理. 世医得效方[M]. 北京：人民卫生出版社，2006.

第四节　郁证（郁病）

《医学启源》(1186 年)

原文

(注云：五运之法也。)

木郁之病，肝酸〔木风〕。

注云：故民病胃脘当心而痛，(四肢)两胁，(咽膈)不通，饮食不下，甚则耳鸣眩转，目不识人，善暴僵仆[1]，筋骨强直而不用，卒倒而无所知也。经曰：木郁则达之，谓吐令其调达也。

火郁之病，心苦火暑。

注云：故民病少气，疮疡痈肿，〔胁腹胸背，面首〕四肢，〔膹胪胀〕，疡疿呕逆，瘛疭骨〔痛，节乃有动〕，注下温疟，腹中暴痛，血溢流注，精液乃少，目赤心热，甚至瞀[2]闷懊憹，善暴死。经曰：火郁发之，谓汗令其发散也。

土郁之病，脾甘〔土湿〕。

注曰：故民病〔心〕腹胀，肠鸣而为数（便），甚则心痛胁，呕（吐）霍乱，饮发注下，〔胕〕肿身重，则脾热之生也。经曰：土郁夺之，谓下〔之令〕无壅滞也。

金郁之病，肺辛〔金燥〕。

注云：故民病咳逆，心〔胁〕满，引〔少腹〕，〔善〕暴痛，不可反侧，嗌干面尘色〔恶〕，乃金胜木而病也。经曰：金郁泄之，解表利小便也。

水郁之病，肾咸〔水寒〕。

注云：故民病寒〔客〕心痛，腰椎痛，大关节〔不利〕，屈伸不便，善厥逆，痞坚腹满，阴乘阳也。经曰：水郁〔折〕之，谓抑之制其冲逆也。

五运之政，犹权衡〔也〕，高者抑之，下者举之，化者应之，变者复之，〔此生长化收藏之〕理也，失常则天地四〔塞〕也（《医学启源·卷之上·七、五郁之病》）。

参考文献

张元素.医学启源[M].北京：中国中医药出版社，2007.

注释

1. 僵仆：身体不自主地直挺倒地。
2. 瞀（mào）：眩晕、昏闷。

《世医得效方》（1337 年）

原文

清心莲子饮　治心中蓄积，时常烦躁，因而思虑劳力，忧愁抑郁，是致小便白浊，或有沙膜，夜梦走泄，遗沥涩痛，便赤如血；或因酒色过度，上盛下虚，心火炎上，肺金受克，口舌干燥，渐成消渴，睡卧不安，四肢倦怠，男子五淋，妇人带下赤白；及病后气不收敛，阳浮于外，五心烦热。药性温平，不冷不热，常服清心养神，秘精补虚，滋润肠胃，调顺血气。

黄芩天心半两　黄芪去美蜜炙　石莲肉去心　白茯苓去皮　人参去芦名半钱　麦门冬去心　甘草　地骨皮去骨　车前子去沙土半两　右剉散。每三钱，麦门冬十粒去心，水一盏半，煎取八分，去滓，水中沉冷，空腹服，发热加柴胡、薄荷煎（《世医得效方·卷第七》）。

参考文献

（元）危亦林撰；田代华等整理.世医得效方[M].北京：人民卫生出版社，2006.

《金匮钩玄》(1358年)

原文

戴云：郁者，结聚而不得发越也。当升者不得升，当降者不得降，当变化者不得变化也。此为传化失常，六郁之病见矣。气郁者，胸胁痛，脉沉涩；湿郁者，周身走痛，或关节痛，遇阴寒则发，脉沉细；痰郁者，动则即喘，寸口脉沉滑；热郁者，瞀，小便赤，脉沉数；血郁者，四肢无力，能食，便红，脉沉；食郁者，嗳酸腹饱不能食，人迎脉平和，气口脉紧盛者是也。

气血中和，万病不生，一有怫郁，诸病生焉。

气郁：香附子、苍术、川芎。

湿郁：苍术、川芎、白芷。

痰郁：海石、香附、南星、瓜蒌。

热郁：青黛、香附、苍术、川芎、栀子。

血郁：桃仁、红花、青黛、川芎、香附。

食郁：苍术、香附、针沙醋炒、山楂、神曲炒。

春加芎，夏加苦参，秋冬加吴茱萸。

越鞠丸，解诸郁，又名芎术丸。

苍术　香附　抚芎　神曲　栀子　等分为末，水丸，如绿豆大。

凡郁皆在中焦，以苍术、抚芎、开提其气以升之。假如食在气上，提其气则食自降。余皆仿此(《金匮钩玄·卷第一·六郁》)。

参考文献

朱震亨.金匮钩玄[M].北京：人民卫生出版社，1980.

《平治会萃》(1358年)

原文

戴云：郁者结聚而不得发越也，当升者不得升，当降者不得降，当变化者不得变化也。此为传化失常，六郁之病见矣。气郁者，胸膈痛，脉沉涩。湿郁者，周身走痛，或关节痛，遇阴寒则发，脉沉细。痰郁者，动则即喘，寸口脉沉滑。热郁者，瞀，小便赤，脉沉数。血郁者，四肢无力，能食，便红，脉沉。食郁者，嗳酸腹饱，不能食，人迎脉平和，气口脉紧者是也。

气血冲和，万病不生。一有拂郁，诸病生焉。

气郁，香附子、苍术、川芎。

湿,苍术、川芎、白芷。

痰,海石、香附、南星、瓜蒌。

热,青黛、香附、苍术、川芎、栀子。

血,桃仁、红花、青黛、川芎、香附。

食,苍术、香附、针砂(醋炒)、山楂、神曲。

春加芎、半,夏加苦参,秋冬加吴茱萸。

越鞠丸 解诸郁,又名芎术丸。

苍术　香附　抚芎　神曲　栀子

上为末,水丸如绿豆大。

凡郁皆在中焦,以苍术、抚芎开提其气以升之。假如食在气上,提其气则食自降。余皆仿此(《平治会萃·卷一·六郁》)。

参考文献

(明)薛己等撰;张慧芳,伊广谦校注.薛氏医案[M].北京:中国中医药出版社,1997.

《丹溪心法》(1481年)

原文

气血冲和,万病不生,一有怫郁,诸病生焉。故人身诸病,多生于郁。苍术、抚芎,总解诸郁,随证加入诸药。

凡郁皆在中焦,以苍术、抚芎开提其气以升之。假如食在气上,提其气则食自降矣。余皆仿此。

戴云:郁者,结聚而不得发越也。当升者不得升,当降者不得降,当变化者不得变化也,此为传化失常。六郁之病见矣。气郁者,胸胁痛,脉沉涩;湿郁者,周身走痛,或关节痛,遇阴寒则发,脉沉细;痰郁者,动则喘,寸口脉沉滑;热郁者,瞀闷,小便赤,脉沉数;血郁者,四肢无力,能食便红,脉沉;食郁者,嗳酸,腹饱不能食,人迎脉平和,气口脉繁盛者是也。

又方

气郁

香附童便浸　苍术米泔浸　抚芎

湿郁

白芷　苍术　川芎　茯苓

痰郁

海石　香附　南星姜制　瓜蒌一本无南星、瓜蒌,有苍术、川芎、栀子

热郁

山栀炒　青黛　香附　苍术　抚芎

血郁

桃仁去皮　红花　青黛　川芎抚芎亦可　香附

食郁

苍术　香附　山楂　神曲炒　针砂醋炒七次研极细

春,加芎;夏,加苦参;秋冬,加吴茱萸。

越鞠丸解诸郁。又名芎术丸。

苍术　香附　抚芎　神曲　栀子各等分

上为末,水丸如绿豆大(《丹溪心法·卷三·六郁五十二》)。

参考文献

(元)朱丹溪撰,田思胜校注.丹溪心法[M].北京:中国中医药出版社,2008.

《丹溪治法心要》(1543 年)

原文

气血冲和,万病不生,一有怫郁,诸病生焉。人身万病皆生于郁。苍术、抚芎,总解诸郁,随症加入诸药。凡郁皆在中焦,以苍术、抚芎,开提其气以升之。如食在气上,提其气,则食自降矣,余仿此。

气郁,用香附,横行胸臆间,必用童便浸,否则性燥。苍术下行,米泔水[1]浸。

湿郁,用赤茯苓、苍术、抚芎、白芷。

痰郁,用海石、香附、南星、姜汁、栝蒌。

热郁,用青黛、香附、苍术、抚芎、炒栀子。

血郁,用桃仁去皮、红花、青黛、香附、抚芎。

食郁,用苍术、香附、山楂、神曲,针砂醋制七次,研极细。春加抚芎,夏加苦参,秋冬加茱萸。

越鞠丸解诸郁:苍术、香附、抚芎、神曲炒、栀子炒,各等分,末之为丸。

一方治气郁食积痰热,用香附一两、黄芩一两、栝蒌、贝母、南星、神曲、山楂以上各一两,风硝三钱,末之为丸服。

一方治气郁,白芍药一两半、香附一两、生甘草一钱半,上末之,糊丸,白术

汤下。

一方治抑气,白芍药—两半、香附—两半、贝母炒、黄芩各五钱、生甘草三钱,末之为丸,服之。

一妇人,体肥气郁,舌麻,眩晕,手足麻,气塞有痰,便结,凉膈散加南星、香附、川芎开之。

东垣流气饮子,治男子妇人一切气喘,浮肿,腹胀,气攻肩胁,走注疼痛,用紫苏、青皮、当归、芍药、乌药、茯苓、桔梗、半夏、甘草、黄芪、枳实、防风、槟榔、枳壳、大腹皮。上俱用姜汁制,焙干,各半两。心脾疼入菖蒲;妇人血虚入艾;五膈气入陈皮少许。

戴云:郁者,结聚而不得发越,当升者不得升,当降者不得降,当变化者不得变化,所以传化失常,而六郁之病见矣。郁气者,胸胁疼;湿郁者,周身疼,或关节痛,遇阴寒则发;痰郁者,动则气喘,寸口脉沉滑;热郁者,昏瞀,小便赤,脉沉数;血郁者,四肢无力,能食;食郁者,嗳酸,腹饱不能食,左寸脉和平,寸脉紧盛。

苍沙丸,调中散郁:苍术四两　香附四两　黄芩一两　上为末,炊饼丸,姜汤下三十丸,食后服(《丹溪治法心要·卷一·郁(第十一)》)。

参考文献

朱震亨.丹溪治法心要[M].北京:人民卫生出版社,1983.

注释

1. 米泔水:炮制辅料。又称"米二泔"。为淘米时第二次滤出之灰白色混浊液体。性味甘、凉,无毒。具有益气、和中、除烦、止渴、解毒的功效。对油脂有吸附作用,常用来浸泡含油质较多的药物,以除去部分油质,降低药物辛燥之性,增强补脾和中的作用。

第六章 明代

　　明代社会经济发展迅速，医学教育在前代基础上进一步发展，以《普济方》为代表的方剂学和以《本草纲目》为代表的本草学得到迅猛发展，说明了这个时期医学临床的蓬勃发展。明代《医学正传》首先采用"郁证"这一病证名称，并逐渐把情志之郁作为郁病的主要内容。如《古今医统大全·郁证门》说："郁为七情不舒，遂成郁结，既郁之久，变病多端。"《景岳全书·郁证》将情志之郁称为因郁而病，着重论述了怒郁、思郁、忧郁三种郁证的证治。在具体抑郁症相关病证方面，除沿袭仲景和前代经验观点，特别是金元朱丹溪"六郁学说"之外，补充和发展了大量方药及新的见解，介绍如下。

　　1. 百合病的治疗有一定扩展。如，应用加味柴胡汤（《万病回春·卷之二》），或小柴胡汤加百合、知母、粳米、生姜《医宗必读·卷之五》）治疗。

　　2. 奔豚的治疗亦有发展。如，应用七气汤、香槟榔散（《普济方》）治疗等。

　　3. 卑慄的证治发展。如，指出卑慄的主要临床表现特点、病机要点和治疗方药，"有痞塞不饮食。心中常有所怯。爱处暗或倚门后。见人则惊避。似失志状。此名为卑慄之证。以血不足故示谷神嘉禾散。加当归半钱。黄芪半钱。"（《秘传证治要诀及类方·卷之九》）。"由心血不足者。人参养荣汤"（《医学统旨·卷三·怔忡》）。

　　4. 解㑊的治疗方药的发展。如利肾汤（《普济方·卷三十三》）、补中益气汤（《苍生司命》）、小柴胡汤（《证治准绳·第一册》）、百合四君子汤（《祖剂·卷之一》）等。值得一提的是非药物疗法的应用，"或问发砂之证，古方多不该载世，有似寒非寒似热非热，四体懈怠，饮食不甘，俗呼为砂病，其治或先用热水蘸，搭臂膊而以苎麻刮之，甚者或以针刺十指出血或以香油灯照视，身背有红点处，皆烙之，已上诸法皆能使腠理开通，血气舒畅而愈，此为何病由而得之乎？曰《内经》名为解㑊，原其所因或伤酒或中湿气或感冒风寒或房事过多或妇人经水补调，血气不和皆能为解㑊证，与砂病相似，实非真砂病也"（《医学正传·卷之一》)。

5. 梅核气的治疗方药得到进一步扩展。如,"寒气郁于中作痛者,以七气汤、盐煎散、东垣升阳顺气汤。逆者抑之,以木香流气饮、降气汤"(《丹溪心法·卷四·破滞气七十九》),秘传清咽散、秘传加味二陈汤(《松厓医径·卷下·梅核气》),前胡半夏汤、三仙丸(《保命歌括·卷之九·痰病》),清咽益元丸、益元散(《赤水玄珠》)等。

6. 郁证郁病的治疗方药也得到丰富,更需关注的是从脾论治郁证的记载。如《校注妇人良方》就有多处记载。如"郁闷伤脾,不能摄血归源耳。用补中益气、济生归脾而愈""脾气郁结,肝经血虚,朝用归脾汤,夕用加味逍遥散""郁结所伤,脾寒湿热下注,侵晨用四君、芎、归、二陈,午后以前汤送越鞠丸,诸症渐愈。又用归脾、八珍二汤兼服"等。《保命歌括》同样提出"治郁之法,当以补脾胃为主"。

7. 脏躁的治疗方药增加了淡竹茹汤。

第一节　百合病

《医学纲目》(1389 年)

原文

百合病论曰:百合病者,谓无经络,百脉一宗,悉致病也。人常默默然,意欲食不能食,意欲卧不能卧,意欲行不能行,或有时闻食臭,或时如寒无寒,如热无热,口苦,小便赤。诸药不能治,得药即剧吐利,如有神灵者。身形虽似和,其人脉微数,每溺时辄头痛者,六十日乃愈。若溺时头不痛,淅淅然者,四十日愈。若溺时快然,但头眩者,二十日愈。体症或未病而预见,或病四五日而出,或病二十日或一月微见者,各随其症治之(《活人》云:此名百合伤寒,多因伤寒虚劳大病之后不平复,变成奇疾也。)(《医学纲目·卷之三十二·伤寒部·合病并病汗下吐后等病·百合病》)。

参考文献

楼英.医学纲目[M].北京:中国中医药出版社,1996.

《普济方》(1390年)

原文

　　夫伤寒百合病者,谓百脉一宗,悉致其病也。其状意欲食,复不能食;常默默欲得卧,复不能卧;欲出行,复不能行。饮食有时美,亦有时不美。如有寒,复如无寒;如有热,复如无热。口苦,小便赤黄,得药则吐利者是也。此皆由伤寒及虚劳大病后,脏腑俱虚,荣卫耗弱,不能平复,变成斯疾也。然以百脉一宗,悉致其病,又无复经络,故其病证变异,而治之者,亦宜各随其证。

　　百合病者,皆因伤寒病后。其状恶寒而呕,病在上焦也,二十三日当愈;其状腹满微喘,大便坚,三四日一大便,时复小溏者,病在中焦也,六十日当愈;其状小便淋沥难者,病在下焦也,三十日当愈,各随其证以医治之。百合之为病,令人意欲食,复不能食,或有美时,或有不用闻饮食臭时,如有寒,其实无寒,如有热,其实无热,常默默欲卧,复不得眠,至朝口苦,小便赤涩,欲行复不能行,诸药不能治,治之即剧吐利,如有神灵所为也。百合病,身形如和,其脉微数。其候每溺时即头觉痛者,六十日乃愈;百合病候之溺时,头不觉痛,淅淅然寒者,四十日愈;百合病候之溺时,觉快然,但觉头眩者,二十日愈。百合病证,其人或未病而预见其候者,或已病四五日而出,或病一月二十日后见其候者,治之喜误也,依证治之。

　　百合病,见在于阴而攻其阳,则阴不得解也,复发其汗,为逆也;见在于阳而攻其阴,则阳不能解也,后下之,其病不愈。《要略》云:见于阴者,以阳法救之;见于阳者,以阴法解之。见阳攻阴,复发其汗,此为逆,其病难治;见阴攻阳,乃复下之,此亦为逆,其病难治。

　　歌曰:坐不能坐,行不能行,寒又无寒,热又无热,饮食美时不美时,百合妙诀少人知。宜百合知母汤。百合地黄汤。百合洗方。

　　又歌曰:百合昏如祟物凭,或时喜食或时嫌,似寒不冷热无热,欲不难行卧不恬。百合者,百脉之宗举皆受病,无所谓经络传次也,皆因伤寒虚劳大病之后,脏腑不平,变而成此。其状似寒无寒,似热无热,意中欲食,复不能食,默默欲卧,复不得卧,强欲出行,复不能行,崇朝口苦,小便赤黄,药入即吐利也,病源所在,证状一同。其脉微数,每溺则头痛者,六十日愈;若溺不头痛,但淅淅如寒者,四十日愈;若溺则快然,而但眩者,二十日愈。百合知母汤、百合地黄汤、滑石代赭汤、鸡子汤、百合洗方,选用之方。

　　百合滑石代赭汤(出自《千金方》)　治百合,伤寒已经下后。

　　百合七枚(擘破)　滑石一两(碎)　代赭(如弹子丸大一枚　碎)

上先以水洗百合，渍一宿，白沫出，去其水，更以新汲水二盏，煎取一盏，去滓。别用新汲水二盏，煮滑石、代赭，取一盏，去滓，后合和。重煎取一盏半，分温再服。

百合鸡子汤（出自《千金方》） 治百合伤寒病，吐之后者。

百合七枚（擘） 鸡子黄一枚

上先以水洗百合，渍一宿，当白沫出，去其水，更以新汲水二盏，煎取一盏，去滓。纳鸡子黄，搅匀，分温再服。《圣惠》用鸡子白，不计时候，顿服之。

百合知母汤（出自《千金方》） 治百合伤寒已经汗后，病人欲食，复不能食，常默默欲卧，复不能卧，欲行复不能行，有寒如无寒，有热如无热，饮食或美不美，如强健人而卧不能行，口苦，小便赤，药入口即吐利。此因虚劳大病之后，不平复，变成此疾，名百合候主之，发汗后者服。

百合七枚（擘） 知母一两

上先将百合擘碎，用新汲水二盏，浸一宿，当有白沫出，去却沫水了，却用新汲水二盏，煮百合取汁一盏，去滓，盛于净器中。又将知母，亦用新汲水二盏，煮取汁一盏，去滓。后将百合、知母汁相和，同煎取一盏半，不计时候，分温作二服。

百合滑石散（出自《千金方》） 治百合伤寒病，变发热，并小便涩，脐下坚急。

百合一两 滑石三两

上捣罗为散，更入乳钵研如粉，每服空心，米饮调下二钱。日二服，当微利，即住服。

百合地黄汤（出自《千金方》） 治百合伤寒病，已经吐下发汗，病形如初者。

百合七枚（擘） 生地黄汁一盏

上先以水洗百合，渍一宿，白沫出，去其水，更以新汲水二盏，煮取一盏，去滓，纳地黄汁，再煎取一盏半，分温再服。中病勿更服，大便当如漆。

百合半夏汤一名熟地黄汤 治百合伤寒病不瘥，不思食，欲成劳，日渐羸瘦。

百合二两 人参 赤茯苓（去黑皮 《圣惠》用白茯苓） 半夏（汤洗七次 炒令干） 黄连（去须 锉 微炒） 知母各一两 生干地黄（焙 一两半 《圣惠》用熟干地黄）

上粗捣筛，每服五钱半，入生姜一分拍碎，同煎至八分，去滓，食后温服，日二。

百合柴胡汤（出自《圣惠方》） 治百合伤寒病久不瘥，不思食，欲成劳。

百合二两 柴胡（去苗） 知母（焙） 黄连（去须 锉 微炒） 秦艽（去苗土）栝蒌各一两 甘草半两（炙赤）

上粗捣筛,每服五钱,水一盏半,生姜半分拍碎,煎至七分,去滓,食前温服,日二。

百合紫菀汤 治百合伤寒病,似劳,形状如疟。

百合　紫菀(去苗土)　白茯苓(去黑皮)　杏仁(汤浸去皮尖　双仁炒令黄)　甘草(炙令微黄)　柴胡(去苗)

上等分,粗捣筛,每服五钱,水一盏半,生姜半分拍碎,煎七分,去滓,空心温服,日晚再服。

厚朴散 治百合伤寒,补阴养阳。

厚朴(去粗皮　姜汁炙令赤黑色)一两　桃仁(去皮尖　双仁炒黄　别研)一两　杏仁(去皮尖　双仁炒令黄　别研)一两　紫石英(别研)　白鲜皮　五加皮　桑根白皮(锉)各半两

上捣研为散,更入乳钵一处研如粉,每服食前,用葱白糯米煎汤,调下二钱,日二。

百合前胡汤 治伤寒瘥后,已经二七日,热不解,将变成百合病,身体沉重无力,昏如醉状。

生百合三枚(擘　洗)　前胡(去芦头)　麻黄(去节)各一两半　葛根(锉)二两　麦门冬(去心)半两　石膏三两(碎)

上㕮咀,如麻豆大,每服五钱,水一盏半,煎取七分,去滓,温服,后如食顷,再服。

百合散(出自《圣惠方》)　治伤寒百合病,身微热恶寒,烦喘。

百合二两　紫菀一两(去根土)　杏仁一两(汤浸去皮尖　双仁麸炒微黄)　前胡(去芦头)　麦门冬各一两(去心)　甘草(三分炙微赤　锉)

上为散,每服五钱,用水一大盏,煎至五分,去滓,不计时候,温分服。

赤茯苓散 治伤寒头不痛,但觉头眩,渐渐恶寒,是百合证。

赤茯苓　麦门冬各三分(去心)　百合　知母　柴胡各一两(去苗)　甘草半两(炙微赤　锉)

上为散,每服四钱,以水一中盏,煎至六分,去滓,不计时候,温服。

子芩散(出自《圣惠方》)　治伤寒头不痛,多眩闷,寒热往来,小便不利,百合证。

子芩三分　赤茯苓　甘草(炙微赤　锉)　芎䓖各半两　百合一两　知母半两

上为散,每服五钱,以水一大盏,煎至五分,去滓,不计时候,温服。

半夏散(出自《圣惠方》)　治伤寒百合病,下利不止,心中愊愊[1]坚而烦呕,宜服。

半夏(汤浸七次 去滑) 黄芩 黄连(去须 微炒) 甘草(炙微赤 锉) 人参各一两(去芦头) 百合二两 干姜(炮裂锉)半两

上为散,每服三钱,以水一中盏,入枣三枚,生姜半分,煎至六分,去滓,不计时候,稍热服。

柴胡散(出自《圣惠方》) 治伤寒百合病,羸瘦不食,少力,宜服。

柴胡(去苗) 白茯苓 陈橘皮(汤浸去白瓤 焙) 知母 桔梗(去芦头) 黄芪各一两 百合二两

上为散,每服五钱,以水一大盏,煎至五分,去滓,不计时候,温服。

紫菀饮子(出自《圣惠方》) 治伤寒百合病,阴阳相搏,日久渐瘦,不思饮食,虚热咳嗽,宜服。

紫菀(去根土) 杏仁各一两(汤浸去皮尖 双仁麸炒微黄色) 黄连半两(去须) 前胡(去芦头) 半夏各三分(汤洗七次去滑) 栝蒌一枚 人参一两(去芦头) 知母三分 甘草半两(炙微赤 锉)

上细锉,和匀,每服半两,以水一大盏,煎至五分,去滓,不计时候,温服。

半夏散(出自《圣惠方》) 治伤寒百合病久不瘥。大小便涩。腹满微喘。时复痰逆。不下食。宜服。

半夏一两(汤洗七次去滑) 人参半两(去芦头) 木香三分 枳实(麸炒微黄) 川大黄一两(锉碎微炒) 杏仁(汤浸去皮尖 双仁麸炒微黄) 桑根白皮各三分(锉) 百合一两

上为散,每服五钱,以水一大盏,入生姜半分,煎至五分,去滓,不计时候,温服。

栝蒌牡蛎散(出自《千金方》) 治伤寒百合病,渴不止。

牡蛎(烧为粉) 栝蒌根各二两

上为细散,每服二钱,以粥饮调下,不计时候服。

治伤寒百合病,壮热头痛,昏昏不寐,如有祟方(出自《圣惠方》)。

附方

百合 石膏各二两 知母 木香各一两

上为散,每服三钱,以水一大盏,煎至六分,去滓,不计时候,温服。

百合散 治伤寒百合病,一月不解,变如渴疾,宜服。

百合 栝蒌根各一两 牡蛎(烧为粉) 栀子仁 麦门冬各三分(去心 焙) 甘草半两(炙微赤 锉)

上为散,每服五钱,以水一中盏,入生姜半分,竹叶二十七片,煎至六分,去滓,不计时候,温服。

治伤寒百合病,腹中满痛,宜服此方<small>(出自《千金方》)</small>。

用百合一两,炒令黄色,为细散,每服不计时候,以粥饮调下二钱,一方用百合根。

百合洗方<small>(出自《千金方》)</small>　治百合病,一月不解,变成渴者。

用百合以水一斗,渍一宿,以水洗身已,食煮饼,勿与盐豉,一方用百合根。《外台秘要》云:如渴不瘥,可用栝蒌根,并牡蛎等分,为散,饮服方寸匕,日三服(《普济方·卷一百四十二·伤寒门·伤寒百合(附论)》)。

参考文献

(明)朱橚等编. 普济方[M]. 北京:人民卫生出版社,1982.

注释

1. 愊(bì):郁结。

《奇效良方》(1449 年)

原文

　　百合知母汤治百合伤寒,已经汗后,病人饮食,复不能食,常默默欲卧,复不能卧,欲行复不能行,有寒如无寒,有热如无热,饮食或美不美,如强健人而卧不能行,口苦小便赤,药入口即吐利。此因虚劳大病之后,不平复,变成此疾,名百合病,宜服。

附方

百合七枚(擘)　　知母一两

　　上先将百合擘碎,用新汲水二盏,浸一宿,当有白沫出,去却沫水了,却用新汲水二盏,煮百合取汁一盏,去渣盛于净器中。又将知母亦用新汲水二盏,煮取一盏,去渣后,将百合知母汁相和同煎,取一盏,不拘时分合作二服(《奇效良方·卷之十·百合知母汤》)。

参考文献

(明)董宿辑录,(明)方贤续补,可嘉校注. 奇效良方[M]. 北京:中国中医药出版社,1995.

《万病回春》(1587 年)

原文

伤寒百合者,百没是处也。其病又非寒又非热,欲食不食,欲行不行,欲坐不坐,服药即吐,小便赤。如见此,谓之百合病。

加味柴胡汤治百合病。

人参　半夏　柴胡　黄芩　百合　知母　甘草

上剉剂,青竹茹一团、粳米炒食盐一搓,入姜汁少许,水煎服(《万病回春·卷之二·伤寒》)。

参考文献

龚廷贤.万病回春[M].北京:中国医药科技出版社,2014.

《证治准绳》(1602 年)

原文

百合病　论曰:百合病者,谓无经络,百脉一宗,悉致病也。人常默默然,意欲食,不能食,意欲卧,不能卧,意欲行,不能行,或有时闻食臭,或时如寒无寒,如热无热,口苦,小便赤,诸药不能治,得药即剧吐利,如有神灵者,身形虽似和,其人脉微数。每溺时辄头痛者,六十日乃愈;若溺时头不痛,淅淅然者,四十日愈;若溺时快然,但头眩者,二十日愈。体证或未病而预见,或病四五日而出,或病二十日或一月微见者,各随其证治之(《活人》云:此名百合伤寒,多因伤寒虚劳大病之后,不平复变成奇疾也。)(《证治准绳·伤寒·卷六·百合病》)。

参考文献

王肯堂.证治准绳·伤寒[M].上海:上海科学技术出版社,1959.

《医宗必读》(1637 年)

原文

似寒无寒,似热不热,欲食不食,欲卧不卧,欲行不步,嘿嘿不知所苦,如见鬼状,小便赤,病后失调,攻下非法,故成百合病。

通用小柴胡汤加百合、知母、粳米、生姜。血热,百合地黄汤。一月不解而渴,百合一斤,水二十碗,渍一宿,煮热浴身。(《医宗必读·卷之五·伤寒·百合病》)

参考文献

(明)李中梓撰;邹高祈点校.医宗必读[M].北京:人民卫生出版社,1996.

原文

似寒无寒,似热不热,欲食不食,欲卧不卧,欲行不步,嘿嘿不知所苦,如见鬼状,小便赤,病后失调,攻下非法,故成百合病。

通用小柴胡汤加百合、知母、粳米、生姜。血热,百合地黄汤。一月不解而渴,百合一斤,水二十碗,渍一宿,煮热浴身(《医宗必读·卷之五·伤寒·百合病》)。

参考文献

(明)李中梓撰;邹高祈点校. 医宗必读[M].北京:人民卫生出版社,1996.

注释

1. 嘿嘿:同"默默",即表情沉默,不欲言语。

第二节　奔豚（奔豚气、贲豚、贲豚气）

《普济方》(1390 年)

原文

夫肾之积,名曰贲豚,发于小腹,上至心下,若豚走之状,上下无时,久不愈,令人喘逆,发骨痿少气,以夏丙子日[1] 得之,何以言之? 脾病传肾,肾以传心,心以夏适旺,旺者不受邪,肾欲复还脾,脾不肯受,故留结为积,故知贲豚,以夏丙子日得之也。

贲豚气者,是肾之积也,起于惊恐忧思所生。若惊恐则伤神,心藏神也,忧思则伤志。肾藏志也,神志伤动,气积于肾,而气上下游走,如豚之贲,故曰贲豚。其气乘心,若心中踊踊,如车所惊,如人所恐,五脏不定,食饮辄呕,气满胸中,狂痴不定,妄言妄见,此惊恐贲豚之状也。若气满支心,心下闷乱,不欲闻人声,休作有时,乍瘥乍剧,翕翕短气,手足厥逆,内烦结痛,温温欲呕,此忧思贲豚之状也。诊其脉来祝祝者,病贲豚也。肾脉微急沉厥,贲豚也,其足不收,不得前后,皆从惊恐得之,肾间有脓故也。

师曰:病如贲豚者,气从小腹起,上冲喉咽,发作欲死,复还生,皆从惊恐得之,肾间有脓故也。师曰:病有贲豚、有吐脓、有惊怖、有火邪,此四部病者,皆从惊恐得之,火邪者桂枝加龙骨牡蛎汤主之。若新亡财,为县官所捕迫,从惊恐者,疗用鸥头铅革共。《千金翼方》有飞鸿铅丹丸,主癫痫瘈疭,此意相近。铅革共解为马桃末,一云即羚羊角。所言贲豚者,病人气息逆喘,迫上如豚奔走之状,**贲豚汤**主之。方(治豚气出自《直指方》)

木馒头(干者四两锉先以皮入铫子炒次下豆并炒黄色) 茴香二两(炒)

上为细末,每服二钱,空心酒调服。

沉香石斛汤(出自《圣济总录》) 治肾脏积冷,贲豚气攻,小腹疼痛,上冲心胸。

沉香(锉) 石斛(去根) 陈曲(炒)各一两 人参 赤茯苓(去黑皮) 五味子(微炒) 巴戟天(去心炒) 桂(去粗皮) 白术 芎劳各三分 木香 肉豆蔻仁各半两

上粗捣筛。每服三钱。水一盏。姜三片、枣三枚擘。煎至六分。去滓。食前热服。

七气汤疗忧劳寒热愁思恐。及食饮隔塞。虚劳内伤。五脏欲绝。奔气不能还下。心中悸动不安。(《普济方·卷一百七十一·积聚门·贲豚(附论)》)

甘草(炙) 芎劳 当归 黄芩各二两 芍药三两 半夏(汤洗) 生姜各四两 生葛五两 甘李根(去白切)一斤

上以水二斗,煮取五升,去滓温服一升,日三夜二服,忌海藻、菘菜、羊肉饧等。

甘李根散(出自《圣惠方》) 治奔豚气,脐腹胀痛,翕翕短气,发作有时,四肢疼闷。

甘李根二两(锉) 吴茱萸半两(汤浸七次焙干微炒) 半夏一两(汤浸七次) 人参一两(去芦头) 附子一两(炮去皮脐) 桂心(一两) 当归一两(锉微炒) 干姜半两(炮锉) 槟榔一两

上为粗散。每服三钱。水一中盏。煎至六分。去滓。不拘时候。温酒调下。

木香汤 治积气不散,久胀于脐腹间,发似豚状,奔上冲心。

木香 桂(去粗皮)各三分 赤茯苓(去黑皮) 槟榔 甘草(炙)半两 桑根白皮(锉)各一两半 陈橘皮(汤浸去白焙) 紫苏茎叶一两

上粗捣筛,每服三钱,水一盏,入生姜半分,枣一个,拍破,煎至七分,去滓温服,空心、日午、近晚各一服。

李根皮汤 治奔豚气冲心,吸吸短少气,发作有时。

李根白皮(锉焙)八两 半夏(汤洗七次焙)七两 干姜(炮) 桂(去粗皮)各四两 赤茯苓(去黑皮) 人参 甘草(炙)各二两 附子一两(炮裂去皮脐)

上咬咀如麻豆大,每服五钱,水一盏半,煎至八分,去滓温服。

郁李仁丸 治奔豚气,从小腹奔冲上攻,昏乱呕吐,痛甚。

木香一两 郁李仁(去皮生用)三两 沉香(锉) 槟榔(锉) 桂(去粗皮) 青橘皮(去白焙) 附子(炮裂去皮脐) 茴香子(炒)各一两

上为末,炼蜜为丸,如梧桐子大。茴香子或薄荷酒下二十丸,一日三服,脐下有块,一月永除。

木香丸　治奔豚气,上冲胸膈,压气。

木香　丁香　白豆蔻(去白)　肉豆蔻(去壳)各半两　沉香三分　吴茱萸(醋浸一宿炒令黄色)各半两　麝香(别研)二分　青橘皮(浸去白焙)一分

上除麝香外,捣罗为末,入麝香研匀,用硇砂煎猳猪胆汁和丸,如梧桐子大,每服温酒下二十丸。

奔豚汤　治从小腹冲心、胸、咽喉,发病如奔豚状,上下无时,久不治。病喘逆,发则欲死,由脾病传肾,肾当传心。心乘王而不受邪,气留于肾,而为脾积,其脉沉结,谓之奔豚。

甘郁李根皮　干姜各一两　当归　川芎　甘草　黄芩各二两　半夏(泡)四两

上锉为散,每服四钱,水一盏半,姜五片,煎至七分,去滓服。一方用干葛无干姜。

茴香金铃丸　治奔豚气。

金铃子一两(每个锉作四片用僵蚕半两去丝嘴同炒令香熟去僵蚕不用)　茴香(微炒)　马蔺花　吴茱萸(汤洗七次炒令香熟)　石茱萸(酒浸炒令香熟)　山茱萸　青皮　陈皮以上各一两

上为细末,酒糊为丸,如桐子大,每服三五十丸,温酒盐汤下,食前服。《医学发明》名茴香炼实丸,有芫花一两,醋炒糊丸,量虚实加减,以利为度。

疗奔豚气。从下上者汤方。

甘李根白皮(切)五两　生葛五两　半夏五两(洗)　黄芩二两　桂心二两　芍药三两　人参二两　生姜五两

上以水一斗二升,煮取五升,去滓,温服。每服一升,日三服夜二服,忌羊肉饧生葱。

奔豚汤　疗手足逆冷,胸满气促,从脐左右起,郁冒者。

甘草四两(炙)　李根白皮(切)　葛根各一斤　黄芩三两　桂心　栝蒌　人参各二两　芎䓖一两

上以水一斗五升,煮取五升,去滓,温服一升。日三夜二,忌海藻、菘菜、生葱。

赤茯苓散　治奔豚,气从小腹起上至心下,妨胀壅闷,胸中短气,坐卧不安。一方名七气汤

赤茯苓一两半　大腹皮半两(锉)　槟榔半两　桂心一两　高良姜半两(锉)

诃黎勒皮一两　吴茱萸半两（汤浸七次焙干微炒）　牵牛子一两（微炒）

上为粗散，每服三钱，水一中盏，煎至六分，去滓不拘时候，稍热服。微利两三行为度，一方无槟榔。

桃仁丸　治肾虚积气。

桃仁（汤浸去皮尖双仁炒二两以温酒二升煎成膏）　木香　桂（去粗皮）　青橘皮（汤浸去白焙）　茴香子（炒）各半两　干姜（炮）一分　槟榔（锉）三分

上捣罗六味为末，入桃仁煎，丸如梧桐子大。每服十五丸至二十丸，空心温酒下。

七宝丸（出自《圣济总录》）　治奔豚气，上冲胁肋疞痛。

丁香　沉香（锉）　硇砂（汤浸白滤澄入陈曲同煎成膏丸诸药）各半两　蒺藜子（炒去角）　木香各三分　附子（炮裂去皮脐）一两　麝香一分（研）

上除煎外，捣研为末，用前煎和丸，如梧桐子大，每服十丸，炒生姜酒或炒生姜黑豆汤调下。

桃仁散（出自《圣惠方》）　治奔豚气，上攻心胸，喘闷胀满。

桃仁一两（汤浸去皮尖双仁麸炒黄研入）　牵牛子一两（微炒）　槟榔半两　青橘皮半两（汤浸去白瓤焙）　茴香子一两（微炒）　木香半两　郁李仁一两（汤浸去皮微炒）

上为散，研入桃仁、郁李仁令匀，每服不拘时候，温酒调下二钱。

硇砂煎丸（出自《圣惠方》）　治奔豚气在小腹，积聚成块，发时疼痛。

硇砂三两（不夹石者细研以酒醋各一升慢火熬令成膏）　附子一两（炮裂去皮脐）　桃仁一两（汤浸去皮尖双仁麸炒微黄研入）　吴茱萸半两（汤浸七次焙干微炒）　防葵三分（锉碎醋拌炒令黄）　木香三分　槟榔三分

上为细末，入桃仁令匀，硇砂煎中，入少蒸饼和丸，如梧桐子大。每服食前，以温酒下十五丸。

槟榔丸（出自《圣济总录》）　治肾积气奔豚，从小腹上冲心，昏乱呕吐，疼痛。

槟榔一两（半煨半生）　木香（微炒）半两　吴茱萸（汤洗焙）　安息香（研）各一分　桂（去粗皮）　青橘皮（去白麸炒）各半两

上为细末，以猪胆二十枚，水煎如饧，和前六味末，捣二千下，丸如小豆大，每服，空心嚼破七丸，暖酒下。

天雄丸（出自《圣济总录》）　治奔豚气，上下攻走疼痛。

天雄（生去皮脐）一两　桃仁（去皮双仁炒微黄）　茴香子（炒）　桂（去粗皮）　蜀椒（去目并合口炒出汗）　干蝎（炒）各半两

上为末用狗里外肾，并胆细切，就银器中，以无灰酒一斤，煎成膏，加药末为丸，如梧桐子大。每服二十丸，空心生姜盐汤下。

木香丸(出自《圣济总录》)　治奔豚气，脐腹左右，坚硬横连如臂，若弓弦急痛。

木香　鳖甲(去裙襕醋炙)　诃黎勒皮　桂(去粗皮)各二两　吴茱萸(汤浸焙炒)一两半　牵牛子二两(炒)

上为末，炼蜜丸如梧桐子大，每服三十丸，温酒下，加至四十丸。

苦楝丸(出自《圣济总录》)　治奔豚及小腹，痛不可忍者。

苦楝　茴香各一两　黑附子一两(炮去皮脐)

上用酒二斤，煮酒尽为度，曝干或阴干，捣为细末，每一两药末，入全蝎十八个，玄胡五钱，丁香十五个，共为末，酒糊为丸，如梧桐子大。每服百丸，空心酒下。如痛甚，煎当归入酒大效。

奔气汤(一名茱萸汤，出自《千金方》)　疗猝厥逆上气，气入两胁，心下痛，满奄奄欲绝，此谓奔豚病。从猝惊忧怖得之，气从下上上冲心胸，脐间筑筑发动，有时不疗杀人。

甘草(炙)　人参各三两　吴茱萸　半夏(洗)各一斤　生姜一斤　桂心三两

上切以水一斗煮取三升，分三服。此药须预蓄，得病便急合服，忌海藻、菘菜、生葱、羊肉。《千金方》桂心五两，甘草二两。

治奔豚气。在心胸逆满闷乱(出自《圣惠方》)。

附方

半夏二两(汤浸七次去滑)　桂心一两半　人参一两(去芦头)　吴茱萸半两(汤浸七次焙干微炒)　槟榔一两　甘草半两(炙微赤锉)

上为散，每服二钱，水一中盏，煎至六分，去滓，不拘时候，稍热服。

香槟榔散(出自《圣济总录》)　治奔豚气成块，上冲腹胁满痛。

茴香子(炒)　槟榔(锉)　荆三棱(煨锉)　木香一分　青橘皮(汤浸切盐炒去白)各半两

上捣罗为散，每服二钱，热汤调服，不拘时候。

撞气丸(出自《圣济总录》)　治肾脏气发，攻心动筑人心腹，面黑闷欲绝，及诸气奔豚喘甚，妇人伤冷血气发，攻心等症，急用此。

铅二两　赤石脂(为末)二两　木香(为末)二两　麝香(研)一两

上将铅于铫子内慢火炒令干，入赤石脂末，急手炒转，莫令焰起，以水微喷之，慢火再炒令干。倾于净地坑子内，以盏子覆之，候冷取出，细研如面。次入诸药相和研之，以粟米饭，丸如鸡头。每服用二丸，研破，热酒浸之，顿服，或下气或通转即愈。如秘不通，每一丸入玄明粉半两；如气满胸膈，服药皆吐，即以炒豆熨令气下，便服此药，无不验。

食气汤(出自《百一选方》)　散寒气，亦治奔豚。

茴香(炒)　丁香各半两　良姜三两(麻油炒)　甘草三钱(炙)　白豆蔻仁二钱

上为细末，每服二钱，入盐少许，沸汤调下。食前服，疗猝伤损，食下则觉胸膈中痛，慄然如水浆灌下。

生李根一两(细锉)　麦门冬(一去)　人参　桂心　甘草(炙)各二两

上咬咀，以水一斗，煮取三升，分三服。忌海藻、菘菜、生葱。

治奔豚气逆上冲心，满闷，脐腹虚胀(出自《圣惠方》)。

附方

槟榔一两　诃黎勒皮一两　木香一两　吴茱萸三分(汤浸七次焙干微炒)　牵牛子二两(微炒)

上为细散，每服一钱，以温酒一合，童子小便一合，相入和调下，不拘时候服。

槟榔散(出自《圣济总录》)　治奔豚气，冲心满闷。

槟榔(锉)　诃黎勒皮(煨去核)各二两　牵牛子(微炒)三两　吴茱萸(陈者汤浸焙干炒)一两半

上捣罗为散，每服一钱，童子小便半盏，空心调服，不过三服效。如患阴阳二毒，伤寒及脚气亦可服。

四味丸(出自《圣济总录》)　治久积奔豚气，时攻膀胱，切痛。

蜀椒(去目及闭口炒出汗)　茴香子(炒)　附子(炮裂去皮脐)　肉苁蓉(酒浸切焙)各一两

上为末，炼蜜丸，如梧桐子大，每服十五丸，空心温酒下。

磁石丸(出自《圣济总录》)　治奔豚，冷气上冲昏乱，四肢软弱不收。

磁石(烧醋淬研)　肉豆蔻(去壳)　木香　槟榔(锉)各一两

上捣研为散，每服三钱匕，以生葱一茎，细切热酒，投调下。

牡蛎奔豚汤　疗奔豚气，从小腹起撞胸，手足逆冷。

牡蛎三两(熬)　桂心八两　李根白皮(切)一斤　甘草三两(炙)

上切以水一斗七升，煮李根白皮，得七升，去滓纳余药。再煮取三升，分五服，日三夜二，忌生葱、海藻、菘菜。

疗手足逆冷，胸满气促，从脐左右，起郁冒者。

附方

伏出鸡头卵壳中白皮　梨木灰　麻黄(去节)　紫菀各等分

上捣下筛作丸散，随宜酒服十丸，如梧桐子大者。或方寸匕，疗三十年喉中结气，咳逆立瘥，亦可水煮为汤，以意分之。

吴茱萸饮(出自《圣济总录》) 治肾脏久积成奔豚气,小腹急疼,发即不识人。

吴茱萸(汤洗焙干) 桃仁(汤浸去皮尖双仁)各一 黑豆半两

上同炒以黑豆熟为度,同童子小便一升,浸少顷,煎至六分,去滓,分三服,空心、日午、夜卧各一。

三神煎(出自《圣济总录》) 治奔豚气上冲心腹。

桃仁(去皮尖双仁四两汤浸研细取汁)三升 荆三棱煨锉(三两) 鳖甲(去裙襕醋炙)三两

上捣二味为末,先煎桃仁汁至二升,次下药末不住手搅,良久更入好醋一斤,同煎如饧,以瓷盒收。每服半匙,空心好酒下。

茯苓桂甘汤(出自《直指方》) 治脐下悸动,咳而贲豚。

茯苓二两 甘草半两 桂心一两

上锉细,每服四钱,枣一枚,用甘泉水一盏半,煎一盏温服。

治奔豚气,上下冲走,闷乱面青(出自《圣惠方》)。

附方

甘李根皮二两(锉) 吴茱萸二两(汤浸七次焙干微炒) 生姜二两(炒干)

上为粗散,每服一钱,水一中盏,煎至六分,去滓,不拘时候,热服。

治奔豚气(出自《百一选方》)。

附方

诃黎勒 槟榔(鸡心者)各四个

上两个半,炮带性两个半生用,并咬咀分四服。用水二大盏,入新紫苏三十叶,若陈者添十叶,煎至八分,遇发时半饥半饱服,急时不拘时候。

沉香汤(出自《圣济总录》) 治肾积气。

沉香 黄芪 人参各三分 香子(炒) 附子(炮裂去皮脐) 甘草 木香 桂(去粗皮) 乌药 石斛(去根) 五味子(炒) 巴戟天(去心) 陈橘皮(汤浸去白焙) 高良姜 牛膝(酒浸切焙)各半两

上锉碎,麻豆大,每服三钱,水一钟,生姜一分,拍碎煎七分,去滓,温服,空心、日午、夜各一服。

枣子酒(出自《仁存方》) 治奔豚气。

上用斑蝥一枚,去足头翅,好肥枣一枚,擘开去核,安斑蝥在内,用湿纸包,文武火中煨熟,去斑蝥不用,将枣子细嚼,热酒送下,空心服之。

治奔豚气(一名茱萸平胃散;出自《百一选方》)。

上以醋酒各三分盏,煎吴茱萸十余粒,候三两沸,用调平胃散三钱,空心服,此药有功效,但不能去根。

治奔豚气上,下冲走闷,乱面青(出自《圣惠方》)。

附方

槟榔三枚(捣罗为末)　生姜半合

上药以童子小便一大盏,微熬过,入前药二味,搅令匀,分为三服。如人行五六里,进一服,须臾下利为效。

桂枝加桂汤(出自《指南方》)　治奔豚气。

官桂五分　芍药三分　甘草二两

上为粗末,每服五钱,水二盏,姜五片,枣一枚,煎至一盏,去滓服。

奔豚丸(出自《试效方》)　治发于小腹,上至心下,若豚状,或下或上无时,久不已,令人喘逆,骨痿少气。及男子内结七疝,女人瘕聚带下。

厚朴(姜制)七钱　黄连(去须炒)五钱　白茯苓(去皮)二钱　川乌头(炮)半钱泽泻二钱　苦楝(酒煮)二钱　玄胡索一钱半　全蝎一钱　附子(去皮)二钱　巴豆霜四分　菖蒲二钱　独活一钱　丁香半分　肉桂(去皮)二分

上除巴豆霜、茯苓另为末旋入外,为细末,炼蜜为丸,如梧桐子大。初服二丸,一日加一丸,二日加二丸,渐至大便溏。再从一丸服,淡盐汤送下。食前周而复始,病减大半勿服。秋冬加厚朴半两,通前一两二钱。如积势坚大,先服前药不减,于一料中加烧存性牡蛎三钱,癥疝带下病勿加。

解铃丸(出自《杨氏家藏方》)　治奔豚气疼痛,手足拳缩,不可忍者。

茴香一两(同青盐一两研细同炒)　蝎梢一分(去毒炒)　蓬莪术(用纸数重裹油内蘸灯上烧过锉碎)一两

上件为细末,酒煮面糊为丸,如梧桐子大。每服三十丸,温酒盐汤送下,空心食前。

奔豚汤(出自《千金方》)　治气奔急欲绝者。

吴茱萸一升　石膏　人参　半夏　芎劳各三分　桂心　芍药　生姜各四分生葛根茯苓各十分　当归四两　李根皮一斤

上十二味㕮咀,以水七升,清酒八升,煮取三升,分三服。

木香散(出自《圣惠方》)　治奔豚气上冲,心胸闷乱,脐腹胀痛,饮食转呕。

木香一两　青橘皮半两(汤浸去白瓤焙)　槟榔一两　白术半两　沉香一两香子半两　木瓜三分(焙干)　桂心一两　蓬莪术半两　杉木节半两

上件药,捣细罗为散,每服不计时候,以温酒调下二钱。

治奔豚气及内外肾钓,并霍乱转筋(出自《本草》)。

以椒叶和艾及葱,研以醋汤拌罨。并得一方以椒叶捣传,外煎水洗脚。

（《普济方·卷一百七十一·积聚门·贲豚（附论）》）

原文

养气丹（出自《和剂方》） 能治诸虚百损，脾元耗惫，真阳不固，三焦不和，上实下虚，中脘痰饮上攻头目昏眩，八风五痹，或卒暴中风，痰潮上膈，言语謇涩，神昏气乱，状若瘫痪。及奔豚肾气，上冲胸腹，连两胁膨胀，刺痛不可忍者。阴阳上下，气不升降，饮食不进，面无精光，肢体浮肿。五种水气，上冲腰背搐痛。夜梦鬼交，觉来盗汗，胃冷心疼，小便滑数，牵引小腹，足膝缓弱，步履艰难。妇人血海久冷，赤白带下，岁久无子。及阴毒伤寒，面色青，舌卷阴缩难言，四肢厥冷，不省人事者。急服百丸，用生姜大枣煎汤灌之。即便回阳，命无不活。或触冒寒邪，霍乱吐泻，手足逆冷，六脉沉伏，唇口青黑，腹胁攻刺，及男子阳事痿怯，脚膝酸疼，脐腹虚鸣，大便自滑，兼疗膈胃烦壅，痰气虚鸣，百药不愈者。此药常服，助养真气，生阳逐阴，温平不潜，消磨冷滞，克化饮食，使五脏安宁，六腑调畅，百病不侵。出入道途。宜将此药随行。缓急服饵，大有功效（《普济方·卷二百二十五·诸虚门·补益诸虚》）。

原文

紫菀（去土） 人参 陈皮（去白） 紫苏茎叶 诃黎勒（去核） 枳壳（去瓤）
细辛（去苗） 郁李仁（去皮尖研如膏） 杏仁（汤浸去皮尖双仁麸炒） 桂 赤茯苓
甘草 当归各一两 大黄半两（炒）

上捣筛，每服二钱，水一盏，煎七分去滓。服，不拘时，治产后上气及妇人奔豚气、积劳脏气不足胸中烦躁，关元以下如怀五千钱状（《普济方·卷三百五十五·产后诸疾门·喘促》）。

参考文献

（明）朱橚等编.普济方[M].北京：人民卫生出版社，1982.

注释

1. 丙子日：中国干支历法中的第十三天。

《金镜内台方议》（1422 年）

原文

议曰：俗间多有烧针焠火之法，以治黄病等证，反成殃咎。令此烧针发汗，则损阴血而惊动心气。心气因惊而虚，则触动肾气，发为奔豚。先灸核上，以散其寒，次与桂枝加桂汤，以泄奔豚之气也。（《金镜内台方议·卷之一·桂

枝加桂汤(十一)·汤议》)

参考文献

许宏.金镜内台方议[M].上海:上海科学技术出版社,1959.

《张卿子伤寒论》(1644 年)

原文

烧针令其汗,针处被寒,核起而赤者,必发奔豚,气从少腹上冲心者。灸其核上各一壮,与桂枝加桂汤,更加桂三两。

烧针发汗。则损阴血而惊动心气。针处被寒,气聚而成核,心气因惊而虚,肾气乘寒气而动,发为奔豚。《金匮要略》曰:病有奔豚,从惊发得之,肾气欲上乘心,故其气从少腹上冲心也。先灸核上,以散其寒,与桂枝加桂汤,以泄奔豚之气(《张卿子伤寒论·卷三·辨太阳病脉证并治第六·桂枝去芍药加蜀漆龙骨牡蛎救逆汤方第四十四》)。

参考文献

张遂辰.张卿子伤寒论[M].北京:中国中医药出版社,2015.

第三节　卑慄(慄卑、卑怯)

《秘传证治要诀及类方》(1405 年)

原文

有痞塞不饮食,心中常有所怯,爱处暗或倚门后,见人则惊避,似失志状,此名为卑慄之证,以血不足故示谷神嘉禾散,加当归半钱,黄芪半钱(《秘传证治要诀及类方·卷之九·虚损门·怔忡》)。

参考文献

(明)戴原礼撰,沈凤阁点校.秘传证治要诀及类方[M].北京:人民卫生出版社,1989.

《医学统旨》(1534 年)

原文

卑慄之病,由心血不足者,人参养荣汤(《医学统旨·卷三·怔忡》)。

参考文献

叶文龄.中国本草全书（第239卷）·医学统旨［M］.北京：华夏出版社，2002.

《证治准绳》（1602年）

原文

有痞塞不饮食，心中常有所歉，爱处暗地，或倚门后，见人则惊避，似失志状，此为卑慄之病，以血不足故耳。宜人参养荣汤。脾胃不足者，谷神嘉禾散加当归、黄芪各半钱（《证治准绳·杂病·第五册·神志门·悸》）。

参考文献

（明）王肯堂辑；倪和宪点校.证治准绳·杂病证治准绳［M］.北京：人民卫生出版社，2014.

61

《医学六要》（1609年）

原文

有痞塞不饮食，心中常有所歉，爱处暗地或倚门后见人则惊避似失志状，此为卑慄之病，以血不足故耳，宜人参养荣汤，脾胃不足者谷神嘉禾散加当归黄芪各半分（《医学六要·治法汇》）。

参考文献

（明）张三锡编撰；王大妹，陈守鹏点校.医学六要［M］.上海：上海科学技术出版社，2005.

《医林正印》（1616年）

原文

凡人有痞地不饮食，心中常有所歉，喜处暗地或倚门后见人则惊避似失志状，此为卑慄之病，以血不足故耳，宜人参养荣汤，脾胃不足者谷神嘉禾散加当归黄芪之类（《医林正印·卷之四》）。

参考文献

马兆圣.医林正印［M］.北京：中国中医药出版社，2016.

《济阳纲目》（1626 年）

原文

有痞塞不饮食，心中常有所慊，爱处暗地，或倚门后见人，则惊避似失志状，此为卑慄（达协切，音牒，危惧也）之病，以血不足故耳，宜人参养荣汤（《济阳纲目·卷五十四·怔忡惊悸·论》）。

参考文献

（明）武之望撰；苏礼等校注. 济阴济阳纲目［M］. 北京：中国中医药出版社，1996.

《病机沙篆》（1667 年）

原文

胸中痞塞，不能饮食，心中如有所怯者，喜居暗室或倚门后，见人即畏避无地，此名卑慄之病，专由于血不足也，宜人参养营汤加藿香、谷芽（《病机沙篆·卷下·八、怔忡惊悸恐》）。

参考文献

周仲瑛，于文明. 中医古籍珍本集成·续·诊断卷·病机沙篆［M］. 长沙：湖南科学技术出版社，2014.

第四节　解㑊

《医学纲目》（1389 年）

原文

冬脉太过，则令人解㑊，脊脉痛而少气，不欲言。其不及则令人心悬，如病饥，眇中清，脊中痛，少腹满，小便变（《医学纲目·卷之四》）。

参考文献

楼英. 医学纲目［M］. 北京：中国中医药出版社，1996.

《普济方》(1390 年)

原文

太过则令人解㑊,脊脉痛少气不欲言;不及则令人心悬如病饥,眇中清,脊中痛,少腹满,小便变赤黄(《普济方·卷二十九》)。

原文

解㑊附论:《内经》谓各脉太过则令人解㑊,脊脉痛而少气不欲言。夫肾为作强之官,精为身之本,所以运动形体者也,一或受邪则肾不实而精不运,故有脊脉痛,少气不欲言之证。名曰解㑊者,解有解缓之义,㑊则疑于寒,亦疑于热,疑于壮,亦疑于弱不可必之辞,其尺脉缓而涩。利肾汤治解㑊脉痛气乏不欲言,此为肾气余(《普济方·卷三十三》)。

参考文献

(明)朱橚等编.普济方[M].北京:人民卫生出版社,1982.

《医学正传》(1515 年)

原文

或问:发砂之证,古方多不该载。世有似寒非寒,似热非热,四体懈怠,饮食不甘,俗呼为砂病。其治或先用热水蘸搭臂臑[1] 而以苎麻刮之,甚者或以针刺十指出血,或以香油灯照视身背有红点处皆烙之,已上诸法,皆能使腠理开通,血气舒畅而愈。此为何病? 由而得之乎? 曰:《内经》名为解㑊,原其所因,或伤酒,或中湿,或感冒风寒,或房事过多,或妇人经水补调,血气不和,皆能为解㑊,证与砂病相似,实非真砂病也(《医学正传·卷之一》)。

参考文献

(明)虞抟撰;郭瑞华等点校. 医学正传[M].北京:中医古籍出版社,2002.

注释

1. 臑:胳臑,上肢近肩的部分。

《苍生司命》(1515 年)

原文

又曰:"劳者温之,损者补之"。是知劳倦者,因劳而致倦也,《经》谓之"解伱"。故人有劳心者,思虑无穷;有劳力者,筋骨疲软。致元气下流,心志慵懒,四肢怠惰,嗜卧怯行,饮食少味。急以补中益气汤,如杜仲、枸杞以温补之,不比伤饮食者,先消之而后补之也(《苍生司命·卷一》)。

参考文献

(明)虞抟撰;王道瑞,申好真校注. 苍生司命[M]. 北京:中国中医药出版社,2004.

《读素问钞》(1519 年)

原文

太过则令人解伱,脊脉痛而少气不欲言;其不及则令人心悬如病饥,眇中清,脊中痛,少腹满,小便变(《读素问钞·卷上之三》)。

参考文献

周仲瑛,于文明. 中医古籍珍本集成·医经卷·读素问钞[M]. 长沙:湖南科学技术出版社,2014.

《素问钞补正》(1529 年)

原文

太过则令人解伱,脊脉痛少气不欲言,不及则令人心悬如饥,眇中清,脊中痛,少腹满,小便变(《素问钞补正·卷之三》)。

参考文献

千年古籍数据库。

《证治准绳》(1602 年)

原文

足少阳之疟令人身体解伱,寒不甚,热不甚,恶见人,见人心惕惕然,热多汗出(《证治准绳·第一册》)。

参考文献

(明)王肯堂撰;倪和宪点校. 证治准绳·杂病证治准绳[M]. 北京:人民卫生出版社,2014.

《脏腑证治图说人镜经》（1606 年）

原文

太过则令人解㑊，脊脉痛而少气不欲言。解㑊者，倦怠之极，强不强、弱不弱、寒不寒、热不热，解解㑊㑊，不可名言之也（《脏腑证治图说人镜经·卷之四》）。

参考文献

佚名.脏腑证治图说人镜经［M］.北京：中国中医药出版社，2016.

《祖剂》（1640 年）

原文

百合四君子汤，即百合合四君子汤。治老弱虚人不得眠，又治解㑊，尺脉缓涩，尺主腹背，缓为热中，涩为无血，故解㑊而不可名之。然热不热，寒不寒、弱不弱、壮不壮，宁不可名为之解㑊也。惟百合一证与此比比相若（《祖剂·卷之一》）。

参考文献

施沛.祖剂［M］.北京：人民卫生出版社，1987.

《内经知要》（1642 年）

原文

太过则令人解㑊，脊脉痛而少气不欲言，其不及则令人心悬如病饥，眇中清，脊中痛，少腹满，小便变（《内经知要·卷上》）。

参考文献

李中梓.中医临床实用经典丛书·内经知要（大字版）［M］.北京：中国医药科技出版社，2018.

《诊家正眼》（1642 年）

原文

其气如弹石者，此谓太过，病在外令人解㑊，脊脉痛少气不欲言。其去如数者，此谓不及，病在中，令人心悬如饥，眇中清，脊中痛，少腹痛，小便黄赤（《诊家正眼·卷下·沉脉》）。

参考文献

（明）李中梓撰，包来发校注.诊家正眼［M］.北京：中国中医药出版社，2008.

第五节　梅核气

《普济方》（1390 年）

原文

四七汤（出自《危氏方》）　治七情气郁，积聚痰涎，状如破絮，或如梅核，在咽喉间，咯不出，咽不下，并治中脘痞满，痰涎壅盛，上气喘息。

半夏五两　茯苓四两　紫苏叶二两　厚朴三两

上锉散，每服四钱，水一盏，姜七片，枣一枚，煎至八分，不拘时候。若因思虑过度，阴阳不分，清浊相干，心气不足，小便白浊，用此药下青州白丸子最效。妇人恶阻，尤宜服之。一名厚朴半夏汤。一方又用人参、官桂、甘草、各一两。生姜煎服。名**七气汤**。大治七气。并心腹绞痛。然药味太甜。恐未必能止疼顺气。一方治七情所伤。中脘不快。气不升降。腹胁胀满。用香附子炒半斤。橘红六两。甘草一两。煎服尤快。好事者谓其耗气。则不然。盖有是病服是药（《普济方·卷一百六十五·痰饮门·一切痰饮》）。

原文

四七汤一名大七气汤（出自《三因方》）　治喜、怒、悲、思、忧、恐、惊之气，结成痰涎，状如破絮；或如梅核，咽喉之间，咯不出，咽不下，此七气所为也。中脘痞满，气不舒快，或痰涎壅盛，上气喘气；或因痰饮中结，呕逆恶心，并宜服之。妇人情性执着，不能宽解，多被七气所伤，遂致气填胸臆，或如梅核，止塞咽喉，甚者满闷欲绝，产妇尤多此证，宜服此剂。间以香附子，药久取效。切不可谓紫苏耗气，且新产气血俱虚，不肯多服。用之效验，不可殚述。

半夏五两　茯苓四两　紫苏叶一两　厚朴三两

上咬咀，每服四钱，水一盏半，生姜七片，枣一个，煎至六分，去滓热服，不拘时候。若因思虑过度，阴阳不和，清浊相干，小便白浊，用此药最为切当。妇人恶阻，间以红圆子，尤宜服之，名厚朴半夏汤，一名大七气汤。《局方》有七气汤，用半夏五两，人参、官桂、甘草、各一两，生姜煎服，大治七气，并心腹绞痛。

药味太甜,恐未必能止痛顺气。一方治七情所伤,脘中不快,气不升降,腹肋胀满,用香附子炒半斤,橘红六两,甘草二两,煎服,尤妙。切不可谓香附子耗气,此药大能资血养气,或入煨木香、半夏、人参一两(《普济方·卷一百八十一·诸气门·一切气》)。

原文

半夏散　治咽喉中如有物炙腐。

半夏一两半(汤洗七遍去滑)　　厚朴一两(去粗皮涂生姜汁炙香熟)　　赤茯苓一两　　紫苏叶一两　　诃黎勒皮一两半　　枳壳一两(麸炒微黄去瓤)

上为散,每服三钱,水一中盏,入生姜半分,煎至六分去滓,不计时候,温服(《普济方·卷六十二·咽喉门·咽喉中如有物妨闷(附论)》)。

参考文献

(明)朱橚等编.普济方[M].北京:人民卫生出版社,1982.

《玉机微义》(1396 年)

原文

局方四七汤　治七情气郁,结聚痰涎,状如破絮,或如梅核在咽喉之间,咯不出,咽不下。并治中脘痞满,痰涎壅盛,上气喘急(《玉机微义·卷四·痰饮治法·理气之剂》)。

参考文献

(明)徐用诚辑,(明)刘纯续增,(明)徐谦撰,(明)陈葵删定.玉机微义[M].上海:上海古籍出版社,1991.

《奇效良方》(1449 年)

原文

治喜怒忧思悲恐惊之气结成痰涎,状如破絮,或如梅核,在咽喉之间,咯不出,噎不下,此七情所为也。中脘痞满,气不舒快,或痰饮呕逆恶心,并皆治之。

附方

半夏(汤泡五次)　　茯苓(去皮)各二钱　　紫苏叶　　厚朴(姜制)各二钱

上作一服,用水二盅,生姜七片,红枣二枚,煎一盅,食远服(《奇效良方·卷之十五·气门(附论)·气通治方·四七汤》)。

参考文献

(明)董宿辑录,(明)方贤续补,可嘉校注.奇效良方[M].北京:中国中医药出版社,1995.

元·《丹溪心法》(1481年)

原文

〔附录〕充按:丹溪无治气条,后人增入,姑存以便阅者。

人以气为主,一息不运则机缄[1]穷,一毫不续则穹壤[2]判。阴阳之所以升降者,气也;血脉之所以流行者,亦气也;荣卫之所以运转者,此气也;五脏六腑之所以相养相生者,亦此气也。盛则盈,衰则虚,顺则平,逆则病。气也者,独非人身之根本乎?人有七情,病生七气,七气者,寒、热、怒、恚、喜、忧、愁,或以为喜、怒、忧、思、悲、惊、恐,皆通也。然则均调是气,将何先焉?曰:气结则生痰,痰盛则气愈结,故调气必先豁痰,如七气汤以半夏为主,而官桂佐之,盖良法也。况夫冷则生气。调气须用豁痰,亦不可无温中之剂,其间用桂,又所以温其中也。不然,七情相干,痰涎凝结,如絮如膜,甚如梅核,窒碍于咽喉之间,咯不去,咽不下,或中艰食,或上气喘急,曰气隔,曰气滞,曰气秘,曰气中,以至五积六聚,疝癖癥瘕[3],心腹块痛,发则欲绝殆,无往而不至矣。怒则气上,喜则气缓,惊则气乱,恐则气下,劳则气耗,悲则气消,思则气结,此七者皆能致疾。寒气郁于中作痛者,以七气汤、盐煎散、东垣升阳顺气汤。逆者抑之,以木香流气饮、降气汤。有热者须加凉剂抑之,所谓从阴引阳也(《丹溪心法·卷四·破滞气七十九》)。

参考文献

(元)朱丹溪撰,田思胜校注.丹溪心法[M].北京:中国中医药出版社,2008.

注释

1. 机缄:缄(jiān),推动事物发生变化的力量。
2. 穹壤:天地。
3. 癥瘕:音(zhēng jiǎ),腹中结块的病。

《松厓医径》(1484年)

原文

梅核气者,咯之不出,咽之不下,乃属痰也。此积热过甚使然。

秘传加味二陈汤

陈皮 半夏 茯苓 甘草 黄芩 枳壳 苏子 桔梗 厚朴 肉桂少许

上细切,用水二盏,姜三片,枣一枚煎,临服,姜汁磨木香服之(《松厓医径·卷下·梅核气》)。

原文

咽喉者,虽有喉痹、喉痈、喉风、单蛾、双蛾、重舌[1]、木舌[2]之不同,然皆风热所生也,亦皆相火之所冲逆耳。经曰:一水不胜二火。火者痰之本,痰者火之标,火性急速,故病发暴悍,而喉热证作矣。间有腑寒喉缩,状如物梗,痛痒多涎者;亦有七情郁结,咽中有物如梅核,吞吐不得者,须各究其源治之。

秘传清咽散 治咽痛并口舌生疮。

荆芥 薄荷 防风 桔梗 山栀 连翘 玄参 大力子 片芩 生甘草

若热甚,加僵蚕 犀角。上细切,用水二盏,煎一盏,去滓服。

四七汤加桔梗枳实 治七情所致、咽痛者(方见卷上汤类)。

秘传加味二陈汤 治七情郁结咽中,如梅核吞吐不得者。(方见梅核气类)凡治诸骨鲠喉,宜研萱草根,顺流水吞下;若鱼骨鲠喉者,宜食橄榄即下。或用其核为末,顺流水下;若兽骨鲠喉者,磨象牙水咽下(《松厓医径·卷下·咽喉》)。

参考文献

程玠.中国古医籍整理丛书·松厓医径[M].北京:中国中医药出版社,2015.

注释

1. 重舌:病证名,出自《灵枢·终始》。又名子舌、重舌风、莲花舌。症见舌下血脉肿胀,状似舌下又生小舌,或红或紫,或连贯而生,状如莲花,饮食难下,言语不清,口流清涎,日久溃腐。

2. 木舌:病名,又名死舌。本病多由心脾积热上冲所致。症见舌肿,渐胀塞满口,肿硬而不柔和。

《医方选要》(1495 年)

原文

四七汤 治喜怒忧思悲恐惊之气结成痰涎,状如破絮或如梅核在咽喉之间,咯不出,咽不下,此七情所为也。中脘痞满,气不舒快,或痰饮呕逆、恶心,并治之。

半夏（汤泡七次）　茯苓（去皮）各三钱　紫苏　厚朴（姜制）各二钱

上作一服，用水二盏，生姜七片、枣二枚，煎至八分，食远服（《医方选要·卷之四·诸气门》）。

参考文献

（明）周文采编集；王道瑞等点校.医方选要［M］.北京：中国中医药出版社，1993.

《外科理例》（1519 年）

原文

妇人情性执滞不能宽解，多被七情所伤，遂致遍身作痛。或肢节肿痛；或气填胸满；或如梅核塞喉，咽吐不出；或痰涎壅盛，上气喘急；或呕逆恶心，甚者渴闷欲绝。产妇多有此症，宜服四七汤，先调滞气，更以养血之药。若因思忧致小便白浊者，用此药吞青州白丸子，屡效（《外科理例·卷二·论妇人病八十九》）。

参考文献

汪机.中医经典文库·外科理例［M］.北京：中国中医药出版社，2010.

《立斋外科发挥》（1528 年）

原文

一妇人禀弱性躁，胁臂肿痛，胸膈痞满，服流气败毒药，反发热不食，以四七汤数剂，胸宽气和；以小柴胡汤对四物，加陈皮、香附肿痛亦甚。大抵妇人情性执着，不能宽解，多被七情所伤，遂致遍身作痛，或肢节肿痛，及气填胸满；或如梅核塞喉，咽吐不出；或涎痰壅盛，上气喘急；或呕逆恶心，甚者渴闷欲绝；产妇多有此证，宜服四七汤，先调滞气，更以养血之药。若因思忧，致小便白浊者，用此药，吞青州白丸子屡效（《立斋外科发挥·卷五·流注》）。

参考文献

胡晓峰.外科发挥［M］.北京：人民卫生出版社，2006.

《疬疡机要》（1529 年）

原文

四七汤　治七情郁结成痰，或如梅核，梗于喉间，或中脘停痰，恶心呕逆。

紫苏叶　厚朴(姜制)　茯苓各一钱　半夏(姜制)一钱五分

上姜枣水煎(《疠疡机要·下卷·各症方药》)。

参考文献

薛己.薛氏医案选[M].北京：人民卫生出版社,1983.

《校注妇人良方》(1529年)

原文

四七汤　治七情郁结成痰,或如梅核,鲠于喉间。或中脘停痰气痞,或痰壅气喘,或痰饮中脘,呕逆恶心。

柴苏叶　厚朴(姜制)　茯苓各一钱　半夏(姜制)一钱五分

上姜枣水煎。白浊,送青州白丸子极妙(《校注妇人良方·卷十二·妊娠疾病门·妊娠惊胎及僵仆方论第七·附方》)。

参考文献

薛己.中医女科十大名著·校注妇人良方(大字本)[M].太原：山西科学技术出版社,2012.

《孙文垣医案》(1537年)

原文

张溪亭乃眷,喉中梗梗有肉如炙脔,吞之不下,吐之不出,鼻塞头晕,耳常啾啾不安,汗出如雨,心惊胆怯,不敢出门,稍见风即遍身疼,小腹时疼,小水淋涩而疼。脉两寸皆短,两关滑大,右关尤搏指,此梅核气症也。以半夏四钱,厚朴一钱,紫苏叶一钱五分,茯苓一钱三分,姜三片,水煎,食后服。每用此汤调理多效(《孙文垣医案·卷二·三吴治验》)。

原文

予堂嫂程氏,喉间有物如脔,咯之不出,咽之不下,梗梗不安,腹中痛且泻,年五十有八矣。乃梅核气症也。腹痛乃新疾,以二陈汤加旋覆花、白术、香附、紫苏、桂皮、厚朴、泽泻四剂。腹痛仍在,泻亦不止,乃用胃苓汤加麦芽、砂仁、香附二帖,痛止泻瘳[1]。仍用二陈汤加厚朴、桂皮、紫苏、旋覆花、细辛、人参煎服,四帖而喉中病去如失(《孙文垣医案·卷四·新都治验》)。

参考文献

孙一奎.中医非物质文化遗产临床经典读本·孙文垣医案[M].北京：中

国医药科技出版社,2012.

注释

1. 瘳:音(chōu),病愈。

《保命歌括》(1549 年)

原文

气痰者,因事逆意而得之,宜前胡半夏汤、三仙丸。若有痰成块结于咽喉,吐咯不出者,俗呼梅核气,难治。四七汤治之,或作丹溪加咸能软坚之味,姜汁蜜丸亦可,加味二陈汤主之(《保命歌括·卷之九·痰病》)。

原文

人有恚[1]怒太过,积热蕴隆,以致郁痰凝结,滞碍于咽喉之间,咯之不出,吞之不下,如梅核之状,谓之梅核气,亦气块之类,《金匮》所谓咽中如有炙胬者是也。宜《三因》七气汤、开郁二陈汤主之(《保命歌括·卷之二十七·积聚》)。

参考文献

曹炳章.中国医学大成续集(21)[M].上海:上海科学技术出版社,2000.

注释

1. 恚:音(huì),①怨;②恨;③怒。

《明医指掌》(1556 年)

原文

四七汤 治七情气郁,结聚痰涎,状如破絮,或如梅核在咽喉之间,咯不出,咽不下。并治中脘痞满,痰涎壅盛,上气喘急,妇人有孕恶阻,亦宜服之。

半夏一钱半　白茯苓一钱三分　苏梗一钱　厚朴一钱

上锉,一剂,生姜七片,大枣一枚,水二钟,煎八分服(《明医指掌·卷五·噎膈证六》)。

参考文献

(明)皇甫中撰;张印生校注.明医指掌[M].北京:中国中医药出版社,1997.

《古今医统大全》(1556年)

原文

梅核气者,似呃逆[1]而非呃逆,系痰气窒塞于咽喉之间,咯之不出,咽之不下,如梅核之状,故俗谓之梅核气。江南之地比比云之,故从而附此。盖湿热痰气郁结而然,治法不外开郁顺气消痰而已(《古今医统大全·卷之二十七·〔附〕梅核气证·病机》)。

原文

有用吐法而愈者。药用二陈汤加川芎、香附、山栀、枳壳、槟榔、厚朴、条芩之类。

(《仁斋》)**加味二陈汤** 治梅核气不能饮食。

半夏(制) 陈皮 茯苓各一钱 甘草三分 黄芩 枳壳 萝卜子 苏子各八分 山栀一钱 白豆蔻仁少许

上水二盏、姜二片,煎八分,食远徐徐服。

(《秘方》)**法制硝糟汤** 治梅核气如神。

腊糟(不下水者)一斤 朴硝(净者)半斤

上二味和匀,用新瓷罐收贮密封,置净处。每遇患者,只取二三匙,煎汤一盏,徐徐饮之自愈。不愈再服,无不神效(《古今医统大全·卷之二十七·〔附〕梅核气证·治方》)。

原文

(《和剂》)**七气汤** 治七气所伤,痰涎结聚,心腹刺痛,不能饮食。

人参一钱 半夏曲三钱 甘草(炙)一钱半 肉桂五分

上水二盏,姜五片,煎一盏,食远服。

(《三因》)**七气汤**(一名四七汤)治七情九气,结滞成痰,状如破絮,或如梅核,在咽喉之间,咯不出,咽不下,中脘痞满,气不舒快,或痰饮呕逆,恶心,并皆治之。

半夏 茯苓各二钱 紫苏叶 厚朴(姜炒)各二钱

上水二盏,姜五片,煎八分,食远服。

指迷七气汤 治七情相干,阴阳不得升降,气道壅滞作痛宜服。

香附子(制)二钱 藿香 桔梗 蓬术 青皮 陈皮 肉桂 甘草各五分 益智仁 半夏(制)各一钱

上水二盏,姜五片,煎八分,食远服。

《和剂》**分心气饮**　治一切诸留滞气,胸膈痞闷噎不通。

紫苏　半夏（制）　枳壳（炒）各一钱　青皮　陈皮　大腹皮　桑白皮　赤茯苓　麦门冬　南木香（磨汁）　厚朴（制）各八分　槟榔　桔梗　香附子　藿香　甘草各五分

上水二盏,姜三片、枣二枚,煎八分,食远服（《古今医统大全·卷之四十一·诸气门·药方·通治气剂》）。

原文

《和剂》**四七汤**　治七情气郁结聚,痰涎状如破絮,或如梅核,咯之不出,咽之不下,并治中脘痞满,痰涎壅盛,上气喘急。

半夏三钱　茯苓二钱四分　厚朴一钱六分　紫苏叶一钱二分

上水二盏,姜五片、枣一枚,煎七分服。

（丹溪）**香莎丸**　调中气,散郁痰。

香附子　苍术各四两　黄芩二两

上为末,蒸饼为丸,如梧桐子大。每服五十丸,白汤下（《古今医统大全·卷之四十三·痰饮门·药方·郁痰诸方》）。

参考文献

（明）徐春甫编集;崔仲平,王耀廷主校.古今医统大全[M].北京:人民卫生出版社,1991.

注释

1. 呃逆:病证名。胃气冲逆而上,呃呃有声的症状。

《脉症治方》（1572 年）

原文

一男子年三十六七,素质强健,嗜酒,因事忤意,醉后复大怒,遂胸膈窒塞,喉中一块如梅核状,咯不出,咽不下。诊其六脉,弦紧而滑,两尺尤大,知其伏火郁痰。冲碍清道,遂用二陈加山栀、白豆蔻、芦根,煎服数帖,稍宽。再用梨汁、韭汁、萝卜汁、姜汁、莘汁、芦根汁、生葛根汁、白蜜,各一碗,八味熬膏。外用白术半斤、人参四两、白茯苓四两为末,和匀入灌内,盐泥封固,放锅内,煮三炷香,取出去火毒。每日清晨、上午、下午滚水调服,晚用滚痰丸一钱茶下,如此调治半年全安。此法治中年膈食皆妙（《脉症治方·卷之四·医案》）。

参考文献

吴正伦.脉症治方[M].北京:学苑出版社,2014.

《赤水玄珠》(1573年)

原文

生生子曰：梅核气者，喉中介介如梗状。

又曰：痰结块在喉间，吐之不出，咽之不下者是也。丹溪噙化丸，正治此等症也。

仲景 半夏厚朴汤 治妇人咽中如有炙脔。

半夏一升 厚朴三两 茯苓 生姜各四两 苏叶二两

上以水七升，煮取四升，分温四服，日三夜一。

三子调气丸 治梅核气。

苏子 白芥子 萝卜子 半夏曲 滑石(飞)各一两 前胡六钱 桂心三钱 黄芩 黄连各五钱 生诃子三钱 桔梗七钱 甘草四钱 橘红 明矾 硼砂 玄明粉各二钱(煮干)二两

上为末，生姜汁少许，竹沥一碗，打糊为丸，绿豆大，食后白汤下一钱，日三服。

清咽益元

益元散一两 牛黄五分 百药煎三钱

上以甘草、桔梗煎浓汁为丸，芡实大，阴干，每噙化一丸，妙。

大七气汤 治梅核气极佳(方见气门)(《赤水玄珠·第三卷·咽喉门·梅核气》)。

原文

草灵丹

五灵脂(姜汁煮透) 甘草(烧酒煮透)

焙干为末，每服五分，置掌中，用舌舐下。此方治膈气、反胃、呕吐、梅核气，及胃脘疼痛效(《赤水玄珠·第四卷·呕吐哕门·呕吐膈气总论》)。

原文

六合汤 治七情气郁，结成痰涎，状如破絮，或如梅核，咯不出，咽不下，呕逆恶心。

陈皮 半夏 茯苓 厚朴 香附 紫苏茎

等分，每服四钱，生姜三片，水煎服(《赤水玄珠·第六卷·痰饮门》)。

参考文献

(明)孙一奎撰；叶川，建一校注.赤水玄珠[M].北京：中国中医药出版社，1996.

《医学入门》（1575年）

原文

火郁稠黏气如絮，火痰因饮食衣褥过厚，火蒸津液成痰稠浊，二陈汤加芩、连、山栀，或抑上丸、润下丸。郁痰即火痰郁于心肺之久者，凝滞胸膈，稠黏难咯，忌南星、半夏燥药，宜开郁降火，清金润肺，缓以治之，节斋化痰丸、谢传清金丸、单贝母丸、霞天膏。气痰，七情郁成，咯之不出，咽之不下，形如破絮，或如梅核，四七汤，久者，换苏子，加黄芩、山栀、海石，三仙丸，千金指迷丸（《医学入门·外集·卷四·杂病提纲·内伤·痰》）。

原文

四七汤理七情气，陈皮厚朴半复制，紫苏叶同生姜煮，喘急兼将中脘和。

四七汤　厚朴一钱半，半夏二钱半，茯苓二钱，紫苏一钱，姜枣煎服。治七情相干，痰涎凝结，如絮膜、如梅核，窒碍咽喉之间，咯不出，咽不下；或中脘痞满，气不舒快；或痰涎壅盛，上气喘急；或因痰饮中节，呕逆恶心，兼治妇人恶阻及男子思虑过度，小便白浊。

七气汤中半夏多，朴桂苓芍紫苏锉，橘参姜枣同煎服，七情霍乱妙难过。半夏一钱，厚朴、桂心各六分，白茯苓、白芍各八分，紫苏、橘皮各四分，人参二分，姜枣煎温服。治七情郁发，致五脏阴阳乖戾，吐利交作，寒热眩晕，痞满噎塞。一方用人参、甘草、肉桂各五分，半夏二钱半，姜煎服，治七情郁结于中，心腹绞痛，大便虚秘等症。

大七气汤棱莪真，橘藿梗桂益智仁，甘青香附煎白水，一切气积自舒伸。三棱、莪术、青皮、陈皮、藿香、桔梗、官桂、益智仁各一钱，甘草七分半，香附一钱半，姜枣煎服。治七情相干，阴阳不得升降，气道壅滞，攻冲作疼。一方无三棱，有半夏曲（《医学入门·外集·卷七·通用古方诗括·杂病·气》）。

参考文献

（明）李梴撰；田代华等整理.医学入门［M］.北京：人民卫生出版社，2006.

《古今医鉴》（1576年）

原文

四七汤　治喜、怒、悲、思、忧、恐、惊之气，结成痰涎，状如破絮。或如梅核在咽喉之间，咯之不出，咽之不下，此七情所为也。或中脘痞满，气不舒快。或痰涎壅盛,上气喘急。或因痰饮中阻,呕逆恶心,并宜服之。

半夏五两　茯苓四两　厚朴四两　紫苏二两

上锉,作十剂,生姜七片,枣一枚,水煎热服。梅核气,加桔梗、枳实。一方加槟榔。

原文

梅核气者,窒碍于咽喉之间,咯之不出,咽之不下,有如梅核之状是也。始因喜怒太过,积热蕴隆,乃成厉痰郁结,致斯疾耳。

治宜导痰开郁,清热顺气,如陈皮、半夏、香附、川芎、山栀、黄芩、枳壳、苏子之类是也。如老痰凝结不开,以咸能软坚之药,海石、立明料之类是也。

方

加味四七汤　治梅核气证,妙不可述。

苏梗一钱　半夏一钱　厚朴(姜制)一钱　茯苓一钱　陈皮一钱　青皮七分枳实一钱　砂仁一钱　白豆蔻六分　槟榔三分　南星一钱　益智仁三分　神曲一钱(炒)

上锉一剂,生姜五片,水煎,食远服。

加味二陈汤　治梅核气。

陈皮　半夏　茯苓　枳壳　桔梗　黄芩　苏子　白豆蔻　山栀子　甘草各等分

上锉一剂,生姜煎服。

行气散　治梅核气,咽喉气胀,上攻胸膈痛。

紫苏　陈皮　香附　乌药　枳壳　桔梗　厚朴　半夏　大黄(酒炒)甘草

上锉,灯心十根,水煎服(《古今医鉴·卷之九·梅核气》)。

参考文献

龚信.古今医鉴[M].北京:中国医药科技出版社,2014.

《仁术便览》(1585年)

原文

治喜、怒、忧、思、悲、恐、惊之气,结成痰涎,状如破絮;或如梅核在咽喉之间,咯不出,咽不下,此七情所为也;或中脘痞满,气不舒快;或痰涎壅盛,上气喘急;或因痰饮中阻,呕逆恶心,并亦服之。

附方

半夏五两　茯苓四两　厚朴三两　紫苏梗二两

每服四钱,水一钟半,姜七片,枣二枚煎。若因思虑过度,小便白浊,此汤下青州白丸子最妙。若妇人恶阻病,尤宜服之,但半夏必姜制。

一方　七情所伤,中脘不快,气不升降,腹胁胀满。用香附子炒半斤,陈皮六两,甘草一两,尤快。

亦治俗名气眼风,加桔梗、郁金、栀子于七气汤中(《仁术便览·卷二·气滞·三因七气汤》)。

参考文献

(明)张洁撰;郭瑞华,王全利,史雪校注.仁术便览[M].北京:中国中医药出版社,2015.

《万病回春》(1587 年)

原文

梅核为病,大抵因七情之气郁结而成。或因饮食之时,触犯恼怒,遂成此症。唯妇人女子患此最多。治宜开郁顺气、利膈化痰清肺为主。

加味四七汤　治七情之气结成痰气,状如梅核;或如破絮在咽喉之间,咯不出、咽不下;或中脘痞满,气不舒快;或痰涎壅盛,上气喘急;或因痰饮,恶心呕吐;此药最妙,功不尽述。

白茯苓(去皮)　川厚朴(去皮　姜炒)　苏梗　半夏(姜汁炒)　广橘红　青皮　枳实　砂仁　南星(姜汁炒)　神曲(炒)各一钱　白豆蔻　槟榔　益智仁各五分

上锉一剂,生姜五片,水煎临卧服(《万病回春·卷之五·梅核气》)。

参考文献

龚廷贤.万病回春[M].北京:中国医药科技出版社,2014.

《云林神彀》(1591 年)

原文

梅核七情气,如核如破絮,咯不出不下,痞闷满胸臆。

加味四七青陈朴,茯苓南星半枳实,神曲白蔻益智仁,槟榔苏梗缩砂入(十三味)(《云林神彀·卷三·梅核气》)。

参考文献

周仲瑛,于文明.中医古籍珍本集成·综合卷·云林神彀[M].长沙:湖南科学技术出版社,2014.

《怪证奇方》(1592 年)

原文

鬲食,鬲气,梅核气。甘遂(五钱面里煨)、木香(一钱),为末。壮者用一钱,弱者五分,酒调下(《怪证奇方·卷下》)。

参考文献

(明)胡文焕辑;李经炜等点校.寿养丛书全集[M].北京:中国中医药出版社,1997.

《鲁府禁方》(1594 年)

原文

十仙夺命丹 治梅核气,膨胀气块,冷心疼,经脉不通,食积气积冷积。

三棱 莪术 木香 沉香 丁香 没药 川芎 苦葶苈 皂角 巴豆(槌去油)

上各等分,为细末,枣肉为丸,如樱桃大。每服一丸,空心凉水送下(《鲁府禁方·卷四·宁集·通治》)。

参考文献

(明)龚廷贤编;张慧芳,伊广谦点校.鲁府禁方(第 3 版)[M].北京:中国中医药出版社,2008.

《医学原理》(1601 年)

原文

夫人之身以气为主。是以阴阳之所以升降者,气也;血脉之所以流行者,气也;荣卫之所以运动,亦此气也;五藏之所以相生、相养者,亦此气也。盛则盈,衰则虚,顺则平,逆则病。气血者,独非人身之根本乎?人有七情,病有七气。七气者,寒、热、怒、思、喜、忧、愁哉,或以为喜、怒、忧、思、悲、惊、恐,皆通也。然则匀调是气,将何先焉?曰:气结则生痰,气盛则痰愈结,故调气必先豁痰,如七气汤以半夏为主,而官桂佐之,乃良法也,盖冷则生气,夫调气必先豁痰,其中亦不可无辛剂、温剂之药,是以方中用桂者,乃温中散结之意也。不然,七情相干,痰涎凝结,如絮如膜,甚如梅核,胶窒于咽喉之内,吐之不出,吞之不下，或中满艰食，或上气喘急，曰气膈，曰气滞，曰气秘，曰气中，以五积[1] 六聚[2]，痞癖癥瘕，心腹块痛，发则欲绝，殆无往而不至也。是以七情皆能致病（《医学原理·卷之四·气门·丹溪治气活套》）。

参考文献

（明）汪机撰；储全根，万四妹校注. 医学原理［M］. 北京：中国中医药出版社，2009.

注释

1. 五积：病名，五脏积证之总称。
2. 六聚：六腑聚证之总称。《中藏经·积聚癥瘕杂虫论》："聚有大肠、小肠、胆、胃、膀胱、三焦之六名也。"

《重订灵兰要览》（1602 年）

原文

痰多者，亦气短而喘，须察其平昔，非因劳倦气脱之症而发，脉浮滑而大，咽喉不利，四七汤甚效。气郁痰凝，俗名梅核气是也。仲景治妇人胸中如有炙脔，用半夏厚朴汤，即此是也。如是风痰，可用千缗[1] 汤，半夏七个煨四片，破之。皂角去皮尖二枚，甘草炙一寸，生姜如指大，水一碗煎，去半顿服（《重订灵兰要览·卷上·喘》）。

参考文献

裘庆元. 三三医书（精校本·第 1 册）［M］. 北京：中国医药科技出版社，2016.

注释

1. 缗：音（mín）。

《证治准绳》（1602 年）

原文

四七汤（《和剂》）治喜怒忧思悲恐惊之气结成痰涎，状如破絮，或如梅核，在咽喉之间，咯不出，咽不下，此七情所为也。中脘痞满，气不舒快，或痰饮呕逆恶心，并皆治之。

半夏（汤泡五次）一钱五分　茯苓（去皮）一钱二分　紫苏叶六分　厚朴（姜制）九分

水一盏,生姜七片,红枣二枚,煎至八分,不拘时服(《证治准绳·类方·第二册·气》)。

参考文献

(明)王肯堂撰;倪和宪点校.证治准绳·杂病证治准绳[M].北京:人民卫生出版社,2014.

《万氏家抄济世良方》(1602年)

原文

三因七气汤 治喜、怒、悲、思、忧、恐、惊,气结成痰涎,状如破絮。或如梅核在咽喉间,咯不出,咽不下,此七情所为也;或中脘痞满,气不舒快,或痰涎壅盛,上气喘急;或因痰饮中阻,呕逆恶心,并宜服之。

半夏五两　茯苓四两　厚朴三两　紫苏二两

每服四钱,水一盏半,姜七片,枣一枚煎八分去渣,热服。

治气六合汤 治亡血后七情所伤,或妇人产后月信后着气。

当归　川芎　芍药　地黄　木香　槟榔

水煎服。阴虚气滞者,去木香、槟榔,加玄参、黄柏、枳壳(《万氏家抄济世良方·卷二·诸气》)。

参考文献

齐馨,万表.万氏济世良方[M].北京:中医古籍出版社,1991.

《瘴疟指南》(1609年)

原文

治妇人瘴疾,中脘痞满,气不舒快,痰涎壅盛。及七情气结成痰或如破絮,或如梅核在咽喉之间,咯不出,咽不下。

附方

半夏五两　茯苓四两　厚朴三两　紫苏三两

上每服四钱,姜七片,枣一枚,水煎热服(《瘴疟指南·卷下·断瘴方》)。

参考文献

郑灵渚.珍本医书集成7·内科类·瘴疟指南[M].上海:上海科学技术出版社,1986.

注释

1. 瘴疾：指南方山林间湿热蒸郁致人所生的疾病。

《寿世保元》（1615 年）

原文

一论七情之气，结成痰涎，状如破絮，或如梅核，在咽喉之间，咯不出，咽不下，或中脘痞闷，气不舒快，或痰涎壅盛，上气喘急，或因痰饮，恶心呕吐等症。

加味四七汤

半夏（汤泡）五两　　白茯苓（去皮）四两　　川厚朴（姜炒）三两　　紫苏二两　　桔梗二两　　枳实（麸炒）二两　　甘草一两

上锉作十剂，生姜七片，枣一枚，水煎热服。

一方，治梅核气，加槟榔（《寿世保元·卷三·诸气》）。

原文

梅核气者，窒碍于咽喉之间，咯之不出，咽之不下，如梅核之状者是也。始因喜怒太过，积热蕴隆而成，疗痰郁结，致有斯疾耳。治宜导痰开郁，清热顺气，加陈皮、半夏、川芎、香附、山栀、黄芩、枳壳、苏子之类是也。如老痰凝结不开，以咸能软坚之药，海石是也（《寿世保元·卷六·结核》）。

原文

一治梅核气。

加减四七汤

苏梗八分　　陈皮一钱五分　　厚朴八分　　南星二钱　　半夏二钱　　茯苓三钱　　枳实一钱　　青皮二钱　　砂仁八分　　益智仁一钱五分　　白豆蔻八分　　神曲（炒）二钱　　槟榔一钱

上锉，生姜煎服（《寿世保元·卷六·结核·补遗》）。

原文

十仙夺命丹

三棱　　莪术　　木香　　沉香　　丁香　　没药　　川芎　　皂角　　苦葶苈　　巴豆（去壳　捶去油）各等分

上为细末，枣肉为丸，如樱桃大，每服一丸，空心凉水送下（《寿世保元·卷十·通治》）。

参考文献

（明）龚廷贤撰；孙洽熙等点校. 寿世保元［M］. 北京：中国中医药出版社，1993.

《外科正宗》（1617 年）

原文

嚬化丸

嚬化丸中用白矾，硼砂牙皂共雄黄。

胆矾枣肉丸成就，吐咽艰难第一方。

治梅核气，乃痰气结于喉中，咽之不下，吐之不出，如毛草常刺作痒；新则吐酸妨碍，久成闭塞。

胆矾　硼砂　明矾　牙皂　雄黄

各等分为末，红枣煮烂，取肉为丸芡实大，空心嚬化一丸，温黄酒一杯过口，内服苏子降气汤（《外科正宗·卷之二·上部疽毒门·咽喉论第二十一·咽喉主治方》）。

参考文献

（明）陈实功撰；吴少祯，许建平点校. 外科正宗［M］. 北京：中国中医药出版社，2002.

《妇人规》（1624 年）

原文

《局方》四七汤（见《古方八阵·和阵》）治七情之气，结成痰涎，状如破絮，或如梅核，在咽喉之间，咯不出，咽不下，此七情所为也。或中脘痞满，气不舒快，痰饮呕恶，皆治之。

半夏（汤泡）钱半　茯苓一钱二分　苏叶六分　厚朴（姜制）九分

水一盅半，生姜七片，红枣二枚，煎八分，不时服（《妇人规·上卷·胎孕类·安胎》）。

参考文献

张景岳. 景岳全书·妇人规［M］. 北京：中国医药科技出版社，2017.

《景岳全书》(1624 年)

原文

一妇人禀弱性躁,胁臂肿痛,胸膈痞闷,服流气败毒药反发热,以四七汤数剂,胸宽气利,以小柴胡汤对四物加陈皮、香附,肿痛亦退。大抵妇人性情执着,不能宽解,多被七情所伤,遂至遍身做痛,或肢节肿痛,或气填胸满,或如梅核塞喉,咽吐不出,或痰涎壅盛,上气喘急,或呕逆恶心,甚者渴闷欲绝,产妇多有此证,宜服四七汤先调滞气,更以养血之药。若因忧思致小便白浊者,用此汤吞青州白丸子,屡效(《景岳全书·卷之四十七贤集·外科钤·流注》)。

原文

(《局方》)**四七汤** 治七情之气结成痰涎,状如破絮,或如梅核,在咽喉之间,咯不出,咽不下,此七情所为也。或中脘痞满,气不舒快,痰饮呕恶,皆治之。

半夏(汤泡)钱半　茯苓一钱二分　苏叶六分　厚朴(姜制)九分

水一盅半,生姜七片,红枣二枚,煎八分,不时服(《景岳全书·卷之五十四书集·古方八阵·和阵》)。

参考文献

张介宾. 景岳全书[M]. 北京:中国中医药出版社,1994.

《济阳纲目》(1626 年)

原文

气痰,七情郁成,咯之不出,咽之不下,形如破絮,或如梅核,四七汤,久者换苏子,加黄芩、山栀,海石三仙丸、千金指迷丸(《济阳纲目·卷二十四·痰饮·论》)。

原文

四七汤 治七情气郁,结聚痰涎,状如破絮,或如梅核,在咽喉之间,咯不出咽不下;并治中脘痞满,痰涎壅盛,上气喘急。

半夏五两　茯苓四两　紫苏　厚朴各三两

上咬咀,每服四钱,生姜七片、枣一枚水煎热服。妇人有孕恶阻,亦宜服之,但半夏用姜汁制过。男子因气而小便白浊,用此汤下青州白丸子,有效(《济阳纲目·卷二十四·痰饮·治气痰方》)。

原文

　　三因七气汤　治喜怒悲思忧恐惊之气结成痰涎,状如破絮,或如梅核,在咽喉之间,咯不出,咽不下,此七情所为也。或中脘痞满,气不舒快;或痰涎壅盛,上气喘急;或因痰饮中阻,呕逆恶心,并宜服之。

　　半夏五钱　茯苓四钱　厚朴三钱　紫苏二钱

　　上㕮咀,每服四钱,生姜七片,枣子一枚,水煎热服。妇人恶阻,尤宜服之。但半夏用姜汁制过(《济阳纲目·卷三十五·诸气·治滞气方》)。

参考文献

　　(明)武之望撰;苏礼等校注. 济阴济阳纲目[M]. 北京:中国中医药出版社,1996.

《本草单方》(1627 年)

原文

　　梅核膈气。

　　取半青半黄梅子,每个用盐一两淹一日夜,晒干,又淹又晒,至盐水尽,乃止。用青钱三个夹二梅,麻线缚定,通装瓷罐内,封埋地下,百日取出。每用一枚含之,咽汁,入喉即消收。一年者治一人,二年者治二人,其妙绝伦《经验方》(《本草单方·卷四·膈气》)。

参考文献

　　(明)缪仲淳撰;李顺保校注. 本草单方[M]. 北京:学苑出版社,2005.

《简明医彀》(1629 年)

原文

　　是证因七情之气,郁结不舒;或因饮食之时,触犯恼怒,妇人患此最多。总由痰与气结,状如梅核,或如破絮,停于咽嗌之间,咯之不出,咽之不下。或中脘痞满,气不舒快;或痰壅热盛,上气喘急;或留饮恶心,呕吐涎沫。久久不已,则为噎膈[1]、关格[2]之渐。治宜开郁顺气,利膈化痰、清肺为主。

附方

　　陈皮　半夏(姜制)　白茯苓各一钱　枳实　青皮　南星(姜制)　萝卜子苏子　神曲(炒)　砂仁(炒、研)　白豆蔻(研)　益智仁　槟榔各五分

　　上姜五片,水煎成,调砂、蔻末,卧床慢服。

气郁加香附、抚芎、厚朴;胀加青皮、腹皮;火加栀子、黄芩。

七气汤(一名四七汤) 治七情九气结滞成痰,状如破絮,或如梅核在咽喉之间,咯不出,咽不下,中脘痞满,气不舒快;或痰饮呕逆等证,并皆治之神效。

半夏 茯苓各三钱 紫苏叶 厚朴(姜炒)各二钱

上水二盏,姜三片,煎一盏,食远服。

简便方 用腊糟不下水者一斤,朴硝净者半斤,和匀。新瓷坛收贮、封,置净处,每取三匙,煎汤一盏,卧床慢饮(《简明医彀·卷之三·梅核气》)。

(明)孙志宏撰;余瀛鳌点校.简明医彀[M].北京:人民卫生出版社,1984.

注释

1. 噎膈:食物吞咽受阻,或食入即吐的一种疾病。
2. 关格:指以脾肾虚衰,气化不利,浊邪壅塞三焦,而致小便不通与呕吐并见为临床特征的危重病证。小便不通谓之关,呕吐时作谓之格。

《慎柔五书》(1636年)

原文

治梅核气,用四七汤加人参一钱、干姜三分、细辛二分、桂芍一钱、半夏一钱,此皆下气散痰温中升阳之剂。非细辛之升阳,上焦无阳,则痰气焉能得动。(此症因忧郁而成者,因禀赋不足伤于房室与劳倦而成者,十居八九,与痰何涉? 即以为痰,亦是燥痰,未可用辛燥也。此非喉中多一物,乃其处无血温养,木而不仁,遂如有别物附之。由于任脉血虚不周于上,督脉气虚不交于前,气血两脱于上也。下焦燥盛者,龟、鹿大剂急施,久服或可挽回,兼溏泄者万无生理)(《慎柔五书·卷一·师训第一》)。

胡慎柔.慎柔五书[M].北京:中国中医药出版社,2011.

《妇科百辨》(1644年)

原文

妇人痰壅如块,如梅核,咳吐不出、咽不下者何? 曰:此气郁症,用二陈汤加贝母、黄连、枳实;或四七汤治之(《妇科百辨·杂证》)。

参考文献

庄履严.妇科百辨[M].北京：中国中医药出版社,2015.

第六节　郁证（郁病）

《普济方》（1390 年）

原文

清心莲子饮（出危氏方）　治心中蓄热。时常烦躁。因思虑劳心。忧愁抑郁。以致小便白浊。或有沙粒淋沥涩痛。便赤如血。夜梦遗泄。或因酒色过度。上盛下虚。心火炎上。肺金受克。口舌干燥。渐成消渴。睡卧不安。四肢倦怠。男子五淋。妇人带下赤白。及病后气不收敛。阳浮于外。五心烦热。药性温平。不冷不热。常服清心养神。秘精补虚。滋润肠胃。调顺血气（《普济方·卷一百七十九·消渴门·虚热渴》）。

参考文献

（明）朱橚等编.普济方[M].北京：人民卫生出版社,1982.

《松厓医径》（1484 年）

原文

郁证者,气郁而湿滞,湿滞而成热,热郁而成痰,痰郁而成癖[1],血郁而成癥[2],食郁而成痞满。丹溪曰：气血冲和,百病不生；一有怫郁,诸病生焉。

引方**六郁汤**解诸郁

陈皮（去白）一钱　香附子二钱　半夏（泡）　山栀仁（炒）　赤茯苓各七分　苍术　抚芎　砂仁（炒 研细）　甘草（炙）各五分

上细切,作一服,用水二盏,生姜三片,煎至一盏,去滓温服。若气郁,倍香附砂仁,加乌药、木香、槟榔、苏梗、干姜；若湿郁,倍苍术,加白术；若热郁,倍山栀,加黄连；若痰郁,加南星、枳壳、猪牙皂荚；若血郁,加桃仁、红花、牡丹皮；若食郁,加山楂、神曲、麦蘖面[3]。

越曲丸解诸郁。

神曲（炒）　香附（童便浸）　苍术　川芎　山栀仁（炒）各等分

上为细末,水丸如绿豆大,每服五七十丸,食远温水送下（《松厓医径·卷下·郁证（七）》）。

参考文献

程玠.中国古医籍整理丛书·松厓医径［M］.北京：中国中医药出版社,2015.

注释

1. 癖：病名。又称癖气。指痞块生于两胁，平时寻摸不见，痛时则可触及者。
2. 癥：病证名。指腹内结块，坚硬不能移动者。
3. 麦蘖（niè）面：味咸、甘，气温，无毒，阴中之阳，可升可降。有健脾开胃之能，兼消食化滞之妙。

《医学正传》(1515 年)

原文

论《内经》曰：木郁达之，火郁发之，土郁夺之，金郁泄之，水郁折之。张子和曰：木郁达之，谓吐之令其条达也。火郁发之，谓汗之令其疏散也。土郁夺之，谓下之令无壅碍也。金郁泄之，谓渗泄解表利小便也。水郁折之，谓抑之制其冲逆也。此治五郁之大要耳。我丹溪先生触类而长之，而又著为六郁之证，所谓气血冲和，百病不生，一有佛郁，诸病生焉，此发前人之所未发者也。夫所谓六郁者，气、湿、热、痰、血、食六者是也。或七情之抑遏，或寒热之交侵，故为九气怫郁之候。或雨湿之侵凌，或酒浆之积聚，故为留饮湿郁之疾。又如热郁而成痰，痰郁而成癖，血郁而成癥，食郁而成痞满，此必然之理也。又气郁而湿滞，湿滞而成热，热郁而成痰，痰滞而血不行，血滞而食不消化，此六者皆相因而为病者也。是以治法皆当以顺气为先，消积次之，故药中多用香附、抚芎之类，至理存焉，学者宜知此意。

脉法

脉多沉伏，气郁则必沉而涩，湿郁则脉必沉而缓，热郁脉必沉数，痰郁脉必弦滑，血郁脉必芤而结促，食郁脉必滑而紧盛，郁在上则见于寸，郁在中则见于关，郁在下则见于尺，左右亦然。

脉或结，或促，或代。

滑氏《诊家枢要》曰：气血食积痰饮，一有留滞于其间，脉必因之而止节矣，但当求其有神，何害之有。夫所谓有神者，即《经》所谓有中气也。

方法

丹溪曰：气血冲和，百病不生，一有佛郁，诸病生焉。其证有六：曰气郁，曰湿郁，曰热郁，曰痰郁，曰血郁，曰食郁。气郁戴氏曰：胸胁痛，脉沉：香附此味而能横行胸臆间，必用童便浸，焙干用，否则燥、苍术米泔浸五、七次、抚芎即蘼芜芎芀苗头小块，气脉上行，故能散郁也。湿郁戴氏曰：周身走痛，或关节痛，遇阴寒则发，脉沉：苍术、白芷、川芎、茯苓。热郁戴氏曰：目瞀，小便赤，脉沉散：栀子、青黛、香附、苍术、抚芎。痰郁戴氏曰：动则喘，寸口脉沉滑：海石、香附、南星、栝蒌子。血郁戴氏曰：四肢无力，大便红，脉沉：桃仁、红花、青黛、川芎、香附。食郁戴氏曰：咽酸腹闷，不能食，左寸脉平和，右寸脉紧盛：香附、苍术、山楂、神曲、针砂醋炒或保和丸。

诸郁药，春加防风，夏加苦参，秋、冬加吴茱萸。

凡药在中焦，以苍术、抚芎开提其气以升之。假令食在气上，气升则食降。余仿此。

越鞠丸一名芎术丸。

神曲(炒)　香附(童便浸一宿)　苍术　川芎　栀子(炒)

上为细末，水丸绿豆大，每服五、七十丸，温水下。

生韭饮　治食郁久则胃脘有瘀血作痛，大能开提气血。

生韭叶(一握　捣取自然汁一盏)

上先以生桃仁连皮细嚼十数个，后以韭汁送下。

六郁汤　解诸郁。

陈皮(去白　一钱)　半夏(汤泡七次)　苍术(米泔浸)　抚芎各一钱　赤茯苓栀子(炒)各七分　香附二钱　甘草(炙)五分　砂仁(研细)五分

上细切，作一服，加生姜三片，水二盏，煎至一盏，温服。如气郁，加乌药、木香、槟榔、紫苏、干姜，倍香附、砂仁。如湿郁，加白术，倍苍术。如热郁，加黄连，倍栀子。如痰郁，加南星、枳壳、小皂荚。如血郁，加桃仁、红花、牡丹皮。如食郁，加山楂、神曲、麦蘖面。

升发二陈汤　治痰郁，火邪在下焦，大小便不利。此药能使大便润而小便长。

陈皮(去白)一钱　半夏一钱五分　茯苓一钱　甘草五分　抚芎一钱　升麻防风　柴胡各五分

上细切，作一服，加生姜三片，水一盏半，煎至一盏，温服。

(以上丹溪方法凡七条)

升阳散火汤(东垣)　治热郁。

火郁汤(东垣)，二方并见火门。

医案

一男子，年二十九岁，三月间，房事后骑马渡溪，遇深渊沉没，幸得马健无事,连湿衣行十五里抵家。次日憎寒壮热,肢节烦疼,似疟非疟之状。一医作虚证治,而用补气血药,服月余不效。又易一医,作劳瘵[1]治,用四物汤加知母、黄柏、地骨皮,及丹溪大补阴丸倍加紫河车服至九月,反加满闷不食。乃顾情有乳妇人在家,止吃人乳汁四、五杯,不吃米粒。召予诊视,六脉皆洪缓,重按若牢,右手为甚。予作湿郁处治,用平胃散,倍苍术,加半夏、茯苓、白术、川芎、香附、木通、砂仁、防风、羌活,加姜煎服。黄昏服一帖,一更时又进一帖,至半夜,遍身发红丹如瘾疹[2],片时遂没而大汗。索粥,与稀粥二碗。由是诸病皆减,能食。仍与前方,服三帖。后以茯苓渗湿汤倍加白术,服二十余帖平安(《医学正传·卷之二·郁证》)。

参考文献

虞抟. 中医非物质文化遗产临床经典名著·医学正传[M].北京:中国医药科技出版社,2011.

注释

1. 劳瘵:瘵瘵是指由于瘵虫侵袭肺叶而引起的一种具有传染性的慢性虚弱疾患,或称肺痨、尸注、转注、劳注、劳疰、虫疰以及急瘵、劳瘵骨蒸等。《明医杂著》所载:睡中盗汗,午后发热,哈哈咳嗽,倦怠无力,饮食少进,甚则痰涎带血,咯吐出血,或咳血、吐血、衄血,身热,脉沉数,肌肉消瘦,此名瘵瘵。

2. 瘾疹:即荨麻疹,是常见的过敏性疾病。皮肤出现大小不一的风团,小如麻疹,大如豆瓣,成块成片。属于风热的,丘疹色鲜红,剧痒,灼热,舌红,脉浮数。属于风寒的,丘疹色白,剧痒,恶风,舌苔薄白,脉浮弦。属于风湿的,则疹色微红,兼见胸闷,四肢疫重,舌苔厚腻。若反复发作,经年不愈,多属气血虚。

《苍生司命》(1515 年)

原文

《内经》曰:"木郁达之",谓吐之令其条达也,瓜蒂散、盐汤探吐;"火郁发之",谓汗之,令其疏散也,升阳散火汤;"土郁夺之",谓下之令无壅碍也,三承气汤、备急丸;"金郁泄之",谓渗泄、解表、利小便也,麻黄葛根汤、小柴胡汤、四苓散;"水郁折之",谓折之制其冲逆也,大补丸、滋肾丸。此治五郁之大旨也。

丹溪曰:气血冲和,百病不生,一有怫郁,诸病生焉。郁有六证:气、湿、血、痰、火、食。

气郁者,其状胸满胁痛,脉沉而涩,治用二陈汤加香附、抚芎、苍术。

湿郁者,周身走痛,或关节痛,遇阴寒则发,脉沉而细缓,头重痛,治用升阳除湿汤加白芍、川芎、苍术、茯苓。

血郁者，四肢无力，能食便血，脉沉涩而芤，治用四物汤加桃仁、红花、青黛、香附。

痰郁者，动则喘，寸口脉沉而滑，治用二陈汤加海石、南星、香附、瓜蒌、化痰丸。

火郁者，目瞀，小便赤涩，脉沉而数，治用二陈汤加栀子、青黛、苍术、抚芎、香附。

食郁者，嗳酸，胸满腹胀不能食，左手脉和平，右手脉紧盛，治用二陈汤加香附、苍术、山楂、神曲，或保和丸。

夫郁者，结聚而不发越之谓。故治郁者，皆当以顺气为先，消积次之，通用越鞠丸、六郁汤。诸郁脉皆沉，沉则为郁，但兼芤、涩、紧、缓、滑、数之不同耳。郁在上则见于寸，郁在中则见于关，郁在下则见于尺。诸郁药，春加防风，夏加苦参，秋冬加吴茱萸。凡郁在中焦，以苍术、抚芎开提其气以升之。假令食在气上，气升则食自降也。

脉多沉伏。气郁则必沉而涩，湿郁则必沉而缓，热郁则必沉而数，痰郁则必弦而滑，血郁则必芤而结促，食郁则必滑而紧盛。郁在左则见于左脉，郁在右则见于右脉（《苍生司命·卷二（元集）·郁证（十一）》）。

原文

越鞠丸 解治诸郁。

香附（醋炒） 苍术（米泔水浸） 栀子（炒） 神曲（炒）

等分为末，水丸小豆大，每下七八十丸。

六郁汤 治诸郁。

香附二钱 陈皮 半夏 苍术 抚芎各一钱 栀子七分 赤茯 砂仁 炙甘草各五分 姜三片

煎温服。气郁加乌药、木香、槟榔、苏子，倍加香附、砂仁；湿加白术，倍苍术；血加桃仁、红花、丹皮；痰加南星、枳壳、小皂荚；火加黄连，倍栀子；食加神曲、麦芽、山楂。

瓜蒂散见中风 治木郁。

盐汤探吐法

烧盐 温汤和服，探吐。

升阳散火汤见火证 治火郁。

火郁汤 即升阳散火汤去独活加葱白。

大承气汤见瘟疫 治土郁痞满燥实坚俱全，脉来有力而实者。

备急丸见内伤。

麻黄葛根汤　治金郁,喘满脉浮。

麻黄　赤芍各三钱　葛根一钱五分　淡豉半合

小柴胡汤见瘟疫。

四苓散见瘟疫　治金郁,利小便。

大补阴丸　治水郁,腰股痛,足下热。

黄柏

一味,炒褐色丸服。

滋肾丸见火证　治水郁。

二陈汤见中风　治气郁。

升阳除湿汤　治湿、痰、火、食四郁。

升麻　柴胡　防风　神曲　茯苓　泽泻各五分　苍术一钱　陈皮　麦芽

甘草(炙)各三分

食后热服。

四物汤见中风　治血郁(《苍生司命·卷二(元集·郁证(十一)·郁证方》)。

参考文献

(明)虞抟撰;王道瑞,申好真校注.苍生司命[M].北京:中国中医药出版社,2004.

《石山医案》(1520 年)

原文

一妇瘦弱,年四十余。患走气,遍身疼痛,或背胀痛,或两胁抽痛,或一月二三发,发则呕尽所食方快,饮食不进,久伏床枕。医作气治,用流气饮;或作痰治,用丁藿二陈汤,病甚。邀余视之。脉皆细微而数,右脉尤弱。曰:此恐孀居忧思,伤脾而气郁也。理宜补脾散郁。以人参三钱,香附、砂仁、黄芩、甘草各五分,黄芪二钱,归身钱半,川芎八分,干姜四分。煎服十余帖,脉之数而弱者稍缓而健,诸痛亦减。仍服前方,再用人参、黄芪、川芎、香附、山栀、甘草,以神曲糊丸,服之病除《石山医案·卷之上·气痛气逆》。

参考文献

盛增秀.医案类聚[M].北京:人民卫生出版社,2015.

《保婴撮要》(1529 年)

原文

一小儿寒热不愈,诊其乳母,左关脉弦数,左胁作痛,遇劳则遍身瘙痒,遇怒则小便不利。此因肝经血虚,郁火所致也,先用小柴胡汤加山栀、牡丹皮,诸症顿退,又用加味逍遥散,母子并痊《保婴撮要·卷六·寒热》。

参考文献

盛增秀.医案类聚[M].北京:人民卫生出版社,2015.

《校注妇人良方》(1529 年)

原文

一妇人怀抱不舒,腹胀少寐,饮食素少,痰涎上涌,月经频数。余曰:脾统血而主涎,此郁闷伤脾,不能摄血归源耳。用补中益气、济生归脾而愈《校注妇人良方·卷一·调经门·月水不断方论第十三》。

原文

一妇人胸胁作痛,内热晡热,月经不调。余谓郁怒伤损肝脾,朝用归脾汤以解郁结,生脾气,夕用加味逍遥散以生肝血,清肝火,半载而愈。后因饮食失调,兼有怒气,月经如注,脉浮洪而数,用六君子加芎、归、炮姜,一剂而血止,用补中益气加炮姜、茯苓、半夏治之而元气复,又用归脾汤、逍遥散调理而康《校注妇人良方·卷五·妇人骨蒸劳方论第二》。

原文

一妇人腹胀胁痛,内热晡热,月经不调,不时吐痰,或用化痰行气之剂,胸膈不利。余谓脾气郁结,肝经血虚,朝用归脾汤,夕用加味逍遥散,百余剂而诸症渐愈。又因饮食停滞,或用峻补之剂,口干体倦。余用七味白术散、补中益气加茯苓、半夏,中气渐愈,又以补中益气及八珍汤兼服而痊《校注妇人良方·卷五·妇人骨蒸劳方论第二》。

原文

一妇人年六十有四,久郁怒,头痛寒热,春间乳内时痛,服流气饮之类益甚,时有血如经行,又大惊恐,饮食不进,夜寐不宁,两乳肿胀,两胁焮痛,午后色赤。余以为肝脾郁怒火燥,先以逍遥散加酒炒黑龙胆一钱,山栀一钱五分,服二剂,肿痛顿愈。又二剂全愈。再用归脾汤加炒栀、贝母,诸症悉愈《校注妇人良方·卷六·妇人寒热方论第三》。

原文

一妇人饮食后，或腹胀，或吞酸，自服枳术丸，饮食日少，胸膈痞满，腿内酸痛，畏见风寒。或用养胃汤，腿痛浮肿益甚，月经不行。余以为郁结所伤，脾寒湿热下注，侵晨用四君、芎、归、二陈，午后以前汤送越鞠丸，诸症渐愈。又用归脾、八珍二汤兼服，两月余而经行《校注妇人良方·卷六·妇人血风攻脾不食方论第七》。

原文

一妇人怀抱久郁，或时胃口嘈辣，胸膈不利，月水不调，晡热食少，体倦唇肿，已年余矣。此脾经郁火伤血，用归脾汤加姜汁炒黄连、山栀，少佐吴茱萸，嘈辣顿去，饮食稍进。乃去黄连，加贝母、远志，胸膈通利，饮食如常。又用加味逍遥散、归脾汤，间服百余剂，月水调而唇立愈《校注妇人良方·卷二十四·疮疡门妇人茧唇方论第一》。

参考文献

盛增秀.医案类聚［M］.北京：人民卫生出版社，2015.

《丹溪心法附余》（1536年）

原文

　　分心气饮　和剂方　治男子妇人一切气不和，多因忧愁思虑分怒，伤神或临食忧感或事不随意，使抑郁治气留滞不散，停于胸膈之间不能流畅，致心胸痞闷，胁肋虚胀，噎塞不通，噫气[1]吐酸，呕哕恶心，头目昏眩，四肢倦怠，面色痿黄，口苦舌干，饮食减少，日渐羸瘦或大肠虚蜜，或因病之后胸中虚痞，不思饮食皆可服之。

　　木通（去节）　赤芍药　赤茯苓　官桂　半夏（汤洗七次去瓤）　桑白皮　大腹皮　陈皮（去白）　青皮　甘草　羌活各两　紫苏四两

　　右㕮咀，每服一两，生姜三片，枣二枚，灯心十五，蒸水一盏，半煎一盏，去滓，通口服之。

　　分心气饮　秘方　治症同前

　　丁皮　陈皮　半夏　甘草各一钱　香附子　藿香　紫苏　加枳实各一钱半　木香　人参　白术　大腹挪　大腹皮　桑白皮　草果　桔梗　麦门冬　厚朴各五分

　　右用水二盏，生姜三片，枣一枚，灯心十茎，煎至一盏，温服不拘时（《丹溪心法附余 24 卷首 1 卷·丹溪心法附余民卷之十四》)。

参考文献

方广.丹溪心法附余[M].北京：中国中医药出版社,2015.

注释

1. 噫气：症状名。又称"嗳气",指胃中之气上逆而自口中冒出,微有声响。

《孙文垣医案》（1537 年）

原文

吴西源令眷因未有子,多郁,多思,肌肉渐瘦,皮肤燥揭,遍身生疮,体如火燎,胸膈胀痛而应于背,咳嗽不住口。医治十越月,金以为瘵疾[1] 不可治。知予在程方塘宅中,乃迓予治,诊得右寸关俱滑大有力,左弦数。予以栝蒌仁四钱,萝卜子、贝母、枳壳调气化痰开郁为君,桑白皮、葶苈子、黄芩泻肺火为臣,甘草、前胡为使,三十帖痊愈,仍以千金化痰丸调理。向来年年至冬月,则咳嗽痰喘不能睡,自此后遇冬月痰再不复发(《孙文垣医案·卷三·新都治验·吴西源令眷以艰子多郁多思肌肉尽削皮肤燥揭遍身生疮体如火燎》)。

原文

一妇生女不生子,多思多郁,小便秘而不通,胀闷不安者二日。歙医汪氏以备急丸进之,谓大便行小水自利也。讵意大便行后,而小水点滴不通,胀闷益急,时刻不能存,将欲自尽。家人急予为治。予询之曰：近来经水行否？答曰：行过十日矣。小腹肿大如一大西瓜之硬,自大便泄后,疲困不足以息,势若燃眉。予曰：此转脬[2] 病也。不急治则危矣。以补中益气汤,临服入韭菜汁一小酒杯。服讫,选有力妇人进房,令患者横卧床间,力妇以患者两脚膝弯架于肩上,将患者下身虚空,提起摇摆数四,俾尿脬倒上,徐徐放下,患者去衣不及,小便箭射而出。热如汤,黑如墨,顷刻盈盆,小腹立消而愈。后遇数人,不拘男妇,皆以此法治之而安(《孙文垣医案·卷四·新都治验·一妇生女不生子多思郁小便秘而不通转脬症也(治奇)》)。

参考文献

孙一奎.中医非物质文化遗产临床经典读本·孙文垣医案[M].北京：中国医药科技出版社,2012.

注释

1. 瘵疾：疫病,亦指痨病。

2. 转脬（pāo）：病名，脐下急痛、小便不通之证，即转胞。

《针灸聚英》（1537 年）

原文

郁为气不舒，冒为神昏不清，即昏迷是也，多虚极乘寒所致，或吐下使然。

郁冒，刺太阳、少阳。并病头痛，或冒闷，如结胸状，当刺大椎第一间及肺肝二俞，慎不可汗（《针灸聚英·卷二·治例·伤寒·郁冒》）。

参考文献

高武.针灸聚英［M］.北京：中国中医药出版社，2007.

《保命歌括》（1549 年）

原文

静坐明窗读《内经》，治其未病虑何深，

五行过极皆成郁，物性从来顺则平。

经曰：圣人不治已病治未病。盖人之病，起于微而成于渐，积之久，则过极而成郁矣。圣人有忧之，乃因五行之过极者，以立治郁之法。曰木郁则达之，火郁则发之，土郁则夺之，金郁则泄之，水郁则折之。是五法者，皆因其物之顺而治之，使之自平也。

木郁达之，王太仆云：达谓吐之，令其条达也。木曰曲直，直达升上者，木之性也。郁则曲屈，失其性之自然矣，故顺其性而达之。达之者，使其条达上升也。如肝之为病，胃脘当心痛，上支两胁，膈咽不通，食饮不下者，宜吐之；肝病大小便难，小便不通，宜吐之，上窍开则下窍通矣。如东垣谓食塞胸中，食为坤土，胸为肺分，食塞肺分，为金与土皆旺于上，故肝木生发之气伏于地下，宜吐之，以去其上焦阴土之物，木得舒畅，其郁去矣。如性急，怒气上逆，胸胁或胀，火时上炎，治以苦寒辛而不愈者，则用升发之药，加以厥阴报使而从治之。又如久风入中为飧泄，及清气在下为飧泄者，以轻扬之剂举之，皆达之之法也。

火郁则发之者，王太仆云：发谓汗之，令其发散也。火曰炎上，炎焰上腾者，火之性也。郁则伏藏，失其显扬之性矣，故顺其性而发之。发之者，使之发扬销灭也。如腠理外闭，邪热怫郁者，则用辛甘温热之剂，取汗以散之，如麻黄、桂枝汤是也。有阳厥极深，阴气极弱，蓄热怫郁，寒剂热剂俱不可投者，宜用凉膈解毒，以养阴退阳，宣散蓄热，得大汗而愈。又如龙火郁甚于内，非苦寒降沉之剂可治，则用升浮之药，佐以甘温，顺其性而从治之，使势穷则止，如升阳散火汤是也。斯皆发之之法也。

土郁夺之者，太仆云：夺谓下之，令无壅凝也。土爰稼穑[1]，生长万物者，土之性也。郁则壅闭，失其稼穑之性矣。故因其壅塞，而攻取其害土之物。如湿土自甚，用甘温之剂，以平其敦阜之势，如平胃散是也。如邪热入胃，用承气咸寒之剂以攻去之。如宿食不消，胸腹痞胀者，用小承气苦寒之剂以取之。如中满腹胀，湿热内盛，其人气壮实者，则攻下之。气虚者，则劫夺其势而使之衰，如中满分消丸是也。又如湿热为痢，有非力轻之剂可治者，则或攻或却，以致其平。凡此法之类，皆夺之之法也。

金郁泄之者，太仆云：泄谓渗泄，解表，利小便也。金曰从革，变化流通者，金之性也。郁则失其从革之性矣，故泄之以疏通其气也。如风寒外感，鼻塞声重而咳者，则用麻黄汤以汗之。如火热内甚，气上逆而喘咳不宁者，则用葶苈丸以泄之。如肺金为肾水之原，金受火烁，其令不行而道路闭塞，宜清热金花丸以利之。如肺气膹郁，胸膈痞满，宜小陷胸之剂以疏通之。皆泄之之法也。

水郁折之者，太仆云：折谓抑之，制其冲逆也。水曰润下，水之就下也，水之性也。郁则蓄聚奔激，失其性之自然矣，故抑之。禹抑洪水而天下平，谓疏之、瀹之、决之、排之，顺其势而导之也。如蓄水留饮之病，以十枣汤治之者，决之也。中湿之病，以五苓散治之，上下分消，以去其湿者，疏之也。如肿胀之病，必实其脾土者，乃修其堤防，以捍之也。凡此皆折之之法也。

治病良工贵谨微，积微成甚必颠危，

涓涓不绝翻波浪，不折勾萌缺斧锜。

病之微甚，治之有难易也。故善治者，治皮毛，病之微也；不善治者，治骨髓，病之甚也。病在脏者，难治，谓其甚也；病在腑者，易治，谓其微也。传云：勾萌不折，至用斧柯；涓涓不绝，流为江河。可以论治病之法矣。

气成积聚血成癥瘕，瘘结窠囊火焰明，

宿食不消留作癖，湿能主热气如蒸。

丹溪云：气血冲和，百病不生，一有怫郁，诸病生焉。其症有六：曰气郁，曰湿郁，曰热郁，曰痰郁，曰血郁，曰食郁。

钱氏云：气郁者，胸胁疼痛，脉沉而涩，宜沉香降气汤为主治加郁药。湿郁，周身走痛，或关节疼痛，遇阴寒则发，脉沉而缓，宜平胃散主治。热郁者，瞀闷尿赤，脉沉而数，宜黄连解毒汤。痰郁者，动则喘息，寸脉沉而弦滑，宜二陈汤为主治。血郁者，四肢无力，能食便红，脉沉而芤结，宜四物汤为主治。食郁者，嗳酸腹饱，不喜饮食，脉沉而滑，人迎脉平，气口紧盛，宜枳术丸为主。

夫所谓六郁者,气、湿、热、痰、血、食六者是也。或七情之抑遏,或寒热之交侵,故为元气怫郁之候。或雨湿之浸淫,或酒浆之积聚,故为留饮、湿郁之疾。又如热郁而成痰,痰郁而成癖,血郁而成癥,食郁而成痞满,此必然之理也。又气郁而湿滞,湿滞而成热,热郁而成痰,痰滞而血不行,血滞而食不消化,此六者皆相因而为病也,并宜六郁汤、越鞠丸、升发二陈汤主之。

病留不去方成郁,治郁有方名越鞠,

辅佐各随本病加,一言蔽之中气足。

诸郁治方,并以越鞠丸为主治,各随六郁加以辅佐之药。

气郁以香附、苍术、川芎为主,青皮、木香为佐。

湿郁以苍术、白芷、川芎、茯苓为主,猪苓、泽泻为佐。

热郁以栀子、青黛、香附、苍术、川芎为主,芩、连为佐。

痰郁以海石、香附、南星、瓜蒌为主,皂角、枯白矾为佐。

血郁以桃仁、红花、青黛、香附、川芎为主,丹皮、玄胡为佐。

食郁以苍术、香附、山楂、神曲为主,枳实、厚朴为佐。

诸郁药,春加防风,夏加苦参,秋冬加吴茱萸。

治郁之法,当以补脾胃为主,顺气次之,去郁又次之。盖人以胃气为本,胃气强则气血流通,气血流通则郁自去矣。此《内经》于五郁之下注云:以调其气也。谓之气者,即中气也,补脾胃,钱氏异功散主之。

治郁真传勿妄攻,调和荣卫使流通。

若教胃气常为主,默夺潜消郁莫容。

经云:邪之所凑,其气必虚。留而不去,其病则实。大抵六郁之病,皆缘脾胃虚弱得之。夫中气不足,得此六郁之病,复用治郁之法,则中气亦虚,郁滞益甚,为不治之症矣。故逼仙立教以易老枳术丸加越鞠丸。

滑氏云:气血食积痰饮,一有留滞于其间,脉必因之而止绝矣;但当求其有神,何害之有?夫所谓有神者,即经所谓有中气也。

越鞠丸 能解诸郁之要药也。

神曲(炒) 香附(童便浸) 苍术(制) 川芎 栀子(炒)各等分

为细末,水丸绿豆大。每五、六十丸,温水下。

六郁汤 解诸郁。

陈皮一钱 半夏 苍术 川芎各一钱半 栀仁(炒) 赤茯苓各七分 香附二钱 炙草 砂仁各五分

水煎,姜三片引。

气郁加木香、槟榔、乌药、紫苏、干姜,倍香附、砂仁。

湿郁加白术、猪苓、泽泻,倍苍术。

热郁加黄连,倍栀子、连翘。

痰郁加南星、枳壳、小皂荚。

血郁加桃仁、红花、丹皮。

食郁加山楂、神曲、麦蘖。

沉香降气丸 治气郁病。

沉香一钱二分(另) 砂仁三钱 炙草二钱半 香附一两半 川芎半两 木香二钱(另) 槟榔半两 真苏子三钱

上为末,神曲水煮为丸,绿豆大,每服五十,盐汤下。

胜湿平胃散 治湿郁病。

平胃散一料四两 加羌活 防己(炒) 黄柏各半两 薄荷一两

为末,每二钱,酒调服。

清热金花丸 治热郁病。

黄连解毒汤四两 加酒大黄 香附各一两 青黛五钱(为衣)

共为末,姜汁煮,神曲丸,绿豆大,每五十,白汤下。

逐血四物汤 治血郁病。

四物汤一剂 加香附一钱 红花五分 桃仁泥一钱半

水煎。

加味枳术丸 治食郁病。

即曲蘖枳术丸见内伤加陈皮、山楂、苍术、香附各一两,加本方为丸。

钱氏异功散 补脾胃,治诸郁。

人参 白术 白茯苓 陈皮 苍术 香附 川芎 神曲等分 炙草减半

为末,每二钱。

升发二陈汤 治痰郁,火邪在下焦,大小便不利。此药能大便润而小便长。

陈皮 川芎 茯苓各二钱 半夏一钱半 升麻 防风 甘草 柴胡各五分

水姜煎服。

家传枳术越鞠丸 补中解郁。

白术二两 枳实(炒) 苍术 香附(盐酒浸) 川芎 神曲(炒) 陈皮各一两

上为细末,如本方为丸,梧桐子大,每五十,白汤下(《保命歌括·卷之十一·郁病》)。

参考文献

曹炳章.中国医学大成续集(21)[M].上海:上海科学技术出版社,2000.

注释

1. 稼穑：播种与收谷，为农事的总称。

《名医类案》（1549 年）

原文

丹溪治一室女，因事忤意，郁结在脾，半年不食，但日食熟菱米枣数枚，遇喜，食馒头弹子大，深恶粥饭。朱意脾气实，非枳实不能散，以温胆汤去竹茹，与数十帖而安。

一少妇年十九，因大不如意事，遂致膈满不食，累月怠甚，不能起坐，巳脾午心间发热面赤，酉肾戌心包退，夜小便数而点滴，脉沉涩而短小，沉为气滞，涩为血瘀，短小为虚。重取皆有，经水极少。此气不遂而郁于胃口，有瘀血而虚，中宫却因食郁而生痰。遂补泻兼施，以参、术各二钱，茯苓一钱，红花一豆大，带白陈皮一钱，浓煎，食前热饮之，少顷药行，与粥半匙，少顷与神佑丸，减轻粉、牵牛减轻粉、牵牛即小胃丹，细丸如芝麻大，津液咽下十五丸，昼夜二药各进四服，至次日食稍进，第三日热退，面不赤，七日而愈。

一女许嫁后，夫经商二年不归，因不食，困卧如痴，无他病，多向里床睡。朱诊之，肝脉弦出寸口。曰：此思想气结也。药难独治，得喜可解。不然，令其怒。脾主思，过思则脾气结而不食，怒属肝木，木能克土，怒则气升发而冲开脾气矣。令激之，大怒而哭，至三时许，令慰解之，与药一服，即索粥食矣。朱曰：思气虽解，必得喜，则庶不再结。乃诈以夫有书，旦夕且归。后三月，夫果归而愈。

孙景祥治李长沙学士，年三十九，时患脾病，其症能食而不能化，因节不多食，渐节渐寡，几至废食，气渐薾[1]，形日就惫。医咸谓瘵也，以药补之，病弥剧。时岁暮，医曰：吾技穷矣。若春木旺，则脾必伤重。会孙来视，曰：及春而解。因怪问之，孙曰：病在心火，必左寸洪数之脉。故得木而解。彼谓脾病者，不揣其本故也。公得非有忧郁之事乎？曰：噫！是也。盖是时丧妻亡弟，悲怆过伤，积久成病，非惟医莫之识，而自亦忘之矣。于是尽弃旧药，悉听孙言，三日而一药，不过四五剂，及春果愈。李因叹曰：医不识病，而欲拯人之危，难矣哉。世之徇名遗实，以躯命托之庸人之手，往往而是。向不遇孙，不当补而补，至于羸惫而莫悟也。《麓堂文集》

州监军病悲思，郝允告其子曰：法当得悸即愈。时通守李宋卿御史严甚，监军向所惮也。允与子请于宋卿，一造问，责其过失，监军惶怖汗出，疾乃已。

《邵氏闻见录》

括苍吴球治一宦者,年七十,少年患虚损,素好服补剂。一日事不遂意,头目眩晕,精神短少,请医调治,遂以前症告之,谓常服人参养荣、补中益气等汤,每帖用人参三五钱,其效甚速。若小可服之,茶汤耳。医者不察,遂以前方,倍以人参、熟地,弗效。都以为年高气血两虚,当合固本丸,与汤丸并进,可以速效。服之数服,筋脉反,加以气急。吴诊,其脉大力薄。问有病情,因得之,曰:先生归休意切,当道欲留,岂无抑郁而致者乎?况公有年,气之所郁,医者不审同病异名、同脉异经二句妙之说,概行补药,所以病日加也。病者叹曰:斯言深中予病。遂用四七汤,数服稍宽,气血和平,浃旬而愈。

钱渐川幼攻文勤苦,久之抱郁成疾,上焦苦咽闭,中焦苦膈噎烦闷,下焦苦遗浊,极而呕血,几殆[1],医罔[2]效。顾爱杏分治之,上焦用药清火解毒,食饱服;中焦用药开郁除烦,食后服;下焦用药升降水火,空心服。品不过三四,剂不过五六,病若失(《名医类案·卷第二·郁》)。

原文

一妇产后患郁气,食下即满闷。以四七汤四七汤方:制半夏、陈皮、厚朴、紫苏入香附、神曲之类,服后气顺痰下,食进病除(《名医类案·卷第十一·产后》)。

参考文献

盛增秀.医案类聚(上)[M].北京:人民卫生出版社,2015.

注释

1. 蕲(ěr):疲困的样子。
2. 罔(wǎng)效:无效。

《医方集宜》(1554年)

原文

治胸中气郁不舒畅,或作酸呕胀,痞闷不食。

附方

苍术　香附　山楂　甘草　青皮　木香　厚朴　蓬术　槟榔　半夏　茯苓　神曲

水二盅,姜三片,煎服(《医方集宜·卷之四·中气门·治方·舒郁理气汤》)。

原文

治肝气怒郁赤白带下。

附方

香附　青皮　苍术　陈皮　乌药　川芎　甘草　半夏　木香　赤茯苓

姜水煎服(《医方集宜·卷之七·带下门(附白浊白淫)·治方·化郁调气汤》)。

参考文献

丁凤. 医方集宜[M]. 北京：中医古籍出版社,1992.

《明医指掌》(1556 年)

原文

【歌】气血冲和安有患,若还抑郁病相寻。湿痰气血热兼食,六郁之形体认真。"

【论】夫人之气血冲和,百病不生。一有抑郁,诸病生焉。故人之诸病,多生于六郁。盖郁者,结聚而不发越之谓。当升不升,当降不降,当变化不得变化,所以传化失常而六郁之病生焉。六郁者,气、血、湿、热、食、痰所郁也,而其状不一,开具于左。盖诸郁之脉皆沉,沉则为郁故也,但其兼芤、涩、数、紧、滑、缓之不同耳。丹溪云：病之属郁者常八九,看所挟,以开导之可也,故制越鞠丸通疗之。

越鞠丸(一名芎术丸)

苍术　香附　抚芎　神曲　栀子各等分

上为末,水丸,如绿豆大,温水下,每服五钱。

气郁　其状胸满胁肋胀痛,脉沉而涩,用二陈汤加香附、抚芎、苍术。气实者,加枳实、厚朴、砂仁、山栀、青皮、木香之类。

二陈汤方见痰证条。

湿郁　其状周身走痛,或关节痛,遇阴寒则发,脉沉而细缓,身体重,头重痛是也。白芷、苍术、川芎、茯苓、香附,或升阳除湿汤主之。

升阳除湿汤方见湿证条。

血郁　其状四肢无力,能食,便血,脉涩而芤,四物汤加桃仁、红花、青黛、抚芎、香附,或子和越鞠丸合四物汤治之。

四物汤方见血证条。

子和越鞠丸

桃仁(去皮尖)　红花　香附(醋制)　抚芎　青黛各等分

上为末,水丸,如梧子大,每服四五十丸,白汤送下。

痰郁　其状动则喘,寸口脉沉而滑,二陈汤加海石、南星、香附、瓜蒌仁、半夏,或王汝言化痰丸、润下丸。

二陈汤方见痰证条。

王汝言化痰丸方见痰证条。

润下丸方见痰证条。

火郁　其状瞀闷,小便赤涩,脉沉而数,骨髓中热,肌痹热,扪之烙手,逍遥散加山栀、香附、青黛、抚芎、贝母、苍术,或火郁汤。

逍遥散方见火证条。

火郁汤方见火证条。

食郁　其状嗳酸,胸满腹胀,不能食,或呕酸水,恶闻食气,人迎脉平和,气口脉紧盛,或沉缓而大,保和丸加枳实、麦芽、砂仁、香附之类(《明医指掌·卷三·郁证四)》)。

参考文献

(明)皇甫中撰;张印生校注. 明医指掌[M]. 北京:中国中医药出版社,1997.

《古今医统大全》(1556)

原文

经曰:木郁达之,火郁发之。夫久病人脾胃虚弱,属郁者多。此吐酸宜从东垣安胃之治,是则热因热用之法也。或谓东垣以吐酸寒,诚不知东垣者也。予观前人立论,如《局方》以温热之剂治酸,不能使人不致疑于寒,是未审经旨专为热证也。知此热者,惟刘河间一人耳(《古今医统大全·卷之二十四·吞酸门·治法·久病火郁吐酸宜辛温发散》)。

原文

《内经》曰:木郁达之,火郁发之,土郁夺之,金郁泄之,水郁折之。然调其气,过者折之,以其畏也。

启玄子曰:木郁达之,谓吐之,令其条达;火郁发之,谓汗之,令其疏散;土郁夺之,谓下之,令无壅碍;金郁泄之,谓渗泄解表利小便也;水郁折之,谓抑之,制其冲逆也。

滑氏曰:木性本条达,火性本发扬,土性本冲和,金性本肃清,水性本流通。五者一有所郁,斯失其性矣。

达、发、夺、泄、折,将以治其郁而遂其性也。

王安道曰：凡病之起，多由于郁。郁者，滞而不通之义。或因所乘而为郁，或不因所乘本气自病郁者，皆郁也，岂惟五运之变能使然哉！郁既非五运之变可拘，则达之、发之、夺之、泄之、折之之法，固可扩而充之矣。可扩而充，其应变不穷之理也软！且夫达者，通畅也。如肝性急怒气逆，肤胁或胀，火时上炎，治以苦寒辛散而不愈者，则用升发之药，加以厥阴报使而从治之。又如久风入中为飧泄，及不因外风之入，而清气在下为飧泄，则以轻扬之剂，举而散之。凡此之类，皆达之之法也。王氏以吐训达，不能使人无疑。以其肺金盛而抑制肝木软？则泻肝气举肝气可矣，不必吐也；以为脾胃浊气下流，而少阳清气不升软？则益胃升阳可矣，不必吐也。虽然，木郁固有吐之之理，今以吐字总该达字，则凡木郁皆当用吐矣，其可乎哉？至于东垣所谓食塞肺分，为金与土旺于上而克木。夫金之克木，五行之常道，固不待夫物伤而后能也。且为物所伤，岂有反旺之理？若曰吐，去其物以伸木气，乃是反思木郁而施治，非为食伤而施治矣。夫食塞胸中而用吐，正《内经》所谓：其高者，因而越之之义耳，不劳引木郁之说以及之也。四郁皆然（《古今医统大全·卷之二十六·郁证门·病机·郁证叙论》）。

原文

戴氏曰：郁者，结聚不得发越也。当升不升，当降不降，当变化不得变化，故传化失常，而郁病作矣。大抵诸病多有兼郁者，或郁久而生病，或病久而生郁，或药杂乱而成郁，故凡病必参郁治（《古今医统大全·卷之二十六·郁证门·病机·诸病有郁治之可开》）。

原文

丹溪曰：气血冲和，百病不生。一有郁怫，诸病生焉。郁证大率有六：曰气郁，胸胁疼痛，脉沉而涩；曰湿郁，周身走痛或关节疼痛，遇阴而发，脉沉而细；曰热郁，瞀闷烦心尿赤，脉沉而数；曰痰郁，动则喘息，脉沉滑；曰血郁，四肢无力，能食便血，脉沉而芤；曰食郁，嗳酸腹饱，不喜饮食，左手脉平，右手脉紧。或七情之邪郁，或寒热之交侵，故为九气怫郁之候；或两湿之侵凌，或酒浆之积聚，故为留饮湿郁之疾。又如热郁而成痰，痰郁而成癖，血郁而成癥，食郁而成痞满，此必然之理也（《古今医统大全·卷之二十六·郁证门·病机·郁证大率有六》）。

原文

帝曰：郁之甚者，治之奈何？岐伯曰：然调其气，过者折之，以其畏也，所谓泻之。滑氏云：调气过折以其畏，此治郁之法也。谓欲调其气，当即其过者而折之以其所畏。盖以郁之为郁也,或内或外,或在气或在血,必各有因。治之之法,或汗或下,或吐或利,各当求其所因而折之。夫如是,郁岂有不畏乎?故下总之曰:所谓泻之之义可见矣。不必执以达之为吐,发之为汗云也。

王安道曰:如水郁折之,折者,制御也,伐而锉之也,渐杀其盛也。如肿胀之病,水气淫溢而渗道以塞。夫水之所不能胜者土也。今胃气衰弱,不能制之,故反受其侮。治当实其脾土,资其运化,俾可以制水而不敢犯,则渗道达而后愈。或病势既旺,非上法所能遏制,则用泻水之剂伐而锉之。或去菀陈莝,开鬼门,洁净府,三治备举迭用,以渐平之。王氏所谓抑之,制其冲逆,正欲折锉其泛溢之势也。夫实土者,守也,泄水者,攻也,兼三治者广略而决胜也。守也,攻也,广略也,虽俱为治水之法,然不审病之虚实久近浅深,杂焉而妄施,其不倾踬者鲜矣。夫五郁之病,故有法以治之,然邪气久客,正气必损。今邪气虽去,正气岂能遽乎哉?苟不平调正气,使各安其位,复其常于治郁之余,则犹未足以尽治法之妙,故又曰:然调其气。苟调之,而其气犹未服而或过,则当益其所不胜以制之,如木过者,当益金,金能制木,则木斯服矣。所不胜者,所畏者也。故曰:过者折之以其畏也。夫制物者,物之所欲也;制于物者,物之所不欲也。顺其欲则喜,逆其欲则恶。今逆之以所恶,故曰所谓泻之(《古今医统大全·卷之二十六·郁证门·治法·经治五郁》)。

原文

诸病久则气滞血凝而成郁结,治之虽各因其证,当兼之以解散,固不可不知也。郁滞一开,则气血通畅,而诸病各自以其方而易愈也。今之病久,每每用本病之药而不奏效者,皆其郁之之故也。医者殊不悟此,治之弗效,妄变他方,愈变愈讹,而病剧矣。此郁之为治也,亦不容以少缓,当为医者之熟知也(《古今医统大全·卷之二十六·郁证门·治法·久病者当兼解郁》)。

原文

何氏曰:郁为七情不舒,遂成郁结,既郁之久,变病多端。男子得之,或变为虚怯,或变膈噎,气满腹胀等证;妇女得之,或为不月,或为堕胎,崩带虚劳等证。治法必能内养,然后郁开,按证调理。

心郁者,神气昏昧,心胸微闷,主事健忘者是也。治心郁者,当加黄连、菖蒲、香连丸之类。

肝郁者,两胁微膨,或时刺痛,嗳气连连有声者是也。治肝郁者,宜用青皮、川芎、吴茱萸、左金丸之属。

脾郁者,中脘微满,生涎少食,倦怠嗜卧,四肢无力者是也。治脾郁宜用苍术、半夏、砂仁、神曲、陈皮、越鞠丸之属。

肺郁者,毛皮枯涩,燥而不润,欲嗽而无痰者是也。治肺郁者,桔梗、瓜蒌、杏仁之类。

肾郁者,小腹微硬,腰腿重胀,精髓亏少,淋浊时作,不能久立者是也。治肾郁者,宜用苍术、茯苓、肉桂、小茴香、青娥丸之类。

胆郁者,口苦,身微潮热往来,惕惕[1]然人将捕之是也。治胆郁者,宜用竹茹、生姜、温胆汤之类。

大抵七情六淫,五脏六腑,气血痰湿,饮食寒热,无往而不郁也。治之宜各求其属而施之,则无不愈者(《古今医统大全·卷之二十六·郁证门·治法·郁为七情之病故病郁者十有八》)。

原文

严氏云:五噎五膈由喜怒太过,七情伤于脾胃,郁而生痰,痰与气搏,升而不降,饮食不下。盖留于咽嗌者则成五噎,结于胸膈者则为五膈。其病令人胸膈痞闷,呕逆噎塞,妨碍饮食。治法宜调阴阳,化痰下气,阴阳平均,气顺痰下,则病无由作矣(《古今医统大全·卷之二十七·膈噎门·病机·五膈五噎总是七情之气郁于胃口而成》)。

原文

(《和剂》)**四七汤** 治七情气郁结聚,痰涎状如破絮,或如梅核,咯之不出,咽之不下,并治中脘痞满,痰涎壅盛,上气喘急。

半夏三钱　茯苓二钱四分　厚朴一钱六分　紫苏叶一钱二分

上水二盏,姜五片、枣一枚,煎七分服。

(丹溪)　**香莎丸**　调中气,散郁痰。

香附子　苍术各四两　黄芩二两

上为末,蒸饼为丸,如梧桐子大。每服五十丸,白汤下。

中和丸　治湿痰郁热。

苍术　黄芩　半夏　香附子各等分

上为细末,姜汁打神曲糊为丸,梧桐子大。每服七十丸,白汤下。

清痰丸　专清中脘食积热痰。

南星(制)　半夏　神曲(炒)　山楂　香附子(制)　陈皮(去白)各一两　青皮　枳实　苍术　黄芩　乌梅　枯矾　滑石　干姜(炮)各半两

上为末,汤浸蒸饼为丸服。

僵蚕丸　治郁痰。

白僵蚕　瓜蒌仁　杏仁　诃子　贝母　五倍子各等分

上为末,粥糊丸,梧桐子大。每服五十丸,白汤下。

（《良方》）**前胡半夏丸**　治感冒停痰咳逆。

前胡　半夏　茯苓各一钱　陈皮　紫苏　枳壳　木香　甘草各五分

上水二盏,姜三片,乌梅一个,煎一盏,食远服（《古今医统大全·卷之四十三·痰饮门·药方·郁痰诸方》）。

参考文献

（明）徐春甫撰；崔仲平,王耀廷主校. 古今医统大全[M]. 北京：人民卫生出版社,1991.

注释

1. 惕惕(tì),指惊恐不安、心绪不宁的情状。

《养生类要》(1564 年)

原文

开郁汤　治恼怒,思虑气滞而郁,一服即效。

香附(童便浸炒)　贝母各一钱半　苍术　抚芎　神曲(炒)　山栀(炒)　陈皮(去白)　茯苓　枳壳(去穰麸炒)　苏梗各一钱　甘草三分

上用姜一片,水二盅,煎一钟,食远服。有痰加半夏、南星各一钱；有热加黄芩、黄连各八分,柴胡一钱；血郁加桃仁、红花各八分；湿加白术、羌活各一钱；气加木香五分,槟榔八分；食积加山楂神曲各一钱,砂仁七分（《养生类要·后集·秋月诸症治例·开郁汤》）。

参考文献

（明）吴正伦辑；腾鹰点校. 养生类要[M]. 北京：中医古籍出版社,1994.

《脉症治方》(1572 年)

原文

脉　郁脉多沉弦。或结伏。又沉涩。为血郁。沉伏为气郁。沉细为湿郁。沉数为热郁。沉滑为痰郁。气口紧盛为食郁。又忧郁则脉涩。怒郁则脉弦。思郁则脉缓。时一止。名曰结脉。

症　丹溪云：气血冲和。百病不生。一有拂郁。诸病生焉。又云诸病皆生于郁。治之可开。注云：郁者。结聚不得发越也。当升不升。当降不降。

当变化不得变化。故传化失常。而郁病作矣。大抵诸病多有兼郁者。或郁久而生病。或病久而生郁。凡治气血痰火之病。必兼郁而治之。斯无憋矣。

　　治　经云：木郁则达之。谓吐之。令其条达也。火郁则发之。谓汗之。令其疏散也。土郁则夺之。谓下之。令无壅滞也。金郁则泄之。谓渗泄解表。利小便也。水郁则折之。谓抑之。制其升达也。此治郁大法。惟火所属不同。随其经而治之。故曰火郁则发。当看何经。随其经而治之也。丹溪云：郁病有六。气血痰湿热食也。气郁则开之。其症胸胁痛。脉沉而涩者是也。血郁则行之。或消之。其症必能食。便红。四肢无力。脉沉涩是也。痰郁则消而导之。其症动则喘。寸口脉沉而滑是也。湿郁则燥之。利之。其症周身走痛。或关节痛。阴寒则发。脉沉细而濡是也。热郁则清之。其症目瞀。小便赤烦咳。脉沉细而数是也。食郁则消之。其症嗳酸。腹饱不能食。左寸脉平和。右寸脉紧盛是也。假令食在气上。气升则食自降。余仿此。凡久恶寒。亦须解郁。郁开病亦随愈。

　　方　**越鞠丸**郁主方。解诸郁。清热。消痰。顺气。

　　苍术(宽中燥湿　去芦)一钱五分　神曲(消食下气　炒)一钱　川芎(和血顺气去芦)一钱　香附(开郁散结　童便浸醋炒)一钱五分　山栀(清热利痰　降火炒)一钱二分

　　上作一服。水煎。或为末。水为丸。如绿豆大。每服八十丸。白汤送下。盖气血痰三症。多有兼郁。而郁有六。随症加减。凡诸郁。春。宜加防风、夏。加苦参、秋。加吴茱萸、冬。加吴茱萸、干姜炭。

　　气郁。加白术、陈皮各八分、木香、槟榔各七分、乌药一钱　虚者。兼用四君子汤。

　　血郁。加当归、白芍药各一钱、桃仁、红花青黛、郁金各八分。

　　虚者。兼用四君子汤。

　　痰郁。加南星牛胆制、海石、栝蒌仁各一钱、贝母一钱五分、桔梗七分、白芥子八分痰盛者。兼用二陈汤。

　　湿郁。加防风、白芷、羌活、白茯苓(各八分)　倍苍术。

　　热郁。加黄连吴茱萸炒八分、青黛八分　甚者。加酒蒸大黄二钱五分。

　　食郁。加山楂、神曲各一钱五分、砂仁、陈皮、枳实各八分、针砂一钱醋炒。

　　木郁。用梨芦、或瓜蒂散、吐之。吐后。以本方加白术、陈皮、白芍药各一钱、青皮五分。

　　火郁。本方加防风、羌活、柴胡、葛根各八分、升麻五分　发之。冬月。再加麻黄一钱五分、葱白三根。

土郁。用桂枝、芍药、厚朴、陈皮、枳壳各等分、大黄三钱　下之。下后。以四君子汤,加芍药、香附、陈皮、调理。

金郁。加茯苓、泽泻各一钱,利之。

水郁。加白术一钱五分、陈皮、大腹皮各一钱、青皮五分、紫苏梗六分。

怒郁。左关脉弦。加木香、槟榔、青皮、白芍药各等分。

思郁。右关脉结。加白术、陈皮、石菖蒲各一钱、木香、沉香各五分。

忧郁。右寸脉短涩。加贝母一钱五分、陈皮、枳实、乌药、苏子各八分、木香、槟榔各五分。

寒郁。加吴茱萸、干姜各八分、木香、沉香各五分、葱白三节。

悲哀太甚而郁。加贝母一钱五分、茯神、远志、石菖蒲、木香、砂仁各七分(《脉症治方·卷之四·郁门·诸郁》)。

原文

四磨饮治一切郁气。痞闷不快。

木香　槟榔　枳实各一钱　沉香减半。

上四味。以滚水一碗。作一次磨服。酒磨亦妙(《脉症治方·卷之四·附载名方·郁门方(计方一条)》)。

参考文献

吴正伦.脉症治方[M].北京:学苑出版社,2014,

《医旨绪余》(1573 年)

原文

生生子曰:《内经》有五郁之论,谓木郁达之,火郁发之,土郁夺之,金郁泄之,水郁折之。虽统揭夫郁之名,而未显言夫郁之症,与详明其达、发、夺、泄、折之义。惟是后之人认达为吐,认发为发汗,以泄为解表利小便,以夺为下,以折为抑其冲逆,意义未必非是,恐于经义未之尽也,余故缕析五郁之症,并治法焉。

夫五脏一有不平则郁。达,是条达或通达也,发是发越,泄是疏泄,夺是攘夺,折是决折。何者?夫《内经》曰:木郁达之,木郁者,肝郁也。达者,条达、通达之谓也。木性上升,怫逆不遂,则郁。故凡胁痛耳鸣,眩晕暴仆,目不认人,皆木郁症也。当条而达之,以畅其挺然不屈之常(如食塞胸中,而肝胆之气不升,故胸腹大痛,宣而吐之,以舒其木之气,是在上者因而越之也。木郁于下,胁疼日久,轻则以柴胡、川芎之类开而提之,亦条达之意也;重则用当归龙荟丸摧而伐之,孰非通达之意欤)。

火郁发之,火郁者,心郁也。发者,发越之谓也。火性炎上,怫逆不遂,则郁。故凡瞀闷目赤,少气疮疡,口渴溲黄,卒暴僵仆,呕哕吐酸,瘛疭[1]狂乱,皆火郁症也。当发而越之,以返其自然之常(又如五心烦热,肌肤大热,过食冷物,抑遏阳气于脾土之中,以火郁汤、升阳散火汤,皆发之之意也,又谓从其性而扬之。思想无穷,所愿不遂,悒郁不乐,因生痰涎,不进饮食,或气不升降,如醉如痴,以木香、石菖蒲、生姜、雄黄之类帅而动之,亦发之之意也。小便浑浊,疮疡舌疳,以黄连解毒汤、导赤散、八正散之类引而下之,孰非越之之意欤)。

土郁夺之,土郁者,脾郁也。夺者,攘夺之谓也。土性贵燥,惟燥乃能运化精微,而致各脏也。壅滞溃濡,则郁。故凡肿满痞塞,胕肿,大小便不利,腹疼胀,皆土郁症也。当攘而夺之,以复其健运之常(又如腹中窒塞,大满大实,以枳实导滞丸、木香槟榔丸、承气汤下而夺之,是中满者,泻之于内也。饮食伤脾,痞闷,痰涎日生,以橘半枳术丸;忧思痞结,不思饮食,腹皮微急,以木香化滞汤、消痞丸消而磨之,亦攘之之意也。诸湿肿满,胕肿,湿热发黄,以实脾利水之剂燥之,孰非攘而夺之之意欤)。

金郁泄之,金郁者,肺郁也。泄者,疏泄之谓也。金贵空清,壅塞窒密,则郁。故凡咳逆,喉疼声哑,胸满喘息,抬肩撷项,肌热,鼻塞呕脓,皆金郁症也。当疏而泄之,以肃其清降之常(又如伤风,咳嗽鼻塞,以参苏饮、人参败毒散,皆疏之之意。胸膈停饮,或水饮入肺,喉中如水鸡之声,或肺痈呕脓血,以葶苈大枣泻肺汤治之,孰非泄之之意欤)。

水郁折之,水郁者,肾郁也。折者,决折之谓也。水贵沉静,搏激窒塞,则郁。故凡冷唾上涌,水肿腹胀,腰膝不利,屈伸不便,皆水郁症也。决而折之,以导其东归之常(又如肾气抑郁,邪水泛上而冷唾,以茯苓、泽泻之类导而下之,决之意也。腰脐疼痛,不可俯仰,或如奔豚之状,以桂心之类折之,或小便癃疼,久亢不泄,而为白浊,以小茴香、泽泻、黄柏之类治之,孰非决之之意欤)。是皆因其曲而直之也,举其概则余可推矣。若以达为吐,以发为汗,以泄为解表利小便,以夺为下,以折为抑其冲逆,然固然,于经义恐犹未尽善也。且后文又曰:"然调其气,过者折之,以其畏也,所谓泻之。"愚谓过者,淫胜之谓也,折之者,谓裁之也,如木胜助之以辛,火胜助之以咸之类,投其畏而伐之,故曰:"五脏一有不平,所胜平之,递相济养,交互克伐",此之谓也(《医旨绪余·卷·三十四、论五郁》)。

参考文献

(明)孙一奎撰,韩学杰,张印生校注. 医旨绪余[M].北京:中国中医药出版社,2008.

注释

1. 瘛疭：证名，见《灵枢·热病》，亦作瘛瘲或瘈瘲，又称抽搐、搐搦、抽风等。指手足伸缩交替，抽动不已。《伤寒明理论·卷三》："瘛者筋脉急也，疭者筋脉缓也；急者则引而缩，缓者则纵而伸。或缩或伸，动而不止者，名曰瘛疭。"多由热盛伤阴、风火相煽、痰火壅滞，或因风痰、痰热所致。

《周慎斋遗书》(1573年)

原文

郁证，乃地气不升，天气不降，致浊气上行而清阳反下陷也。宜保肺以行下降之令，固肾以助生胃之机，疏肝以转少阳之枢，则天地位而中焦平矣。应用逍遥散以达之。

验案

一人六脉涩滞，胁痛，吐臭痰，恶心，食不下。盖胁者，少阳之部也，抑而不畅，浊气郁于少阳之络故痛；浊气壅其津液，故吐臭痰而恶心；食不下者，少阳清气不升，则肝不能散精也，宜调畅肝木，用柴胡、白豆蔻各二分，黑山栀、甘草各五分，白芍、丹皮各一钱，茯苓、广皮、半夏各一钱五分，归身八分，麦冬二钱，十帖全愈（《周慎斋遗书·卷八·郁》）。

参考文献

周之干. 周慎斋医学全书[M]. 海口：海南出版社,2010.

《赤水玄珠》(1573年)

原文

郁脉多沉伏，郁在上则见于寸，郁在中则见于关，郁在下则见于尺，左右皆然。郁脉或促，或结，或涩。滑伯仁云：气血、食积、痰饮，一有留滞于其间，则脉必因之而止涩矣，但当求其有神。所谓神者，胃气也。夫郁者，结滞而不通畅之谓。当升而不得升，当降而不得降，当变化而不得变化，所以为郁。气血冲和，百病不生。一有怫郁，诸病生焉。丹溪云：病之属郁者十常八九，但病有因别脏所乘而为郁者，有不因别脏所乘而本气自郁者，此五郁也。又有气郁、血郁、痰郁、食郁、火郁、湿郁六者，此六郁也。苍术、香附子、川芎。总解诸郁，故制越鞠丸通治之，随证加入诸药。按苍术气味雄壮辛烈，开发水谷之气，乃足阳明太阴之药。香附子下气最速，乃阴血中快气之药。一升一降，足以解散其郁。川芎直达三焦，俾生发之气，上行头目，下行血海，通阴阳气血之使也。况苍术尤能径入诸经，疏泄阳明之湿，故诸郁用之多效。

王汝言云：丹溪治病，不出乎气、血、痰三者，故用药之要有三：气用四君子汤，血用四物汤，痰用二陈汤。久病属郁，故立治郁之方曰越鞠丸。盖气、血、痰三病，多有兼郁者，或误药杂乱而成郁，故用三方。治病时以郁法参之，气病兼郁用四君子加开郁药；血病、痰病亦然。

五脏本气自郁证：心郁者，神气昏昧，心胸微闷，主事健忘，治宜肉桂、黄连、石菖蒲。肝郁者，两胁微膨，嗳气连连有声，治宜青皮、川芎、吴茱萸。脾郁者，中脘微满，生涎，少食，四肢无力，治宜陈皮、半夏、苍术。肺郁者，皮毛燥而不润，欲嗽而无痰，治宜桔梗、麻黄、豆豉。肾郁者，小腹微硬，精髓乏少，或浊或淋，不能久立，治宜肉桂、茯苓、小茴香。又有胆郁者，口苦，身微潮热往来，惕惕然如人将捕之，治宜柴胡、竹茹、干姜。

气郁者，其状胸满胁痛，脉沉而涩，宜二陈汤加苍术、川芎、香附子，或分心气饮、木香分气饮、七气汤之类。血郁者，其状四肢无力，能食，便血，脉沉涩而芤，宜四物汤加桃仁、红花、川芎、牡丹皮、香附子，或越鞠丸。痰郁者，其状动则喘，寸口脉沉而滑，宜二陈汤加南星、海石、枳壳、香附子、瓜蒌仁，或化痰丸。食郁者，其状嗳酸，胸满腹胀，不能食，或呕酸水，恶闻食气，宜二陈汤加苍术、神曲、麦芽、山楂、香附子，或保和丸。火郁者，其状瞀闷，小便赤涩，脉沉而数，骨髓中热，肌痹热，扪之烙手，宜二陈汤加黄连、青黛、贝母、香附子、川芎、苍术、山栀子，或火郁汤。湿郁者，其状周身肿痛，或关节痛，阴雨则发，体重，头重痛，脉沉而细，宜白芷、二术、茯苓、川芎、香附子，或升阳除湿汤。

又有素虚之人，一旦事不如意，头目眩晕，精神短少，筋痿，气急，有似虚证。先当开郁顺气，其病自愈。宜交感丹，不效用归脾汤。

分心气饮

木通　青皮　半夏　陈皮　茯苓　甘草　桂　桑白皮　大腹皮　羌活　紫苏　生姜　灯草　大枣

水煎服。

交感丹

香附子(童便浸七日　晒干　醋炒黄)一斤　　茯神(去皮心　人乳浸　日晒夜露七日夜)四两

上为末，炼蜜丸，弹子大。空心滚汤细嚼一丸。

开郁汤

香附子　苍术　川芎　贝母　神曲　山栀子　陈皮　半夏　茯苓　甘草

（炙） 生姜

水煎服。气加木香、枳壳、槟榔、紫苏。血加桃仁、红花、牡丹皮。痰加胆南星。食加山楂、麦芽、砂仁。热加黄连、黄芩、柴胡。湿加羌活，倍苍术。

严用和云：人之气道贵乎顺，顺则百脉流通。

气郁者，胸胁痛，脉沉涩。湿郁者，周身走疼，或关节痛，遇阴寒则发，脉沉细。痰郁者，动则喘咳，寸口脉沉滑。热郁者，瞀闷，小便赤，脉沉数。血郁者，四肢无力，能食，便红，脉沉数。食郁者，嗳酸，腹饱不能食，人迎脉平和，气口脉紧盛。

苍术、抚芎总解诸郁，随症加入诸药。凡郁皆在中焦，以苍术、抚芎开提其气以升之。假如食在气上，提其气则食自降。余仿此。

气郁：香附童便浸 苍术米泔浸 抚芎。

湿郁：白芷 苍术 川芎 茯苓。

痰郁：海石 香附 南星姜制 瓜蒌。

热郁：山栀炒 青黛 香附 苍术 抚芎。

血郁：桃仁去皮 红花 青黛 川芎 香附。

食郁：苍术 香附 山楂 神曲 针砂醋制。

春加川芎，夏加苦参，秋冬加吴茱萸。

越鞠丸又名芎术丸。总解诸郁。

苍术 香附 抚芎 神曲 栀子（炒）

为末，滴水为丸，绿豆大（《赤水玄珠·第十一卷·郁证门》）。

参考文献

（明）孙一奎撰；叶川，建一校注.赤水玄珠[M].北京：中国中医药出版社，1996.

《医学入门》（1575 年）

原文

与气类参看。寒郁如心脾腹痛，火郁如胁痛、跌扑、痈疽、疮疖，湿郁如腰脚疝痛，分见各类。

六郁仍分痰火积。

郁者，病结不散也。六郁：气、血、痰、食、湿、热。然气郁则生湿，湿郁则成热，热郁则成痰，痰郁则血不行，血郁则食不消而成癥痞，六者皆相因为病。以致当升降不得升降，当变化不得变化，故法以顺气为先，降火化痰消积分多少治,与诸气大同。凡病当先寻六郁与痰火,有则急治于此,无则依杂证治。

久则升散三焦通。

郁本病久不解,因服药杂乱而成,又有郁久而生病者,俱宜升提。如郁在中焦,以苍术、川芎开提其气以升之;如食在气上,提其气则食亦自消;痰郁火邪在下,二便不利者,二陈汤加升麻、柴胡、川芎、防风以升发之;热郁,升阳散火汤;火郁,火郁汤主之,当看发在何经,加各经火药。又五郁治法,见第七卷。

气痰满胸血能食。

丹溪治病,气用四君子汤,血用四物汤,痰用二陈汤,时以六郁汤料参之,此杂病治法总要也。气郁胸满胁痛,脉沉涩,加木香、槟榔、乌药、苍术、川芎,倍香附、砂仁。痰郁胸满,动则喘急,起卧怠惰,寸脉沉滑,加南星、香附、瓜蒌仁、海石。血郁四肢无力,能食,小便淋,大便红,脉沉芤涩,加桃仁、韭汁、牡丹皮。

食胀湿痛热目蒙。

二陈汤为主。食郁嗳酸恶食,黄疸鼓胀痞块,气口紧盛,加山楂、神曲、麦芽;伤冷食胃脘痛,加草豆蔻、干姜。湿郁周身关节走痛,首如物蒙,足重亦然,遇阴寒便发,脉沉濡,加白术,倍苍术。热郁目蒙,口干舌燥,小便淋浊,脉沉数,加黄连,倍山栀、连翘。六郁不言风寒者,风寒郁则为热故也。但诸郁挟风,加防风、苦参;挟寒加吴茱、香附、紫苏。

脱营愚者眠食废。

先顺后逆,虽不中邪,病从内生,令人饮食无味,神倦肌瘦,名曰脱营。内服交感丹,外用香盐散,临卧擦牙。有郁结在脾,半年不食,或午后发热,酉戌时退,或烦闷作渴加呕,或困卧如痴向里,坐亦喜向暗处,妇人经水极少,男子小便点滴,皆忧思气结。治宜温胆汤,或二陈汤加参、术、红花。痰火甚者,以痰药吐之、下之,后用越鞠丸调理。

有志养阴神自充。

平人上纳下化,水谷滋沛身中,阴气自生。如失名利之士,有志恢图,过于劳倦,形气衰少,谷气不盛,上焦不行,下脘不通而胃热,热熏胸中则内热。宜养阴降火,三白汤加陈皮、苍术、川芎、山栀、香附、枳壳、甘草,煎熟入姜汁少许,热服以散其郁;加当归、黄柏、沙参,或玄参以养其阴;痰加贝母;夏加麦门冬;冬加补骨脂。盖当归随参补血,白芍随二术除郁。因食冷物,郁遏阳气于脾土中,多因血虚而得之,故用炒黑山栀解五脏结,益少阴血。若不早治,复恣酒色,痨瘵之由也(《医学入门·外集·卷四·杂病提纲·内伤·郁》)。

原文

越曲丸 凡愿欲不遂,如寡妇僧道之类,名利不遂,或先富后贫之类,或久病不愈,皆宜用之。

苍术 神曲 川芎 山栀 香附各等分为末

水丸绿豆大,温汤下七十丸。盖气血痰三者,多有兼郁,而郁有六,随证加减。如气郁胸胁痛,脉浮细,合四君子汤;血郁四肢无力,能食便红脉沉,合四物汤;痰郁动则喘,寸脉沉滑,合二陈汤;湿郁周身走痛,或关节痛,遇阴寒则发,脉沉细,加白芷、茯苓;热郁小便赤,脉沉数,加青黛;食郁暖酸腹饱不能食,左寸脉平和,右寸脉紧盛,加山楂、针砂。春诸郁加防风,夏诸郁加苦参,秋冬诸郁加吴萸。又如六郁汤、流气饮子、四七汤、分气饮之类,皆自此方而变化之也。

六郁汤 能解诸郁。

陈皮 半夏 川芎 苍术各一钱 赤茯苓 山栀仁各七分 香附二钱 砂仁 甘草各五分 生姜三片

水煎服,随证加减。

阴虚生内热汤

当归 川芎 苍术 陈皮各八分 白芍 山栀 天花粉各六分 白术 麦门冬(夏月多用) 沙参各七分 玄参五分 黄柏三分 甘草二分 生姜三片

水煎服。或以怀山药代参、术,久服去川芎,冬月加破故纸。此方与下阴分生阳汤,义相发明。

阴分生阳汤

白术七分 白芍六分 当归一钱 甘草二分 苍术五分 陈皮八分 生姜三片 枣子一枚

或加参、苓,或以怀山药代参、苓。水煎服。入蜜亦可。加肉果、破故纸亦可,冬日尤宜用破故纸。盖主三焦者,乃下焦元气生发之根蒂也。

升阳益胃养荣汤

当归一钱全用,随参、术能补益。白芍八分炒,随白术能理脾。人参七分,山栀仁炒八分,甘草五分,如食菘菜,以蜜代之。白术五分,木通五分(以渐而减),生姜三片,枣子二枚,粳米一撮,水煎热服。盖苍术、山栀大能除郁,因食冷物,郁火于脾胃者,故属脾。脾者,土也。热伏地中,此病多因血虚而得之也。又有胃虚过食冷物,郁遏阳气于脾土之中,并宜服之。又肉果、补骨脂二物,冬月可服。以上三方,古庵所立,郁门曾纂其略,今更详之(《医学入门·外集·卷七·杂病妇人小儿外科总方·郁类》)。

参考文献

（明）李梴撰；田代华等整理. 医学入门［M］. 北京：人民卫生出版社，2006.

《古今医鉴》(1576 年)

原文

脉

脉多沉伏，或涩或芤。

证

《内经》曰：木郁达之。谓吐之，令其条达也。火郁发之。谓汗之，令其疏散也。土郁夺之。谓下之，令无壅滞也。金郁泄之。谓渗泄，解表利小便也。水郁折之。谓抑之，制其冲逆也。此治五郁之大要。盖郁者，结聚而不得发越也。当升者不得升，当降者不得降，当变化者不得变化也。此为传化失常。六郁者，气、湿、热、痰、血、食是也。丹溪曰：气血冲和，百病不生，一有怫郁，诸病生焉。

治

气郁，胸胁痛，脉沉涩，用香附童便浸炒、苍术、抚芎。

湿郁，周身走痛，或关节病，遇阴寒则发，脉沉缓，用苍术、川芎、白芷、茯苓、羌活、防风、柴胡。

热郁，目瞀，小便赤，脉沉数，用栀子、青黛、香附、苍术、抚芎、黄芩、天花粉。

痰郁，动则喘，寸口脉沉滑，用海石、南星、香附、瓜蒌仁、贝母、竹沥、姜汁。

血郁，四肢无力，能食，便红或黑，脉沉而涩，用桃仁泥、红花、牡丹皮、延胡索、川芎、香附。

食郁，嗳酸，饱闷，畏闻食气，人迎脉平和，气口脉紧盛，用苍术、香附、山楂、神曲、枳实。

方

六郁汤 开诸郁之总司也。

香附(童便浸炒) 苍术(米泔浸炒) 神曲(炒) 山栀仁(炒黑) 连翘 陈皮 抚芎 贝母(去心) 枳壳(炒) 白茯苓 苏梗各一钱 甘草五分

上锉一剂，水煎服。有痰，加南星、半夏。有热，加柴胡、黄芩。血郁，加桃仁泥、红花。湿郁，加白术、羌活。气郁，加木香，槟榔。食郁，加山楂、砂仁。

加味越鞠丸 解诸郁火痰气，开胸膈，进饮食。

苍术（米泔浸　姜汁炒）四两　　抚芎四两　　香附（童便浸炒）四两　　神曲（炒）四两　　栀子（炒黑）四两　　橘红一两五钱　　白术（炒）一两半　　黄芩（炒）一两半　　山楂（去核蒸熟）一两半

上为末，稀糊丸如桐子大。每服百丸，白汤下。

越鞠保和丸　〔批〕（按此方治诸郁之妙剂也）　扶脾开郁，行气消食，清热化痰。

苍术（米泔浸三宿　炒）一两　　抚芎（酒洗）一两　　神曲（炒）一两　　香附（童便浸炒）一两　　栀子（炒）五钱　　陈皮一两　　半夏（炮）一两　　白茯苓一两　　连翘五钱　　菜菔子（炒）五钱　　枳实（麸炒）一两　　白术三两　　黄连（酒炒）一两　　山楂（去核）二两　　木香五钱　　当归（酒洗）一两

上为末，姜汁泡，蒸饼为丸，如桐子大。每服五十丸，淡姜汤下，或酒下亦可（《古今医鉴·卷之四·郁证》）。

参考文献

龚信. 古今医鉴[M]. 北京：中国医药科技出版社，2014.

《新刻種杏仙方》（1581 年）

原文

诸气能令百病生，要知九气不同名，男宜调气兼和血，女要调经气顺行。治膈气、风气、寒气、忧气、惊气、喜气、怒气、山岚瘴气[1]、积聚痃气，心腹刺痛，不能饮食，时止时发，攻则欲死，用香附、郁金、甘草锉一剂，生姜煎服。

一方：治一切气不和，走注疼痛。用木香，温水磨浓，热酒调服。

一方：治惊气入心络，不能言。用密陀僧为末，每五分，好茶调服。

一方：治一切公私拂情，名利失志，抑郁烦恼，七情所伤，不思饮食，面黄形羸，胸膈诸证。用香附米一斤长流水浸三日，砂锅炒干为末，白茯神去木，为末，四两，搅匀，炼蜜丸，如弹子大。清晨细嚼一丸，白滚汤下，陈皮汤亦可。

一方：治气滞塞用苏子，煎汤服之。

一方：服萝卜，亦可。萝卜子煎汤服，皆可（《新刻種杏仙方·新刻種杏仙方卷之一》）。

参考文献

(明)龚廷贤辑；张镐京等点校. 种杏仙方·内府药方·药性分类[M]. 海口：海南出版社，2002.

注释

1. 山岚瘴气：又称"瘴毒"。指南方山林间湿热蒸郁而产生的一种病邪,类于自然疫源的性质,通常多指的是疟疾。

《医方考》(1584)

原文

山栀(炒黑)　青黛(飞)　香附(童便浸五日)　抚芎　神曲(炒)　苍术(米泔浸七日)

七情拂郁,吞酸,小便赤,脉来沉数者,此方主之。

一念动处便是火,故七情拂郁,皆能令人内热吞酸。小便赤为火。脉沉为郁,数为热。是方也,山栀、青黛之苦寒,可以导热。香附、苍术、抚芎之辛芳,可使解郁。神曲之陈腐,可使推陈而致新(《医方考·卷四·吞酸门第三十·火郁越鞠丸》)。

参考文献

(明)吴昆撰;洪青山校注.医方考[M].北京:中国中医药出版社,2007.

《仁术便览》(1585)

原文

郁者,结聚而不得发越也。诸病久,亦皆有郁。(《仁术便览·卷二·六郁》)

原文

治恼怒思虑,气滞而郁,一服即效。

附方

香附(童便浸炒)　贝母(去心)各一钱半　苍术　抚芎　神曲(炒)　山栀(炒)　橘红　茯苓　枳壳　苏梗各一钱　甘草三分

有痰加半夏、南星各一钱;有热加芩、连各八分,柴胡一钱;血郁加桃仁、红花各八分;湿加白术、羌活各一钱;气加木香五分,槟榔八分;食积山楂、砂仁各七分。

上水一盅半,生姜三片,水煎,温服(《仁术便览·卷二·六郁·开郁汤》)。

原文

治寡居独阴妇女,恶寒发热,类疟疾者,久不愈成劳病。

附方

柴胡二钱半　赤芍　牡丹皮(去木)各一钱半　青皮(炒)二钱　当归五分　生地五分　地骨皮一钱　香附(童便炒)一钱　川芎七分　连翘五分　栀子(炒)一钱　甘草三分　神曲八分

上锉,水一盏半,水煎服,粗渣再煎服,送下交感丹(《仁术便览·卷二·六郁·抑肝开郁汤》)。

参考文献

(明)张洁撰;郭瑞华,王全利,史雪校注.仁术便览[M].北京:中国中医药出版社,2015.

《黄帝内经灵枢注证发微》(1586年)

原文

此言胆经脉气之行,乃为第十一经也。腋下为胁,胁又名胠。曲骨之外为毛际,毛际两旁动脉为气冲。捷骨之下为髀厌,即髀枢也。胁骨之下为季胁。(属肝经穴,名章门。)骨为辅骨,外踝以上为绝骨。足面为跗。足大指本节后为歧骨。大指爪甲后为三毛。足少阳胆经起目锐眦之瞳子髎,由听会、客主人上行头角,循颔厌下悬颅、悬厘,由悬厘外循耳上发际,至曲鬓、率谷,由率骨外折,下耳后,循天冲、浮白、窍阴、完骨,又自完骨外折,循本神,过曲差,下至阳白,会睛明,复从睛明上行,循临泣、目窗、正营、承灵、脑空、风池至颈,过天牖,行手少阳之脉前,下至肩上,循肩井,却左右交出手少阳之后,过大椎、大抒、秉风,当秉风前入缺盆之外。其支者,自耳后颞颥间,过翳风之分,入耳中,过听宫,复自听宫至目锐眦瞳子髎之分。其支者,别自目外瞳子髎,而下大迎,合手少阳于䪼,当颧髎之分,下临颊车,下颈,循本经之前,与前之入缺盆者相合,下胸中天池之外,贯膈,即期门之所,络肝,下至日月之分,属于胆。自属胆处,循胁内章门之里,至气冲,绕毛际,遂横入髀厌者之环跳穴。其直行者,从缺盆下腋,循胸,历渊液、辄筋、日月,过季胁,循京门、带脉、五枢、维道、居髎,入上髎、中髎、长强,而下与前之入髀厌者相合。乃下循髀外,行太阳、阳明之间,历中渎、阳关,出膝外廉,抵阳陵泉。又自阳陵泉下于辅骨前,历阳交、外丘、光明,直下抵绝骨之端,循阳辅、悬钟,而下出外踝之前,至丘墟,循足面之临泣、五会、侠溪,乃上入小指次指之间,至窍阴而终。其支别者,自足跗面临泣,别行入大指,循歧骨内出大指端,还贯入爪甲,出三毛,以交于足厥阴肝经也。及其动穴验病,则为口苦,(胆汁味苦。)为善太息,(胆气不舒。)为心胁痛,不能转侧，（脉循胁里，出气街。）甚则面微有尘，体无膏泽，（脉所历处，少阳气郁为病。）足外反热，（脉循髀阳，出膝外廉，下外辅骨，抵绝骨，下外踝。）是胆本属少阳，而阳气上厥使然也。凡此皆主骨所生病耳。又有诸病之生，或出本经，或由合经，为头痛，（脉行于头。）为颔痛，（脉加颊车。）为目锐眦痛，（脉起于目。）为缺盆中肿痛，（脉入缺盆，支合缺盆。）为腋下肿，（脉从缺盆下腋，过胁。）为马刀侠瘿，（皆颈项腋胁所生疮名。）为汗出，（少阳有火。）为振寒，疟，（少阳为一阳，居阳之里，内有三阴，乃为半表半里，故为振寒，疟。）为胸、胁、肋、髀、膝外至胫、绝骨、外踝及诸节皆痛，（皆脉所经历处。）为足小指之次指，即第四指也，不能举用。然邪气盛则当泻之，正气虚则当补之，热则泻者疾去其针，寒则温者久留其针，脉陷下者则用艾以灸之，若不盛不虚则以本经取之，而不必求之足厥阴肝经也。所谓盛者，何以验之？人迎较寸口之脉大者一倍，则胆经为实，如《终始篇》所谓泻足少阳胆，而补足厥阴肝者是也。虚者何以验之？人迎较寸口之脉小者一倍，则胆经为虚，如《终始篇》所谓补足少阳胆，而泻足厥阴肝者是也。

胆重三两三铢，长三寸，在肝之短叶间，盛精汁三合。《素问·灵兰秘典论》云：胆者，中正之官，决断出焉（《黄帝内经灵枢注证发微·卷之二·经脉第十》）。

参考文献

（明）马蒔撰；王洪图，李砚青点校. 黄帝内经灵枢注证发微[M]. 北京：科学技术文献出版社，1998.

《万病回春》（1587 年）

原文

脉多沉伏。

郁证者，郁结而不散也。人之气血冲和，百病不生；一有郁结，诸病生焉。

五郁者，木火金水土，泄折达发夺之义是也。六郁者，气血痰湿热食结聚而不得发越也。气郁者，腹胁胀满、刺痛不舒、脉沉也。

木香调气散 治气郁证。

木香（另研）五分　乌药　香附　枳壳（麸炒）　青皮（去瓤）各一钱　砂仁五分　厚朴（姜炒）　陈皮各一钱　官桂二分　抚芎　苍术（米泔浸）各一钱　甘草三分

上锉一剂，生姜三片，水煎，磨木香同服。

血郁者，能食、便红、或暴吐紫血、病不移处，脉数涩也。

当归活血汤　治血郁证。

当归　芍药　抚芎　桃仁(去皮尖)各一钱　红花五分　牡丹皮　香附　乌药　枳壳(去瓤)　青皮各三分　官桂　干姜(炒黑)　甘草各三分

上锉一剂,生姜一片,水煎服。血结硬痛加大黄。

食郁者,嗳气作酸、胸腹饱闷作痛、恶食不思,右关脉紧盛也。

香砂平胃散　治食郁证。

苍术(米泔制)　厚朴(姜汁炒)　陈皮各二钱　香附(童便炒)一钱　砂仁五分　枳壳(麸炒)　山楂(去子)　麦芽(炒)　神曲(炒)　干姜各三分　木香五分　甘草三分

上锉一剂,生姜三片,萝卜子一撮,水煎,磨木香同服。

食郁久成块去干姜、加大黄。

一方　治食郁久,胃脘有瘀血作痛。

用生桃仁连皮细嚼,以生韭菜捣自然汁一盏送下,大能开提气血。

痰郁者,动则喘满气急,痰嗽不出、胸胁痛、脉沉滑也。

瓜蒌枳壳汤　治痰郁症;

瓜蒌(去壳)　枳实(麸炒)　桔梗　抚芎　苍术(米泔浸)　香附　杏仁(去皮尖)　片芩(去朽)　贝母(去心)各一钱　砂仁五分　陈皮一钱　木香(另研)五分

上锉一剂,生姜三片,水煎,入竹沥、姜汁少许,磨木香调服。

热郁者,即火郁也,小便赤涩、五心烦热、口苦舌干、脉数也。

火郁汤　治火郁症。

山栀　柴胡　干葛　抚芎　白芍　连翘　地骨皮各一钱　甘草三分

上锉一剂,水煎服。

湿郁者,周身骨节走注疼痛,遇阴雨即发,脉沉细而濡也。

渗湿汤。(方见湿门)

六郁越鞠者,解诸郁之总司也。

六郁汤　治诸郁,清火化痰,顺气开胸膈。

香附(童便制)　苍术(米泔制)　神曲　山栀　连翘　陈皮　川芎　贝母(去心)　枳壳(炒)　苏梗　甘草各一钱

上锉一剂,水煎服。有痰加南星、半夏;有热加柴胡、黄芩;血郁加桃仁、红花;湿加白术、羌活;气加木香、槟榔;食积加山楂、砂仁。

越鞠丸　解诸郁火、化痰气、开胸膈。

神曲(炒)　香附(童便浸一宿)　苍术(米泔浸)　川芎　山栀(炒)各等分

上为细末,水丸绿豆大。每服五六十九,空心温水送下。

补遗方

解郁调胃汤　治胃脘血液耗损,痰火内郁,水浆易下而食物难消,若噎膈之症,或气分之火壅遏于中而时作刺痛者,皆由怒、忧、思、虑、劳心所致也。

白术一钱　陈皮(盐水洗)一钱　白茯苓(去皮)一两　归尾(酒洗)一钱二分　赤芍(酒浸)八分　川芎六分　生地黄(酒洗　姜汁拌　晒干)八分　香附米八分　神曲(炒)七分　栀子仁(盐水炒)一钱二分　麦芽(炒)七分　桃仁(去皮)四两　生甘草四分

上锉一剂,生姜三片,水煎热服。

若胸膈刺痛加姜黄酒炒八分,若胸噎闷加枳壳麸炒七分,胸内烦热加黄连六分;大便不利加酒蒸大黄二钱二分,有痰加半夏姜汁炒八分,去地黄;饮食不美去地黄,加白术五分;呕吐加藿香一钱,去地黄、川芎、桃仁(《万病回春·卷之二·郁证》)。

参考文献

龚廷贤. 万病回春[M].北京:中国医药科技出版社,2014.

《云林神彀》(1591 年)

原文

脉多沉伏。

郁者郁结,名有六气,血痰湿热,并食结聚。其中不发越,须要分别六郁治。

六郁汤　中炒神曲,苍芎苏枳陈香附,连翘贝母炒山栀,茯苓甘草为佐助。(十二味)

七情气郁症,腹胁胀满痛,胸臆不通和,六脉多沉重。

木香调气　乌附桂、枳朴苍砂青陈皮,抚芎甘草各等分,水磨木香同服之。(十二味)

血郁脉数涩,能食便出红,或暴吐紫血,其痛不移通。

当归活血芎桂芍,桃仁红花乌枳壳,干姜香附牡丹皮,甘草青皮等分锉。(十三味)

食郁嗳酸气,胸腹饱闷滞,不食仍作痛,右关脉紧是。

香砂平胃　加枳壳,山楂麦芽神曲锉,干姜炒黑磨木香,十二味内要斟酌。

痰郁脉沉滑,重则气喘急,或者胸胁痛,痰咳嗽不出。

瓜蒌枳实　片黄芩,桔芎术附杏砂陈,贝母木香甘草入,生姜竹沥服加临。

（十三味）

热郁即火郁，小便黄赤涩，五心烦热躁，脉数舌干裂。

火郁汤　内用山栀，干葛柴胡地骨皮，连翘抚芎白芍药，甘草煎来郁可舒。（八味）

湿郁脉沉细，发时遇阴雨，周身骨节间，走注疼痛是。

渗湿汤方_{见中湿}

诸般郁结，扶脾理胃，消积散热，开郁行气。

越鞠保和丸　曲栀苍芎附半茯陈皮，枳连当归各一两，白术三两去芦枝，翘萝木香五钱入，山楂三两共研为，姜汁蒸饼丸梧子，七十姜汤任服之（十六味）（《云林神彀·卷一·郁证》）。

参考文献

周仲瑛，于文明.中医古籍珍本集成·综合卷·云林神彀［M］.长沙：湖南科学技术出版社，2014.

《众妙仙方》（1595年）

原文

交感丹　治一切贵宦商民偶名利失意，抑郁烦恼，七情所伤，不思饮食，面黄形羸，脑膈诸症极有效验。

香附米一斤，用瓦器炒令黄色，取净末一斤，用茯神去皮为末，四两，二末搅匀，炼蜜为丸如弹子大。每清晨细嚼一丸，用白滚汤下，陈度汤亦好（《众妙仙方4卷·裳妙仙方卷之一·脾胃门》）。

参考文献

冯时可.众妙仙方［M］.明万历23年乙未（1595）刻本.

《考证病源》（1597年）

原文

丹溪曰：气血冲和，百病不生。一有抑郁，诸病生焉。大抵诸病中多有兼郁者，或郁久而生病，或病久而生郁，故凡治病必以郁参治之。郁有六：气、血、湿、热、痰、食也。气郁者胸胁痛，脉沉涩；血郁者四肢无力，能食便红，脉沉芤结；湿郁者周身走痛，或关节痛，遇阴寒而发，脉沉细缓；热郁者，瞀闷，尿赤，脉沉而数；食郁者，嗳酸饱满，不喜饮食，人迎脉平，气口脉盛；痰郁者，动则喘满，寸脉沉滑，治以六郁汤、越鞠丸主之。湿加白术、羌活；气加木香、槟榔；食加山楂、砂仁;血加桃仁、红花;热加柴胡、黄芩;痰加半夏、南星;湿加白芷、茯苓;热加青黛;痰加南星、海石、瓜蒌仁;血加桃仁、红花;食加山楂、砂仁;气加木香。春加防风,夏加苦参,秋冬加吴茱萸(《考证病源·十、考证病源七十四种·郁有六名》)。

原文

健忘之病其因忧思过度,损伤心胞以致神舍不清,故令人转盼遗忘,宜养血安神,归脾汤、八物定志丸主之(《考证病源·十、考证病源七十四种·健忘血少忧郁而成》)。

原文

寡妇独阴无阳,多有抑郁之症,乍寒乍热,食减形瘦。宜用越鞠丸以开其郁,逍遥散以调经,经未绝者以厥阴之治,经已绝者以太阴治之(《考证病源·十、考证病源七十四种·女科杂症·寡妇心烦潮热多是郁生》)。

参考文献

(明)刘全德撰;黄素英点校.考证病源[M].上海:上海科学技术出版社,2004.

《医学原理》(1601年)

原文

大凡郁脉多沉伏,或结,或促代。气郁沉而涩,湿郁沉而缓,热郁沉而数,痰郁弦而滑,血郁芤而结,食郁滑而紧盛。郁在上,则脉见于寸口;郁在中,脉见于关,郁在下,脉见于尺。

《胗家枢要》云:血、气、食、积、痰、饮,一有留滞于其间,脉必因之而止节矣,但当求其有神则吉(《医学原理·卷之九·郁症门·郁脉法》)。

原文

大抵郁症,总宜顺气。但因多有不同,亦宜分疗,不可不察。

如气郁,脉沉胸胁痛,宜苍术、香附、抚芎之类行之。

如湿郁,脉多沉数,周身走痛,或关节疼,遇阴寒即发,宜苍术、白芷、茯苓、川芎之类为主治。

如热郁,脉沉而数,目瞀,小便数赤,宜桃仁、红花、栀子、青黛、香附、抚芎、苍术之类为主治。

如血郁,脉芤,四肢无力,小便赤,宜桃仁、红花、青黛、川芎、香附之类为主治。

如痰郁,脉弦滑,动则喘,宜海石、香附、南星、瓜蒌仁。

如食郁,左寸平和,右寸紧盛,咽腹胀不能食,宜山楂、神曲、针砂,或保和丸之类为主治。

凡治郁,春加防风,夏加苦参,秋冬加吴茱萸。

凡郁居中,悉以苍术、抚芎开提其气。假令食在气上,气升而食自降(《医学原理·卷之九·郁症门·治郁大法》)。

原文

郁者,结聚不得发越也,盖由当升者不得升,当降者不得降,应化者不得化,应行者不得行,传化失常,六郁之病见矣。是以用六郁汤为主加减。

如气郁,主方加乌药、木香、槟榔、枳壳、厚朴等辈。

如湿郁,主方倍苍术,加白术。

如热郁,主方加黄芩、黄连之类。

如痰郁,主方加南星、半夏、贝母、瓜蒌之类。

如血郁,主方桃仁、红花、五灵脂、没药之类。

如食郁,主方加山楂、麦芽、神曲之类(《医学原理·卷之九·郁症门·丹溪治郁活套》)。

原文

六郁汤

治一切郁症。夫郁因气滞不行,郁而成热,热而成湿,湿郁成痰,法当行郁气为主。经云:辛可以散滞。是以用橘红、香附、抚芎、砂仁等诸辛药以行滞气为本。半夏豁痰,用苍术、茯苓理湿,栀子清热,三者为标,佐甘草以和药性。

橘红(苦辛温)一钱　香附(辛温)七分　抚芎(辛温)一钱　砂仁(辛温)七分　半夏(辛温)八分　苍术(辛温)一钱　赤茯苓(甘淡平　解结气)一钱　栀子(苦寒)七分　甘草(甘温)五分

加姜三片,水钟半,煎八分,温服。

升发二陈汤

治痰郁,火邪于下。法当豁结升发火邪。是以用陈皮、抚芎行滞气,半夏、茯苓豁痰结,柴胡、升麻、防风等升发火邪,佐甘草和药性。

橘皮(辛温)一钱　抚芎(辛温)八分　半夏(辛温)钱半　茯苓(淡平)一钱　柴胡(苦寒)六分　防风(辛温)五分　升麻(苦寒)七分　甘草(甘温)五分

姜三片,水二钟,煎一钟,温服(《医学原理·卷之九·郁症门·治郁方》)。

参考文献

(明)汪机撰;储全根,万四妹校注.医学原理[M].北京:中国中医药出版社,2009.

《证治准绳·类方》(1602 年)

原文

越鞠丸丹溪　解诸郁。

香附　苍术(米泔浸一宿　炒)　川芎各二两　山栀(炒)　神曲各一两五钱

为末,滴水丸,如绿豆大。每服一百丸,白汤下。

气郁汤　治因求谋不遂,或横逆之来,或贫窘所迫,或暴怒所伤,或悲哀所致,或思念太过,皆为气郁,其状胸满胁痛,脉沉而涩者是也。

香附(童便浸一宿　焙干　杵去毛　为粗末)三钱　苍术　橘红　制半夏各一钱半　贝母(去心)　白茯苓　抚芎　紫苏叶(自汗则用子)　山栀仁(炒)各一钱　甘草　木香　槟榔各五分

生姜五片煎。如胸胁作痛,此有血滞也,宜参血郁汤治之。

湿郁汤　治因雨露所袭,或岚气所侵,或坐卧湿地,或汗出衣衫,皆为湿郁,其状身重而痛,倦怠嗜卧,遇阴寒则发,脉沉而细缓者是也。

苍术三钱　白术　香附　橘红　厚朴(姜汁炒)　半夏(制)　白茯苓　抚芎　羌活　独活各一钱　甘草五分

生姜五片,水煎。

虞抟云:一男子年二十九,三月间房事后,骑马渡溪,遇深渊沉没,幸得马健无事,连湿衣行十五里抵家,次日憎寒壮热,肢节烦疼,似疟非疟之状。一医作虚证治,而用补气血药,服之月余不效。又易一医,作劳瘵治,用四物汤加知、檗、地骨皮之类,及丹溪大补阴丸,倍加紫河车服,至九月反加满闷不食。乃顾倩有乳妇人在家,止吃人乳汁四五杯,不吃米粒。召予诊视,六脉皆洪缓,重按若牢,右手为甚。予作湿郁处治,用平胃散倍苍术,加半夏、茯苓、白术、川芎、香附、木通、砂仁、防风、羌活,加姜煎服,黄昏服一帖,一更时又进一帖,至半夜遍身发红丹如瘾疹,片时随没而大汗,索粥,与稀粥二碗,由是前病除减能食,仍与前方服三帖,后以茯苓渗湿汤倍加白术,服二十余帖平安。

血郁汤　凡七情郁结,盛怒叫呼,或起居失宜,或挫闪致瘀,一应饥饱劳役,皆能致血郁,其脉沉涩而芤,其体胸胁常有痛如针刺者是也。

香附(童便制)二钱　牡丹皮　赤曲　川通草　穿山甲　降真香　苏木　山楂肉　大麦芽(炒　研)各一钱　红花七分

水、酒各一半煎,去滓,入桃仁去皮泥七分,韭汁半盏,和匀通口服。

热郁汤　有阴虚而得之者,有胃虚食冷物,抑遏阳气于脾土中而得之者,其治法皆见发热条中。此则治夫非阴虚,非阳陷,亦不发热,而常自蒸蒸不解者也。

连翘四钱　薄荷叶　黄芩各一钱五分　山栀仁二钱　麦门冬(去心)三钱　甘草五分　郁金一钱　瓜蒌皮穰二钱

竹叶七片煎。

问:何不用苍术、香附、抚芎? 曰:火就燥,燥药皆能助火,故不用也。

痰郁于痰饮门求之,食郁于伤食门求之,故不著方(《证治准绳·类方·第二册·郁》)。

参考文献

(明)王肯堂撰;彭怀仁点校. 证治准绳·类方[M]. 北京:人民卫生出版社,1991.

《万氏家抄济世良方》(1602年)

原文

郁者结聚而不得发越也,诸病久亦皆有郁。

越鞠丸　解诸郁。

苍术　香附　抚芎　神曲　栀子(炒)各等分

上为末,水丸绿豆大。每服六七十丸,白汤下。

六感丸　治一切名利失意,抑郁烦恼,七情所伤,不思饮食,面黄形羸,胸膈诸症,极有神效。

香附米二斤(用瓦器炒令黄色取净末)一斤　茯神(去皮为末)四两

上为末,炼蜜丸弹子大。每服一丸,空心细嚼,白汤或降气汤下(降气汤方见气门)。

治气郁　胸胁痛,脉沉涩者是。

附方

香附(童便浸)　苍术(米泔浸)　抚芎

治湿郁　周身走痛或关节痛,遇阴寒则发,脉沉细者是。

附方

白芷　川芎　苍术　茯苓

治痰郁　动则喘,寸口脉沉滑者是。

附方

海石　香附　南星(姜制)

治热郁　瞀闷,小便赤,脉数者是。

附方

山栀(炒)　青黛　香附　苍术　抚芎

治血郁　四肢无力能食便红脉沉者是。

附方

桃仁(去皮)　红花　青黛(抚芎亦可)　香附

治食郁　嗳酸,腹饱不能食,左寸脉平和,右寸脉沉紧者是。

附方

苍术　香附　山楂　针砂(醋炒七次研极细末)　春加芎　夏加苦参　秋冬加吴茱萸

上为末,作丸服(《万氏家抄济世良方·卷二·六郁》)。

参考文献

齐馨,万表.万氏济世良方[M].北京:中医古籍出版社,1991.

《证治准绳·杂病》(1602 年)

原文

《六元正纪大论》曰:木郁达之,火郁发之,土郁夺之,金郁泄之,水郁折之。然调其气,过者折之,以其畏也,所谓泻之。王安道曰:木郁达之五句,治郁之法也。调其气一句,治郁之余法也。过者折之三句,调气之余法也。夫五法者,经虽为病由五运之郁所致而立,然扩而充之,则未尝不可也。且凡病之起也,多由乎郁,郁者、滞而不通之义。或因所乘而为郁,或不因所乘而本气自郁,皆郁也。岂惟五运之变能使然哉。郁既非五运之变可拘,则达之、发之、夺之、泄之、折之之法,固可扩焉而充之矣。木郁达之,达者、通畅之也。如肝性急,怒气逆,胠胁或胀,火时上炎,治以苦寒辛散而不愈者,则用升发之药,加以厥阴报使而从治之。又如久风入中为飧泄,及不因外风之人而清气在下为飧泄,则以轻扬之剂,举而散之。凡此之类,皆达之之法也。王氏谓吐之令其条达,为木郁达之。东垣谓食塞胸中,食为坤土,胸为金位,金主杀伐,与坤土俱在于上而旺于天,金能克木,故肝木生发之气伏于地下,非木郁而何?吐去上焦阴土之物,木得舒畅则郁结去矣,此木郁达之也。窃意王氏以吐训达,此不能使人无疑者,以为肺金盛而抑制肝木欤,则泻肺气举肝气可矣,不必吐也。以为脾胃浊气下流,而少阳清气不升欤,则益胃升阳可也,不必吐也。虽然木郁固有吐之之理,今以吐字总该达字,则是凡木郁皆当用吐矣,其可乎哉。至于东垣所谓食塞肺分,为金与土旺于上而克木,又不能使人无疑者,夫金之克木,五行之常道,固不待夫物伤而后能也。且为物所伤,岂有反旺之理。若曰吐去其物以伸木气,乃是反为木郁而施治,非为食伤而施治矣。夫食塞胸中而用吐,正《内经》所谓其高者因而越之之义耳。恐不劳引木郁之说以汩之也。火郁发之,发者,汗之也,升举之也。如腠理外闭,邪热怫郁,则解表取汗以散之。又如龙火郁甚于内,非苦寒降沉之剂可治,则用升浮之药,佐以甘温,顺其性而从治之,使势穷则止。如东垣升阳散火汤是也。凡此之类,皆发之之法也。土郁夺之,夺者,攻下也,劫而衰之也。如邪热入胃,用咸寒之剂以攻去之。又如中满腹胀,湿热内甚,其人壮气实者,则攻下之,其或势盛而不能顿除者,则劫夺其势而使之衰。又如湿热为痢,有非力轻之剂可治者,则或攻或劫,以致其平。凡此之类,皆夺之之法也。金郁泄之,泄者,渗泄而利小便也,疏通其气也。如肺金为肾水上原,金受火烁,其令不行,原郁而渗道闭矣。宜肃清金化,滋以利之。又如肺气膹满,胸凭仰息,非利肺气之剂,不足以疏通之。凡此之类,皆泄之之法也。王氏谓渗泄、解表、利小便,为金郁泄之。夫渗泄利小便,固为泄金郁矣,其解表二字,莫晓其意,得非以人之皮毛属肺,其受邪为金郁,而解表为泄之乎。窃谓如此,则凡筋病便是木郁,肉病便是土郁,此二字未当于理,今删去。且解表间于渗泄利小便之中,是渗泄利小便为二治矣。若以渗泄为滋肺生水,以利小便为直治膀胱,则直治膀胱,既责不在肺,何为金郁乎,是亦不通,故予易之曰,渗泄而利小便也。水郁折之,折者、制御也,伐而挫之也,渐杀其势也。如肿胀之病,水气淫溢而渗道以塞,夫水之所不胜者土也。今土气衰弱不能制之,故反受其侮,治当实其脾土,资其运化,俾可以制水而不敢犯,则渗道达而后愈。或病势既旺,非上法所能遽制,则用泄水之药以伐而挫之,或去菀陈莝,开鬼门,洁净府,三治备举,迭用以渐平之。王氏所谓抑之制其冲逆,正欲折挫其氾滥之势也。夫实土者、守也,泄水者、攻也,兼三治者、广略而决胜也。守也、攻也、广略也,虽俱为治水之法,然不审病者之虚实、久近浅深,杂焉而妄施治之,其不倾踬者寡矣。且夫五郁之病,固有法以治之矣,然邪气久客,正气必损,今邪气虽去,正气岂能遽平哉。苟不平调正气,使各安其位复其常，于治郁之余，则犹未足以尽治法之妙，故又曰然调其气。苟调之而其气犹或过而未服，则当益其所不胜以制之，如木过者当益金，金能制木，则木斯服矣。所不胜者，所畏者也，故曰过者折之，以其畏也。夫制物者，物之所欲也。制于物者，物之所不欲也。顺其欲则喜，逆其欲则恶。今逆之以所恶，故曰所谓泻之。王氏以咸泻肾、酸泻肝之类为说，未尽厥旨。虽然自调其气以下，盖经之本旨。故予推其义如此。若扩充为应变之用，则不必尽然也。丹溪言郁有六，气、血、湿、热、痰、食也。气郁，胸胁痛，脉沉而涩，宜香附、苍术、抚芎。湿郁，周身走痛，或关节痛，遇阴寒则发，其脉沉细，宜苍术、川芎、白芷、茯苓。热郁，目瞀，小便赤，其脉沉数，宜山栀、青黛、香附、苍术、抚芎。痰郁，动则喘，寸口脉沉滑，宜海石、香附、南星、瓜蒌仁。血郁，四肢无力，能食便红，其脉芤，宜桃仁、红花、青黛、川芎、香附。食郁，嗳酸，腹满不能食，右寸脉紧盛，宜香附、苍术、山楂、神曲、针砂。上诸郁药，春加防风，夏加苦参，秋冬加吴茱萸。苍术、抚芎，总解诸郁。凡郁皆在中焦，以苍术、抚芎开提其气以升之，假令食在气上，气升则食自除矣。余仿此。或问方论分门叙证，未尝有郁病之名，今出六郁之药何也？曰：夫人气之变，一如天地六淫而分之，故郁者，燥淫为病之别称也。燥乃阳明秋金之位化。经曰：金木者生成之终始。又曰：木气之下，金气乘之。盖物之化，从于生物之成，从于杀造化之道，于生杀之气，未始相离，犹权衡之不可轻重也。生之重杀之轻，则气弹散而不收。杀之重生之轻，则气敛涩而不通，是谓郁矣。郁有外邪内伤，外邪者，《内经》有六气五运胜克之郁，内应乎人气而生病者是也。用五郁而治，木郁者达之，火郁者发之，水郁者折之，土郁者夺之，金郁者泄之。内伤者，人之天真与谷气并，分布五脏，名五阳者，金、木、水、火、土之五气也，各司一脏，而金木则统为生杀之纪纲。以其五阳，又复相通移，五五二十五阳，于是一脏一五气，各有生、长、化、收、藏之用。虽各自为之用，然必归于肺。肺属金、主气，分阴阳，其化燥，其变敛涩，敛涩则伤其分布之政，不惟生气不得升，而收气亦不得降。故经曰：逆秋气则太阴不收，肺气焦满。又曰：诸气愤郁，皆属于肺，此之谓也。今观此集所云，郁病多在中焦，及六郁凡例之药，诚得其要矣。中焦者，脾胃也，水谷之海，法天地，生万物，体乾健之化，具坤静之德，五性备而冲和之气，五脏六腑皆禀乏以为主，荣卫由谷气之精悍所化，天真亦由谷气而充大。东垣所谓人身之清气、荣气、运气、卫气、春升之气，皆胃气之别称。然而诸气岂尽是胃气者哉，乃因胃气以资其生故也。脾胃居中心，心、肺在上，肾、肝在下，凡有六淫七情劳役妄动上下，所属之脏气，致虚实胜克之变，过于中者，而中气则常先，是故四脏一有不平，则中气不得其和而先郁矣。更有因饮食失节，停积痰饮，寒温不适所，脾胃自受，所以中焦致郁之多也。今以其药兼升降而用之者，盖欲升之，必先降之，而后得以升也。欲降之，必先升之，而后得以降也。老氏所谓：将欲取之，必先与之。其苍术足阳明药也，气味雄壮辛烈，强胃强脾，开发水谷气，其功最大。香附阴血中快气药也，下气最速，一升一降，以散其郁。抚芎者，足厥阴直达三焦，俾生发之气，上至头目，下抵血海，通疏阴阳气血之使者也。然用此不专开中焦而已，其胃主行气于三阳，脾主行气于三阴，脾胃既布，水谷之气行，纵是三阴三阳各脏腑自受其燥金之郁者，亦必因胃气可得而通矣。天真等气之不达，亦必可得而伸矣。况苍术尤能径入诸经，疏泄阳明之湿，通行敛涩者也。观此六郁药之凡例，其升降消导，皆因《内经》变而致，殆将于受病未深者设也。若或气耗血衰，津液枯竭，病已入深，宁复令人守此，不从病机大要治法，以有者求之，无者求之，盛者责之，虚者责之，必先五胜者哉。不然，如前条中风、伤寒外邪者，尚分虚实论治，何乃郁病属内伤多者，反不分之乎。先生之意当不止是，集书者不能备其辞也。曰：子言郁乃燥淫之别称，刘河间则又以怫郁属热者何也？曰：燥之为气，有凉有热而燥者，秋风气至大凉，革候肃杀坚劲，生气不扬，草木敛容，人物之象一也。在人身则腠理闭密，中外涩滞，气液皆不滑泽，是以《原病式》叙诸涩枯涸，干劲皴揭者，在燥淫条下，从化何如，《内经》有之，少阴、少阳热火下临，肺气上从，白起金用草木眚。河间又谓六气不必一气独为病，气有相兼，或风热胜湿成燥涩者，或肺受火热、致金衰耗津而燥者，或火热亢极，兼贼鬼水化、反闭塞而燥者，或因寒邪外闭腠理、阳气郁而成燥，其病在外，甚亦入内。或口食生冷，阳气内郁而成燥热者，其病在肉里，甚亦在外。或兼于湿者，湿主于否，因致怫郁成热以燥者。或兼风者，因热伤肺金不能平木，而生风胜湿而燥也。《易》曰：燥万物者，莫熯乎火。燥之从化者，其此之谓欤。至于论郁之为病，外在六经九窍四属，内在五脏六腑，大而中风、暴病、暴死、颠狂、劳瘵、消渴等疾，小而百病，莫不由是气液不能宣通之所致。治郁之法，有中外四气之异，在表者汗之，在内者下之。兼风者散之，热微者寒以和之，热甚者泻阳救水，养液润燥，补其已衰之阴。兼湿者，审其湿之太过不及，犹土之旱涝也。寒湿之胜，则以苦燥之，以辛温之。不及而燥热者，则以辛润之，以寒调之。大抵须得仲景之法治之，要各守其经气而勿违。然方论止叙风寒湿热四气之病，无燥火二淫之故。殆是从四时令气之伤人者，于秋不言伤其燥，而乃曰伤其湿者，为相火代君火行令于暑，故止言热而不言火，夫如是之天气合四时者尚不能明，况能推究人以一气之变，亦如天气六淫之分者乎。且人气之燥火二淫，常通贯于风寒湿热病中，尤多于四气之相移也。何以言之？在病之冲逆奔迫即属之火，气液不得通即属之燥，其火游行于五者之间,今不以为言,尚不可也。抑夫燥者,正属五行金气所化,而亦舍之,此何理焉。及观其所立气门,多是二淫之病,可见其不识人气有六化六变之道,宜乎其治气病之法,无端绪矣。

诊:郁脉多沉伏,郁在上则见于寸,郁在中则见于关,郁在下则见于尺。郁脉,或促、或结、或涩。滑伯仁云:气血食积痰饮,一有留滞于其间,则脉必因之而止涩矣。但当求其有神,所谓神者,胃气也(《证治准绳·杂病·第二册·诸气门·郁》)。

参考文献

(明)王肯堂撰;倪和宪点校.证治准绳·杂病证治准绳[M].北京:人民卫生出版社,2014.

《尰后方》(1610年)

原文

香附子一斤,四两酒浸,四两炒盐,水浸四两,醋浸四两,童便浸炒为末 枳壳一斤,水泡去穰,每个安巴豆仁二个,线扎,水煮三香,去仁,将壳晒干,为末 大皂角一斤,去筋丝为末乌药半斤,切片,酒炒为末。

醋打面糊为丸,梧子大。每服十九丸,盛者二十五丸或姜汤或酒送下(《尰后方·妇人郁结积滞腹痛等症》)。

参考文献

喻政.尰后方[M].北京:中医古籍出版社,2017.

《寿世保元》(1615年)

原文

脉多沉伏,或促,或细,或代。气郁则必沉而涩,湿郁则必沉而缓,热郁则必沉而数,痰郁则脉弦滑,血郁则脉芤而急促,食郁则脉必滑而紧盛。郁在上,见于寸,郁在中见于关,郁在下见于尺,左右皆然。

夫郁者,结聚而不得发越也,当升者不得升,当降者不得降,当变化者不得变化也。此为传化失常,六郁之病见矣。气郁者,胸膈痛,脉沉涩。湿郁者,周身走痛,或关节痛,遇阴寒则发,脉沉细。痰郁者,动则喘,寸口脉沉滑。热郁者,瞀闷,小便赤,脉沉数。血郁者,四肢无力,能食便红,脉沉。食郁者,嗳酸腹饱,不能食,人迎脉平和,气口脉紧盛者是也。

一论丹溪曰:血气冲和,百病不生,一有怫郁,诸病生焉。其症有六,气血痰湿热食是也。此方开诸郁之总司也。

六郁汤

香附(童便炒) 苍术(米泔浸) 神曲(炒) 栀子(炒) 连翘 陈皮 川芎
贝母 枳壳(麸炒) 白茯苓 苏梗各一钱 甘草五分

上锉一剂,水煎服。痰郁,加南星二钱、半夏二钱。热郁,加柴胡八分、黄芩二钱。血郁,加桃仁八分、红花八分。湿郁,加白术一钱五分、羌活一钱。气郁,加木香一钱、槟榔一钱。食郁,加山楂二钱、砂仁八分。

一论解诸郁火痰气,开胸膈,思饮食,行气消积散热,用此。

加味越鞠丸

苍术(米泔浸 姜汁炒)一两 抚芎一两 香附(童便浸三日 炒)一两 神曲
(炒)一两 栀子(炒)五钱 陈皮(去白)一两 白术(去芦炒)三两 黄连(酒炒)一两
山楂(去子)二两 白茯苓(去皮)一两 萝卜子(炒)五钱 连翘五钱 枳实(麸炒)
一两 当归(酒洗)一两 广木香五钱

上为末,姜汁打稀糊为丸,如梧桐子大,每服五六十丸,食后白汤送下。

一论气湿痰热血食六郁,此宽脾快膈之药也。

越鞠二陈丸

苍术(米泔浸) 山栀子(炒黑) 南芎 神曲(炒) 香附(童便炒) 山楂肉
陈皮 半夏(姜汁炒) 白茯苓(去皮) 海石 南星 天花粉各二两 枳壳(去穰
麸炒)一两五钱 甘草(炙)五钱(《寿世保元·卷二·郁症》)。

参考文献

(明)龚廷贤撰;孙洽熙等点校. 寿世保元[M]. 北京:中国中医药出版社,1993.

《医贯》(1617 年)

原文

《内经》曰:木郁则达之,火郁则发之,土郁则夺之,金郁则泄之,水郁则折之,然调其气,过者折之以其畏也,所谓泻之。

注《内经》者,谓达之,吐之也,令其条达也;发之,汗之也,令其疏散也;夺之,下之也,令其无壅凝也;泄之,谓渗泄、解表利、小便也;折之,谓制其冲逆也。予谓凡病之起,多由于郁。郁者,抑而不通之义。《内经》五法,为因五运之气所乘而致郁,不必作忧郁之郁。忧乃七情之病,但忧亦在其中。丹溪先生云:"气血冲和,百病不生。一有怫郁,诸病生焉"。又制为六郁之论,立越鞠丸以治郁,曰气、曰湿、曰热、曰痰、曰血、曰食,而以香附、抚芎、苍术开郁利气为主。谓气郁而湿滞,湿滞而成热,热郁而成痰,痰滞而血不行,血滞而食不消化,此六者相因为病者也。此说出而《内经》之旨始晦,《内经》之旨又因释注之误而复晦,此郁病之不明于世久矣。苟能神而明之,扩而充之,其于天下之病,思过半矣。

且以注《内经》之误言之。其曰达之谓吐之,吐中有发散之义。盖凡木郁者,乃少阳胆经半表半里之病,多呕酸吞酸证,虽吐亦有发散之益,但谓无害耳,焉可便以吐字该达字耶?达者,畅茂调达之义。王安道曰:"肝性急,怒气逆,肢胁或胀,火时上炎,治以苦寒辛散而不愈者,则用升发之药,加以厥阴报使而从治。又如久风入中为飧泄,及不因外风之入而清气在下为飧泄,则以轻扬之剂举而散之。凡此之类,皆达之之法也。"此王氏推广达之之义,甚好。

火郁则发之,发之汗之也,东垣升阳散火汤是也,使势穷则止。其实发与达不相远。盖火在木中,木郁则火郁,相因之理。达之即所以发之,即以达之之药发之,无有不应者,但非汗之谓也。汗固能愈,然火郁于中,未有不蒸蒸汗出,须发之得其术耳。

土郁夺之,谓下夺之。如中满腹胀,势甚不能顿除者,非力轻之剂可愈,则用咸寒峻下之剂,以劫夺其势而使之平,此下夺之义也。愚意谓夺不止下,如胃亦土也,食塞胃中,下部有脉,上部无脉,法当吐,不吐则死。《内经》所谓高者,因而越之,以吐为上夺,而衰其胃土之郁,亦无不可。东垣书引木郁于食填肺分,为金克木,何其牵强。

金郁泄之,如肺气满,胸凭仰息,非解利肺气之剂。不足以疏通之。只解表二字,足以尽泄金郁之义。不必更渗泄利小便,而渗利自在其中。况利小便是涉水郁之治法矣。

独水郁折之难解。愚意"然调其气"四句,非总结上文也,乃为折之二字。恐人不明,特说此四句,以申明之耳。然犹可也。水之郁而不通者,可调其气而愈。如经曰:"膀胱者,州都之官,津液藏焉,气化则能出矣。"肺为肾水上源,凡水道不通者,升举肺气,使上窍通则下窍通,若水注之法,自然之理。其过者,淫溢于四肢,四肢浮肿,如水之泛滥,须折之以其畏也。盖水之所畏者,土也。土衰不能制之,而寡于畏,故妄行。兹惟补其脾土,俾能制水,则水道自通。不利之利,即所谓泻之也。如此说,则折字与泻字,于上文接续,而折之之义益明矣。

《内经》五法之注,乃出自张子和,非王启玄旧文,故多误。予既改释其误,又推广其义,以一法代五法。神而明之,屡获其效,故表而书之。盖东方先生木，木者生生之气，即火气；空中之火，附于木中，木郁则火亦郁于木中矣。不特此也，火郁则土自郁，土郁则金郁，而水亦郁。五行相因，自然之理。唯其相因也，予以一方治其木郁，而诸郁皆因而愈。一方者何？逍遥散是也。方中唯柴胡、薄荷二味最妙。盖人身之胆木，乃甲木少阳之气。气尚柔嫩，象草穿地始出而未伸，此时被寒风一郁，即萎软抑遏，而不能上伸。不上伸则下克脾土，而金水并病矣。唯得温风一吹，郁气即畅达。盖木喜风，风摇则舒畅。若寒风则畏矣。温风者，所谓吹面不寒杨柳风也，木之所喜也。柴胡、薄荷辛而温者，辛也，故能发散；温也，故入少阳。立方之妙如此。其甚者，方中加左金丸。左金丸止黄连、吴茱萸二味。黄连但治心火。加吴茱萸气燥，肝之气亦燥，同气相求，故入肝以平木。木平则不生心火，火不刑金，而金能制木。不直伐木，而佐金以制木，此左金之所以得名也。此又法之巧者。然犹未也，一服之后，继用六味地黄加柴胡、芍药服之，以滋肾水，俾水能生木。逍遥散者，风以散之也；地黄饮者，雨以润之也。木有不得其天者乎？此法一立，木火之郁既舒，木不下克脾土，且土亦滋润，无燥熇之病，金水自相生。予谓一法可通五法者如此。岂惟是哉？推之大之，千之万之，其益无穷。

凡寒热往来，似疟非疟，恶寒发热呕吐吞酸嘈杂，胸痛肢痛，小腹胀闷，头晕盗汗，黄疸瘟疫疝气飧泄等证，皆对证之方。推而伤风、伤寒、伤湿，除直中外，凡外感者俱作郁看。以逍遥散加减出入，无不获效。如小柴胡汤、四逆散、羌活汤，大同小异，然不若此方之响应也。神而明之，变而通之，存乎人耳。倘一服即愈，少顷即发，或半日或一日又发，发之愈频愈甚，此必属下寒上热之假证，此方不宜复投，当改用温补之剂。如阳虚，以四君子汤加温热药。阴虚者，则以六味汤中加温热药。其甚者，尤须寒因热用，少以冷药从之，用热药冷探之法。不则拒格不入，非惟无益，而反害之。病有微甚，治有逆从。玄机之士，不须予赘（《医贯·卷之二·主客辨疑·郁病论》）。

原文

古方逍遥散

柴胡　薄荷　当归　芍药　陈皮　甘草　白术　茯神

加味者，加丹皮、山栀。予以山栀屈曲下行泄水，改用茱萸炒黄连（《医贯·卷之三·绛雪丹书·血症论·附方·郁病》）。

参考文献

赵献可.医贯[M].北京：中国中医药出版社，2009.

《质疑录》（1624年）

原文

人身之病，变端无穷。其治法则千态万状，有不可以一例拘者。丹溪之治病也，总不出乎气、血、痰三者。三者之中，又多兼郁。气用四君子，血用四物汤，痰用二陈汤，郁立越鞠丸，以为定法。王节斋极言之。而庸工学步邯郸，亦遂执此，以为医之能事尽此矣。夫丹溪之言，不过挈其大纲论之耳！若谓气病治气，血病治血，痰病治痰，郁病治郁，医又何难哉？（《质疑录·论治病不出气血痰郁》）

参考文献

张景岳.类经[M].太原：山西科学技术出版社，2013.

《类经》（1624年）

原文

（《素问·阴阳应象大论》）

帝曰：余闻上古圣人，论理人形，列别脏腑，端络经脉，会通六合，各从其经，气穴所发，各有处名，溪谷属骨，皆有所起，分部逆从，各有条理，四时阴阳，尽有经纪，外内之应，皆有表里，其信然乎？论理，讲求也。列别，分辨也。端言经脉之发端，络言支脉之横络。两经交至谓之会，他经相贯谓之通。十二经之表里，谓之六合。气穴溪谷、分部逆从等义，如《经脉篇》及《气穴》《气府》《皮部》《骨空》等论，各有详载，而此篇所答，则惟四时五行脏象气味之化，其他则散见各篇也。别，必列切。岐伯对曰：东方生风，风者天地之阳气，东者日升之阳方，故阳生于春，春王于东，而东方生风。风生木，风动则木荣也。木生酸，《洪范》曰：木曰曲直，曲直作酸。故凡物之味酸者，皆木气之所化。酸生肝，酸先入肝也。肝生筋，肝主筋也。筋生心，木生火也。肝主目，目者肝之官也。其在天为玄，玄，深微也。天道无穷，东为阳升之方，春为发生之始，故曰玄。在人为道，道者，天地之生意也。人以道为生，而知其所生之本，则可与言道矣。在地为化。化，生化也。有生化而后有万物，有万物而后有终始。凡自无而有，自有而无，总称曰化。化化生生，道归一气，故于东方首言之。化生五味，万物化生，五味具矣。道生智，生意日新，智慧出矣。玄生神。（玄冥之中，无有而无不有也，神神奇奇，所从生矣。按：在天为玄至此六句，他方皆无，而东独有之。盖东方为生物之始，而元贯四德，春贯四时，言东方之化，则四气尽乎其中矣。此盖通举五行六气之大法，非独指东方为言也。观《天元纪大论》有此数句，亦总贯五行而言，其义可见。详运气类三。神在天为风，飞扬散动，风之用也。鼓之以雷霆，润之以雨露，无非天地之神，而风则神之一者。又风为六气之首，故应东方。在地为木，五行在地，东方属木。在体为筋，筋属众体之木。**在脏为肝**，肝属五脏之木。**在色为苍**，苍属五色之木。**在音为角**，角属五音之木。**在声为呼**，怒则叫呼。**在变动为握**，握同搐搦，筋之病也。**在窍为目**，肝之窍也。**在味为酸**，木之味也。**在志为怒**。强则好怒，肝之志也。《宣明五气篇》曰：并于肝则忧。**怒伤肝**，怒出于肝，过则伤肝。**悲胜怒**；悲忧为肺金之志，故胜肝木之怒。悲则不怒，是其征也。**风伤筋**，同气相求，故风伤筋。**燥胜风**；燥为金气，故胜风木。**酸伤筋**，酸走筋，过则伤筋而拘挛。**辛胜酸**。辛为金味，故胜木之酸。

　　南方生热，阳极于夏，夏王于南，故南方生热。**热生火**，热极则生火也。**火生苦**，《洪范》曰：火曰炎上，炎上作苦。故物之味苦者，由火气之所化。**苦生心**，苦先入心也。**心生血**，心主血脉也。**血生脾**，火生土也。**心主舌**。舌为心之官也。**其在天为热**，六气在天者为热。**在地为火**，五行在地者为火。**在体为脉**，脉属众体之火。**在脏为心**，心属五脏之火。**在色为赤**，赤属五色之火。**在音为征**，征属五音之火。**在声为笑**，喜则发笑，心之声也。**在变动为忧**，心藏神，神有余则笑，不足故忧。**在窍为舌**，心之窍也。**在味为苦**，火之味也。**在志为喜**。心之志也。**喜伤心**，喜出于心，过则伤心。**恐胜喜**；恐为肾水之志，故胜心火之喜。恐则不喜，是其征也。**热伤气**，壮火食气也。**寒胜热**；水胜火也。**苦伤气**，苦从火化，故伤肺气，火克金也。又如阳气性升，苦味性降，气为苦遏，则不能舒伸，故苦伤气。**咸胜苦**。咸为水味，故胜火之苦。愚按：气为苦伤而用咸胜之，此自五行相制之理。若以辛助金，而以甘泄苦，亦是捷法。盖气味以辛甘为阳，酸苦咸为阴，阴胜者制之以阳，阳胜者制之以阴，何非胜复之妙？而其中宜否，则在乎用之权变耳。

　　中央生湿，土王中央，其气化湿。**湿生土**，湿润则土气王而万物生。**土生甘**，《洪范》曰：土爰稼穑，稼穑作甘。凡物之味甘者，皆土气之所化。**甘生脾**，甘先入脾也。**脾生肉**，脾主肌肉也。**肉生肺**，土生金也。**脾主口**。口唇者脾之官也。**其在天为湿**，气化于天，中央为湿。**在地为土**，形成于地，中央属土。**在体为肉**，肉属众体之土。**在脏为脾**，脾属五脏之土。**在色为黄**，黄属五色之土。**在音为宫**，宫属五音之土。**在声为歌**，得意则歌，脾之声也。**在变动为哕**，哕，于决切，呃逆也。**在窍为口**，脾之窍也。**在味为甘**，土之味也。**在志为思**。脾之志也。宣明五气篇曰：并于脾则畏。**思伤脾**，脾志为思，过则伤脾。**怒胜思**；怒为肝木之志，故胜脾土之思。怒则不思，是其征也。**湿伤肉**，脾主肉而恶湿，故湿胜则伤肉。**风胜湿**；木胜土也。**甘伤肉**，过于甘也。**酸胜甘**。酸为木味，故胜土之甘。

　　西方生燥，金王西方，其气化燥。**燥生金**，燥则刚劲，金气所生也。**金生辛**，《洪范》曰：金曰从革，从革作辛。故味辛者，皆金气之所化。**辛生肺**，辛先入肺也。**肺生皮毛**，肺主皮毛也。**皮毛生肾**，金生水也。**肺主鼻**。鼻者肺之官也。**其在天为燥**，气化于天，在西为燥。**在地为金**，形成于地，在西属金。**在体为皮毛**，皮毛属众体之金。**在脏为肺**，肺属五脏之金。**在色为白**，白属五色之金。**在音为商**，商属五音之金。**在声为哭**，悲哀则哭，肺之声也。**在变动为咳**，邪伤于肺，其病为咳。**在窍为鼻**，肺之窍也。**在味为辛**，金之味也。**在志为忧**。肺之志也。金气惨凄，故令人忧。《宣明五气篇》曰：并于肺则悲。**忧伤肺**，忧则气消，故伤肺也。**喜**

胜忧；喜为心火之志，能胜肺金之忧。喜则神畅，故胜忧也。**热伤皮毛**，热胜则津液耗而伤皮毛，火克金也。**寒胜热**；水制火也。**辛伤皮毛**，辛能散气，故伤皮毛。**苦胜辛**。苦为火味，故胜金之辛。

北方生寒，水王北方，其气化寒。**寒生水**，寒气阴润，其化为水。**水生咸**，洪范曰：水曰润下，润下作咸。故物之味咸者，皆水气之所化。**咸生肾**，咸先入肾也。**肾生骨髓**，肾主骨髓也。**髓生肝**，水生木也。**肾主耳**。耳者肾之官也。**其在天为寒**，气化于天，在北为寒。**在地为水**，形成于地，在北属水。**在体为骨**，骨属众体之水。**在脏为肾**，肾属五脏之水。**在色为黑**，黑属五色之水。**在音为羽**，羽属五音之水。**在声为呻**，气郁则呻吟，肾之声也。**在变动为栗**，战栗也。大寒甚恐则有之，故属水。**在窍为耳**，肾之窍也。按前篇金匮真言论云：南方赤色，开窍于耳。北方黑色，开窍于二阴。则耳又为心之窍。如本藏篇以耳之高下坚脆而验肾，则耳信为肾之窍，而又属于心也。**在味为咸**，水之味也。**在志为恐**。肾之志也。**恐伤肾**，恐则精却，故伤肾。凡猝然恐者多遗尿，甚则阳痿，是其征也。**思胜恐**；思为脾土之志，故胜肾水之恐。深思见理，恐可却也。**寒伤血**，寒则血凝涩，故寒伤血。阴阳应象大论云：寒伤形。盖形即血也。**燥胜寒**；燥则水涸故胜寒。**咸伤血**，咸从水化，故伤心血，水胜火也。食咸则渴，伤血可知。**甘胜咸**。甘为土味，故胜水之咸。按：新校正云：详此篇论所伤之旨，其例有三：东方云风伤筋、酸伤筋，中央云湿伤肉、甘伤肉，是自伤者也；南方云热伤气、苦伤气，北方云寒伤血、咸伤血，是伤己所胜也；西方云热伤皮毛，是被胜伤己也，辛伤皮毛，是自伤者也。凡此五方所伤，有此三例不同。愚按北方云燥胜寒，若以五行正序，当云湿胜寒；但寒湿同类，不能相胜，故曰燥胜寒也。诸所不同如此，盖因其切要者为言也。

故曰：天地者，万物之上下也；阴阳者，血气之男女也；左右者，阴阳之道路也；水火者，阴阳之征兆也；阴阳者，万物之能始也。故曰阴在内，阳之守也；阳在外，阴之使也。此节重出，注见阴阳类一。又天元纪大论亦稍同，详运气类三（《类经·三卷·藏象类·五、四时阴阳外内之应》）。

原文

（《灵枢·海论》）

黄帝问于岐伯曰：余闻刺法对夫子，夫子之所言，不离于营卫血气。夫十二经脉者，内属于腑脏，外络于肢节，夫子乃合之于四海乎？岐伯答曰：人亦有四海、十二经水。经水者，皆注于海，海有东西南北，命曰四海。黄帝曰：以人应之奈何？岐伯曰：人有髓海，有血海，有气海，有水谷之海，凡此四者，以应四海也。十二经水义见后。四海者，百川之宗。人亦有四海，则髓、血、气、水谷之海也。详如下文。黄帝曰：远乎哉，夫子之合人天地四海也，愿闻应之奈何？岐伯答曰：必先明知阴阳表里荥输所在，四海定矣。阴阳者，经脉之阴阳也。表里者，脏腑之内外也。荥输义详前十四。知此数者，则经络之道明而四海可定矣。输、腧、俞，本经皆通用。黄帝曰：定之奈何？岐伯曰：胃者水谷之海，其输上在气街，下至三里。人受气于水谷，水谷入口，藏于胃，以养五脏气，故五脏六腑之气味皆出于胃，而胃为水谷之海也。其胃气运行之输，上者在气街，即气冲穴。下者至三里，在膝下三寸。**冲脉者为十二经之海，其输上在于大杼，下出于巨虚之上下廉。**此即血海也。冲脉起于胞中，其前行者，并少阴之经，侠脐上行至胸中而散；其后行者，上循背里为经络之海；其上行者，出于颃颡；下行者，出于足。故其输上在于足太阳之大杼，下在于足阳明之巨虚上下廉。愚按：《动输篇》曰：胃为五脏六腑之海。太阴阳明论曰：阳明者表也，五脏六腑之海也。"《逆顺肥瘦篇》曰：夫冲脉者，五脏六腑之海也，五脏六腑皆禀焉。此篇言冲脉者，为十二经之海。若此诸论，则胃与冲脉，皆为十二经之海，亦皆为五脏六腑之海，又将何以辨之？故本篇有水谷之海、血海之分。水谷之海者，言水谷盛储于此，营卫由之而化生也。血海者，言受纳诸经之灌注，精血于此而蓄藏也。此固其辨矣，及考之痿论曰：阳明者，五脏六腑之海，主润宗筋，宗筋主束骨而利机关也。冲脉者，经脉之海也，主渗灌溪谷，与阳明合于宗筋，阴阳总宗筋之会，会于气街，而阳明为之长。盖阳明为多血多气之腑，故主润宗筋而利机关。冲脉为精血所聚之经，故主渗灌溪谷。且冲脉起于胞中，并少阴之大络而下行。阳明为诸经之长，亦会于前阴。故男女精血皆由前阴而降者，以二经血气总聚于此，故均称为五脏六腑十二经之海，诚有非他经之可比也。又冲脉义，详前二十七，所当互考。**膻中者为气之海，其输上在于柱骨之上下，前在于人迎。**膻中，胸中也，肺之所居。诸气者皆属于肺，是为真气，亦曰宗气。宗气积于胸中，出于喉咙，以贯心脉而行呼吸，故膻中为之气海。柱骨，项后天柱骨也。《忧恚无言篇》曰：颃颡者，分气之所泄也。故气海运行之输，一在颃颡之后，即柱骨之上下，谓督脉之喑门大椎也。一在颃颡之前，谓足阳明之人迎。**脑为髓之海，其输上在于其盖，下在风腑。**凡骨之有髓，惟脑为最巨，故诸髓皆属于脑，而脑为髓之海。盖，脑盖骨也，即督脉之囟会。风腑，亦督脉穴。此皆髓海之上下前后输也。**黄帝曰：凡此四海者，何利何害？何生何败？"岐伯曰："得顺者生，得逆者败；知调者和，不知调者害。**凡此四海，俱有顺逆。得顺者，知所养者也，故生。不知所养则逆矣，故败。**黄帝曰：四海之逆顺奈何？岐伯曰：气海有余者，气满胸中悗息面赤；气海不足，则气少不足以言。**气有余者，邪气实也。气不足者，正气虚也。下仿此。气海在胸中而属阳，故气实则胸中悗闷喘息，面热而赤。声由气发，气不足则语言轻怯，不能出声。脉要精微论曰：言而微，终日乃复言者，此夺气也。悗，母本切，又音瞒。**血海有余，则常想其身大，怫然不知其所病；血海不足，亦常想其身小，狭然不知其所病。**形以血充，故血有余则常想其身大。怫，怫郁也，重滞不舒之貌。血不足则常想其身小。狭，隘狭也，索然不广之貌。此皆血海不调之为病，病在血者徐而不显，故茫然不觉其所病。怫音佛。**水谷之海有余，则腹满；水谷之海不足，则饥不受谷食。**有余者，水谷留滞于中，故腹为胀满。不足者，脾虚则不能运，胃虚则不能纳，故虽饥不受谷食。**髓海有余，则轻劲多力，自过其度；髓海不足，则脑转耳鸣，胫痠眩冒，目无所见，懈怠安卧。**髓海充足，即有余也，故身轻而劲，便利多力，自有过人之度而无病也。若其不足，则在上者为脑转，以脑空而运，似旋转也。为耳鸣，以髓虚者精必衰，阴虚则耳鸣也。为胫痠，髓空无力也。为眩冒忽不知人，为目无所见，急惰安卧，皆以髓为精类，精衰则气去而诸证以见矣。**黄帝曰：余已闻逆顺，调之奈何？岐伯曰：审守其输而调其虚实，无犯其害，顺者得复，逆者必败。黄帝曰：善。**审守其输，谓审察其输穴如上文也。无犯其害，无盛盛，无虚虚也。顺者得复，逆者必败，切戒夫天时人事皆宜慎而不可忽也（《类经·九卷·经络类·三十二、人之四海》）。

140

原文

（《素问·疏五过论》）

黄帝曰：呜呼远哉！闵闵乎若视深渊，若迎浮云，视深渊尚可测，迎浮云莫知其际。闵闵，玄远无穷之谓。深渊有底，故可测。浮云无定，故莫知其际。六微旨大论亦有此数句，盖此言医道，彼言天道也。见运气类六。圣人之术，为万民式，论裁志意，必有法则，循经守数，按循医事，为万民副，故事有五过四德，汝知之乎？裁，度也。循经之循，因也。按循之循，察也。副，助也。医辨贤愚，愚者误多，故有五过。贤者道全，故有四德。王氏曰：德者，道之用，生之本，故不可不敬慎也。雷公避席再拜曰：臣年幼小，蒙愚以惑，不闻五过与四德，比类形名，虚引其经，心无所对。比类形名，公自言虽能比类形证名目，然亦皆虚引经义，而心则未明其深远，故无以对也。帝曰：凡未诊病者，必问尝贵后贱，虽不中邪，病从内生，名曰脱营。尝贵后贱者，其心屈辱，神气不伸，虽不中邪而病生于内。营者，阴气也。营行脉中，心之所主，心志不舒则血无以生，脉日以竭，故为脱营。中，去声。尝富后贫，名曰失精，五气留连，病有所并。尝富后贫者，忧煎日切，奉养日廉，故其五脏之精，日加消败，是为失精。精失则气衰，气衰则不运，故为留聚而病有所并矣。医工诊之，不在脏腑，不变躯形，诊之而疑，不知病名。如前二病者，求之内证则脏腑无可凭，求之外证则形躯无所据，诊者不明其故，则未有不疑而莫识其为何病也。身体日减，气虚无精，（其病渐深，则体为瘦减；其气日虚，则精无以生。《阴阳应象大论》曰，气归精，精食气故也。）病深无气，洒洒然时惊。及其病深，则真气消索，故曰无气。无气则阳虚，故洒然畏寒也。阳虚则神不足，故心怯而惊也。病深者，以其外耗于卫，内夺于荣。精气俱损，则表里俱困，故外耗于卫，内夺于荣，此其所以为深也。良工所失，不知病情，此亦治之一过也。虽曰良工，而不能察此，则不得其情，焉知其本，此过误之一也。

凡欲诊病者，必问饮食居处，饮食有膏粱藜藿之殊，居处有寒温燥湿之异，因常知变，必详问而察之。暴乐暴苦，始乐后苦，皆伤精气，精气竭绝，形体毁沮。乐则喜，喜则气缓，苦则悲，悲则气消，故苦乐失常皆伤精气，甚至竭绝，则形体毁沮。沮，坏也。乐音洛。沮，将鱼切。暴怒伤阴，暴喜伤阳，怒伤肝，肝藏血，故伤阴。喜伤心，心藏神，故伤阳。厥气上行，满脉去形。（厥气，逆气也。凡喜怒过度而伤其精气者，皆能令人气厥逆而上行。气逆于脉，故满脉。精脱于中，故去形。《阴阳应象大论》有此四句，见阴阳类一。）愚医治之，不知补泻，不知病情，精华日脱，邪气乃并，此治之二过也。不明虚实，故不知补泻。不察所因，故不知病情。以致阴阳败竭，故精华日脱。阳脱者邪并于阴，阴脱者邪并于阳，故曰邪气乃并。此愚医之所误，过之二也。

善为脉者，必以比类奇恒，从容知之，为工而不知道，此诊之不足贵，此治之三过也。比类，比别例类也。奇恒，异常也。从容，古经篇名，盖法在安详静察也。凡善诊者，必比类相求，故能因阴察阳，因表察里，因正察邪，因此察彼，是以奇恒异常之脉证，皆自从容之法而知之矣。《易》曰：引而伸之，触类而长之，天下之能事毕矣。其即比类之谓欤。工不知此，何诊之有，此过误之三也。又示从容论曰：脾虚浮似肺，肾小浮似脾，肝急沉散似肾，此皆工之所时乱也，然从容得之。详疾病类九。

诊有三常，必问贵贱，封君败伤，及欲侯王。三常，即常贵贱，常贫富，常苦乐之义。封君败伤者，追悔已往。及欲侯王者，妄想将来。皆致病之因。故贵脱势，虽不中邪，精神内伤，身必败亡。抑郁不伸，故精神内伤。迷而不达，不亡不已也。始富后贫，虽不伤邪，皮焦筋屈，痿躄[1]为挛。忧愁思虑，则心肺俱伤，气血俱损，故为是病。躄音璧，足不能行也。医不能严，不能动神，外为柔弱，乱至失常，病不能移，则医事不行，此治之四过也。戒不严，则无以禁其欲。言不切，则无以动其神。又其词色外为柔弱，而委随从顺，任其好恶，则未有不乱而至失其常者。如是则病不能移，其于医也何有？此过误之四也。

凡诊者，必知终始，有知余绪，切脉问名，当合男女。必知终始，谓原其始，要其终也。有知余绪，谓察其本，知其末也。切其脉必问其名，欲得其素履之详也。男女有阴阳之殊，脉色有逆顺之别，故必辨男女而察其所合也。离绝菀结，忧恐喜怒，五脏空虚，血气离守，工不能知，何术之语。离者失其亲爱，绝者断其所怀，菀谓思虑抑郁，结谓深情难解，忧则气沉，恐则气怯，喜则气缓，恚则气逆，凡此皆伤其内，故令五脏空虚，血气离守。医不知此，何术之有。菀，郁同。尝富大伤，斩筋绝脉，身体复行，令泽不息。大伤，谓甚劳甚苦也。故其筋如斩，脉如绝，以耗伤之过也。虽身体犹能复旧而行，然令泽不息矣。泽，精液也。息，生长也。故伤败结，留薄归阳，脓积寒炅。故，旧也。言旧之所伤，有所败结，血气留薄不散，则郁而成热，归于阳分，故脓血蓄积，令人寒炅交作也。炅，居永切，热也。粗工治之，亟刺阴阳，身体解散，四肢转筋，死日有期。粗工不知寒热为脓积所生，脓积以劳伤所致，乃治以常法，亟刺阴阳，夺而又夺，以致血气复伤，故身体解散，四肢转筋，则死日有期，谓非粗工之误之者耶？医不能明，不问所发，唯言死日，亦为粗工，此治之五过也。但知死日，而不知致死者，由于施治之不当，此过误之五也。凡此五者，皆受术不通，人事不明也。不通者，不通于理也。物理不通，焉知人事。以上五条，所不可不知也。

故曰圣人之治病也，必知天地阴阳，四时经纪；阴阳气候之变，人身应之，以为消长，此天道之不可不知也。五脏六腑，雌雄表里，刺灸砭石、毒药所主；脏腑有雌雄，经络有表里，刺灸石药各有所宜，此脏象之不可不知也。从容人事，以明经道，贵贱贫富，各异品理，问年少长，勇怯之理；经道，常道也。不从容于人事，则不知常道，不能知常，焉能知变？人事有不齐，品类有同异，知之则随方就圆，因变而施，此人事之不可不知也。审于部分，知病本始，八正九候，诊必副矣。八正，八节之正气也。副，称也。能察形色于分部，则病之本始可知；能察邪正于九候，则脉之顺逆可据，明斯二者，诊必称矣。此色脉之不可不知也。按：本篇详言五过，未明四德，而此节一言天道，一言脏象，一言人事，一言脉色，即四德也。明此四者，医道全矣，诚缺一不可也。治病之道，气内为宝，循求其理，求之不得，过在表里。（气内者，气之在内者也，即元气也。凡治病者，当先求元气之强弱，元气既明，大意见矣。求元气之病而无所得，然后察其过之在表在里以治之，斯无误也。此下五节，亦皆四德内事。愚按：气有外气，天地之六气也。有内气，人身之元气也。气失其和则为邪气，气得其和则为正气，亦曰真气。但真气所在，其义有三，曰上中下也。

上者所受于天,以通呼吸者也;中者生于水谷,以养荣卫者也;下者气化于精,藏于命门,以为三焦之根本者也。故上有气海,曰膻中也,其治在肺;中有水谷气血之海,曰中气也,其治在脾胃;下有气海,曰丹田也,其治在肾。人之所赖,惟此气耳,气聚则生,气散则死,故帝曰气内为宝,此诚最重之辞,医家最切之旨也。即如本篇始末所言,及终始等篇,皆惓惓以精气重虚为念,先圣惜人元气至意,于此可见。奈何今之医家,但知见病治病,初不识人根本。凡天下之理,亦焉有根本受伤而能无败者,伐绝生机,其谁之咎?所以余之治人,既察其邪,必观其正,因而百不失一,存活无算。故于诸章之注,亦必以元气为首务,实本诸此篇,非亿见也。凡心存仁爱者,其毋忽于是焉。又真义义,见疾病类四。**守数据治,无失俞理,能行此术,终身不殆。**此承上文而言表里阴阳,经络脏腑,皆有其数,不可失也。俞理,周身俞穴之理也。殆,危也。**不知俞理,五脏菀热,痈发六腑。**菀,积也。不知俞穴之理,妄施刺灸,则五脏菀积,其热痈乃发于六腑矣。是亦上文故伤败结、留薄归阳之义。**诊病不审,是为失常,谨守此治,与经相明。**若不详加审察,必失经常中正之道,故欲谨守治法者,在求经旨以相明也。经,即下文上经下经之谓。《上经》《上经》,揆度阴阳,奇恒五中,决以明堂,审于终始,可以横行。《上经》《上经》,古经名也。《病能论》曰:《上经》者,言气之通天;《下经》者,言病之变化也。揆度,切度之也。奇恒,言奇病也。五中,五内也。明堂,面鼻部位也。终始,灵枢篇名也。凡诊病者,能明《上经》、《下经》之理,以揆度阴;能察奇恒五中之色而决于明堂;能审脉候针刺之法于终始等篇之义。夫如是则心通一贯,应用不穷,目牛无全,万举万当,斯则高明无敌于天下,故可横行矣。)(《类经·十二卷·论治类·十八、五过四德》)

原文

(《素问·宣明五气》)

五味所入:酸入肝,酸化从木也。**辛入肺,**辛化从金也。**苦入心,**苦化从火也。**咸入肾,**咸化从水也。**甘入脾,**甘化从土也。**是谓五入。**五味各从其类,同气相求也。《九针论》仍有淡入胃一句。

五气所病:心为噫,噫,嗳气也。遍考《本经》,绝无嗳气一证,而惟言噫者,盖即此也。按《九针论》曰:心为噫。《刺禁论》曰:刺中心,一日死,其动为噫。《痹论》曰:心痹者,嗌干善噫。是皆言噫出于心也。然《诊要经终论》曰:太阴终者,善噫善呕。《脉解篇》曰:太阴所谓上走心为噫者,阴盛而上走于阳明,阳明络属心,故上走心为噫也。《口问篇》曰:寒气客于胃,厥逆从下上散,复出于胃,故为噫。由此观之,是心脾胃三脏皆有是证,盖由火土之郁,而气有不得舒伸,故为此证。噫,伊、隘二音。《释义》曰:饱食息也。《礼记》注曰:不寤之声。**肺为咳,**肺主气,其属金,邪挟金声,故病为咳。咳,康益切。**肝为语,**问答之声曰语,语出于肝,象木有枝条,多委曲也。**脾为吞,**脾受五味,故为吞。象土包容,为物所归也。**肾为欠,为嚏,**欠,呵欠也。嚏,喷嚏也。阳未静而阴引之,故为欠。阳欲达而阴发之,故为嚏。阴盛于下,气化于水,所以皆属乎肾。故凡阳盛者不欠,下虚者无嚏,其由于肾也可知。欠、嚏二义,具《口问篇》,详本类后七十九。嚏音帝。**胃为气逆、为哕、为恐,**胃为水谷之海,胃有不和,则为气逆。哕,呃逆也。胃中有寒则为哕。恐,肾之志也,胃属土,肾属水,土邪伤肾则为恐,故皆涉于胃也。哕,于决切。详义见针刺类五十三。**大肠、小肠为泄,**大肠为传道之腑,小肠为受盛之腑,小肠之清浊不分,则大肠之传道不固,故为泄利。**下焦溢为水,**下焦为分注之所,气不化则津液不行，故溢于肌肉而为水。**膀胱不利为癃，不约为遗溺**，膀胱为津液之腑，其利与不利皆由气化。有邪实膀胱，气不通利而为癃者；有肾气下虚，津液不化而为癃者，此癃闭之有虚实也。若下焦不能约束而为遗溺者，以膀胱不固，其虚可知。然《本输篇》曰：三焦者，太阳之别也，并太阳之正，入络膀胱，约下焦，实则闭癃，虚则遗溺。盖三焦为中渎之腑，水道之所由出，故三焦亦属膀胱也。癃，良中切。溺，娘料切。**胆为怒**，怒为肝志而胆亦然者，肝胆相为表里，其气皆刚，而肝取决于胆也。**是谓五病**。脏腑各五也（《类经·十五卷·疾病类·二十五、宣明五气》）。

原文

（《素问·举痛论》）

帝曰：余知百病生于气也，气之在人，和则为正气，不和则为邪气。凡表里虚实，逆顺缓急，无不因气而至，故百病皆生于气。**怒则气上，喜则气缓，悲则气消，恐则气下，寒则气收，炅则气泄，惊则气乱，劳则气耗，思则气结，九气不同，何病之生？** 炅，居永切，热也。**岐伯曰：怒则气逆，甚则呕血及飧泄，故气上矣。** 怒，肝志也。怒动于肝，则气逆而上，气逼血升，故甚则呕血。肝木乘脾，故为飧泄。肝为阴中之阳，气发于下，故气上矣。及飧泄三字，《甲乙经》作飧而气逆，于义亦妥。飧音孙。**喜则气和志达，荣卫通利，故气缓矣。** 气脉和调，故志畅达。荣卫通利，故气徐缓。然喜甚则气过于缓而渐至涣散，故《调经论》曰：喜则气下。《本神篇》曰：喜乐者，神惮散而不藏。义可知也。**悲则心系急，肺布叶举而上焦不通，荣卫不散，热气在中，故气消矣。** 悲生于心则心系急，并于肺则肺叶举，故《宣明五气篇》曰：精气并于肺则悲也。心肺俱居膈上，故为上焦不通。肺主气而行表里，故为营卫不散。悲哀伤气，故气消矣。**恐则精却，却则上焦闭，闭则气还，还则下焦胀，故气不行矣。** 恐惧伤肾则伤精，故致精却。却者，退也。精却则升降不交，故上焦闭。上焦闭则气归于下，病为胀满而气不行，故曰恐则气下也。《本神篇》曰：忧愁者，气闭塞而不行。恐惧者，神荡惮而不收。**寒则腠理闭，气不行，故气收矣。** 腠，肤腠也。理，肉理也。寒束于外则玄府闭密，阳气不能宣达，故收敛于中而不得散也。**炅则腠理开，荣卫通，汗大泄，故气泄矣。** 热则流通，故腠理开。阳从汗散，故气亦泄。**惊则心无所倚，神无所归，虑无所定，故气乱矣。** 大惊卒恐，则神志散失，血气分离，阴阳破散，故气乱矣。**劳则喘息汗出，外内皆越，故气耗矣。** 疲劳过度，则阳气动于阴分，故上奔于肺而为喘，外达于表而为汗。阳动则散，故内外皆越而气耗矣。**思则心有所存，神有所归，正气留而不行，故气结矣。** 思之无已，则系恋不释，神留不散，故气结也。愚按：世有所谓七情者，即本经之五志也。五志之外，尚余者三。总之曰：喜怒思忧恐惊悲畏，其目有八，不止七也。然情虽有八，无非出于五脏。如《阴阳应象大论》曰：心在志为喜，肝在志为怒，脾在志为思，肺在志为忧，肾在志为恐。此五脏五志之分属也。至若五志有互通为病者，如喜本属心，而有曰肺喜乐无极则伤魄，是心肺皆主于喜也。盖喜生于阳，而心肺皆为阳脏，故喜出于心而移于肺，所谓多阳者多喜也。又若怒本属肝，而有曰胆为怒者，以肝胆相为表里，肝气虽强而取决于胆。有曰血并于上，气并于下，心烦惋善怒者，以阳为阴胜，故病及于心也。有曰肾盛怒而不止则伤志，有曰邪客于足少阴之络、令人无故善怒者，以怒发于阴而侵乎肾也。是肝胆心肾四脏皆能病怒，所谓多阳者多怒，亦曰阴出之阳则怒也。又若思本属脾，而此曰思则心有所存，神有所归，正气留而不行，故气结矣。盖心为脾之母，母气不行则病及其子,所以心脾皆病于思也。又若忧本属肺,而有曰心之变动为忧者,有曰心小则易伤以忧者,盖忧则神伤,故伤心也。有曰精气并于肝则忧者,肝胜而侮脾也。有曰脾忧愁而不解则伤意者,脾主中气,中气受抑则生意不伸,故郁而为忧。是心肺肝脾四脏,皆能病于忧也。又若恐本属肾,而有曰恐惧则伤心者,神伤则恐也。有曰血不足则恐,有曰肝虚则恐者,以肝为将军之官,肝气不足,则怯而恐也。有曰恐则脾气乘矣,以肾虚而脾胜之也。有曰胃为气逆为哕为恐者,以阳明土胜,亦伤肾也。是心肾肝脾胃五脏皆主于恐而恐则气下也。五志互病之辨,既详如上。此外尚有病悲者,如曰肝悲哀动中则伤魂,悲伤于肝。有曰精气并于肺则悲,有曰悲则肺气乘矣,亦金气伤肝也。有曰心虚则悲,有曰神不足则悲,有曰悲哀太甚则胞络绝,胞络绝则阳气内动,发则心下崩,数溲血者,皆悲伤于心也。此肝肺心三脏皆病于悲而气为之消也。有病为惊者,曰东方色青,入通于肝,其病发惊骇,以肝应东方风木,风主震动而连乎胆也。有曰阳明所谓甚则厥,闻木音则惕然而惊者,肝邪乘胃也。有曰惊则心无所倚,神无所归者,心神散失也。此肝胆胃心四脏皆病于惊而气为之乱也。有病为畏者,曰精气并于脾则畏,盖并于脾则伤于肾,畏由恐而生也。由此言之,是情志之伤,虽五脏各有所属,然求其所由,则无不从心而发。故《本神篇》曰:心怵惕思虑则伤神,神伤则恐惧自失。《邪气脏腑病形篇》曰:忧愁恐惧则伤心。《口问篇》曰:悲哀忧愁则心动,心动则五脏六腑皆摇。可见心为五脏六腑之大主,而总统魂魄,兼该志意。故忧动于心则肺应,思动于心则脾应,怒动于心则肝应,恐动于心则肾应,此所以五志惟心所使也。设能善养此心而居处安静,无为惧惧,无为欣欣,婉然从物而不争,与时变化而无我,则志意和,精神定,悔怒不起,魂魄不散,五脏俱安,邪亦安从奈我哉?(《类经·十五卷·疾病类·二十六、情志九气》)

原文

肝疟者,令人色苍苍然,太息,其状若死者,刺足厥阴见血。肝属木,故色苍苍然。肝郁则气逆,故太息。木病则坚强,故其状若死。刺足厥阴见血者,王氏曰中封主之。按:上文已言足厥阴等疟,而此重言之。盖上文所言者,言经病也,故复明脏病之详如此,下文脾肾胃三脏义同(《类经·十六卷·疾病类·五十、诸经疟刺》)。

原文

黄帝曰:人之太息者,何气使然?岐伯曰:忧思则心系急,心系急则气道约,约则不利,故太息以伸出之。太息者,息长而大,即叹息也。约,犹束缚也。忧愁思虑,则气抑不伸而心系急,气道约,约则满闷于中,此叹息之不容已也。补手少阴、心主、足少阳留之也。手少阴,心经也。心主,手厥阴经也。足少阳,胆经也。助木火之脏,则阳气可舒,抑郁可解,故皆宜留针补之(《类经·十八卷·疾病类·七十九、口问十二邪之刺》)。

原文

(《灵枢·行针》)

黄帝问于岐伯曰:余闻九针于夫子,而行之于百姓,百姓之血气各不同形，或神动而气先针行，或气与针相逢，或针已出气独行，或数刺乃知，或发针而气逆，或数刺病益剧，凡此六者，各不同形，愿闻其方。言受针之人，有此六者之异。岐伯曰：重阳之人，其神易动，其气易往也。黄帝曰：何谓重阳之人？岐伯曰：重阳之人，熇熇高高，言语善疾，举足善高，心肺之藏气有余，阳气滑盛而扬，故神动而气先行。重阳之人，阳胜者也。熇熇[2]，明盛貌。高高，不屈之谓。心肺为二阳之脏，阳气滑盛而扬，故神易于动，气先针而行也。熇，郝、枵二音，又呼木切。黄帝曰：重阳之人而神不先行者何也？岐伯曰：此人颇有阴者也。黄帝曰：何以知其颇有阴也？岐伯曰：多阳者多喜，多阴者多怒，数怒者易解，故曰颇有阴，其阴阳之离合难，故其神不能先行也。光明爽朗，阳之德也。沉滞抑郁，阴之性也。故多阳则多喜，多阴则多怒。然数怒者，颇有阴也。易解者，本乎阳也。阳中有阴，未免阳为阴累，故其离合难而神不能先行也。黄帝曰：其气与针相逢奈何？岐伯曰：阴阳和调而血气淖泽滑利，故针入而气出，疾而相逢也。相逢者，针入气即至，言其应之速也。淖，乃到切。黄帝曰：针已出而气独行者，何气使然？岐伯曰：其阴气多而阳气少，阴气沉而阳气浮者内藏，故针已出，气乃随其后，故独行也。阴性迟缓，其气内藏，故阴多于阳者，其针已出，气乃随后而独行也。黄帝曰：数刺乃知，何气使然？岐伯曰：此人之多阴而少阳，其气沉而气往难，故数刺乃知也。此亦阴滞，故气往为难。往，至也。较之上节，则此为更甚耳。黄帝曰：针入而气逆者，何气使然？岐伯曰：其气逆与其数刺病益甚者，非阴阳之气浮沉之势也，此皆粗之所败，工之所失，其形气无过焉。逆从弗失，何至气逆？补泻得宜，何以病益甚？凡若此者，乃医之所败所失，非阴阳表里形气之过也（《类经·二十卷·针刺类·二十二、行针血气六不同》）。

原文

帝曰：五运之化，太过何如？此下言五运之太过也。岁运有余为太过，如甲丙戊庚壬，五阳年是也。若过而有制，则为平岁，不在太过之例。岐伯曰：岁木太过，风气流行，脾土受邪。六壬岁也。木之化风，木胜则克土，故脾脏受邪。民病飧泄食减，体重烦冤，肠鸣腹支满。水谷不化，故飧泄。脾虚不运，故食减。脾主肌肉，其气衰，故体重。脾脉从胃别上膈注心中，故烦冤。冤，抑郁不舒也。《口问篇》曰：中气不足，肠为之苦鸣。《藏气法时论》曰：脾虚则腹满肠鸣，飧泄食不化。上应岁星。木星也。木气胜，则岁星明而专其令。甚则忽忽善怒，眩冒巅疾。木胜则肝强，故善怒。厥阴随督脉而会于巅，故眩冒巅疾（《类经·二十四卷·运气类·十、五运太过不及下应民病上应五星德化政令灾变异候》）。

原文

帝曰：善。郁之甚者，治之奈何？此以下详明五郁之治也。天地有五运之郁，人身有五脏之应，郁则结聚不行，乃致当升不升，当降不降，当化不化，而郁病作矣。故或郁于气，或郁于血，或郁于表，或郁于里，或因郁而生病，或因病而生郁。郁而太过者，宜裁之抑之；郁而不及者，宜培之助之。大抵诸病多有兼郁，此所以治有不同也。岐伯曰：木郁达之，达，畅达也。凡木郁之病，风之属也。其脏应肝胆，其经在胁肋，其主在筋爪，其伤在脾胃、在血分。然土喜调畅，故在表者当疏其经，在里者当疏其脏，但使气得通行皆谓之达。诸家以吐为达者，又安足以尽之？火郁发之，发，发越也。凡火郁之病，为阳为热之属也。其脏应心主、小肠、三焦，其主在脉络，其伤在阴分。凡火所居，其有结聚敛伏者，不宜蔽遏，故当因其势而解之、散之、升之、扬之，如开其窗，如揭其被，皆谓之发，非独止于汗也。土郁夺之，夺，直取之也。凡土郁之病，湿滞之属也。其脏应脾胃，其主在肌肉四肢，其伤在胸腹。土畏壅滞，凡滞在上者夺其上，吐之可也；滞在中者夺其中，伐之可也；滞在下者夺其下，泻之可也。凡此皆谓之夺，非独止于下也。金郁泄之，泄，疏利也。凡金郁之病，为敛为闭、为燥为塞之属也。其脏应肺与大肠，其主在皮毛声息，其伤在气分。故或解其表，或破其气，或通其便，凡在表在里、在上在下皆可谓之泄也。水郁折之，折，调制也。凡水郁之病，为寒为水之属也。水之本在肾，水之标在肺，其伤在阳分，其反克在脾胃。水性善流，宜防泛溢。凡折之之法，如养气可以化水，治在肺也；实土可以制水，治在脾也；壮火可以胜水，治在命门也；自强可以帅水，治在肾也；分利可以泄水，治在膀胱也。凡此皆谓之折，岂独抑之而已哉？然调其气，然，如是也。用是五法以去其郁，郁去则气自调矣。过者折之，以其畏也，所谓泻之。此承上文而言郁之甚者，其邪聚气实则为太过之病，过者畏泻，故以泻为畏。如《至真要大论》曰：木位之主、其泻以酸、火位之主、其泻以甘、土位之主、其泻以苦、金位之主、其泻以辛、水位之主、其泻以咸之类，是即治以所畏也。帝曰：假者何如？岐伯曰：有假其气，则无禁也。所谓主气不足、客气胜也。假，假借也。气有假借者，应热反寒，应寒反热也，则亦当假以治之，故可以热犯热、以寒犯寒而无禁也。温凉亦然。如《五常政大论》曰假者反之，《至真要大论》曰反者反治，即无禁之义。然气之有假者，乃主不足而客胜之。盖主气之寒热有常，而客气之阴阳多变，故有非时之相加，则亦当有变常之施治也。假者反治诸义，当考论治会通。帝曰：至哉！圣人之道，天地大化运行之节，临御之纪，阴阳之政，寒暑之令，非夫子孰能通之？请藏之灵兰之室，署曰六元正纪，非斋戒不敢示，慎传也。此总结六元正纪，以示珍重也（《类经·

二十六卷·运气类·二十三、五郁之发之治》）。

原文

木郁之发，民病胃脘当心而痛。土郁之发则心痛。金郁之发，心胁满引小腹，暴痛不可反侧。水郁之发，民病寒客心痛。火郁之发，民病骨痛，腹中暴痛。运气二十三（《类经·三十二卷·会通类·十三、疾病（下）·（十八）诸痛》）。

参考文献

（明）张介宾撰；郭洪耀，吴少祯校注. 类经［M］. 北京：中国中医药出版社，1997.

注释

1. 痿躄：病名，痿之又名。主要指四肢痿弱、足不能行。
2. 熇熇（hè）：火势旺盛的意思。

《景岳全书》（1624 年）

原文

凡五气之郁，则诸病皆有，此因病而郁也；至若情志之郁，则总由乎心，此因郁而病也。第自古言郁者，但知解郁顺气，通作实邪论治，不无失矣。兹予辨其三证，庶可无误，盖一曰怒郁，二曰思郁，三曰忧郁。如怒郁者，方其大怒气逆之时，则实邪在肝，多见气满腹胀，所当平也。及其怒后而逆气已去，惟中气受伤矣，既无胀满疼痛等证，而或为倦怠，或为少食，此以木邪克土，损在脾矣，是可不知培养而仍在消伐，则所伐者其谁乎？此怒郁之有先后，亦有虚实，所当辨治者如此。又若思郁者，则惟旷女嫠妇[1]，及灯窗困厄，积疑任怨者皆有之。思则气结，结于心而伤于脾也。及其既甚，则上连肺胃而为咳喘，为失血，为膈噎，为呕吐；下连肝肾，则为带浊，为崩淋，为不月，为劳损。若初病而气结为滞者，宜顺宜开；久病而损及中气者，宜修宜补。然以情病者，非情不解，其在女子，必得愿遂而后可释，或以怒胜思，亦可暂解；其在男子，使非有能屈能伸，达观上智者，终不易却也。若病已既成，损伤必甚而再行消伐，其不明也亦甚矣。又若忧郁病者，则全属大虚，本无邪实，此多以衣食之累，利害之牵，及悲忧惊恐而致郁者，总皆受郁之类。盖悲则气消，忧则气沉，必伤脾肺；惊则气乱，恐则气下，必伤肝肾。此其戚戚悠悠，精气但有消索，神志不振，心脾日以耗伤。凡此之辈，皆阳消证也，尚何实邪？使不知培养真元而再加解散，真与鹭鸶脚上割股者何异？是不可不详加审察，以济人之危也。

一、怒郁之治：若暴怒伤肝，逆气未解，而为胀满或疼痛者，宜解肝煎、神香散，或六郁汤，或越鞠丸；若怒气伤肝，因而动火，以致烦热，胁痛胀满或动血者，宜化肝煎；若怒郁不解或生痰者，宜温胆汤；若怒后逆气既散，肝脾受伤，而致倦怠食少者，宜五味异功散，或五君子煎，或大营煎、归脾汤之类调养之。

二、思郁之治：若初有郁结滞逆不开者，宜和胃煎加减主之，或二陈汤，或沉香降气散，或启脾丸皆可择用。凡妇人思郁不解，致伤冲任之源，而血气日亏，渐至经脉不调，或短少渐闭者，宜逍遥饮或大营煎。若思忆不遂，以致遗精带浊，病在心肺不摄者，宜秘元煎。若思虑过度，以致遗精滑泄及经脉错乱，病在肝肾不固者，宜固阴煎。若思郁动火，以致崩淋失血，赤带内热，经脉错乱者，宜保阴煎。若思郁动火，阴虚肺热，烦渴，咳嗽见血，或骨蒸夜热者，宜四阴煎或一阴煎酌宜用之。若生儒塞厄，思结枯肠，及任劳任怨，心脾受伤，以致怔忡健忘，倦怠食少，渐至消瘦，或为膈噎呕吐者，宜寿脾煎或七福饮；若心膈气有不顺或微见疼痛者，宜归脾汤，或加砂仁、白豆蔻、丁香之类以微顺之。

三、忧郁内伤之治：若初郁不开，未至内伤而胸膈痞闷者，宜二陈汤、平胃散，或和胃煎，或调气平胃散，或神香散，或六君子汤之类以调之；若忧郁伤脾而吞酸呕恶者，宜温胃饮或神香散；若忧郁伤脾肺而困倦、怔忡、倦怠、食少者，宜归脾汤或寿脾煎；若忧思伤心脾，以致气血日消，饮食日减，肌肉日削者，宜五福饮、七福饮，甚者大补元煎（《景岳全书·卷之十九明集·杂证谟·郁证·论情志三郁证治（共四条）》）。

原文

凡诸郁滞，如气、血、食、痰、风、湿、寒、热，或表或里，或脏或腑，一有滞逆，皆为之郁，当各求其属，分微甚而开之，自发不愈。气郁者，宜木香、沉香、香附、乌药、藿香、丁香、青皮、枳壳、茴香、厚朴、抚芎、槟榔、砂仁、皂角之类；血郁者，宜桃仁、红花、苏木、肉桂、延胡、五灵脂、牡丹皮、川芎、当归、大黄、朴硝之类；食郁者，宜山楂、麦芽、神曲、枳实、三棱、蓬术、大蒜、萝卜，或生韭饮之类；痰郁者，宜半夏、南星、海石、栝蒌、前胡、贝母、陈皮、白芥子、玄明粉、海藻、皂角、牛黄、天竺黄、竹沥之类；风郁者，宜麻黄、桂枝、柴胡、升麻、干葛、紫苏、细辛、防风、荆芥、薄荷、生姜之类；湿郁者，宜苍术、白术、茯苓、泽泻、猪苓、羌活、独活之类。寒郁者，宜干姜、肉桂、附子、吴茱萸、荜茇、胡椒、花椒之类；热郁者，宜黄连、黄柏、黄芩、栀子、石膏、知母、龙胆草、地骨皮、石斛、连翘、天花粉、玄参、犀角、童便、绿豆之类。以上诸郁治法，皆所以治实邪也。若阳虚则气不能行,阴虚则血不能行,气血不行,无非郁证,若用前法则愈虚愈郁矣,当知所辨,而参以三法如前,庶无误也(《景岳全书·卷之十九明集·杂证谟·郁证·诸郁滞治法》)。

参考文献

张介宾.景岳全书[M].北京:中国中医药出版社,1994.

注释

1. 嫠(lí)妇:寡妇。

《医学研悦》(1626年)

原文

越鞠芎莎,麦蘖山楂,栀苍曲丸,诸郁无加(《医学研悦·治杂症验方研阅卷之七·郁》)。

参考文献

(明)李盛春等编;田思胜等校注.医学研悦[M].北京:中国中医药出版社,1997.

《济阳纲目》(1626年)

原文

三圣丸 治气郁嘈杂神效。

白术四两　橘红一两　黄连(炒)五钱

上为细末,神曲糊丸,如绿豆大,每服五十丸,食远,津咽下或姜汤发下。

香连丹 治久郁心胸痞痛,或嘈杂干噎,吞酸。

香附　黄连各四两

上为末,神曲糊丸如桐子大,每服七十丸,白汤下。

加味三补丸 治郁火嘈杂,此方亦良。

黄芩　黄连　黄柏　香附(醋浸五日　倍用)　苍术(泔浸七日)各一两

上为末,丸服(《济阳纲目·卷十六·嘈杂·治气郁嘈杂方》)。

原文

加味七气汤 治气郁呕吐。

半夏(汤泡)　厚朴(姜汁炒)　香附　枳壳各一钱二分　陈皮　茯苓　苍术各一钱　官桂五分　甘草四分

上剉,加生姜三片,水煎,食前服。

大藿香散　治七情伤感,气郁于中,变成呕吐,或作寒热,眩晕痞满,不进饮食。

藿香叶　半夏　白术　人参　木香(不见火)各一两　茯苓　桔梗　橘皮　枇杷叶　甘草(炙)各半两

上剉,每服五钱,姜五片,枣一枚水煎,食远服(《济阳纲目·卷十八·呕吐·治气郁呕吐方》)。

原文

七气汤　治七情郁结,五脏之间互相刑克,阴阳不和,挥霍变乱,吐利交作。

半夏(汤泡)　厚朴(姜制)　芍药　茯苓各二钱　肉桂　紫苏叶　橘红　人参各一钱

上剉一服,水二盅、生姜七片,枣一枚,煎一盅,温服。一方用水一盏、酒半盏同煎。

加味半硫丸　治忧思过度,脾肺气闭,结聚痰饮,留滞肠胃,吐利交作,四肢厥冷,头目眩晕,或复发热。

硫黄(不以多少入猪藏内　缚定　以米泔　童便　水　酒各一碗　煮干一半　取出洗净晒干)秤十两　半夏　人参　白茯苓各一两　石膏二钱半

上为末,姜汁浸,蒸饼为丸如桐子大,每服五十丸至百丸,空心米汤下(《济阳纲目·卷二十·霍乱·治郁塞霍乱方》)。

原文

交感丹　治一切名利失意,抑郁烦恼,七情所伤,不思饮食,面黄形羸,胸膈诸证,极有神效。

香附米(二斤用瓦器炒金黄色,取净末)一斤　茯神(去皮木　为末)四两

上为末,炼蜜丸如弹子大,每服一丸,空心细嚼,白滚汤或降气汤下(《济阳纲目·卷二十七·郁证·治方》)。

原文

木香化滞汤　治忧思气郁,中脘腹皮里微痛,心下痞满,不思饮食。

枳实　当归梢各四分　陈皮　生姜　木香各六分　柴胡七分　草豆蔻　甘草(炙)各一钱　半夏一钱半　红花少许

上剉,姜三片,水煎,食远服。

七气汤　治七情所伤,忧思郁结腑脏,气不和平,心腹痞闷。

半夏　茯苓各二钱　厚朴（姜制）一钱半　紫苏叶一钱

上切作一服,加生姜三片,水煎温服(《济阳纲目·卷三十七·痞满·治气郁痞方》)。

原文

桔梗枳壳汤　治诸气痞结满闷。

枳壳　桔梗各二两　甘草五钱

上咬咀,每服四钱,生姜五片,水煎温服。

快气汤　治一切气疾,心腹胀满,胸膈噎塞,嗳气吞酸,胃中痰逆呕,及宿酒不解,不思饮食。

陈皮（去白）　香附子（炒）各二钱　　砂仁　桔梗　甘草各一钱

上入生姜三片,水煎服。

三因七气汤　治喜怒悲思忧恐惊之气结成痰涎,状如破絮,或如梅核,在咽喉之间,咯不出,咽不下,此七情所为也。或中脘痞满,气不舒快;或痰涎壅盛,上气喘急;或因痰饮中阻,呕逆恶心,并宜服之。

半夏五钱　茯苓四钱　厚朴三钱　紫苏二钱

上咬咀,每服四钱,生姜七片,枣子一枚,水煎热服。妇人恶阻,尤宜服之。但半夏用姜汁制过。

加味二陈汤　治气通用。

半夏（汤泡七次）　　陈皮（去白）　白茯苓各二钱　甘草（炙）一钱

上每服五钱,生姜三片,水煎服。上焦气滞,加枳、梗、香附、砂仁。中焦加厚朴、枳实、三棱、莪术。下焦加青皮、木香、槟榔。因怒者,加山栀、香附。痞满,加黄连、枳实。痰盛,加瓜蒌。胁痛,加青皮、柴胡、芍药、草龙胆。刺痛,加枳壳。气实,加乌药、香附。气虚,加参、术、木香。喜动心火,加黄连。怒动肝火,加柴胡。思动脾火,加芍药。悲动肺火,加黄芩。恐动肾火,加黄柏。成郁不解者,煎吞交感丹。

苏子降气汤　治虚阳上攻,气不升降,痰涎壅塞,胸膈噎塞,并年久肺气,至效。

川归（去头）　甘草（炙）　前胡（去芦）　厚朴（姜制）各五分　肉桂（少去皮）

陈皮（去白）各七分半　半夏　紫苏子（另研）各一钱

上切,作一服,加生姜三片,水煎服。虚冷人加桂五分,黄芪一钱。

沉香降气汤　治阴阳壅滞,气不升降,胸膈痞闷,噫醋吞酸。

香附四两　砂仁五钱　沉香四钱　甘草炙,一两二钱

上为细末,每服二钱,入盐少许,白汤调下。

香橘汤　治一切气不快,久病服药不下者。

香附子　陈皮(去白)　枳实(生用)　白术　甘草(炙)各等分

上为末,每服二钱,盐汤调,或姜枣煎,尤妙。

橘皮一物汤　治诸气攻刺,及感风寒暑湿。初症通用,凡酒食所伤,中脘痞塞,妨闷呕吐吞酸。

橘皮(洗净)

上剉,用新汲水煎服。

乌附汤　调中快气,治心腹刺痛。

香附子一两　乌药半两　甘草三钱

上为细末,每服三钱,入盐少许,沸汤调服。

木香破气散

香附子四两　乌药　片姜黄各二两　木香　甘草各半两

上为末,每服二钱,盐汤空心调下。

枳壳煮散　治悲哀伤肝,气痛引两胁。

防风　川芎　枳壳　细辛　桔梗　葛根　甘草

上剉,水煎服。

紫苏子汤　治忧思过度,邪伤脾肺,心腹膨胀,喘促胸满,肠鸣气走,漉漉有声,大小便不利,脉虚紧而满。

紫苏子一两　大腹皮　草果仁　半夏　木香　厚朴(姜汁炒)　橘红　木通
白术　枳实(炒)　人参　甘草(炙)各半两

上咬咀,每服四钱,加生姜五片,枣二枚,水煎温服。

紫沉通气汤　治三焦气涩,不能宣通,腹胁胀,大便秘。

紫苏叶　枳壳(麸炒)　陈皮(去白)　赤茯苓　甘草(炙)　槟榔各一两　沉
香　木香　麦门冬(去心)　五味子　桑白皮　黄芪　薄荷叶　荆芥穗　枳实
干生姜各五钱

上咬咀,每服半两,水煎空心服。

三和散　治七情之气,结于五脏,不能流通。以致脾胃不和,心腹痞闷,大便秘涩。

羌活　紫苏　宣木瓜(薄切　焙)　沉香各一两　木香　白术　槟榔　陈
皮　甘草(炙)各七钱半　川芎三两　大腹皮一钱

上咬咀,每服五钱,水煎服。

茯苓汤　治胸中气塞短气。

茯苓三两　甘草一两　杏仁五十枚

上㕮咀,以水一斗三升,煮取六升,分六服,日三服。

通气汤 治胸满短气,噎。

半夏八两 生姜六两 橘皮三两 吴茱萸四十枚

上㕮咀,每服一两,水煎服。一方用桂二两,无橘皮。

下气汤 治胸腹背闭满,上气喘息。

杏仁四七枚 大腹槟榔二七枚

上㕮咀,以童子小便三升,煮取一升半,分再服。曾患气发,辄合服之。

枳橘汤 治胸痹,胸中气塞短气。须审气滞何部分,以引经药导之。

橘皮八钱 枳壳一钱半 生姜四钱

上剉,水煎服。郁甚,加姜黄少许。

叶氏消气散 治血气凝滞,心脾不和,腹急中满,四肢浮肿,饮食无味,小便不清。

陈皮(去白炒)一两 白茯苓 草果仁(炒) 大腹皮(洗焙) 紫苏(连根) 木通各二两 青皮(去白) 桔梗(炒) 半夏 人参 木香 沉香各半两

上㕮咀,每服三钱,加生姜四片,枣一枚,水煎,空心服。

分气紫苏饮 治男妇脾胃不和,胸膈噎塞,腹胁疼痛,气促喘急,心下胀闷,饮食不思,呕逆不止。

紫苏叶 五味子 桑白皮 茯苓 陈皮(去白) 草果仁 大腹皮 桔梗 甘草(炙)各一钱半

上㕮咀,每服加生姜三片,入盐少许同煎,空心服。

流气饮子 治男子妇人五脏不和,三焦气壅,心胸痞闷,咽塞不通,腹胁膨胀,呕吐不食;及上气喘急,咳嗽痰盛,面目浮,四肢肿,大便秘结,小便不通;及忧思太过,郁结不散,走注疼痛,脚气肿痛,并皆治之。

紫苏叶 青皮 当归 芍药 乌药 茯苓 桔梗 半夏 川芎 黄芪 枳实各一钱 防风 枳壳 陈皮 大腹子 连皮 槟榔 木香 甘草(炙)各五分

上细切,作一服,加生姜三片,枣一枚,水煎服。

二十四味流气散 治腹中气滞,痞闷不快,胸膈走痛,此方主之。

陈皮 青皮 甘草(炙) 厚朴(姜制) 紫苏 香附各四两 大腹皮 丁香皮 槟榔 木香 草果 莪术(炮) 桂藿香各一两半 人参 白术 麦门冬(去心) 赤茯苓 枳壳(炒) 石菖蒲 木瓜 白芷 半夏各一两 木通二两

上剉,每服一两,加生姜三片,大枣一枚,水煎服。

荫按:气者,阳也。升降出入,法乾之行健不息,使气无留滞,斯无痛苦。

153

若人以寒热怒恚喜忧愁七气干之,则痞闷痛楚之疾生尔。今夫寒则气收,收则气不流矣,故用丁、皮、肉桂、草果之属,温而行之。热则气亢,亢则气不流矣,故用麦门、赤茯苓、木通之属,清而导之。怒则气逆,逆则气不流矣,故用槟榔、枳壳、厚朴、木香之属,抑而下之。恚则气积,积则气不流矣,故用青皮、陈皮、腹皮、木香、莪术之属,快而利之。喜则气缓,缓则气不流矣,故用人参、白术、甘草之属,补而益之。忧则气沉,沉则气不流矣,故用白芷、紫苏之属,升而浮之。愁则气郁,郁则气不流矣,故用香附、菖蒲、半夏、藿香之属,利而开之。或问七气之来,岂能并至,方以二十四味,何示人以弗精专矣。余曰:气证与诸证不同,诸证者,痰血食积,属于有形。故着于一处,偏于一隅,可以单方治也。若夫七情之气,属于无形,上下左右,散聚无常,故集辛香之品而流动之。虽二十四味,不厌其烦,譬之韩侯之兵,多多益善云尔。

分心气饮 治男子妇人一切气不和,或因忧愁思虑,忿怒伤神;或临食忧戚,或事不遂意,使抑郁之气,留滞于胸膈之间,不能流畅,致心胸痞闷,胁肋虚胀,噎塞不通,噫气吞酸,呕哕恶心,头目昏眩,四肢倦怠,面色痿黄,口苦舌干,饮食减少,日渐羸瘦;或因病之后,胸中虚痞,不思饮食,皆可服之。

木通(去节) 赤芍药 赤茯苓 官桂 半夏 大腹皮 青皮(去穰) 陈皮(去白) 甘草 羌活 桑白皮(炒)各八分 紫苏叶二分

上作一服,水二钟,姜三片,枣二枚,灯心草十茎,煎八分,食远服。

分心气饮 治症同前。

紫苏 枳实 藿香 香附子各一钱半 半夏 陈皮 甘草 丁皮各一钱 白术 人参 木香 大腹子 大腹皮 桑白皮 草果 桔梗 麦门冬 厚朴

上剉,加生姜三片,枣子一枚,灯心十茎,水煎温服。

木香化滞汤 治因忧气食湿面,结于中脘,腹皮底微痛,心下痞满,不思饮食,食之不散,常常痞气。

半夏一两 草豆蔻半两 枳实二钱 柴胡四钱 木香 橘皮各三钱 当归一钱 甘草(炙) 红花各五分

上咬咀,每服五钱,加生姜三片,水煎服。

东垣木香顺气散 治浊气在上,则生胀。

木香 苍术 草豆蔻各三分 厚朴四分 青皮 陈皮 益智 茯苓 泽泻 半夏 吴茱萸 当归各五分 升麻 柴胡各一分

上剉,加生姜三片,水煎服。

东垣升阳顺气汤 治忿怒伤肝,思想伤脾,悲哀伤肺,以致各经火动,有伤元气,发热不思饮食。

升麻　柴胡　陈皮各一两　半夏　人参各三钱　黄芪四钱　当归　草豆蔻各一钱　神曲(炒)一钱半　黄柏　甘草各五分

上㕮咀,每服半两,加生姜煎服。

治气六合汤　治亡血后,七情所伤,或妇人产后、月信后着气。

当归　川芎　芍药　地黄　木香　槟榔

上剉,水煎服。

木香枳术丸　破滞气,消饮食,开胃进食。

木香　枳实各一两　白术二两

上为细末,荷叶烧饭为丸,如梧桐子大,每服五十丸,温水送下。

木香槟榔丸　疏导三焦,宽利胸膈,破痰逐饮,快气消食。

木香　枳壳(麸炒)　青皮(去白)　杏仁(去皮尖麸炙)　槟榔各一两　郁李仁(去皮)　皂角(去皮酥炙)　半夏曲各二两

上为末,别以皂角四两,用浆水一碗,搓揉熬膏,更入熟蜜少许,和丸如桐子大,每服五十丸,食后生姜汤下。

木香顺气丸

木香　大腹皮　萝卜子各半两　枳壳(麸炒)　陈皮　补骨脂　香附子各一两　牵牛六两(炒)

上为末,水丸,如桐子大,每服五十丸,温水下。

木香顺气丸

枳壳　槟榔　陈皮　青皮　藿香各五钱　半夏　砂仁　川芎各三钱　京三棱　香附子　当归各二钱　木香一钱

上为末,面糊为丸,如桐子大,每服五十丸,食远姜汤送下。

木香导气丸　治忧思伤脾,停积饮食,常服消食化气。

神曲　麦芽各四两　萝卜子　杏仁(麸炒)各三两　牵牛末　木香　陈皮(去白)　青皮各二两

上为末,将杏仁、萝卜子研泥同面糊丸,如桐子大,每服三五十丸,盐汤下。

青木香丸　治胸中噎塞,气滞不行,肠中水声,呕吐痰逆,不思饮食,常服宽中利膈。

青木香三两　补骨脂(炒)　荜澄茄各四两　黑牵牛(二十四两炒香　取头末)十二两　槟榔(酸粟米饭裹湿纸包　火中煨　令纸焦去饭)四两

上为末,清水和丸,如绿豆大,每服三十丸,茶汤熟水任下。

一方　治怒后气痛。

附方

青皮　半夏各一钱　　陈皮　柴胡　黄芩各五分　木通三钱　甘草(炙)二分

上剉,加生姜三片,水煎服(《济阳纲目·卷三十七·诸气·治滞气方》)。

原文

加味二陈汤　治忿怒气结,闭遏不通。

陈皮　半夏　茯苓　甘草　香附　木通各等分

上剉,水煎服,后煎渣探吐,以提其气。

二香散　治气郁于下,小便隐秘不通。

木香　沉香各等分

上为末,煎陈皮茯苓汤调下,空心服(《济阳纲目·卷九十二·小便不通·治气郁小便不通方》)。

参考文献

(明)武之望撰;苏礼等校注.济阴济阳纲目[M].北京:中国中医药出版社,1996.

《本草单方》(1627 年)

原文

心气郁结。

羊心一枚,同回回红花浸水一盏,入盐少许,徐徐涂心上,炙熟,食之。令人心安多喜(《正要》方)。

忧郁不伸,胸膈不宽。

贝母去心姜汁炒,研姜汁、面糊丸。每服七十丸,征士锁甲煎汤下《集验方》(《本草单方·卷二·郁》)。

参考文献

(明)缪仲淳撰;李顺保校注.本草单方[M].北京:学苑出版社,2005.

《简明医彀》(1629 年)

原文

经曰:治五郁者,木郁达之,谓吐之令其调达。火郁发之,谓汗之令其疏散。土郁夺之,谓下之令无壅碍。金郁泄之,谓渗泄解表利小便。水郁折之,谓抑之制其冲逆。六郁者;气、血、湿、热、痰、食也。郁者,结滞而不得发越也。

人之气血冲和,百病不生;一有凝聚,诸病生焉。在妇人尤有贪、恋、慈爱、妒嫉、忧患,八者染一,则坚牢不破,无论富贵贫贱,感此最多。气郁胸胁胀痛,脉沉而涩;湿郁周身走痛,阴雨则发,脉沉细;热郁瞀闷烦心,小便赤,脉沉数;痰郁行动喘急,脉沉而滑;血郁四肢无力,能食便血,脉沉而芤;食郁嗳酸腹饱恶食,气口脉紧;治宜发散鞠郁,详审其由。凡久病必开郁破滞,令气血调和始愈。

主方　香附(童便或醋炒)　抚芎　苍术　神曲　陈皮　桔梗

上加生姜水煎服。

气加木香、青皮、苏子、厚朴、枳壳;湿加羌活、白芷、泽泻;热加栀子、连翘;痰加贝母、茯苓、半夏、海石;血加桃仁、牡丹皮、红花;食加山楂、麦芽、厚朴、砂仁、槟榔。痰郁不能吐咯,气郁不舒,先用稀涎散吐之方见中风。

越鞠丸　治诸郁。

香附(制)　苍术(制)　神曲(炒)　栀子(炒)　抚芎等分

上为末,水法丸绿豆大。每服百丸,白汤送下。加贝母尤效。

六郁汤　能解诸郁。

陈皮(去白)　贝母　连翘　苍术　枳壳　抚芎各一钱　栀子(炒)　赤茯苓各七分　香附子二钱　苏子　砂仁(研)各五分

上水二盏,姜三片,煎一盏温服。气郁加木香、槟榔、萝卜子,倍香附、砂仁;湿郁加白术,倍苍术;热郁加芩、连,倍栀子;痰郁加南星、半夏;血郁加桃仁、红花、赤芍;食郁加山楂、神曲、麦芽。

木香槟榔丸　治气郁、食郁,胸膈痞满,大便结滞方见诸气。

生韭饮　治食郁。久则胃脘有瘀血作痛,大能开提气血。

生韭(捣自然汁一碗　温　加酒一二杯同服)

上先以桃仁连皮细嚼数十枚,后以韭汁送下。

简便方治诸郁　木香　砂仁　白豆蔻等分研末,每五分,不拘时,白汤下。或木香酒磨下;或砂仁、白蔻,常嚼一粒佳。郁金,酒磨服效。又枇杷叶刷去毛、兰香叶二味煎汤,时时啜之。或贝母嚼细,白汤送下(《简明医彀·卷之三·郁证》)。

参考文献

(明)孙志宏撰;余瀛鳌点校.简明医彀[M].北京:人民卫生出版社,1984.

《痰火点雪》（1630 年）

原文

夫气贵舒而不贵郁,舒则周身畅利,郁则百脉愆和。故曰:喜则气缓。然缓者,固有徐和畅利之义,但不及太过,皆能致息愆期。而况忧思郁结,宁不滞其气乎? 气既壅滞,则郁而为火,是益为烁金涸水之胎,人既病火,则身犹敝器矣。须着意护持,心当浑然无物,庶可登之佳境。倘以世务营心,终日怏怏,是欲蹈万古之长夜,宁非昧而不觉者乎? 哀哉!

愚谓痰火之病,能戒忌,则功过药之半矣。盖攻邪去病,固藉药剂之能,而燮[1] 理调元,又非戒忌不可,何也? 夫所谓戒者,以其于病有大妨,法所当戒,不戒则死;所谓忌者,以其于病有所不宜,法当忌之,不忌则害。二者实痰火死生之关头也,可缺一乎? 然所当戒者,酒色财气之四欲也;所当忌者,饮食起居多言厚味之四失也。病人能守此八者,则胜于药力多矣。如恣欲则伤精,绝之则所以存精足水以制火也。若暴怒则伤肝,戒之则所以平肝安土以养金也。贪欲则伤肺,戒之则以清金制木无使凌脾也。嗜利劳神,戒之则所以宁火肃金而充水也。慎起居,所以防贼风虚邪之犯正;节饮食,毋使菀苴陈荃以留脾;简言语,所以保金以育水;薄厚味,所以息火毋伤金。若此八者,利益固非小可,而其害也,则轻可致重,重可致危,颠沉困惫,皆胎于此。病者倘能一一遵依,小心翼翼,则危可至泰,轻可至愈,挽回枯槁于幽冥之谷,其可量乎(《痰火点雪·卷四·忌忧郁》)。

参考文献

(明)龚居中撰;傅国治,王庆文点校. 痰火点雪[M]. 北京:人民卫生出版社,1996.

注释

1. 燮(xiè):谐和,调和。

《丹台玉案》（1637 年）

原文

郁者,结聚而不得发越也。当升而不得升,当降而不得降,当变化不得变化,则诸病生焉。然有病久不解而成郁,有郁久而生病,其症有六,脉多沉伏。胸满胁痛、脉沉涩者,为气郁;周身关节走痛,首如物蒙、足重,遇阴寒便发,脉沉滞者,为湿郁;胸膈满、动则喘急、起卧怠惰、寸脉沉滑者,为痰郁;目蒙,口干舌燥、小便赤涩、脉沉数者，为热郁；四肢无力、能食、便血、脉沉芤涩者，为血郁；嗳酸腹饱、不能食、左手脉和平、右手脉紧盛者，为食郁（《丹台玉案·卷之四·诸气门·附郁》）。

参考文献

孙文胤.丹台玉案[M].北京：中国中医药出版社,2016.

《陆氏三世医验》（1639 年）

原文

呕嗽烦乏清补治验五八

吴煦野尊宠寡居，夜热，以烦劳复感风寒，咳嗽无痰，医以疏风之药投之，反增恶心呕吐，更以二陈导痰之剂服之，呕嗽不减，而夜不能寐。似失神志，烦乱不安。予诊其脉，沉弦而数，日干咳嗽，乃火郁之甚也，最为难治。况寡居多年，其为郁，不问可知。虽风寒，但当调气养血开郁清热中微加疏风之品。若竟发其表，升动阴火，所以喘咳呕吐反甚。热郁既久，脾气不舒，又加劳苦，脾气更伤胃中冲和之气，不得其平，重以二陈燥剂，宜其烦乱不寐，而神志如失也。因用清气养荣汤，加黄芩、前胡、薄荷、杏仁、苏叶二剂，服后咳嗽减十之五，吐呕烦闷，减十之二，睡卧未甚安，其脉微浮而数。因去苏叶、前胡、杏仁，加贝母、知母、山栀、枣仁、竹茹、大枣，煎服二剂，诸症俱愈，夜卧稍安，但四肢懈怠，气乏不足以息，其脉浮数而弱。予曰：虚火已降，宜其体弱，乃真气衰乏之候，仍用清气养荣汤，加贝母、枣仁，更加人参一钱五分，数剂而全愈。

卢绍庵曰：庸工目不知书，心不明理，但能见病治病，而不知先正云：寡妇尼姑，异于平常之妇人。此句是治法大纲。汉太仓公深得其旨。而我先生亦能探其奥，淳于勿获专美于前矣（《陆氏三世医验·卷之二》）。

原文

郁痰误补二一

广德州少司空景渠李公贤嗣李江州，乙卯年下第而回，情怀悒快，饮食不思，精神困倦。一医以为久旷远归，投以补剂，胸膈否塞，大便艰难，宵来不寐。一医投以养血安神，烦躁靡安，小腹胀满。向因孝丰吴抚台济寰公与先大父有交，而吴李世姻，乃遣人邀予诊之。睹其面容昏滞，六脉沉滑，乃以枳实、黄连、瓜蒌、陈皮、贝母、槟榔、元明粉，兼服润字丸三钱，半日未应。又以前丸二钱催之，良久腹中鸣响，转矢气，大便去稠黏垢秽，五色错杂，约有半净桶，顿觉爽快,恨相见之晚。继以前之汤丸,少少与之。两三日间,共去垢污若干,粪色微黄,沉疴脱体。改用参、术、归、芍,健脾养血,数十剂而安。

文战不利,忧郁忿怒,损伤心脾,以致食减痰聚,病在上部,非关于肾,误投补剂,增痰势之猖獗,为日既久,大肠干燥,火性炎上,宜其有烦躁诸症。予因润其大便,釜底抽薪,痰消火降,病魔退舍矣。自此忝为相知,以续祖父相交一脉(《陆氏三世医验·卷之五》)。

参考文献

盛增秀. 医案类聚[M]. 北京:人民卫生出版社,2015.

《祖剂》(1640)

原文

即越鞠丸去苍术,加青皮、甘草,能解诸郁(《祖剂·卷之四·越鞠丸·茭山五郁汤》)。

原文

即越鞠丸加青黛。治七情拂郁,吞酸,小便赤,脉来沉数者(《祖剂·卷之四·越鞠丸·火郁越鞠丸》)。

原文

即越鞠丸合二陈汤,加砂仁。治诸郁。血郁,加桃仁、红花、牡丹皮。气郁,加乌药、木香。痰郁,加南星、枳壳、小皂荚。湿郁,加白术,倍苍术。热郁,加黄连,倍山栀。食郁,加山楂、麦芽、青皮,倍神曲(《祖剂·卷之四·越鞠丸·六郁汤》)。

原文

即越鞠丸无神曲,合二陈汤,加贝母、苏叶、木香、槟榔、生姜。煎服。治因求谋不遂,或横逆之求,或贫窘所迫,或暴怒所伤,或悲哀所致,或思念太过,皆为气郁。其状胸满胁痛,脉沉而涩者也(《祖剂·卷之四·越鞠丸·气郁汤》)。

原文

用香附便制、二钱,牡丹皮、赤曲、通草、山楂、麦芽、苏木、穿山甲、降香各一钱,红花七分。水酒各半煎,去滓,入桃仁泥七分、韭汁半盏,和匀,温服。治七情郁结,盛怒叫呼,或起居失宜,或挫闪致瘀,饥饱劳役,皆能致血郁。其脉沉涩而芤,胸胁常如针刺者是也(《祖剂·卷之四·越鞠丸·血郁汤》)。

参考文献

施沛.祖剂[M].北京：人民卫生出版社,1987.

《冰壑人医案》(1641年)

晋江杨约庵,庚辰甲榜,除重庆大足令,舟行病热,扶寓天宁,庸工某以时行疫症治之,愈热,水谷不进,大满。殊不知脉无外邪,沉而微结,此郁症也。贝母为君,佐以香附、当归、黄柏、上甲,热渐退,思食,感谢而去。

都城有数家处子,亦发热、咳嗽、吐血、吐痰之候,俗云针线劳、女儿痨,皆作虚损补养治,服药罕效,至有待毙者。延余诊之,脉多过鱼际,《脉经》云：欲男而不得,故是脉见焉。予以舒郁清火为主,理气调经佐之,因劝其父母,俾早遂室家之愿,病可旋愈。夫婚姻愆期,多有是症,有会余意者,遣曲成就,使不至乾亢而坤战,则阴阳之患可消,此男女失血热嗽,有有余,有不足,指下要明,不可一概论也。余实屡试屡验,不敢谬谭。

顺天文学杨续宽公长郎病,延余诊,六脉沉滑,面如涂酥,项蹩[1]不能转侧,起立皆昏晕旋转,饮食下咽,如有物长尺许阔寸余,阻碍腹间,将及半载。余曰：此郁结病也。当以舒郁顺气降痰为效。病者不然,父子详告以巅末,谓诸医皆以为虚火不足之候,已独宿半载,一日未尝缺补药,尚不能见效,用破气药恐未宜也。余且不答,其父复云：小儿年方二十二岁,昏娶三阅岁,尚未举子,老夫今已八旬,止生此子,宗嗣念重,医言虚症,遂令分房独宿。言讫,父子潸然泪下,旋云：先生果能生之,当竭力以酬。余笑而答曰：吾道原以济人为本,焉敢望报,郎君恙系有余郁结之候,无难治疗,诸医以不足调养,令子过慎则益其有余,实实之害非小,倘能信余,一月可安。其父向余叩祝不已,惟余是从,余用越鞠二陈汤,加枳壳、青皮。连服七剂,便觉胸中爽快,所碍之物消其半,饮食较前加进,劝令夫妇同处,阴阳相和,越数日强扶可行。又服前药四剂,面光遂去,项不蹩而胸中觉无物矣。再服前药四剂,饮食更进,荣卫渐和,后小腿发肿如脚气然,父子怆惶无措,急召余诊,意若咎余药损其不足,致为虚虚之害,使脾虚发肿。余喜曰：脉气平和,此上中二焦壅塞顿消,浊气下行之验也,功奏十全矣。大凡痰气运动,有从肠间去者,有从经络中散去者,此浊气从足六经行出,一二日可保即消,不必过虑。二三日内足下果出湿气,滂溢[2]熏蒸,淋漓带袜,肿气全消矣。嗣服养荣健脾丸,半月体气如初。

鸿胪[3]吴两泉公,居北通州,延余至其家,时医知名者四五人在座。余按得六脉沉细而滑,手心热而手背寒,乃知其无外感证。余断曰：此无他候,乃郁结久而停滞新,非舒郁化痰,消导利大便,不能瘳也。肯用予言,可一药而愈。

吴公闻之喜。即用陈皮、半夏、厚朴、枳实、山楂、山栀、青皮、玄明粉，令速煎服。众谓此伤寒，表未解，敢轻用利药乎？公独信，随命童煎服。服后一夜，至黎明滞痰未下，毫不相应。复入诊，诸医哂之，余有愧色。及诊脉反浮大，身反愈热，不自解何故也？余又细心询问，吴公果因久郁痰滞在内，十日不便矣。则前药不谬，何以至是，正踟蹰沉思间，吴公内舅潘向余云：先生不必劳神，昨所服药非君药也，乃他医之药耳。对吴舍亲说是先生药，用前剂者，亦是舍亲，效则邀功，不则委责，然舍亲性命为重，不敢终隐，吴公亦知之，遂皆主用余药。随取原剂，余目过煎，服一两时，仍不动，又进琥珀丸一粒，须臾胸腹间有响声，随下秽物半桶，如胶如漆，水冲不散，自此大安。倘误作寒症，必至伤生，治疾者可以人命为戏乎？

《经》云：人之气血冲和，则万病不生，一有怫郁，诸病生焉。余每遇长安谒选诸高年，为选事稽延，阮途郁结，脾神不畅，饮食少进，其脉多沉涩结束，余祗以越鞠二陈汤，据脉之虚实加减调之，又以旷达之语解之，不责药资，且劝勿以频繁取药为嫌，持药资为酒需可也。往往襟怀洒畅，不药自愈，亦医中说法也。余尝闻褚尚书云：治寡妇僧尼，别得其法，虽无房室之劳，而有忧思之苦，此深达物情之论。

司农曹公，讳可明，句容人。二公郎，因不第，久有郁病，曹公在南部，时为壬申季冬，忽求假，并召余同至其家，为二公危证也。一到即诊视，按得心脉细小，肺脉滑大，肝脉弦数，脾脉沉涩，胃脉浮滑，肾脉浮而无力，命门三焦浮而数。余曰：据脉平素心肾两虚，久有郁结，近因外感，兼内伤停滞候也。先宜双解，待标证表里俱清，后用养心滋肾调之则愈，翁云：小儿是虚损症，祗宜补养，不宜清解，服人参养心固真之剂尚不能见功，用清解之剂，恐益令体弱。余曰：本虽虚而标实，故先治其标，标症一除，邪火退，梦遗止，夜卧安，而后可言治本耳。诸医以为不然。余恐仓卒诊脉有误，且不敢立方，再诊其脉，再问其证，再望其色，看舌上已生苔，焦黑兼黄，黄属阳明胃经，黑属少阴肾经，是胃中有滞，心火克制肾水，故生苔舌上，安得非外感内伤之并有乎？前医云：舌苔非生者，乃用嚼化丸所积成药色也。余曰：非也，如药色舌软，一洗即退，病苔舌硬，洗不能去，此苔已老，煎灯心姜汤，以青夏布蘸水展洗不得去，以指刮之有分许厚，诸公欲信。遂用山栀为君，黄芩、枳实、厚朴为臣，柴胡、赤芍为佐，麦冬、花粉为使，灯心廿根为引。连服二大剂，顿觉心胸爽畅，肚腹宽舒，顷间去结粪升余，是夜睡始安，梦泄止矣。翁喜曰：先生治法神妙，请道其详？余曰：据《内经》之理而言，心肺属阳居上，肝肾属阴居下，脾胃居中州，中焦先因郁结痰滞凝住，又是补药填塞，以致中州之土淤遏，使肾水不能上升，心火不能下降,心肾不交,故有梦遗不寐之候。此梦遗非比平常治法可疗者,今痰滞下后,中焦之气得畅,水火自然既济,阴阳由是两平,故取效如此。公复问脾土何以动而不息?余曰:人之脾属阴,主统血,乃重浊之脏,何能运动。人之四肢属脾土,上下眼胞属脾土,上下口唇属脾土,藉外动而内运也。人之舌乃心之苗,心为君象,原不轻动,所动亦属脾土。又论脾土之运动,因上有心火,下因肾水,无病之人,水升火降,上下往来,转弄脾土,方能运化胃中饮食,变化气血,人能食而不能运者,是水火不能升降,遂致土滞于中耳。公又问曰:何以能食不能运,何以能运不能食?余曰:《经》中所言胃司纳受,脾司运化,脾胃损伤,运纳皆难,譬一付石磨,胃如磨眼,脾如磨齿,四肢如磨肘,磨肘动转则能运化,诸物能下,磨眼塞住,即如胃弱不纳,磨齿平即脾弱不运,磨齿平下物则粗,磨齿利下物则细,人脾之盛衰,消容相同。又因曹公重听,余备书呈览,公阅之称快,二公郎亦快甚。后用四物加坎离丸剂,调之悉安。

参考文献

盛增秀.医案类聚[M].北京:人民卫生出版社,2015.

注释

1. 奘(zhuǎng 装):僵硬。

2. 滂溢:盈溢,涌流横溢。

3. 鸿胪:专管朝廷庆贺礼仪和接待的官员。

《幼科医验》(1641 年)

原文

一童十七岁因遭兄妹连丧悲伤抑郁,抑郁忽患吐血六脉微数,询其血之来不咳不咯不唾,非关于肺肾二藏可知如误作房,劳伤损阴虚火动进,诸寒凉降火,填补滋腻之品,将络中所离之血复结而为瘀矣,宜和血顺气。

附方

丹皮 赤芍药 知母 当归 桃仁泥 生地 元红花 橘红 贝母 粉甘草加童便

服五六日,后又吐鲜红血二碗,许投以后方

附方

赤芍 柴胡 元参 侧柏菜 赤茯苓 黄芩 荆芥 川芎 川贝母 枇杷叶加荷蒂(《幼科医验·2卷·幼科医按·卷下》)

参考文献

（明）秦昌遇撰；张志枫点校.幼科医验［M］.上海：上海科学技术出版社，2004.

《医验大成》（1644 年）

原文

一人胸胁作痛，痞闷嗳气，六脉沉涩。叔和曰：涩为气滞。《紫虚》亦曰：下手脉沉，便知是气。此属气郁不舒，心肺之阳不降，肾肝之阴不升，久则为痰为饮，此是神思间病。不可全凭药饵，惟恬愉自得，乃可却此郁结耳。

附方

白豆蔻　藿香　香附　抚芎　苏梗　广皮　茯苓　贝母

一人脉息沉滑，右寸独盛，咽酸腹痛，饱胀恶心。东垣所谓食塞太阴，抑遏阳气，是食郁症也。治当消食和胃。

附方

苍术　厚朴　陈皮　甘草　草蔻　神曲　麦芽　山楂

一人内热外寒，气稍不顺，脉沉而数，此火郁之症也。火者，手阴经主之，禀炎上之体，喜畅而恶郁，郁遏不扬，则火光无焰，故令身寒，脉沉为在里，沉而数为里热，气之下顺，火之冲逆也。以顺气药为君，气顺而火降；辛凉药为佐，正"火郁发之"之义也。

附方

山栀　薄荷　香附　白芍　柴胡　干葛　当归　丹皮

一人将六十余岁，向来多思多虑，曲用心机，左边有一微块升上，异常作楚，如是者久矣，每服补元降气等剂即愈。至六旬外，觉腹中有气升上，不拘早晚，如惊畏之状，突然而起，即本身徒然不觉也。举家忧惶，夜不能睡，凡用一切安神之剂，毫厘不减，此郁火所致也，竟用当归六黄汤而愈矣（《医验大成·郁症章》）。

参考文献

秦昌遇.幼科折衷·医验大成［M］.北京：中医古籍出版社，2016.

《里中医案》（1662 年）

原文

许霞城寒热腹满

给谏许霞城，悲郁之余，陡发寒热，腹中满闷。医者谓外感风而内挟食也。余独以为不然。举之无浮盛之象，按之无坚搏之形，安在其内伤外感乎？不过郁伤中气耳！以补中益气加木香、白蔻，十剂而复其居处之常。

鞠上囷谵语

鞠上囷，抑郁，蒸热如焚，引饮不休，卧床谵语，户外事如见。医认伤寒，又认鬼祟。余曰：肝脉浮濡，肺脉沉数。夫木性虽浮，肝则藏血藏魂，而隶于下焦，脉当沉长而弦。金性虽沉，肺则主气藏魄，而居乎至高，脉当浮短而涩。肺燥而失其相傅之权，则肝为将军之官，无所畏制，遂飞扬而上越，不能自藏其魂耳。魄强则魂安，今魄弱而魂不肯退藏，乃逐虚阳而放荡，此名离魂。魂既离矣，则出入无时，故户外事皆见皆闻也。当救肺金之燥，使金气足而肝木有制，则魂归矣。用清燥加减，人参、黄芪、麦冬、天冬、五味、当归以润肺养气；芍药、枣仁、栀子、甘草以摄肝归魂；橘红、沉香使九天之阳下降；升麻、柴胡使九天之阴上升。两剂而呓语[1] 止，十剂而烦渴皆除，一月而病魔退。

参考文献

盛增秀. 医案类聚［M］. 北京：人民卫生出版社，2015.

注释

1. 呓语：①梦中说话；②比喻荒谬糊涂的言论。

《症因脉治》（1706 年）

原文

（即结痰、顽痰）

【郁痰之症】胸满饱胀，九窍闭涩，懊憹烦闷，或咽中结核，睡卧不宁；或肠胃不爽，饮食有妨；或气逆不利，倚肩喘息，此郁痰之症也。

【郁痰之因】七情所伤，易成郁结，肺气凝滞，脾元不运，思则气结，闷郁成痰，皆郁痰之因也。

【郁痰之脉】多见沉涩。沉迟寒郁；沉数为热；沉实顽痰；沉牢内结。

【郁痰之治】寒郁辛散，香芎二陈汤；热郁清解，栀连二陈汤；肺经郁痰，节斋化痰丸加昆布、胆星。

香芎二陈汤　治寒痰。

半夏　白茯苓　广皮　甘草　香附　抚芎　白芥子

栀连二陈汤　治热痰。

半夏　白茯苓　广皮　甘草　川连　山栀

节斋化痰丸　见前节（《症因脉治·卷二·痰症论·内伤痰症·郁痰》）。

参考文献

（明）秦昌遇撰；（明）秦之桢辑；张慧芳，杨建宇点校.症因脉治［M］.北京：中医古籍出版社，2000.

《薛案辨疏》（1736 年）

原文

一妇人怀抱郁结，不时心腹作痛，年余不愈，诸药不应，余用归脾加炒山栀而愈。

疏曰：怀抱郁结而胸腹作痛，先生原主归脾，即所谓心脾疼痛治法也。况年余不愈，而诸药不应者，其服香燥理气之药多矣。脾肝亏损不言，可知此归脾所必用也。然痛久必有伏火，故加炒山栀以清之。其加归脾者，以柴胡、山栀同用，是清散肝经之火。郁结于心脾者，此柴胡一升，山栀一降，而肝火之郁结，斯清散矣。兹案独用山栀者，岂以独在脾经而非肝经所来故耶。然余谓即用柴胡亦未始不可，盖诸痛皆属于肝，而怀抱郁结者，其肝气必与之同郁也（《薛案辨疏·卷上·脾胃亏损心腹作痛等症》）。

原文

一妇人素郁结，胸膈不宽，吐痰如胶，用加味归脾汤乃瘥。

疏曰：吐痰如胶，世皆为之火痰、老痰、顽痰，虽或有知其虚者，亦必先用清消之品而后补之。不知多成于素郁结之人，为郁火熏烁其津液所致也。夫郁结者，其心脾之伤也，可知虽吐痰如胶，只补其心脾而已。清消之品，吾知其不胜任矣，故用归脾汤以补之。然郁结者，必有郁火，况吐痰如胶，其火必盛，故用加味归脾汤兼解其郁结也（《薛案辨疏·卷下·脾肺亏损咳嗽痰喘等症》）。

原文

一妇人不得于姑，患胸膈不利，饮食无味，此脾肺俱伤，痰郁于中，先用归脾汤加山栀、抚芎、贝母、桔梗，诸症渐愈。后以六君加芎、归、桔梗，间服全愈。

疏曰：此案云患咳者，干咳而无痰也。丹溪云：咳而无痰者，此系火郁之症。乃痰郁火邪在中，用桔梗以开之下，用补阴降火不已，则成劳。此为不得志者有之。今此案云：不得于姑，岂非不得志者乎？以丹溪法论，治当先用开提之品，继用补阴降火之药，参、芪、术等似未可用，而先生先用归脾加味者，诚可见其脾肺俱伤也。夫归脾治郁结伤心脾之方，未尝言及于肺，然郁结既能伤心脾，何不能伤脾肺？归脾既能治心脾，何不能治脾肺耶？且其所以加山栀、抚芎、贝母、桔梗者。山栀即寓降火之意，抚芎即寓散郁之意，贝母即寓清痰之意，桔梗即寓开提之意，标本兼治法也。后以六君加芎、归，亦气血两补而兼消痰之剂，更加桔梗，仍不忘开提意耳。独始终不用补阴之品，是先生之独见也。予曾治一妇人，患干咳嗽而兼泄泻。先用异功散而泄泻。继用逍遥散而干咳痊。一医用滋阴之品，内熟地五钱，一剂而两症俱剧，泻剧则咳亦剧。余仍用前药不应，乃以异功散内白术三钱，陈皮易橘红，加苏梗一钱，桔梗二钱，两剂而愈，四剂而痊。是知此症多不利于补阴降火也。盖不得志而至于郁结者，其气多陷，补阴降火则其气更陷矣，宜增其剧也。然此是治脾肺气虚所致者，然而若因阴虚火燥及血虚火郁所致者，则补阴降火之法仍不可废。《原病式》曰：瘦者腠理疏通而多汗泄，血液衰少，而为燥热，故多劳嗽之疾也。又《医贯》曰：有一等干咳嗽者，极难治，此系火郁之症，乃痰郁其火邪在中，用逍遥散以开之下，用补阴之剂，此阴血虚而火郁治法也（《薛案辨疏·卷下·脾肺亏损咳嗽痰喘等症》）。

原文

一儒者怀抱郁结，复因场屋不遂，发热作渴，胸膈不利，饮食少思，服清热化痰行气等剂，前症更甚，肢体怠惰，心脾两脉涩滞，此郁结伤脾之变症也。遂以加味归脾汤治之，饮食渐进，诸症渐退。但大便尚涩，两颧赤色，此肝肾虚火内伤阴血，用八珍汤加肉苁蓉、麦冬、五味至三十余剂，大便自润。

疏曰：此案以如是之症，如是之脉，而论其为心脾郁结，气血两伤之症，用加味归脾治之无容疑矣。独诸症渐退后，大便尚涩，两颧赤色，诚属肝肾虚火，似用六味丸为当。而又曰内伤阴血，投八珍汤者，岂以脉涩，终属血少而非水亏乎？六味丸但能补水而不能补血乎？要当知涩脉之不可用泥滞之药，血虚之宜兼用补气之方也（《薛案辨疏·卷下·脾肺肾亏损大便秘结等症》）。

参考文献

盛增秀.医案类聚[M].北京：人民卫生出版社，2015.

第七节　脏躁

《医学纲目》(1389年)

原文

悲属肺。经云：在脏为肺，在志为悲。又云：精气并于肺则悲是也。

〔仲〕妇人脏躁，喜悲伤欲哭，象如神灵所作，数欠伸，**甘麦大枣汤**主之。

甘草三两　小麦一升　大枣十枚

上三味，水六升，煮三升，温分三服。亦补脾气。

〔《本》〕乡里有一妇人，数次无故，悲泣不止，或谓之有祟，祈禳请祷备至，终不应。予忽忆《金匮》有一证。云：妇人脏躁悲伤欲哭，象如神灵，数欠伸者，宜甘麦大枣汤。予急令治药，尽剂而愈。古人识病制方，种种绝妙如此。

运气　悲皆属寒水攻心。经云：火不及曰伏明[1]，伏明之纪，其病昏惑悲忘，从水化也。又云：太阳司天[2]，寒气下临，心气上从，喜悲数欠。又云：太阳司天，寒淫所胜，喜悲时眩仆。又云：太阳之复，甚则入心，善忘善悲，治以诸热是也。

针灸　悲有二：其一取心。经云：邪在心，则病心痛善悲，时眩仆，视有余不足而调其输也。其二取厥阴。经云：厥阴根于大敦，结于玉英，络于膻中。厥阴为阖，阖折[3]即气绝而喜悲，悲者取之厥阴，视有余不足虚实寒热陷下而取之也(《医学纲目·卷之二十七·肺大肠部·善悲》)。

原文

〔《大》〕论管先生治一妊娠四五个月，脏躁悲伤，遇昼则惨感泪下，数欠象若神灵，如有所凭，医与巫皆无益，与仲景大枣汤，一投而愈(《医学纲目·卷之二十七·肺大肠部·善悲·妊娠善悲》)。

参考文献

楼英. 医学纲目[M]. 北京：中国中医药出版社，1996.

注释

1. 伏明：运气术语。五运主岁之中，火运不及称为伏明。

2. 司天：运气术语。司：主持，掌管；天：气候，天象。

3. 阖折：阖，音(hé)。阳明、厥阴经气失调，闭合失职而出现的病证。

《普济方》（1390 年）

原文

夫产后乍见鬼神者何？答曰：心主身之血脉，因产伤耗血脉，心气则虚，败血停积上干于心，心不受触，遂致心中烦躁，卧起不安，乍见鬼神，言语颠错，医人不识，呼为风邪。如此治之，必不得愈。但服调经散，每服加龙脑一撮，得睡即安。

调经散 治血虚经闭。心神烦躁，浑身疼痛，或时见怪。

没药　琥珀（并细研）　桂心各一钱　芍药（炒）　当归各一分　细辛半钱　麝香少许

上为末，每服半钱。姜汁、温酒各少许调。

七珍散一名七宝散　治产后乍见鬼神。

甘草小麦大枣汤　治妇人脏躁。喜悲伤，欲哭，象如神灵所作，数欠伸。

甘草三两　小麦一升　大枣一枚

上三味，以水六升，煮取三升，温分三服。亦补脾气。

调经散　产后血虚。心无所主，烦躁不安，乍见鬼神，言语颠错。

没香　琥珀（并细研）　桂心各一两　芍药　当归各一分　麝香（研）　细辛各半两

上为末，每服半钱。姜汁同温酒调下（《普济方·卷三百五十五·产后诸疾门·乍见鬼神附论》）。

参考文献

（明）朱橚等编. 普济方［M］. 北京：人民卫生出版社，1982.

《校注妇人良方》（1529 年）

原文

许学士云：一妇无故，数次悲泣，是为脏躁，用大枣汤而愈。又程虎卿内，妊娠五月，惨戚悲伤，亦投大枣汤而愈。

愚按：前症或因寒水攻心，或肺有风邪者，治当审察（《校注妇人良方·卷十五·妊娠脏躁悲伤方论第十三》）。

原文

一妊妇无故自悲，用**大枣汤**二剂而愈。后复患，又用前汤，佐以四君子加山栀而安。

一妊妇悲哀烦躁，其夫询之云：我无故，但自欲悲耳。用淡竹茹汤为主，佐以八珍汤而安。

大枣汤

甘草三两　小麦三两　大枣十枚

上水六钟，煎三钟，分三服。亦补脾气。

淡竹茹汤　治妊妇心虚惊悸，脏躁悲伤，或作虚烦。

麦门冬(去心)　小麦　半夏(汤泡)各一钱半　人参　白茯苓各一钱　甘草五分

上姜枣并竹茹少许，水煎。

治胎脏躁悲哭，用红枣烧存性，米饮调下(《校注妇人良方·卷十五·妊娠脏躁悲伤方论第十三》)。

参考文献

薛己.中医女科十大名著·校注妇人良方(大字本)[M].太原：山西科学技术出版社，2012.

《广嗣纪要》(1549 年)

原文

妊娠七八月，忽然无故悲伤欲哭，状如神灵所作，数欠伸者，此名脏躁，乃肺也。宜**甘麦大枣汤**主之出《要略》。

甘草二两　小麦一升　大枣十枚

三味，以水六升，煮取三升，分三服。(《广嗣纪要·卷之十三·妊娠杂症》)

参考文献

万全.万氏家传广嗣纪要[M].武汉：湖北科学技术出版社，1986.

《万氏女科》(1549 年)

原文

孕妇忽然无故悲惨哭泣，状若邪祟者，此脏躁症也，**枣麦汤**主之。

甘草三两　小麦一升　大枣十枚

用水六升，煎三升，去渣，分三服，温饮即效。

再服竹茹汤数服以和之。

竹茹汤　治孕妇心虚惊恐、脏躁悲泣。

人参　麦冬　茯苓　炙草各一钱　小麦一合　青竹茹鸡子大一团　姜三片枣五枚

水煎,食后服。

孕妇八九个月,忽然暴喑不语者,此少阴之脉下养乎胎,不能上荣于舌,十月生子之后自能言,非病也。不可服药,勿信庸医图利(《万氏女科·卷之二·胎前章·杂证》)。

参考文献

傅沛藩.万密斋医学全书[M].北京:中国中医药出版社,2015.

《名医类案》(1549年)

原文

张子和路逢一妇人,喜笑不休半年矣,诸医治之术穷。张曰:此易治耳。以食盐二两成块,烧令通红,放冷研细,以河水一大碗,煎三五沸,温分三服,须臾探吐,出痰半斗。次服火剂黄连解毒汤,不数日而笑止。

倪维德治一妇,病气厥,笑哭不常,人以为鬼祟所凭。倪诊,脉俱沉,胃脘必有积,有所积必作疼。遂与二陈汤导之,吐痰升许而愈。此盖积痰类祟也。

临淄人自谓无病,忽觉神思有异,晚歌笑不节。沈宗常曰:此阴火乘肝晚动。阴火乘脾见于书,阴火乘肝见此案。宜以柔剂少加利之。良愈。四物加大黄泻青丸。

一妇无故悲泣不止。或谓之有祟,祈禳请祷备至,不应。《金匮》有一症云:妇人脏躁,喜悲哀伤欲哭,象如神灵所作,数欠伸者,甘麦大枣汤主之。其方甘草三两,小麦一升,大枣十枚,水六升,煮取三升,分温三服,亦补脾气,十四帖而愈。

悲属肺。《经》云:在脏为肺,在志为悲。又云:"精气并于肺,则悲是也。此方补脾,益虚则补母之义也(《名医类案·卷之三·笑哭不常》)。

庄先生治喜乐之极而病者。庄切其脉,为之失声,佯曰:吾取药去。数日更不来。病者悲泣,辞其亲友,曰:吾不久矣。庄知其将愈,慰之。诘其故,庄引《素问》曰:惧胜喜,可谓得元关者(《名医类案·卷之三·诸气》)。

参考文献

(明)江瓘编;焦振廉等注释.名医类案[M].上海:上海浦江教育出版社,2013.

《急救良方》(1550 年)

原文

治妇人脏躁,悲伤欲哭,象鬼神所附者 用小麦一升,甘草二两,大枣五两,每服一两,水二盏,煎一盏服(《急救良方·卷之二·妇人第三十八》)。

参考文献

张时彻.急救良方[M].北京:中医古籍出版社,1987.

《古今医统大全》(1556 年)

原文

甘麦大枣汤 治脏躁善悲伤欲哭,象如神灵所作,数欠伸。

甘草三两 小麦一升 大枣十枚

上三味,以水六升煮取三升,分三服,亦补脾气。

《本事方》治一妇人,数次无故悲泣不止。或谓之有祟,祈禳请祷备至,终不效。予记《金匮》有案云:妇人脏躁,悲伤欲哭,象如神灵数欠申者,甘麦汤治之,尽剂而愈(《古今医统大全·卷之二十四·善悲证·药方》)。

原文

妊娠四五个月,脏躁善悲伤,每昼日惨戚泪下,数欠伸,象如神灵,祷与医皆无效,用仲景甘麦大枣汤,一投而愈(《古今医统大全·卷之二十四·善悲证·针灸法》)。

参考文献

(明)徐春甫编;崔仲平,王耀廷主校.古今医统大全[M].北京:人民卫生出版社,1991.

《赤水玄珠》(1573 年)

原文

《内经》云:在脏为肺,在志为悲。又云:精气并于肺则悲是也。肺虚补母。仲景云:妇人脏躁,喜悲伤欲哭,象如鬼神所附,数欠伸。**甘麦大枣汤**主之。

甘草三两 小麦一升 大枣十枚

水六升,煮三升,分三服。亦补脾气。

许学士治一妇人，数次无故悲泣不止，或谓之有祟，祈禳请祷备至，终不应。予忽忆《金匮》有一证云：妇人脏躁悲伤欲哭，象如鬼神灵，数欠伸者，宜甘麦大枣汤。予急令治药，尽剂而愈。古人识病制方种种，绝妙如此。

运气云：悲证皆属寒水攻心。经云：火不及曰伏明。伏明之纪，其病昏惑悲忘，从水化也。又云：太阳司天，寒气下临，心气上从，喜悲数欠。又云：太阳司天，寒淫所胜，善悲时眩仆。又云：太阳之复，甚则入心，善忘善悲，治以诸热是也。

妊娠善悲：《纲目》述管先生治一妊娠四五个月，脏躁悲伤。遇昼则惨戚泪下，数欠象若神灵，如有所凭，医与巫皆无所益，与仲景大枣汤一投而愈（《赤水玄珠·第六卷·怔忡惊悸门·善悲》）。

原文

许学士云：一妇无故数次悲泣，是为脏躁，用大枣汤而愈。又程虎卿内，妊娠五月，惨戚悲伤，亦投大枣汤而痊。

薛氏曰：或因寒水攻心，或肺有风邪者，治当审察。

一妇无故自悲，用大枣汤二剂而痊，后又复患，用前汤佐以四君子加山栀而安。

一妊妇悲哀烦躁，其夫询之，云：我无故但自欲悲耳。用淡竹茹汤为主，佐以八珍汤而安。

大枣汤

甘草三两　小麦三两　大枣十枚

淡竹茹汤　妊娠心虚惊悸，脏躁悲伤，或作虚烦。

麦冬　小麦　半夏(汤泡)各一钱半　人参　白茯各一钱　甘草五分

加姜、枣、竹茹，水煎服。

又方　治脏躁悲哭。

红枣烧存性，为末，米饮调下二钱（《赤水玄珠·第二十二卷·脏躁悲伤》）。

参考文献

（明）孙一奎撰；叶川，建一校注.赤水玄珠［M］.北京：中国中医药出版社，1996.

《孙文垣医案》(1573年)

原文

表嫂孀居二十年矣。右瘫不能举动，不出门者三年。今则神情恍惚，口乱语,常悲泣。诘其故,答曰:自亦不知为何故也。诊之,两寸脉短涩。以石菖蒲、远志、当归、茯苓、人参、黄芪、白术、大附子、晚蚕沙、陈皮、粉草,服四剂,精神较好于前,但悲泣如旧,夜更泣。予思仲景大枣小麦汤正与此对。即与服之,两帖而瘳。方用大枣十二枚,小麦一合,大甘草炙过三寸,水煎饮之。此忧伤肺脏,脏寒故多泣也(《孙文垣医案·四卷》)。

参考文献

(明)孙一奎撰;杨洁校注. 孙文垣医案[M]. 北京:中国医药科技出版社,2019.

《医学入门》(1575 年)

原文

子暗腹鸣自笑悲,妊孕三五个月以来,忽失音不语者,胞络脉绝也。胞系于肾,肾脉贯舌,非药可疗,分娩后即自能言。腹中作钟鸣,或哭者,多年空房下鼠穴中土为末,酒下或干噙之,即止。腹中儿啼者,黄连煎浓汁呷之,或青黛亦好。有脏躁,悲伤、惨戚、呕下者,大麦、甘草、枣煎服。有自哭自笑者,红枣烧存性,米饮调服(《医学入门·外集·卷五·妇人门·胎前》)。

参考文献

(明)李梴撰;田代华等整理. 医学入门[M]. 北京:人民卫生出版社,2006.

《女科证治准绳》(1602 年)

原文

陈良甫记管先生治一妊娠四五个月,脏躁悲伤,遇昼则惨凄泪下,数欠,象若神灵,如有所凭。医与巫皆无益,与仲景大枣汤,一投而愈。

〔薛〕前证或因寒水攻心,或肺有风邪者,治当审察。一妊妇无故自悲,用大枣汤二剂而愈。后复患,又用前汤佐以四君子加山栀而安。一妊妇悲哀烦躁,其夫询之,云:我无故但自欲悲耳。用淡竹茹汤为主,佐以八珍汤而安。

〔仲景〕妇人脏躁悲伤欲哭,象如神灵所作,数欠伸,**甘麦大枣汤**主之。

甘草三两　　小麦一升　　大枣十枚

上以水六升,煮取三升,温分三服。亦补脾气。

许学士云:乡里有一妇人,数欠伸,无故悲泣不止,或谓之有祟,祈禳请祷备至,终不应。予忽忆《金匮》有一证云:妇人脏躁悲伤欲哭,象如神灵所作,数欠伸者,宜甘麦大枣汤。予急令治药,尽剂而愈。古人识病制方,种种绝妙如此。

淡竹茹汤 治妊妇心虚惊悸,脏躁悲伤不止,又治虚烦甚效。

麦门冬(去心) 小麦 半夏(汤泡)各二两半 人参 白茯苓各一两半 甘草一两

上锉散,每服四钱,姜五片,枣一枚,淡竹茹一团,如指大,同煎温服。

又方 治胎脏躁,自悲、自哭、自笑。

上以红枣烧存性,米饮调下(《女科证治准绳·卷之四·胎前门·脏躁悲伤》)。

参考文献

王肯堂.中医女科十大名著·女科证治准绳(大字本)[M].太原:山西科学技术出版社,2012.

《证治准绳》(1602年)

原文

悲属肺。经云:在脏为肺,在志为悲。又云:精气并于肺则悲。仲景云:妇人脏躁,喜悲伤欲哭,象如神灵所作,数欠伸,甘麦大枣汤主之。甘草三两,小麦一升,大枣十枚。水六升,煮三升,温分三服。运气悲,皆属寒水攻心。经云:火不及曰伏明,伏明之纪,其病昏惑悲忘,从水化也。又云:太阳司天,寒气下临,心气上从,喜悲数欠。又云:太阳司天,寒淫所胜,善悲,时眩仆。又云:太阳之复,甚则入心,善忘善悲,治以诸热是也。针灸悲有二:其一取心。经云:邪在心则病心痛善悲,时眩仆,视有余不足而调其输也。其二取厥阴。经云:厥阴根于大敦,结于玉英,络于膻中,厥阴为阖,阖折[1] 即气绝而喜悲,悲者取之厥阴,视有余不足,虚、实、寒、热、陷下而取之也(《证治准绳·杂病·神志门·悲》)。

参考文献

(明)王肯堂撰;倪和宪点校.证治准绳·杂病证治准绳[M].北京:人民卫生出版社,2014.

注释

1.阖折:阖,音(hé)。阳明、厥阴经气失调,闭合失职而出现的病证。

《胤产全书》(1602年)

原文

妇人心虚惊悸,悲伤不止,此名脏躁,宜服此。

淡竹茹汤

麦门冬(去心)　小麦　半夏(汤泡)各二两半　人参　白茯苓各一两半　甘草一两

上锉,每服四钱,姜五片,枣一枚,淡竹茹一团如指大,同煎温服。

又方:治脏躁自悲、自哭、自笑。

上以红枣烧存性,米饮调下。

甘麦大枣汤　治同前。

甘草三两　小麦一升　大枣十枚

上以水六升,煮取三升,温分三服。亦补脾气(《胤产全书·卷二·脏躁类》)。

参考文献

周仲瑛,于文明.中医古籍珍本集成·妇科卷·胤产全书[M].长沙:湖南科学技术出版社,2014.

《胎产证治》(1602 年)

原文

妊妇无故数次悲泣,系属脏躁之故,大麦、甘草、枣煎,或小麦、麦冬各二钱,人参、茯苓各八分,甘草三分,姜、枣、竹茹。又有自哭自笑者,红枣烧存性,米饮下(《胎产证治·胎前总论·内伤杂症》)。

参考文献

(明)王肯堂撰;陆拯主编.王肯堂医学全书[M].北京:中国中医药出版社,1999.

《邯郸遗稿》(1617 年)

原文

妊娠无故悲泣不止,象若神灵,谓之脏躁悲伤,宜用竹茹汤、甘麦大枣汤,或以红枣烧炭存性,米饮下。

竹茹汤

竹茹　人参　麦冬　半夏　茯苓　甘草　生姜

甘麦大枣汤

甘草　小麦　大枣(《邯郸遗稿·卷之三·妊娠》)。

参考文献

(明)赵养葵撰.《浙江中医杂志》编辑部校点.邯郸遗稿[M].杭州：浙江科学技术出版社,1984.

《济阴纲目》（1620 年）

原文

仲景云：妇人脏躁，悲伤欲哭，象如神灵所作，数欠伸，甘麦大枣汤主之。脏躁者，肺金燥也，肺之志为悲，胎热则火炎，肺不能自持，故无故悲哭，兹治以甘缓，佐以凉泻，无不愈矣。

许学士云：乡里有一妇人，数次无故悲泣不止，或谓之有祟，祈禳请祷备至，终不应。予忽忆《金匮》有一证云：妇人脏躁，悲伤欲哭，象如神灵，数欠伸者，宜甘麦大枣汤。予急令治药，尽剂而愈。古人识病制方，种种绝妙如此。

薛氏曰：前证或因寒水攻心，或肺有风邪者，治当审察。

一妊妇无故自悲，用大枣汤二剂而愈。后复患，又用前汤，佐以四君子加山栀而安。

一妊妇悲哀烦躁，其夫询之，云我无故，但自欲悲耳，用淡竹茹汤为主，佐以八珍汤而安。

甘麦大枣汤　治妇人脏躁，悲伤不止。悲伤肺病，此方补脾，所谓补母也，且甘能生湿，湿生则又何燥焉。

甘草三两　小麦一升　大枣十枚

上以水，六升煮取三升，温分三服，亦补脾气。

淡竹茹汤　治妊妇心虚惊悸，脏躁，悲伤不止。又治虚烦甚效。

麦门冬去心　小麦　半夏(汤泡)各一钱半　人参　白茯苓各一钱　甘草五分

上作一服，加生姜五片，枣一枚，淡竹茹一团如指大，水煎服。

一方治胎脏躁，悲哭，及自笑自哭。

用红枣烧存性，米饮调下（《济阴纲目·卷之九·胎前门·下·脏躁悲伤》）。

参考文献

武之望.济阴纲目[M].北京：中国医药科技出版社,2014.

《孕育玄机》（1621 年）

原文

许学士云：一妇无故数次悲泣，是为脏躁，用大枣汤而愈。又，程虎卿内妊娠五月,惨戚悲伤,亦投大枣汤而愈。

愚按：前症或因寒水攻心,或肺有风邪者,治当审察。

大枣汤

甘草三两　小麦三两　大枣十枚

上水六钟煎三钟,分三服,亦补脾气。(《孕育玄机·卷中·悲伤》)

参考文献

陶本学.孕育玄机·女科[M].北京：中国中医药出版社,2015.

《本草单方》(1627 年)

原文

妇人脏躁,悲伤欲哭,象若神灵,数欠者,**大枣汤**主之。

大枣十枚　小麦一升　甘草二两

每服一两,水煎服之。亦补脾气(《本草单方·卷十二　女科·脏躁悲伤》)。

参考文献

(明)缪仲淳撰;李顺保校注.本草单方[M].北京：学苑出版社,2005.

第七章　清代

由于清代考据风气盛行，不少医家对重要的古典医籍做了大量的考证与注释工作，如《内经》《伤寒论》《金匮要略》等，其中即包括诸多与郁证相关的内容，尤其是对前代医家的有关抑郁症的学说也有重要注解和发挥。例如，五郁学说、六郁学说、张景岳郁证学说等，并进行了大量的注释。值得关注的是，以医案为代表的郁证临证著作的大量出现，说明不少医家对该病的诊治有了很高的认识，为现代临床提供了诸多借鉴。

清代医家对前代著作的注解和发挥，主要体现在以下几点：①对《内经》五郁学说的注解和发挥，如《灵素节注类编》对《素问》有关"形志苦乐"的阐释，《类证治裁》对五郁学说的重要注解和阐发。②对《伤寒杂病论》有关抑郁症的重要病证如百合病、奔豚、梅核气、脏躁等，除承袭仲景要旨之外，还做出重要注释和发挥，如百合病"有神灵者，岂非以心藏神，肺藏魄，人身神魄失守，遂有恍惚错妄之情乎？"明确了其心藏神、肺藏魄、神魄失守的病机病位；如奔豚病机病位在心肾、肝胆，是由心藏神、恐伤肾、惊恐肝胆等所致。③对六郁的治法用药发展，代表作如《儒医心镜》。④张景岳《景岳全书》忧郁、怒郁、思郁三郁的治法方药的补充和延伸。

清代有关抑郁症内容的医案较前代有大量增加，说明对抑郁症相关病证的诊疗积累了大量临床实践经验。其中的遣方用药除遵循仲景及金元医家治疗原则之外，更是有大量"自拟方"应用于临床实践，说明医家注重临证实际，随证加减，如叶天士治疗郁证的治法用药繁多，用药清灵，除目前临床常用的疏肝理气之外，还有平肝熄风、苦辛通降、化痰解郁、益气养阴等，其论述还涉及了郁证的演变，"初则气分，久则血分"，并注意到情志治疗的重要性，提出"郁证全在病者能移情易性"。其他清代众多医家也有相关论述，说明清代就重视情志疗法，对抑郁症治疗目标的核心症状改善达成了相对普遍的共识。如《类证治裁》"然症由情怀内起，宜娱情善调，不宜专恃药饵也"，《青霞医案》

"如能看破俗事,不生气,不烦恼,或者可愈"等。

另外,清代对郁证脉候作了总结。如《类证治裁》记载了"谋虑不遂,胆郁生火……脉洪疾""年高胸闷,气从下焦逆上,饥不思食,此必郁怒致病。右关脉浮长过本位,两尺搏大""病久怀抱悒郁,脉细涩少神,左尤甚""因丧女哀悒,渐次胁痞,食入胀加,痰浊不降,呕苦便溏,脉虚迟。此悲愁郁损生阳,致气窒浊壅"等,为现代临床提供了参考。

第一节　百合病

《医灯续焰》(1650年)

原文

《金匮》百合病论曰:百合病者,百脉一宗,悉致其病也。意欲食,复不能食。常默默,欲卧不能卧。欲行不能行。饮食或有美时,或有不用,恶闻食臭时。如寒无寒,如热无热,口苦,小便赤。诸药不能治,得药则剧吐利,如有神灵者。身形如和,其脉微数。每溺时头痛者,六十日乃愈。若溺时头不痛,淅然者,四十日愈。若溺快然,但头眩者,二十日愈。其证或未病而预见,或病四五日而出,或病二十日,或一月后见者,各随证治之。

百合知母汤　百合病,发汗后者,主此方。

百合(七枚　擘)　知母(三两　切)

上先以水洗百合,渍一宿,当白沫出。去其水,更以泉水二升,煎取一升,去滓。别以泉水二升,煎知母取一升去滓。后合和煎取一升五合,分温再服。

滑石代赭汤　百合病,下后者,主此方。

百合(七枚　擘)　滑石(三两碎　绵裹)　代赭石(如弹丸大一枚　碎绵裹)

上先以水洗百合,渍一宿,当白沫出。去其水,更以泉水二升,煎取一升,去滓。别以泉水二升,煎滑石、代赭取一升,去滓。后合重煎,取一升五合,分温再服。

百合鸡子汤　百合病,吐后者,主此方。

百合(七枚　擘)　鸡子黄(一枚)

上先水洗百合,渍一宿,当沫出。去其水,更以泉水二升,煎取一升。去滓,内鸡子黄搅匀,煎五分温服。

百合地黄汤　百合病,不经吐下发汗,病形如初者,主此方。

百合（七枚 擘） 生地黄汁（一升）

上以水洗百合，浸一宿，当白沫出。去其水，更以泉水二升，煎取一升。去滓，内地黄汁，煎取一升五合，分温再服。中病勿更服，大便当如漆（《医灯续焰·卷十八（补遗）·附拟补内外因第九六淫方·晦淫、百合、狐惑、热中脏燥》）。

参考文献

（清）潘楫撰. 何源等校注. 医灯续焰［M］. 北京：中国中医药出版社，1997.

《金匮要略广注》（1682 年）

原文

《活人书》云：伤寒虚劳大病后，气未平复变成百合病。今由百脉一宗致病观之，当是心肺二经之病也。盖心合血脉，肺朝百脉，脉者，血之府，凡病在气分者，显而易见，病在血分者，隐而难名。如行卧饮食寒热等症，皆有莫可形容之状，在《内经》解㑊病似之。观篇首如有神灵者，岂非以心藏神，肺藏魄，人身神魄失守，遂有恍惚错妄之情乎？《千金》云：狐惑[1]由温毒气所致，乃狐惑正病也"。伤寒不发汗，变成狐惑，乃狐惑变病也。《活人书》云：狐惑、伤寒与温 皆䘌虫症，初起状如伤寒，或因伤寒变此疾。大抵伤寒腹内热，食少，肠胃虚。三虫食人五脏及下部，为䘌虫病，其候齿无色，舌白，甚则唇黑有疮，四肢沉重，喜眠。虫蚀其肛，烂见五脏则死。看其上唇有疮，虫蚀其脏，下唇有疮，虫蚀其肛，杀人甚急，多因下利得之。埤雅云：狐性多疑，此症令病者疑，医者惑，故名狐惑也。阴毒者，感天地肃杀毒厉之气而成。阳毒者，《活人书》云：初病时邪毒深重，加以当汗不汗，当下不下，或吐下后，邪热乘虚而入，误服热药，使毒热散漫延燎。六脉沉实，舌卷焦黑，鼻如烟煤，身面锦斑，狂言直走，登高弃衣，皆其症也。然阴阳毒，多因时疫所感者。要之此三病皆为热症。百合热尚浅，狐惑热深，阳毒则热更甚矣。痉湿暍三病，与伤寒相似，既于前篇详辨之，今百合狐惑阴阳毒常从伤寒所致，复于此篇类推之也。张卿子先生云：《金匮要略》即《伤寒论》未尽之余旨，若竟作杂症视之，则失之远矣。

论曰：百合病者，百脉一宗，悉致其病也。意欲食复不能食，常默默，欲卧不能卧，欲行不能行，欲饮食或有美时，或有不用闻食臭时，如寒无寒，如热无热，口苦小便赤，诸药不能治，得药则剧吐利，如有神灵者，身形如和，其脉微数。每溺时头痛者，六十日乃愈；若溺时头不痛，淅然者，四十日愈；若溺快然，但头眩者，三十日愈。其症或未病而预见，或病四五日而出，或病二十日，或一月微见者，各随症治之。

病名百合,以百脉合而成病也。一宗者,宗气也。人身荣气出于中焦,宗气出于上焦,正当膻中发源之处(膻中,任脉穴名,在两乳间,《难经》云:气会膻中,是为上气海)。《针经》云:五谷入胃,其糟粕、津液、宗气分为三隧。宗气积于胸中,出喉咙以贯心肺而行荣卫,盖分而为百脉,合而为一宗也。百病一宗,悉致其病,则源流上下表里,无一不病矣。所以致此病者。《内经》云:凡伤于寒则为病热(今之伤寒,古名为热病),热气遗留不去,伏于脉中,则昏昏默默,凡行卧饮食寒热,皆有一种虚烦不耐之象,以致热在上则口苦,热在下则便赤,逆于上则为吐,溢于下则为利也。如有神灵者,以心肺俱病,神魄无所凭依而为之昏愦也。身形不和而如和者,热伏于脉而不觉也。脉微数者,热客脉中而伤荣也。头者,诸阳之首,膀胱者,太阳之府,溺从此出,太阳经上额交巅,溺则膀胱府虚,阳气下陷,故经气亦虚而头痛也。头痛者,其病深,故六十日,周一甲子之数始愈。溺时但洒淅怯寒者,表中阳气尚未虚极,故四十日愈。若溺快然,则太阳经气已充,但头眩,则较头痛为渐轻,故二十日愈。其症二字指溺时头痛渐然诸症而言。或未病预见者,谓未经百合病之先,预见溺时头痛等症也(下三句仿此)。各随症治之,指下文诸治法言(《金匮要略广注·卷上·百合狐惑阴阳毒证治第三》)。

参考文献

李文.金匮要略广注[M].北京:中国中医药出版社,2007.

注释

1. 狐惑:病名。亦作狐𧏾。指因感染虫毒,湿热不化而致的以目赤眦黑、口腔咽喉及前后阴腐蚀溃疡为特征的一种疾患。

《冯氏锦囊秘录》(1694 年)

原文

伤寒百合病者,行住坐卧不定,如有鬼神。苏颂曰:病名百合,而以百合治之,未识其意。士材曰:亦清心安神之效也(《冯氏锦囊秘录·杂症大小合参卷十·伤寒百合病》)。

参考文献

冯兆张.中医非物质文化遗产临床经典名著·冯氏锦囊秘录[M].北京:中国医药科技出版社,2011.

《张氏医通》(1695 年)

原文

《金匮》云：论曰：百合病者，百脉一宗，悉致其病也，意欲食，复不能食，常默默，欲卧不能卧，欲行不能行，饮食或有美时，或有不欲闻食臭时，如寒无寒，如热无热，口苦小便赤，诸药不能治，得药则剧吐利，如有神灵者。身形如和，其脉微数，每溺时头痛者，六十日乃愈。若尿时头不痛，淅淅然者，四十日愈，若尿时快然，但头眩者，二十日愈。其证或未病而预见，或病四五日而出，或病二十日，或一月微见者，各随证治之。

百合病发汗后者，百合知母汤主之。百合病下之后者，滑石代赭汤主之。百合病吐之后者，百合鸡子汤主之。百合病不经吐下发汗、病形如初者，百合地黄汤主之。百合病一月不解，变成渴者，百合洗方主之。百合病渴不瘥者，栝蒌牡蛎散主之。百合病变发热者，百合滑石散主之。百合病见于阴者，以阳法救之，见于阳者，以阴法救之，见阳攻阴，复发其汗，此为逆；见阴攻阳，乃复下之，此亦为逆（《张氏医通·卷六·痿痹门·百合》）。

参考文献

（清）张璐撰；李静芳，建一校注. 张氏医通[M]. 北京：中国中医药出版社，1995.

《绛雪园古方选注》(1731 年)

原文

百合七枚（擘）　生地黄汁一升

上以水洗百合，渍一宿，当白沫出，去其水，更以泉水二升，煎取一升，去滓，纳生地汁煎取一升五合，分温再服。中病勿更服，大便当如漆。

通章言百合病，百脉一宗，不但主于营卫，而手足六经悉能致其病，汗吐下皆非所宜。本文云百脉一宗，明言病归于肺，君以百合，甘凉清肺，即可疗此疾，故名百合病，再佐以各经清解络热之药，治其病所从来。当用先后煎法，使不悖于手足经各行之理。期以六十日，六经气复而自愈。若太阴、太阳无病，惟少阴、少阳、厥阴、阳明四经为病，期以四十日愈。若仅属厥阴、阳明二经为病，期以二十日愈。读第四章未经汗吐下者，治以百合地黄汤，中病勿更服。大便如漆，热邪已泄，再服恐变症也。论症以溺时头痛为辨，盖百脉之所重在少阴、太阳，以太阳统六经之气，其经上循巅顶，下通水道，气化不行，乃下溺而上头痛,少阴为生水之源,开阖涩乃溺而淅然。若误汗伤太阳者,溺时头痛,以知母救肺之阴,使膀胱水脏知有母气,救肺即所以救膀胱,是阳病救阴之法也。误下伤少阴者,溺时淅然,以滑石上通肺、下通太阳之阳,恐滑石通腑利窍,仍蹈出汗之弊,乃复代赭石重镇心经之气,使无汗泄之虞,救膀胱之阳,即所以救肺之阳,是阴病救阳之法也。误吐伤阳明者,以鸡子黄救厥阴之阴,以安胃气,救厥阴即所以奠阳明,救肺之母气,是亦阳病救阴之法也。以百合一味,引伸诸方,总不外乎补阴、补阳之理,举此可以类推,学者宜自得之(《绛雪园古方选注·中卷·内科·百合地黄汤》)。

参考文献

王子接.绛雪园古方选注[M].北京:中国中医药出版社,2007.

《医学心悟》(1732年)

原文

行住坐卧,若有神灵,其人默默然,意趣不乐。谓之百合病。用百合知母汤主之。(《医学心悟·卷二·伤寒兼症·百合病》)

参考文献

(清)程国彭撰;闫志安,徐文兵校注.医学心悟[M].北京:中国中医药出版社,1996.

《伤寒心法要诀》(1742年)

原文

百合百脉合一病,如寒似热药无灵,饮食起居皆忽忽,如神若鬼附其形。脉数溺时辄头痛,溺时不痛淅淅[1]风,溺时快然但头眩,六四二十病方宁。

注

百合病者,谓伤寒过期,留连不解,不分经络百脉,悉合为一病也。如寒似热,诸药无灵。欲饮不能饮,欲食不能食,欲卧不能卧,欲行不能行,精神忽忽,如神若鬼附其形体,而莫知所适从也。如脉数、溺尿时辄头痛者,六十日乃愈。若溺尿时头不痛,惟淅淅然恶风寒者,四十日乃愈。若溺时快然,但头眩者,二十日乃愈。故曰:六四二十日病方宁也(《伤寒心法要诀·卷二·百合》)。

参考文献

(清)吴谦等编.医宗金鉴·伤寒心法要诀[M].北京:人民卫生出版

社，1963.

注释

1. 淅淅：畏风的样子。

《订正仲景全书金匮要略注》（1742年）

原文

论曰：百合病者，百脉一宗，悉致其病也。意欲食复不能食，常默默然，欲卧不能卧，欲行不能行，欲饮食或有美时，或有不用闻食臭时，如寒无寒，如热无热，口苦，小便赤，诸药不能治，得药则剧吐、利，如有神灵者，身形如和，其脉微数。每溺时头痛者，六十日乃愈；若溺时头不痛者，淅然者，四十日愈；若溺快然，但头眩者，二十日愈。其证或未病而预见，或病四五日而出，或病二十日或一月微见者，各随证治之。

注

百合，百瓣一蒂，如人百脉一宗，命名取治，皆此义也。百合病者，谓人百脉一宗，悉致其病也。曰百脉即一脉也，犹言百体一体也，是盖以周身言之也。周身之脉，分而言之曰百，合而言之曰一，故曰百脉一宗。若曰百合之病，总脉病也。脉者谓十二脉，三百六十五络脉也。伤寒大病之后，余热未解，百脉未和，或平素多思不断，情志不遂，或偶触惊疑，卒临景遇，因而形神俱病，故有如是之现证也。百脉周于身，脉病则身病，故身形如和不和，欲卧不能卧，欲行不能行也。百脉通于心，脉病则心病，故常默默也。如寒无寒，如热无热，似外感而非外感也。意欲食复不能食，或有美时，或闻食臭，有不用时，似里病而非里病也。至脉数、口苦、小便赤者，是郁结之热，虽侵里而其热未甚也。方其初病之时，医者不识，误为表里之病，以药汗下之，故剧吐利也。虽剧吐利，不变诸逆。若有神灵，身形如前之和，而脉则比前微数，故其势即不能遽进，不觉加甚，而亦不能速愈也。试以缓愈之期，约略言之，重者不过六十日，轻者不过二十日，轻重之间者，不过四十日可愈也。然愈必以每溺时头痛不头痛，恶风不恶风，快然不快然辨者，以经脉之邪，莫不由太阳而愈也。头痛恶风，是其经之候也；溺时快然，是其腑之征也。其证或未病而预见者，其证指百合病等证言也。未病，言未病伤寒病也，犹言未病伤寒之前，而预先见百合欲食不食等证也。或病四五日而出，谓已病伤寒之后，而始见百合病证也。预先见者，是先有情志不遂，偶触惊疑而召病也，或病二十日或一月才见者，是因伤寒病后而才见也。故曰：各随证治之也。

集注

李彣曰：《活人书》云：伤寒大病后，气血未得平复，变成百合病。今由百脉一宗，悉致其病观之，当是心、肺二经之病也。如行卧、饮食、寒热等证，皆有莫可形容之状，在《内经》解㑊病似之。观篇中有如神灵者，岂非以心藏神、肺藏魄，人生神魄失守，斯有恍惚错妄之情乎？又曰：《内经》云：凡伤于寒，则为病热。热气遗留不去，伏于脉中，则昏昏默默，凡行卧、饮食、寒热，皆有一种虚烦不耐之象矣。

沈明宗曰：若邪淫于胸中连及上脘，则意欲食，复不能食；走于肝肾，故常默默；流入脾胃，故欲卧不能卧，欲行不能行；邪不在胃，饮食或有美时；壅抑胃气，则闻食臭；流于胆则口苦；流于膀胱则便赤。以上诸证，非一齐并见，皆移易变动而见也。

百合病，见于阴者，以阳法救之；见于阳者，以阴法救之。见阳攻阴，复发其汗，此为逆；见阴攻阳，乃复下之，此亦为逆。

注

此承上条以明其治也。百合一病，难分阴阳表里，故以百合等汤主之。若病见于阴者，以温养阳之法救之；见于阳者，以凉养阴之法救之。即下文见阳攻阴，或攻阴之后，表仍不解，复发其汗者，此为逆。见阴攻阳，或攻阳之后，里仍不解，乃复下之者，此亦为逆也。

集注

徐彬曰：《内经》所谓用阴和阳，用阳和阴，即是此义。故诸治法，皆以百合为主。至病见于阳，加一二味以和其阴；病见于阴，加一二味以和其阳。

李彣曰：百合病多端，数条之法，亦说不尽。

沈明宗曰：此治百合病之总要法也。微邪伏于营卫，流行而病表里，当分阴阳以施救治可也。

百合病，不经吐、下、发汗，病形如初者，百合地黄汤主之。

注

百合一病，不经吐、下、发汗，病形如初者，是谓其病迁延日久，而不增减，形证如首章之初也。以百合地黄汤，通其百脉，凉其百脉。中病勿更服，恐过服生地黄，大便常如漆也。

百合地黄汤方

百合（擘　七枚）　生地黄汁（一升）

上以水洗百合，渍一宿，当白沫出，去其水，更以泉水二升，煎取一升，去滓,内地黄汁,煎取一升五合,分温再服。中病勿更服,大便常如漆。

集解

程林曰:百合花叶皆四向,故能通达上下四旁,其根亦众瓣合成,故名百合,用以医百合病也,有以夫。

高世栻曰:百合色白味甘,手太阴之补剂也。其花昼开夜合,如气之日行于阳,夜行于阴,司开阖,以行荣卫和阴阳(《订正仲景全书金匮要略注·卷二·百合狐惑阴阳毒病脉证并治第三》)。

原文

论曰:百合病者,百脉一宗,悉致其病也。意欲食,复不能食,常默默然,欲卧不能卧,欲行不能行,饮食或有美时,或有不用闻食嗅时,如寒无寒,如热无热,口苦,小便赤;诸药不能治,得药则剧吐、利,如有神灵者,身形如和,其脉微数。每溺时头痛者,六十日乃愈;若溺时头不痛,淅然者,四十日愈;若溺快然,但头眩者,二十日愈。其证或未病而预见,或病四五日而出,或病二十日或一月微见者,各随证治之(《订正仲景全书金匮要略注·卷八·正误存疑篇·存疑·百合狐惑阴阳毒第三》)。

参考文献

(清)吴谦等编.医宗金鉴[M].北京:人民卫生出版社,1973.

《金匮悬解》(1756 年)

原文

百合病者,百脉一宗,悉致其病也。意欲食,复不能食,常默然,欲卧不能卧,欲行不能行,饮食或有美时,或有不欲闻食臭时,如寒无寒,如热无热,口苦,小便赤,诸药不能治,得药则剧吐利,如有神灵者,身形如和,其脉微数。每溺时头痛者,六十日乃愈。若溺时头不痛,淅淅然者,四十日愈。若溺时快然,但头眩者,二十日愈。其证或未病而预见,或病四五日而出,或病二十日或一月后见者,各随证治之。

百合病者,伤寒之后,邪气传变,百脉一宗,悉致其病。百脉者,六气攸分,五行不一,而百脉一宗,则殊途同归,悉致其病,则百端俱集。意未尝不欲食,复不能食,常默然无语。动止不安,故欲卧不能卧,欲行不能行。饮食或有甘美之时,或有恶闻食臭之时。如寒而无寒,如热而无热,口苦便赤。诸药不效,得药则剧,吐利不测。身形如和,其脉微数。如是则经络脏腑莫名其部,寒热燥湿莫名其条。此有法焉,观其小便。溺时头痛者,水降而气升也。气水一原,在上则为气,是谓上焦如雾;在下则为水,是谓下焦如渎;在中气水之交,是谓中焦如沤。上焦清气昏蒙,心绪烦乱,浊气稍降,头目犹清,溺时清气降泄而浊气升腾,头上壅塞,是以作痛,此其病重,两月乃愈。若溺时头上不痛,但淅淅振栗者,气虽上升,而未甚壅遏,其病颇轻,四十日愈。若溺时快然,但觉头眩者,气虽上升,而不至填塞,其病更轻,二十日愈。其溺时之证,或未病而预见,或病四五日而方出,或病二十日及一月而后见者,各随其证之轻重而治之也(《金匮悬解·卷六·外感杂病·百合(九章·百合一)》)。

参考文献

黄元御.黄元御医书全集[M].北京:中医古籍出版社,2016.

《伤寒直指》(1763年)

原文

百合病者,百脉一宗,悉致其病也。意欲食复不能食,常默默,欲卧不能卧,欲行不能行,饮食或有美时,或有不用,闻食臭时,如寒无寒,如热无热,口苦,小便赤,诸药不能治,得药则剧,吐利如有神灵者。身形如和,其脉微数,每溺时头痛者,六十日乃愈。若溺时头不痛,淅然者,四十日愈;若溺快然但头眩者,二十日愈;其证或未病而预见,或病四五日而出,或病二十日,或一月微见者,各随证治之。(《千金》:百合病者,谓无经络,百脉一宗悉致病也。皆因伤寒虚乏,大病后未平复,变成斯证。其状恶寒而呕吐者,病在上焦也,二十三日当愈。腹满微喘,大便坚,三四日一大便,时复小溏者,病在中焦也,六十三日当愈。小便淋沥难者,病在下焦也,三十三日当愈。各随其证以治之。百合为病,令人欲食,复不能食,或有美时,或不用,闻饮食臭,或如有寒,其实无寒,如有热,其实无热,常默默,欲卧,复不得眠,至朝口苦,小便赤涩,欲行复不能行,诸药不能治,治之即剧吐利,如有神灵所为也。百合病,身形如和,其脉微数,其候每溺时,即头觉痛者,六十日愈。溺时头不痛,淅然寒者,四十日愈。溺时觉快然,但头眩者,二十日愈。其人或未病而预见,或已病四五日而出,或一月二十日后见其候,治之勿误也。依证治之。)百合病见于阴者,以阳法救之;见于阳者,以阴法救之。见阳攻阴,复发其汗,此为逆;见阴攻阳,乃复下之,此亦为逆,其病难治。(《千金》:百合病,见在于阴而攻其阳,则阴不得解也,复发其汗为逆;见在于阳而攻其阴,则阳不能解也,复下之其病不愈。《医案》:一人得伤寒病,经汗下后不愈,延至月余,耳聋,食药入口即吐,此误剂已多,脾胃受伤,故食药俱不纳也。证百合病,乃以陈皮、白术、百合、干姜煎饮,一服即能食不吐。渐增减服之而安。健按:此因伤寒后失调,脾胃虚而气血不复,证似蜂起,故名百合。欲行懒行,似寒似热,总合一虚字耳。虚则内火空发,故小便赤,口苦头眩,服药稍差,反增其剧。玩医案,以健脾开胃,诚为大法。然恐未尽其妙,此当用归脾汤加黄芩治之可愈。何论其日数之多少哉?)百合病,发汗后者,百合知母汤主之。(《千金》:已经发汗后,更发病者。)百合病,下之后者,滑石代赭汤主之。(已经下后,更发病者。)百合病,吐之后者,百合鸡子汤主之。(已经吐后,更发病者。)

百合病,不经吐下发汗,病如初者,百合地黄汤主之。百合病,一月不解,变成渴者,百合洗方主之。百合病,渴不差者,栝蒌牡蛎散主之。百合病,变发热(一作寒热)者,百合滑石散主之(《伤寒直指·卷七·辨可下病脉证治第二十一》)。

参考文献

(清)强健撰;吉文辉,王大妹点校.伤寒直指[M].上海:上海科学技术出版社,2005.

《兰台轨范》(1764年)

原文

论曰:百合病者,百脉一宗,悉致其病也。意欲食,复不能食,常默然,欲卧不能卧,欲行不能行,饮食或有美时,或有不用闻食臭时,如寒无寒,如热无热,口苦小便赤,诸药不能治,得药则剧吐利,如有神灵者,身形如和,其脉微数,每溺时头痛者,六十日乃愈。若溺时头不痛,淅然者,四十日愈。若溺快然,但头眩者,二十日愈。其证或未病而预见,或病四五日而出,或病二十日,或一月微见者,各随证治之。

百合病,见于阴者,以阳法救之,见于阳者,以阴法救之。见阳攻阴,复发其汗,此为逆。见阴攻阳,乃复下之,此亦为逆。此等症,病后得之者甚多。医者不知,多方误治,以致病气日深,不可救疗,始终无一人能识之者,遍地皆然也。百脉一宗悉病,盖肺朝百脉,故以百合治肺为主药(《兰台轨范·卷三·百合病》)。

参考文献

(清)徐灵胎撰;刘洋,刘惠杰校注.兰台轨范[M].北京:中国中医药出版社,2008.

《续名医类案》(1770年)

原文

一人病昏昏默默,如热无热,如寒无寒,欲卧不能卧,欲行不能行,虚烦不耐,若有神灵,莫可名状。此病名百合,虽在脉,实在心肺两经,以心合血脉,肺朝百脉故也。盖心藏神,肺藏魄,神魄失守,故见此症。良由伤寒邪热,失于汗下和解,致热伏血脉而成。用百合一两,生地汁半钟[1],煎成两次服,必候大便如漆乃瘥(《续名医类案·卷一·伤寒》)。

原文

常熟吴见田在京邸时，有小青衣患伤寒，愈而复，复而愈，愈而再复，不知其几。谓缪曰：非兄不能救。诊之，病人面色黄白，有胃色。六脉微弱，有胃色。大便不通，胸中不快，亦不思食，曰：此为伤寒百合无经络，百脉一齐致病，谓之百合病。坏症正气已虚，邪气留滞，及过经不解；瘥后，或虚羸少气，皆谓之坏病。之余，邪且退矣。以色脉断。胸中不快，虚而气壅，非实邪；不大便者，久病津液枯，气弱不能送也。投以人参五钱，麦冬一两，枳壳炒八钱，尽剂立解而瘥。文田按：用百合治者方谓之百合病。今药无百合，而云百合病，非也。此直是伤寒坏症耳（《续名医类案·卷一·伤寒》）。

参考文献

（清）魏之琇撰；黄汉儒等点校.续名医类案［M］.北京：人民卫生出版社,1997.

注释

1. 钟：古代计量单位，春秋时齐国以十釜为"钟"（标准不一）。

《伤寒论纲目》（1773 年）

原文

鳌按：《伤寒杂病论》十六卷仲景原书，六经伤寒为《伤寒论》，杂病为《金匮要略》，乃王叔和编次之书，非仲景书也。伤寒症中，有百合病，狐惑病，阳毒、阴毒二病，皆伤寒之属，患之者正多，六经《伤寒论》中，俱未之及。若以叔和编次之书为仲景原本，岂有伤寒所属之病，而《伤寒论》中竟不之及，反详其症治于《金匮》者乎。虽然，百合、狐惑、阴毒阳毒，既为伤寒症中之病，则《伤寒论》中断不可缺。欲补其缺，则惟仍采《金匮》篇中之论而已。何也？《金匮》等篇，本即仲景《伤寒杂病》十六卷中之语，非别论也。以仲景书补仲景论中之缺，今虽有假借，在当日，实非假借也。故此四症，即录《金匮》中语以为纲云。

【纲】仲景《金匮》曰：论曰：百合病者，百脉一宗，悉致其病也。意欲食复不能食，尝默默，欲卧不能卧，欲行不能行，饮食或有美时，或有不欲闻食臭时，如寒无寒，如热无热，口苦，小便赤，诸药不能治，得药则剧吐利，如有神灵者，身形如和，其脉微数。每溺时头痛者，六十日乃愈。若病时头不痛，淅淅然者，四十日愈；若溺时快然，但头眩者，二十日愈。其症或未病而预见，或病四五日而出，或病二十日，或一月后见者，各随症治之。

【目】徐彬曰：此言伤寒之人，都有正气不能御邪，致浸淫经脉。现症杂乱，不能复分经络，曰百合病，谓周身百脉皆病。然皆有所宗而主之，以致各病,而名不能专持其病者。但觉行住坐卧饮食皆妨,而寒热口苦、便赤、吐利,且得药则剧,身形反如和,毫无可捉摸。而寒热口苦,似属少阳;小便赤,似属太阳;吐利,似属三焦腑病。未深入脏,故恐邪久留连阳经,搏结于脑,则猝难脱身,而非不治之病。但于溺时而头痛者,知其病深;头不痛而淅淅然,则病稍浅;快然而头眩,则邪更浅,故愈日以渐而速。乃《千金》曰,其状恶寒而呕者,病在上焦,二十三日当愈;其状腹满微喘,大便坚,三四日一大便,时复小溏者,病在中焦,六十三日当愈;其状小便淋沥而难者,病在下焦,三十三日当愈。则知此病有搏邪在内,而微有三焦之分者,其治法又当分三焦而和之(《伤寒论纲目·卷十六·伤寒所属诸病·百合病》)。

参考文献

沈金鳌.伤寒论纲目[M].北京:中国中医药出版社,2015.

《伤寒瘟疫条辨》(1784 年)

原文

百脉一宗,举身皆病,无复经络传次,故曰百合。大抵病后虚劳,脏腑不调所致。其病似寒不寒,似热不热,欲食不食,欲卧不卧,默默不知苦所在,服药即吐,如见鬼状,俱因病在阴则攻阳,病在阳则攻阴,药剂乖违,故成百合病,通宜小柴胡汤加百合、知母、粳米。血热用百合地黄汤。《绪论》曰:百合病,即痿证之暴者。以肺热叶焦,气化不行,以致小便不利。又肺为百脉之总司,故通身经络废弛,百脉一宗,举身皆病,宜百合地黄汤。盖取百合之清肃肺气以利水道,则周身之阳火自化耳。按:此亦伤寒温病之后证也(《伤寒瘟疫条辨·卷三·百合病》)。

参考文献

(清)杨璿撰;徐国仟点校.伤寒瘟疫条辨[M].北京:人民卫生出版社,1986.

《金匮要略浅注》(1803 年)

原文

论曰:百合病者,(分为)百脉,(合为)一宗,(无经络可别,)悉致其病也。(第见其证),意欲食(而)复不能食,(口欲言,而又不言,而)常默默,欲卧(而又躁,而)不能卧,欲行(而又懒,而)不能行,欲饮食,或有美时,或有不欲闻食臭时,如寒无寒,如热无热,口苦,小便赤,诸药不能治。得药则剧吐利,如有神灵者。身形如和,(以上诸证,全是恍惚去来不可为凭之象,惟凭之于脉与溺,确知其为热。)其脉微数,(数则主热也。溺出膀胱,膀胱为太阳之腑,其脉上至巅顶,溺时头痛者,太阳乍虚,而热气乘之也。今)每溺时(而)头(每)痛者,(乃热气之甚者,必)六十日(之久,月再周而阴气复,阴气复而阳邪平,然后)乃愈;若溺时头不痛,淅淅然者,(则病稍浅矣,大约)四十日(可)愈;若溺(时)快然,但头眩者,(则更浅矣,不过)二十日(可)愈。其(百合)证(多于伤寒大病后见之,)或未病而预见,(热气先动也。)或病四五日而出,或二十日或一月后见者,(遗热不去也。)各随证治之。

此详言百合病之证脉也。此证多见于伤寒大病前后,或为汗吐下失法而变,或平素多思不断,情志不遂,或偶触惊疑,猝临异遇,以致行住坐卧饮食等,皆若不能自主之势,此病最多,而医者不识耳。

程云来云:头者,诸阳之首。溺则阳气下施,头必为之摇动。曷不以老人小儿观之? 小儿元气未足,脑髓不满,溺将出,头为之摇,此阳气不充故耳;老人血气衰,肌肉涩,脑髓清,故溺出时不能射远。将完必湿衣,而头亦为之动者,此阳气已衰,不能施射故耳。由此观之,溺出头之痛与不痛,可以观邪之浅与深矣。故百合病溺出头痛者,言邪舍深而阳气衰也。内衰则入于脏腑,上则牵连脑髓,是以六十日愈。若溺出头不痛淅淅然者,淅淅如水洒淅皮毛,外舍于皮肤肌肉,尚未入脏腑之内,但阳气微耳,是以四十日愈。若溺出快然,但头眩者,言邪犹浅,快则阴阳和畅,营卫通利,脏腑不受邪,外不淅淅然,则阳气尚是完固,但头眩者,是邪在阳分,阳实则不为邪所牵,故头不疼而眩,是以二十日愈也。其说亦通(《金匮要略浅注·卷二·百合狐惑阴阳毒病证治第三》)。

参考文献

(清)陈修园撰;林慧光,戴锦成,高申旺校注. 陈修园医学丛书·金匮要略浅注[M]. 北京:中国中医药出版社,2016.

《金匮玉函要略辑义》(1807 年)

原文

论曰:百合病者,百脉一宗,悉致其病也,意欲食复不能食,常默然,欲卧不能卧,欲行不能行,饮食或有美时,或有不用闻食臭时,如寒无寒,如热无热,口苦小便赤,诸药不能治,得药则剧吐利,如有神灵者,身形如和,其脉微数。每溺时头痛者,六十日乃愈;若溺时头不痛淅然者,四十日愈;若溺快然,但头眩者,二十日愈。其证或未病而预见,或病四五日而出,或病二十日,或一月微见者,各随证治之。(默然,赵本作默默;不用闻食臭之用字,徐沈作欲;微见《巢源》作复见,《千金》作后见;魏快,作快,非。)

〔尤〕百脉一宗者,分之则为百脉,合之则为一宗,悉致其病,则无之非病矣。然详其证,意欲食矣,而复不能食,常默然静矣,而又躁不得卧,饮食或有时美矣,而复有不用闻食臭时,如有寒如有热矣,而又不见为寒,不见为热。诸药不能治,得药则剧吐利矣,而又身形如和,全是恍惚去来,不可为凭之象。惟口苦小便赤,脉微数,则其常也。所以者何,热邪散漫,未统于经,其气游走无定,故其病亦去来无定,而病之所以为热者,则征于脉,见于口与便,有不可掩然者矣。夫膀胱者,太阳之腑,其脉上至巅顶,而外行皮肤,溺时头痛者,太阳乍虚,而热气乘之也,淅然快然。则递减矣。夫乍虚之气,溺已即复,而热淫之气,得阴乃解。故其甚者,必六十日之久。诸阴尽集,而后邪退而愈,其次四十日。又其次二十日,热瘥减者,愈瘥速也。此病多于伤寒热病前后见之,其未病而预见者,热气先动也,其病后四五日,或二十日,或一月见者,遗热不去也,各随其证以治,具如下文:

案魏氏以此证,断为气病,而今验之于病者,气病多类此者。然下条百合诸方,并似与气病不相干,故其说虽甚巧,竟难信据。《千金》云:伤寒虚劳,大病已后,不平复,变成斯疾。其状恶寒而呕者,病在上焦也,二十三日当愈。其状腹满微喘,大便坚,三四日一大便,时复小溏者,病在中焦也,六十三日当愈。其状小便淋沥难者,病在下焦也,三十三日当愈。各随其证治之,思邈所论如此。参之于本条。明是百合病,别是一种病,尤注颇详,故今从之。(张氏医通,有治百合病医案一则,当参考。)

百合病,发汗后者,百合知母汤主之。(《千金》作百合病,已经发汗之后,更发者,下文例并同。)

〔尤〕人之有百脉,犹地之有众水也。众水朝宗于海,百脉朝宗于肺,故百脉不可治,而可治其肺。百合,味甘平微苦,色白入肺,治邪气,补虚清热,故诸方悉以之为主,而随证加药治之。用知母者,以发汗伤津液故也。〔魏〕百合病,用百合,盖古有百合病之名,即因百合一味,而瘳[1]此疾,因得名也。如《伤寒论》条内云:太阳病桂枝证,亦病因药而得名之义也。

案《本草》苏颂云:仲景治百合病,凡四方,病名百合,而用百合治之。不识其义,今得魏注,而义自明。后世有病名河白者,以河白草治之。(出自证治大还。)即与此同义(《金匮玉函要略辑义·卷一·百合狐惑阴阳毒病证治第三·论一首、证三条、方十二首》)。

参考文献

丹波元简.金匮玉函要略辑义[M].北京:人民卫生出版社,1955.

注释

1. 瘳（chōu）：病愈。

《吴门治验录》（1821 年）

原文

问：百合一症，虽《金匮》立方，用者颇少，今用古法加减，厥疾乃瘳，究竟辨症用药之意，未得明晰。曰：百合病，似无病，又似无不病，脉象起居，亦如平人，而内外上下，举止动静，俱觉无一是处。揆[1]厥[2]因由，究系肺经不调轻病。盖肺主皮毛，而朝百脉，又为娇藏，寒热劳瘁，皆能耗其治节之气，却在皮毛轻浅，故诊脉不见病象。若一用重剂，反恐变增他症，故仲景但用清轻上浮之品，以调其气分，借百合无病不合之意，以为主药，却于病证相合，肺得清润，则百脉俱能受益，再随其见症而加减之，自然诸症渐痊矣。医者，意也。仲景所以为医中之圣与，后东垣李氏《秘录》中，有万愈中和饮一方，治症极多，亦以百合为主药，即仿仲景法也。张路玉《本经逢源》极称百合功能，清而不凉，滋而不腻，通二便，调百脉，为肺部妙药，且以为山中蚯蚓所化，曾于掘出亲见之，夫蚯蚓为地龙，能通经络，或亦理之所有，或云此系野种，与外科尤宜，然不妨阙疑，以俟博物君子（《吴门治验录·卷三》）。

参考文献

顾金寿. 医案医话医论·吴门治验录［M］. 北京：中国中医药出版社，2016.

注释

1. 揆：度（duó），揣测。
2. 厥：乃，于是。

《金匮方歌括》（1830 年）

原文

百合病，不经吐、下、发汗，病形如初者，此汤主之。

百合（七枚）　生地黄汁（一升）

上洗煎百合如前法，取一升，去滓，内地黄汁，煎取一升五合，温分再服。中病勿更服，大便当如漆。

歌曰：不经汗下吐诸伤，形但如初守太阳（迁延日久，始终在太阳经不变者）；地汁一升百合七，阴柔最是化阳刚。

元犀按：病久不经吐、下、发汗，病形如初者，是郁久生热，耗伤气血矣。主以百合地黄汤者，以百合苦寒清气分之热，地黄汁甘润泄血分之热，皆取阴柔之品以化阳刚，为泄热救阴法也。中病者，热邪下泄，由大便而出矣，故曰如漆色（《金匮方歌括·卷一·百合狐惑阴阳毒方·百合地黄汤》）。

参考文献

陈修园.金匮方歌括［M］.北京：中国中医药出版社，2016.

《奉时旨要》（1830 年）

原文

百合病者，行住坐卧，若有神灵，默默意趣不乐，百合知母汤主之。（《奉时旨要·卷二·阳属·伤寒兼症》）

参考文献

江涵暾.奉时旨要［M］.北京：中国中医药出版社，2007.

《叶氏医效秘传》（1831 年）

原文

伤寒病后，失于调理，余邪未尽，阴阳错攻，当汗反下，当下反汗，以致为逆，邪不能解，故为百脉一宗，举皆受病，无复经络传次。所以欲食不食，欲卧不卧，欲行不行，似寒无寒，似热无热，默默不知，口苦便赤，药入口即吐利愈剧，如有邪祟，其脉微数，此为百合病，故用百合等汤。若溺时头痛，六十日愈。溺时头不痛，淅然寒者，四十日愈。若溺快然而头眩者，二十日愈（《叶氏医效秘传·卷二·伤寒诸证论·百合病》）。

参考文献

黄英志.叶天士医学全书［M］.北京：中国中医药出版社，2015.

《研经言》（1856 年）

原文

仲景以百合治百合病专方也，诸家注从未有能道其故者。案《本草经》百合除邪气，利大小便。百合病证状虽变幻不一，要之，小便赤黄一症则有定。仲景于至无定中求其有定者，以立诊治之准，此百合病所以必用百合也。百合病重在小便，故于头痛、头淅淅、头眩诸足以卜愈期者，皆于小便时诊之。凡辨疑难症,皆当准此。夫古人至奇之法,实有至常之理。浅人泥于百合补肺之说,因以肺朝百脉为之解,浅也。又百合病者,由于余邪逗留,血气不润所致。如意欲食而或美及欲卧欲行云云,状其无大邪之抑,正气有时得伸也;复不能食至不用闻臭、不能卧、不能行云云,状其气血少润也。如寒如热,肌中不润而滞涩也;无寒无热,余邪不能作势也;口苦,胃液被余邪所吸,不能消净食物也;得药剧吐利,胃液不充,反为药所胜也;脉微数,微为血气少,数为邪气止也;溺时痛见于头者,溺为去液之事,故病液少者,卜之于此,下虚则上实也。此证之于症而合者也。其治法,专以滋润为主,故本方于百合外,加生地汁,津血并润也。汗下吐皆伤液,故随上下之所伤而救之。知母、鸡黄皆滋润之品。滑石为润下之品。惟赭能逐邪,欲乘其方下而逐之也。变渴,则栝蒌、牡蛎;变发热,则滑石。无非取乎其润。此证之于方而合者也。然后知《本经》百合除邪气、利大小便云云,皆润之之效也。大抵病至邪留正虚之时,攻则害正,补则碍邪,惟有润之,使正纾邪浮,始可设法逐邪。其逐邪之法,总不出伤寒差已后更发热者,小柴胡汤主之,脉浮者以汗解之,脉沉实者以下解之数语,决不以百合数方了事也。惟至此时,则病之局势已移,不得仍以百合称,故百合病止此耳!读仲景书,如读《春秋左传》,当取他传,续此传后,而后纪事之本末始全(《研经言·卷三·百合病用百合解》)。

参考文献

(清)莫枚士撰;王绪鳌,毛雪静点校. 研经言[M]. 北京:人民卫生出版社,1990.

《高注金匮要略》(1872 年)

原文

百合病者,宗气、血脉百不合之病也。以百不合之病,而合之以百合,以药名病,犹云柴胡症、桂枝症之义,故曰百合病也。百脉者,百骸之血脉也,就上中下三焦而言;一宗者,一身之宗气,就心肺之夹空而言。然气主乎血,血抱乎气,尝有夫唱妇随、君令臣供之妙。若阴血一伤,则其气自为涣散,而气血失合一之用,故悉致其病也。是则气原无病,所病者,惟是血不足以副之,故见夫若无家、君几失国之象。下文欲食、欲卧、欲行、欲饮食、或有美时,及无寒无热,一半俱阳气未病之候,而不能食、不能卧、不能行、或饮食有不用,而且食闻臭,及如热等,一半症候俱阴不能为阳以赞厥成耳。默默,神机以失依而有消阻之状。口苦者,阳浮于上也。小便赤者,阳陷于下也。药不对症,故不能治。盖行诸药者,以脾胃之阴阳相得,然后能使之内走脏腑,外达经表耳。今阳有余而弛,阴不足而纵。阳弛,故得阳药则剧吐;阴纵,故得阴药则剧利也。如有神灵,指预知暗识之类,盖阴不能宅阳,而魂离神荡,往往有在家而预知行人之至,静卧而潜通窃议之言者是也。此系神机不守,为百合病之最重者。俗解顶上文之得药吐利为言,则谬甚矣。身形如和者,阳气无病之应;脉微数者,阴血干热之应。阴短阳长之人,每当溺时,则膀胱一空而阴气下流,其阳热愈浮于上,故头痛。六十日为六气转换之候,五行之鬼气,满则必移,而平气接之,是为子制其鬼也,故期其愈。若头不痛,但淅然及溺快而但头眩者,其阴虚阳浮之候递减,而愈期亦各较速也。其症统指欲食至头眩等症而言。未病而见,谓不因他病而自成百合病者,即下文第五条百合地黄汤症是也。病四、五日三项,谓不论新旧,先因他病而致虚阴气以成此病,即下文二条之百合知母汤、三条之百合滑石代赭汤、四条之百合鸡子黄汤等症是也。或有问余者曰:子何以知此症之阳气无病,但病阴虚而阳自涣散也耶? 答曰:以本篇方意知之,诸方中用药,俱就上中下而峻补其阴,至于阳气,但用百合一味以招来收摄之而已矣。见诸方下。客首肯而去(《高注金匮要略·百合狐惑阴阳毒病证治第三》)。

参考文献

高学山. 中国古医籍整理丛书·高注金匮要略[M]. 北京:中国中医药出版社,2015.

《中西汇通医经精义》(1884 年)

原文

肺藏魄。人身血肉块然,阴之质也,有是质,即有宰是质者,秉阴精之至灵,此之谓魄。肝主血,本阴也,而藏阳魂;肺主气,本阳也,而藏阴魄,阴生于阳也,实指其物。即肺中清华润泽之气。西医所谓肺中只有膜沫是也,惟其有此沫,则散为膏液,降为精血,阴质由是而成矣。魂主动,而魄主静,百合病慌惚不宁,魄受扰也,魇魔中恶,魄气所掩也。人死为鬼,魄气所变也,凡魂魄皆无形有象,变化莫测,西医剖割而不见,遂置弗道,夫谈医而不及魂魄,安知生死之说哉(《中西汇通医经精义·上卷·五脏所藏》)。

参考文献

唐容川. 中西汇通医经精义[M]. 太原:山西科学技术出版社,2013.

《血证论》（1884 年）

原文

　　大病伤寒之后，欲食不食，欲卧不卧，欲行不行，精神恍惚，若有鬼神附其体中者，名曰百合病。谓百脉一宗，合致其病。肺主百脉，肺魄不宁，故病如此。诸多恍惚，未尽名状，必见溺赤脉数之证，乃肺金受克之验也，仲景用生地、百合、滑石治之。此专言杂病余邪为患者也。失血家阴脉受伤，凡是恍惚不宁皆百合病之类，总宜清金定魄为主，清燥救肺汤加百合、茯神、琥珀、滑石、生地、金箔治之，地魄汤亦治之，或琼玉膏加龙骨、羚羊角、百合，或人参清肺汤加百合、滑石（《血证论·卷六·恍惚》）。

参考文献

　　（清）唐宗海撰；欧阳兵等点校. 血证论［M］. 天津：天津科学技术出版社，2003.

《一得集》（1889 年）

原文

　　定庠生金彩眉，其夫人丙戌秋病霍乱卒，渠亦患湿热症。是年定海之霍乱，经余治愈者甚多，及彩眉之遇余也，则在仲冬时矣。盖渠自秋间患湿温之后，失于清解，留邪于络，且丧偶悲郁，再有烟癖，耗伤精血，烦躁不寐，目不交睫者匝月，日间坐卧不安，百感交集，欲食而不能食，欲卧而不能卧，饮食或宜或不宜，神识似痴，脉之空大，指下极乱。余曰：此正《金匮》所云百合病也，再兼痰上冲，遂与百合地黄汤，加清痰降火之药。两剂稍能寐，而神志仍似痴呆，乃专清其痰火，而加宁神定志之品，出入加减，至丁亥春始痊（《一得集·卷中医案·金彩眉百合病治验》）。

参考文献

　　心禅. 珍本医书集成·杂著类·一得集［M］. 上海：上海科学技术出版社，1986.

《难经正义》（1895 年）

原文

　　《灵枢·本神篇》云：随神往来谓之魂，言其知觉之灵处也。肺藏魄者，魄乃阴之精,形之灵也,肝主血,本阴也,而藏阳魂,阳潜于阴也。肺主气,本阳也,而藏阴魄,阴生于阳也。人之初生,耳目心识,手足运动,啼呼为声,皆魄之灵也。百合病恍惚不宁,魄受扰也,魇魔中恶,魄气掩也(《难经正义·卷三·三十四难》)。

参考文献

(清)叶霖撰;吴考盘点校. 难经正义[M]. 北京:人民卫生出版社,1990.

《医学摘粹》(1896 年)

原文

百合病者,谓伤寒过期,留连不解,不分经络,百脉悉合为一病也。如寒似热,诸药无灵,欲饮不能饮,欲食不能食,欲卧不能卧,欲行不能行,精神忽忽,如神若鬼,附其形体,而莫知所适从也。如脉数,溺尿时辄头痛者,六十日乃愈。若溺时快然,但头眩者,二十日乃愈(《医学摘粹·伤寒证辨·百合》)。

参考文献

(清)庆云阁撰;彭静山点校. 医学摘粹[M]. 上海:上海科学技术出版社,1983.

《退思集类方歌注》(1897 年)

原文

治百合病。百合病者,百脉一宗,悉致其病也。意欲食,复不能食,常默然,欲卧不能卧,欲行不能行,饮食或有美时,或有不欲闻食臭时,如寒无寒,如热无热,口苦,小便赤,诸药不能治,得药则剧吐利,如有神灵者,身形如和,其脉微数。每溺时头痛者,六十日乃愈;若溺时头不痛,淅淅然者,四十日愈;若溺快然,但头眩者,二十日愈。其证或未病而预见,或病四五日而出,或二十日或一月微见者,各随证治之。若未经吐、下、发汗,病形如初者,此方主之。

百合(七枚) 生地黄汁(一升)上先以水洗百合,渍一宿,当白沫出,去其水,更以泉水二升,煎取一升,去滓,纳地黄汁,煎取一升五合,分温再服。中病,勿更服。大便当如漆(《退思集类方歌注·百合汤类·百合地黄汤》)。

参考文献

王旭高. 王旭高临证医书合编[M]. 太原:山西科学技术出版社,2009.

第二节　奔豚（奔豚气、贲豚、贲豚气）

《金匮要略广注》（1682 年）

原文

　　肾居下部，而其气每欲上凌，如肾液为唾，痰唾者，肾水之上泛也。肾脉循喉咙，咽痛者，肾经之客寒热也；或龙火上升，而为目赤齿痛，以肾合骨，骨之精为瞳子，齿者骨之余也；或风气相搏，而为耳痒蝉鸣，以肾开窍于耳也。至于奔豚者，肾气上发也。肾属水，豚亦水畜，位属北方亥宫，故取象于豚；奔者，言其势冲突莫御也。《难经》云：肾之积曰奔豚，发于少腹，上至心下，若豚状，或上或下无时，令人咳逆，骨痿少气。盖脾病传肾，肾当传心，心以夏适王，王者不受邪，肾复欲还脾，脾不肯受，留结为积，故奔豚以夏丙丁日得之。然《难经》所谓奔豚者，以平日渐积而言，本经所谓奔豚者，则不拘一病，病起无时，或得之伤寒误治者而然也。

　　师曰：病有奔豚，有吐脓，有惊怖，有火邪，此四部病，皆从惊发得之。

　　《内经》云：肝病发惊骇（肝藏魂，魂摇则惊）。又云：脾移热于肝，为惊衄。又二阳一阴病主惊骇（二阳胃也，一阴肝也），又阳明终者善惊，又胃病闻木音则惕然而惊（胃土也，闻木音惊者，土恶木也）。由是观之，则心肝脾胃，皆有所惊也。今以奔豚从惊发得者言之，《伤寒论》云：太阳伤寒者，加温针必惊也。盖心主血，汗者心之液，烧针发汗则损阴血而惊动心气，肾邪因心虚而凌上，发为奔豚（水克火也），则因惊以致奔豚，此惊发之属于心者也。以吐脓血从惊发得者言之，胃为水谷之海，惊则饮食停滞，气血不行，蓄而为热，内不能容，外无所泄，于是腐化为脓，病胃脘痛，而吐脓血者有之（呕吐出于胃），则因惊以致吐脓血，此惊发之属于胃者也。以惊怖从惊发得者言之，《内经》云：惊则气乱，以心无所倚，神无所归。丹溪谓心藏神，惊则神出于舍，舍空痰客，血气入舍，痰拒其神不得归，则因惊而惊怖不已，此惊发之亦属于心者也。以火邪从惊发得者言之，《经》云：诸病惊骇，皆属于火（心恶热，火动则心惕不宁）。又相火寄旺在肝胆，肝多惊，木旺则心火愈炎（肝属木）。如小儿热剧者其受惊必多，发搐者，则肝火弥炽，则因惊致火邪，此惊发之属于心，而亦属于肝胆者也。此病情宜细审也。

　　师曰，奔豚病从少腹起，上冲咽喉，发作欲死，复还止，皆从惊恐得之。

　　王肯堂曰：《内经》无有称惊怖者，始于《金匮要略》，奔豚条云有惊怖，又云惊恐，由是见惊怖即惊恐。盖怖，惧也，恐亦惧也，于义且同。然惊因触于外事，内动其心，心动则神摇；恐因惑于外事，内歉其志，志歉则精却。故《内经》谓惊则心无所依，神无所归，虑无所定，故气乱矣；恐则精却，则上焦闭，闭则无气以还，则下焦胀，故气不行矣。此惊与恐之所由分也。（奔豚从惊恐得之，解见前。）

张子和云：惊者，为自不知故也；恐者，为自知也。盖惊者，闻响即惊，恐者自知，如人将捕之之状，及不能独自坐卧，必有人伴侣，方不恐惧，或夜无灯烛则亦恐惧是也。

奔豚，气上冲，胸腹痛，往来寒热，奔豚汤主之。

奔豚者，阴气上攻，故冲胸腹痛也，往来寒热，邪正相搏也。

奔豚汤方

芎劳　当归　芍药（各二两）　半夏（四两）　黄芩（二两）　甘草（二两）　生姜（四两）　生葛（五两）　甘李根白皮（一升）

上九味，以水二斗，煮取五升，温服一升，日三，夜一服。

心气虚，则奔豚，肾邪得而凌之。芎劳辛以行气；当归温以和血；芍药酸以敛阴，配甘草又止腹痛，皆所以助心行气，使不上冲也；甘草甘以缓之；李根白皮苦辛，止心烦逆气；生葛发散寒热；黄芩苦以降逆；半夏、生姜辛以散逆也。

李玮西曰：奔豚加桂枝，宜也，此用黄芩凉剂，何欤？不知往来寒热，尚有半表半里症在，黄芩与半夏、甘草、生姜同用，即小柴胡汤例也，芎劳入肝经，散寒热与用柴胡无异（《金匮要略广注·卷中·奔豚气病脉证治第八》）。

参考文献

李文.金匮要略广注[M].北京：中国中医药出版社，2007.

《金匮玉函经二注》（1687年）

原文

师曰：病有奔豚，有吐脓，有惊怖，有火邪，此四部病，皆从惊发得之。

〔补注〕此仲景言奔豚之始本于惊故，并及他病之亦因于惊者。夫奔豚，水兽也；奔豚证，肾病也。经曰：东方肝木，病发惊骇。肝为火之母，故肝病则不足以生君火，而所胜者侮之也；肝为水之子，故肝病则必至于扰肾水，而所生者顾之也。厥阴藏为藏血之地，惊则气凝，气凝则血滞，故厥阴篇有呕家痈脓，脓尽自愈也。阳明土，本畏木者也。木得邪助，下克斯土，故传而为惊怖。所以经谓见肝之病，当先实脾也。至肝病，已不得水之滋养，必热甚生风，故火炽而未得熄焉。要之皆因于惊。而随人之所虚以致病焉耳。

师曰：奔豚病从少腹起，上冲咽喉，发作欲死，复还止，皆从惊恐得之。

〔补注〕夫惊者实有可畏触于我也，因其可畏而惴惴焉疑。惕惕焉惧，则曰恐。故惊则伤心，恐则伤肾，肾为作强之官，受伤则邪气斯盛；心为神明之出，受伤则正气以衰，水本克火者也，于是肾邪欲上凌心，斯从少腹而上冲咽喉也，何也？夫少阴脉循喉咙，因其所系之经，而上冲殊便。纵使土可制水，乃由惊病肝，则木气足以胜土；且因惊病心。则火气又不足以生土。然则水气之止，亦其势衰而复还耳。岂诚阳明、太阴足以隄防之耶。

奔豚，气上冲胸，腹痛，往来寒热，奔豚汤主之。

奔豚汤方 甘草 芎䓖 当归（各二两） 半夏（四两） 黄芩（二两） 生葛（五两） 芍药（二两） 生姜（四两） 甘李根白皮（一升） 上九味，以水二斗，煮取五升，温服一升，日三、夜一服。

〔补注〕气上冲胸，较冲咽喉稍缓。然腹痛明系木来乘土，若往来寒热，少阳本病，以厥阴与少阳相表里也。故以作甘者益土以制水，半夏、生姜消散积滞，以辛温去寒，以苦寒解热，当归益荣。芍药止痛。凡发于惊者，皆以本汤主治。故即以病名汤。

发汗后，烧针令其汗，针处被寒，核起而赤者，必发奔豚，气从少腹上至心，灸其核上各一壮，与桂枝加桂汤主之。》

桂枝加桂汤方 桂枝（五两，去皮） 芍药（三两） 生姜（三两） 甘草（二两，炙） 大枣（十二枚） 上五味，以水七升，微火煮取三升，去滓，温服一升。

〔补注〕奔豚，北方肾邪也，烧针令汗，纵不合法，与少阴，何与而作奔豚？盖太阳相与表里也。针处被寒，核起而赤，吾知前此之邪未散，而后此之邪复入矣。惟桂能伐肾邪，所以用桂加入桂枝汤中，一以外解风邪，一以内泄阴气也。各灸核上者，因寒而肿，惟灸消之也（《金匮玉函经二注·卷八·奔豚气病脉证治第八》）。

参考文献

（明）赵以德衍义；（清）周扬俊补注；周衡，王旭东点校. 金匮玉函经二注[M]. 北京：人民卫生出版社，1990.

《张氏医通》（1695 年）

原文

《金匮》云：奔豚病，从少腹起上冲咽喉，发作欲死，复还止，皆从惊恐得之。

惊则伤心，恐则伤肾，心伤气虚，而肾邪乘之。从少腹起上冲咽喉，肾脉所循之处也，其水邪逆上凌心，故发作欲死，少顷邪退还止也。

奔豚，气上冲胸。腹痛，往来寒热，奔豚汤主之。

气上冲胸腹痛者，阴邪上逆也；往来寒热者，邪正交争也。奔豚虽曰肾积，而实冲脉为患。冲主血，故以芎、归、芍、草、苓、半、生姜散其坚积之瘀，葛根以通津液。李根以降逆气，并未尝用少阴药也；设泥奔豚为肾积而用伐肾之剂则谬矣。即使果有水气凌心，不过桂、苓之类，《千金》成法可师，不必如东垣奔豚丸之用巴豆、乌、附等耗水伤津药也（《张氏医通·卷三·诸气门上·积聚》）。

参考文献

（清）张璐撰；李静芳，建一校注. 张氏医通［M］. 北京：中国中医药出版社，1995.

《伤寒溯源集》（1707 年）

原文

发汗后，其人脐下悸者，欲作奔豚，茯苓桂枝甘草大枣汤主之。奔豚者，即前烧针令汗，针处被寒所发之奔豚，乃肾家奔突上冲之阴邪也。悸者，筑筑[1] 然惕动，状若心惊而恍惚跳跃也。误汗之后，阳气已虚，下焦阴寒之气，欲作奔豚而气先上逆，故从脐下忽筑筑然而悸动也。前针处被寒，以必作奔豚，从少腹上攻心，其势较甚，故以桂枝加桂汤温散其寒邪。此条但云欲作奔豚，欲作非必作可比，乃可作可不作之间耳，但因脐下悸，知阴气已动，恐其欲作奔豚，故以茯苓桂枝甘草大枣汤主之也（《伤寒溯源集·卷之二·太阳中篇·伤寒证治第二·伤寒误汗》）。

参考文献

钱潢. 伤寒金匮 20·伤寒溯源集［M］. 北京：中国中医药出版社，2015.

注释

1. 筑筑：上下摇动，如筑杵捣物的样子。

《金匮要略心典》（1729 年）

原文

师曰：病有奔豚、有吐脓、有惊怖、有火邪。此四部病，皆从惊发得之。

奔豚具如下文。吐脓有咳与呕之别，其从惊得之旨未详。惊怖即惊恐，盖病从惊得，而惊气即为病气也。火邪见后惊悸部及《伤寒·太阳篇》云："太阳病，以火熏之，不得汗，其人必躁，到经不解，必圊血，名为火邪。"然未尝云从惊发也。《惊悸篇》云："火邪者，桂枝去芍药加蜀漆牡蛎龙骨救逆汤主之。"此亦是因火邪而发惊，非因惊而发火邪也。即后奔豚证治三条，亦不必定从惊恐而得。盖是证有杂病、伤寒之异。从惊恐得之，杂病也；从发汗及烧针被寒者，伤寒也。其吐脓、火邪二病，仲景必别有谓。姑缺是以俟知者。或云：东方肝木，其病发惊骇。四部病皆以肝为主。奔豚、惊怖，皆肝自病；奔豚因惊而发病；惊怖即惊以为病也；吐脓者，肝移热于胃，胃受热而生痈脓也；火邪者，木中有火，因惊而发，发则不特自燔，且及他脏也。亦通。

师曰：奔豚病从少腹上冲咽喉，发作欲死，复还止，皆从惊恐得之。

前云惊发，此兼言恐者，肾伤于恐，而奔豚为肾病也。豚，水畜也；肾，水脏也。肾气内动，上冲胸喉。如豕之突，故名奔豚。亦有从肝病得者，以肾肝同处下焦，而其气并善上逆也。

奔豚，气上冲胸，腹痛，往来寒热，奔豚汤主之。

此奔豚气之发于肝邪者。往来寒热，肝脏有邪，而气通于少阳也。肝欲散，以姜、夏、生葛散之；肝苦急，以甘草缓之；芎、归、芍药理其血；黄芩、李根下其气。桂、苓为奔豚主药而不用者，病不由肾发也（《金匮要略心典·卷中·奔豚气病脉证治第八》）。

参考文献

尤怡.金匮要略心典[M].太原：山西科学技术出版社，2008.

《绛雪园古方选注》(1731 年)

原文

甘草二两　芎䓖二两　当归二两　半夏四两　黄芩二两　生葛五两　芍药二两　生姜四两　甘李根白皮一升

上九味，以水二斗，煮取五升，温服一升，日三夜一服。

贲，与"愤"同，俗读奔；豚，尾后窍；又，小豕也。病从腹中气攻于上，一如江豚以臀愤起而攻也。是方治惊恐而得贲豚[1]者，缘心动气驰，气结热聚，故其聚散靡常，发则为热，退则为寒，阴阳相搏则腹痛。君以芍药、甘草奠安中气，臣以生姜、半夏开其结气，当归、芎䓖入血以和心气，黄芩、生葛、甘李根白皮性大寒，以折其冲逆之气。杂以生葛者，寓将欲降之、必先升之之理。再按贲豚气有三：犯肺之贲豚属心火，犯心之贲豚属肾寒，脐下悸欲作贲豚属水邪。证自分途，治亦各异，学者当加意谛视（《绛雪园古方选注·中卷·内科·贲豚汤》）。

参考文献

王子接.绛雪园古方选注[M].北京：中国中医药出版社，2007.

《订正仲景全书伤寒论注》(1742 年)

原文

太阳伤寒者，加温针必惊也。烧针令其汗，针处被寒，核起而赤者，必发奔豚，气从少腹上冲心者，先灸核上各一壮，与桂枝加桂汤，更加桂。

【注】太阳伤寒，加温针必惊者，谓病伤寒之人，卒然加以温针，其心畏而必惊也，非温针之后，必生惊病也。烧针即温针也，烧针取汗，亦是汗法，但针处宜当避寒，若不谨慎，外被寒袭，火郁脉中，血不流行，必结肿核赤起矣。且温针之火，发为赤核，又被寒侵，故不但不解，反召阴邪。盖加针之时，心既被惊，所以肾阴乘心之虚。上凌心阳而发奔豚也。奔豚者，肾阴邪也，其状气从少腹上冲于心也。先灸核上各一壮者，外去寒邪，继与桂枝加桂汤。更加桂者，内伐肾邪也。**桂枝加桂汤方于桂枝汤方**

内,更加桂二两,成五两,余依桂枝汤法。

【集解】徐彬曰:此乃太阳风邪,因烧针令汗,复感于寒,邪从太阳之腑膀胱袭入相合之肾脏,而作奔豚,故仍从太阳之例,用桂枝全方。倍加桂者,以内泻阴气,兼驱外邪也(《订正仲景全书伤寒论注·卷十一·辨坏病脉证并治篇》)。

参考文献

(清)吴谦等编.医宗金鉴·订正仲景全书[M].北京:人民卫生出版社,1973.

注释

1. 奔豚:详见前文"奔豚"。

《订正仲景全书金匮要略注》(1742 年)

原文

师曰:病有奔豚,有吐脓,有惊怖,有火邪,此四部病,皆从惊发得之。

按

篇中只有奔豚一证,而吐脓、惊怖、火邪皆简脱,必有缺文。

师曰:奔豚病从少腹起,上冲咽喉,发作欲死,复还止,皆从惊恐得之。

注

奔豚者,肾病也,以其病从少腹上冲咽喉,有如豚窜奔突之状,故名之也。发作则肾气上乘于心而欲死,作已则气衰复还于肾而止,故其病虽有微甚不同,然必皆从惊恐得之。盖惊伤心,恐伤肾,两脏交病也。水能胜火,肾上凌心,故治法宜泻肾而补心也。

集注

张从政曰:惊者,为自不知故也;恐者,为自知也。

周扬俊曰:少阴脉循喉咙,因其所系之经,而上冲殊便也。

发汗后,烧针令其汗,针处被寒,核起而赤者,必发奔豚,气从少腹上至心,灸其核上各一壮,与桂枝加桂汤主之。

注

此条与《伤寒论》同。《伤寒论》中无"发汗后"三字,而有"太阳伤寒者,加温针必惊也"十一字,当从《伤寒论》为是。盖明所以致惊之由非一端,即寒侵针处,亦能为是病也。夫太阳伤寒者,加温针必惊也,谓病伤寒之人,卒然加以温针,其心必惊,非谓温针之后必生惊病也。烧针,即温针也,烧针取汗亦汗法也。针处宜当避寒，若不知谨，外被寒袭，火郁脉中，血不流行，所以有结核肿赤之患也。夫温针取汗，其法亦为迅烈矣，既针而营不奉行作解，必其人素寒阴盛也。故虽有温针之火，但发核赤，又被寒侵，故不但不解，反召阴邪，而加针之时，心既惊虚，所以肾水阴邪，得上凌心阳而发奔豚也。奔豚者，肾水阴邪之气，从少腹上冲于心，若豚之奔也。先灸核上各一壮者，外祛其寒邪，继与桂枝加桂汤者，内伐其肾邪也。

集注

周扬俊曰：奔豚，北方肾邪也。烧针令汗，纵不合法，与少阴何与而作奔豚？盖太阳相表里也，针处被寒，核起而赤，吾知前此之邪未散，而后此之邪复入，惟桂能伐肾邪也。所以用桂加入桂枝汤中，一以外解风邪，一以内泄阴气也。先灸核上者，因寒而肿，惟灸消之也。

桂枝加桂汤方

桂枝（五两）　芍药（三两）　甘草（炙　二两）　生姜（三两）　大枣（十二枚）

上五味，以水七升，微火煮取三升，去滓，温服一升。

奔豚，气上冲胸，腹痛，往来寒热，奔豚汤主之。

注

奔豚气上冲咽喉，发作欲死，是奔豚之甚者也。气上冲胸，腹痛，往来寒热，是奔豚之微者也。甚者以桂枝加桂汤，从肾逐阴降逆也；微者以奔豚汤，从心调血散逆也。

奔豚汤方

甘草　芎䓖　当归（各二两）　半夏（四两）　黄芩（二两）　生葛（五两）　芍药（二两）　生姜（四两）　甘李根白皮（一升）

上九味，以水二斗，煮取五升，温服一升，日三，夜一服。

集解

沈明宗曰：用芎、归、白芍、甘草调养厥阴、少阳血气之正，而邪自外出；以生葛、黄芩、半夏、生姜佐李根，解半表半里之寒热，而逆可散。盖奔豚虽属肾病，然兼厥阴、少阳之邪而发者有之。仲景用此方，明非仅寒邪一端致然也。

发汗后，脐下悸者，欲作奔豚，茯苓桂枝甘草大枣汤主之。

注

发汗后，心下悸者，心阳虚，本经自病也。脐下悸者，肾邪乘虚上干心病也。奔豚者，脐下气动而上冲也。欲作奔豚者，有似奔豚之状而将作未作也。茯苓桂枝甘草大枣汤，所以补火土而伐水邪也。上条发明外感寒邪，能病奔豚,此条更申明内有水气,亦能病奔豚也。

集注

徐彬曰:仲景论证,每合数条以尽其变。言奔豚由于惊,又言其从少腹冲至咽喉,又言其兼腹痛,而往来寒热,又言其兼核起,而无他病,又言汗后脐下悸,欲作奔豚而未成者,其浅深了然。用和解,用伐肾,用桂不用桂,酌治微妙。奔豚一证,病因证治,无复剩义,苟不会仲景立方之意,则峻药畏用,平剂寡效,岂古方不宜于今哉(《订正仲景全书金匮要略注·卷三·奔豚气病脉证并治第八》)。

参考文献

(清)吴谦等编. 医宗金鉴·订正仲景全书·伤寒论注·金匮要略注[M].北京:人民卫生出版社,1973.

《四圣心源》(1753 年)

原文

火炎于上,肾水沉寒,阴凝气结,久而弥坚,历年增长,状如怀子,是谓奔豚。奔豚者,肾肝之阴气聚而不散者也。水寒木枯,郁而生风,摇撼不已,则心下悸动。悸见脐下,则根本振摇,奔豚发矣。奔豚上腾,侮土凌心,发作欲死,最为剧证。数年之后,渐而火败土崩,则人死矣。

大凡脾肾寒湿,无不有惊悸之证,惊悸不愈,必生奔豚积块。此皆中气亏损,阴盛阳虚之病也。庸工不解,以为心血不足,乃以归脾、补心之方,清凉滋润,助阴伐阳,百不一生,最可伤也。(《四圣心源·卷四·劳伤解·神惊》)

原文

奔豚者,肾家之积也。平人君火上升而相火下蛰,火分君相,其实同气。君相皆蛰,则肾水不寒。火之下蛰,实赖土气,胃气右降,金水收藏,则二火沉潜而不飞扬。土败胃逆,二火不降,寒水渐冱,阴气凝聚,久而坚实牢硬,结于少腹,是谓奔豚。《难经》:肾之积,曰奔豚是也。

水邪既聚,逢郁则发,奔腾逆上,势如惊豚,腹胁心胸诸病皆作,气冲咽喉,七窍火发,危困欲死,不可支也。及其气衰而还,诸症乃止。病势之凶,无如此甚。

然积则水邪而发则木气。其未发也,心下先悸,至其将发,则脐下悸作。以水寒木郁,则生振摇,枝叶不宁,则悸在心下,根本不安,则悸在脐间。脐上悸生者,是风木根摇,故发奔豚。

仲景《霍乱》：若脐上筑者，肾气动也。肾气者，风木摇撼之根，而论其发作，实是木邪。木邪一发，寒水上凌，木则克土，而水则刑火。火土双败，正气贼伤，此奔豚所以危剧也。

悸者，风木之郁冲，惊者，相火之浮宕。火不胜水，五行之常，所恃者，子土温燥，制伏阴邪。培植阳根，蛰于坎府，根本不拔，则胆壮而神谧。土湿阳衰，不能降蛰相火，阳根泄露，飘越无依，寒水不凝，阴邪无制，巨寇在侧，而身临败地，故动惕慌悬，迄无宁宇。凡惊悸一生，即为奔豚欲发之兆，不可忽也（《四圣心源·卷六·杂病解中·奔豚根原》）。

参考文献

（清）黄元御撰；孙洽熙校注.四圣心源［M］.北京：中国中医药出版社，2009.

《金匮悬解》(1756 年)

原文

师曰：病有奔豚，有吐脓，有惊怖，有火邪，此四部病，皆从惊发得之。

奔豚者，肝木之邪，阳亡土败，水寒木郁，风动根摇，奔冲心肺，是谓奔豚（言其势如奔豚也）。吐脓者，肝木之邪，惊悸之家，气动血挠，离经郁蓄，涌溢阳窍，是为吐衄。不经吐衄，郁碍阳气，阳郁热发，淫蒸腐化，随吐而上，是谓吐脓。惊怖者，水寒土湿，胃逆不降，胆木失根，神魂振惕，是谓惊怖。火邪者，火劫发汗，阳败惊生，迷乱昏狂，卧起不安，是谓火邪。此四部之病，异派同源，悉属肝胆。肝胆主惊，皆由木气受伤，惊发于肝胆，而得之也（《金匮悬解·卷八·内伤杂病·惊悸（四章）·惊悸二》）。

原文

奔豚之证，水寒土湿，而风木郁发者也。木生于水而长于土，水寒则不生，土湿则不长，生长不遂，则木郁而风动，动而不已，则土崩堤坏，而木邪奔腾，直冲于胸膈，心腹剧痛，鼻口火发，危困欲死，不可名状。病势之恶，未有若此之甚者也。而气机将作，则悸动先生。悸动者，风木之振摇也。盖惊悸、奔豚，俱缘亡阳，惊悸即奔豚之前矛，奔豚即惊悸之后劲，同声一气之邪，非有二也。其中吐衄之条，往往相兼而见。不吐衄而瘀腐，即为吐脓之证耳。大凡虚劳内伤之家，必有惊悸、奔豚之病。奔豚或有时作止，而惊悸则无刻不然。其时常惊悸而奔豚不作者，己土未败，而风木不能遽发也。然悸动未息，则奔豚虽不发作，而发作之根，未尝不在。当其少腹硬块，岁月增长，即不必发作，而祸根已伏，不可不察也（《金匮悬解·卷九·内伤杂病·奔豚（四章）》）。

原文

师曰：奔豚病，从小腹起，上冲咽喉，发作欲死，复还止，皆从惊恐得之。

《难经》：肾之积，名曰奔豚，发于少腹，上至心下，若豚状，或上或下无时。《伤寒·霍乱》理中丸加减：若脐上筑者，肾气动也（《伤寒》：脐下悸者，必发奔豚），其实根原于肾而病发于肝，非纯为肾家之邪也。病从少腹而起，上于胸膈而冲于咽喉，喘呼闭塞，七窍火生。木气奔腾，势如惊豚，若胁，若腹，若心，若头，诸处皆痛，发作欲死，凶恶非常。及其气衰而还，诸证乃止。其原皆从惊恐得之。盖五脏之志，肾主恐而肝主惊，惊则气乱，恐则气下。惊恐之时，肾肝之气乱其生发之常，而为沦落之势，生气殒堕陷于重渊，日月积累，渐成硬块。《难经》以为肾积，究竟是木陷于水，而成积聚也。其结于少腹，坚硬不移者，奔豚之本。其冲于咽喉，奔突不安者，奔豚之标。其标不无燥热，而其本则全是湿寒。以少阳甲木，下行而温癸水，水暖木荣，则胆壮而不生惊恐，甲木拔根，相火升泄，肝胆皆寒，则惊恐作焉。人之仓卒惊恐，而振栗战摇者，水渐而胆寒也（《金匮悬解·卷九·内伤杂病·奔豚（四章）·奔豚一》）。

原文

奔豚，气上冲胸，腹痛，往来寒热，奔豚汤主之。

奔豚之发，木贼而土败也。木邪奔发，气上冲胸，脾土被贼，是以腹痛。肝胆同气，肝气上冲，胆木不得下行，经气郁迫，故往来寒热。以少阳之经，居半表半里之间，表阳里阴，迭为胜负，则见寒热之往来。厥阴，风木之气，风动血耗，木郁热发。奔豚汤，甘草补土而缓中，生姜、半夏降胸膈之冲逆，黄芩、生葛清胆胃之郁热，芎、归、芍药疏木而润风燥，李根白皮清肝而下奔气也。

奔豚汤四十四

甘草（二两　炙）　半夏（四两）　生姜（四两）　芍药（二两）　当归（二两）　芎
劳（二两）　黄芩（二两）　生葛（五两）　甘李根白皮（一升）

上九味，以水二斗，煮取五升，温服一升，日三夜一服（《金匮悬解·卷九·内伤杂病·奔豚（四章）·奔豚二》）。

参考文献

黄元御.黄元御医书全集（中）难经悬解·伤寒悬解·伤寒说意·金匮悬解[M].北京：中医古籍出版社，2016.

《伤寒说意》（1756 年）

原文

汗后亡阳土湿，动木郁风，则生振悸。轻者悸在心下，重者悸在脐间。脐下振悸，根本动摇，是欲作奔豚之象也。奔豚之发，起于少腹，直犯心胸，冲突击撞，其痛不支，咽喉闭塞，七窍火发，病之最凶恶者。宜苓桂甘枣汤，泄湿培土，补脾精而达木郁也。凡烧针取汗，表泄阳虚，针孔被寒，核起而赤者，必发奔豚。缘外寒闭束，风木郁冲之故。宜先灸核上各一壮，散其外寒，以桂枝加桂汤，疏木而下冲也。至于下后阳虚，下焦阴气上冲者，亦皆奔豚之证，悉宜桂枝加桂汤也（《伤寒说意·卷二·太阳经坏病·太阳坏病入少阴脏证·汗下后发作奔豚》）。

参考文献

黄元御. 黄元御医书全集（中）难经悬解·伤寒悬解·伤寒说意·金匮悬解［M］.北京：中医古籍出版社，2016.

《伤寒论纲目》（1773 年）

原文

【纲】仲景曰：发汗后，其人脐下悸，欲作奔豚，茯苓桂枝甘草大枣汤主之。烧针令其汗，针处被寒，核起而赤者，必发奔豚。气从小腹上冲心者，灸其核上各一壮，与桂枝加桂汤。

阳明病，脉浮而紧，咽燥，口苦，腹满而喘，发热汗出，不恶寒，反恶热，身重，若下之，则胃气空虚，客气动膈，心下懊憹，舌上苔者，栀子豉汤主之。

【目】徐彬曰：首条言君火虚极，肾邪微动，亦将凌心而发奔豚也。谓汗乃心液，发汗后则虚可知，使非因汗时余邪侵肾，何至脐下悸？至于悸而肾邪动矣，故知欲作奔豚，乃以茯苓合桂，甘专伐肾邪；单加大枣以安胃，似不复大顾表邪。谓发汗后表邪已少，且但欲作，则其力尚微，故渗其湿，培其土，而阴气自衰，用甘澜水助其急下之势也。次条，乃言太阳余邪未尽而加奔豚，兼又起核者，宜内外两治之法也。谓太阳病发汗矣，又复烧针令汗，以太阳之邪未尽故也，奈烧针则惊，发其奔豚之气，所以气从少腹上至心，于是治其余邪，攻其冲气，治之甚易。乃又针处被寒，核起而赤，则兼治为难，故以桂枝汤主太阳之邪，加桂以伐奔豚之气，而赤核则另灸以从外治之法，庶为两得耳。所以然者，以无腹痛及往来寒热，则病专在太阳故也。

鳌按：此三条亦动气之属也。首条脐下悸，乃肾水乘火而上克，曰欲作者，言犹未发也，当预治之。二条，乃阳气不舒，阴气反胜，寒邪凝聚，发为赤核，是奔豚之兆，从小腹冲心，是奔豚之象。总之，脐下悸，是水邪欲乘虚而犯心，故君伏苓以正之；奔豚自不发，小腹气冲，是木邪挟客气以凌心，故汤中加桂以平木。而奔豚自除。一在里而未发，一在表而已发，所以治各不同也。三条，胃中以下而空虚，邪之客上焦者，必不因下而除，故客气动于膈也（《伤寒论纲目·卷三·动气》）。

原文

【纲】仲景曰：动气在右，不可发汗，发汗则衄而渴，心苦烦，饮即吐水；动气在左，不可发汗，发汗则头眩，汗不止，筋惕肉瞤；动气在上，不可发汗，发汗则气上冲，正在心，端；动气在下，不可发汗，发汗则无汗，心中大烦，骨节苦痛。目运，恶寒，食则反吐，谷不得前。

【目】许叔微曰：动气筑筑然跳动于腹者是也，病人先有五积在腹中，或腹上下左右，复因伤寒，新邪与旧邪相搏而痛，筑筑然跳动，名曰动气。大概虚者，理中汤去术加桂；热者，柴胡桂枝汤。

李梴曰：五积中，惟脐下奔豚冲心最急，桂枝汤加桂一倍自效（《伤寒论纲目·卷三·动气》）。

参考文献

沈金鳌. 伤寒论纲目[M]. 北京：中国中医药出版社，2015.

《救急选方》（1801 年）

原文

积气从脐左右起。上冲胸满。气促郁冒[1]。厥者。先用醋炭法。熊胆小豆大。白汤化开。调辰砂末五七分。灌之。立醒（本朝经验）（《救急选方·上卷·卒心腹痛门（附卒疝奔豚积气郁冒）》）。

参考文献

丹波元简. 救急选方[M]. 北京：人民卫生出版社，1983.

注释

1. 郁冒：郁闷、昏冒的样子。

《金匮玉函要略辑义》（1807 年）

原文

夫奔豚气者。肾之积气。起于惊恐忧思所生。若惊恐。则伤神。心藏神也。忧思则伤志。肾藏志也。神志伤动。气积于肾。而气下上游走。如豚之奔。故曰奔豚。其气乘心。若心中踊踊。如车所惊。如人所恐。五脏不定。食饮辄呕。气满胸中。狂痴不定。妄言妄见。此惊恐奔豚之状。若气满支心。心下闷乱。不欲闻人声。休作有时。乍瘥乍极。吸吸短气。手足厥逆。内烦结痛。温温欲呕。此忧思奔豚之状。诊其脉。来触祝。触祝者（外台。无两触字。）病贲豚也。

案灵邪气脏腑病形篇云。沉厥奔豚。足不收不得前后。盖本篇所论即是也。而难经。名肾积为奔豚。然与此自别。故杨玄操注难经云。又有奔豚之气。非此积病也。名同而病异。可以见耳。后世有奔豚疝气之称。（见于和剂指南。直指方等。）即内经所谓冲疝。（出于骨空论。）疝病而为奔豚气者。张氏医说云。以肾气奔冲为奔豚。谓豚能奔逸。而不能远也。此解得之。沈注云。状如江豚。此说本于丹溪心法。决不可从。

奔豚气。上冲胸腹痛。往来寒热。奔豚汤主之。

〔徐〕此乃奔豚之气。与在表之外邪相当者也。故状如奔豚。而气上冲胸。虽未至咽喉。亦如惊发之奔豚矣。但兼腹痛。是客邪有在腹也。且往来寒热。是客邪有在半表里也。

〔沈〕是以芎归姜芍。疏养厥阴少阳气血之正。而驱邪外出。以生葛李根。专解表里风热。而清奔豚逆上之邪。黄芩。能清风化之热。半夏以和脾胃。而化客痰。

〔尤〕桂苓为奔豚主药。而不用者。病由肾发也。

奔豚汤方外台。引集验。主疗药味并同（《金匮玉函要略辑义·卷二·奔豚气病脉证治第八·论二首、方三首》）。

参考文献

丹波元简.金匮玉函要略辑义[M].北京：人民卫生出版社，1955.

《医阶辨证》（1810 年）

原文

肝之积，曰肥气，在左胁下，如覆杯，有头足。肺之积，曰息贲，在右胁下，大如覆杯，气逆背痛。心之积，曰伏梁，起脐上，大如臂上，至心之下。脾之积，曰痞气，在胃脘，如覆盆，痞塞饥减饱见。肾之积，曰奔豚，若豚奔状，自少腹上至心，或上或下无时，饥见饱减，少腹急腰痛。

肥气者，肝之留血；息贲者，肺之滞气；伏梁者，心之郁火；痞气者，脾之湿气；奔豚者，肾之水寒；脏之气，与外之淫邪合而为病也。此五脏之邪，自为积也(《医阶辨证五积辨》)。

参考文献

裘庆元辑.三三医书(精校本·第1册)[M].北京:中国医药科技出版社,2016.

《金匮玉函要略述义》(1842年)

原文

师曰:病有奔豚,有吐脓。(师曰奔豚病以下。脉经为别条。宜从。)

按欲死二字,形容苦恼之状而言,与少阴篇吴茱萸汤条同语例。

奔豚汤方

按此方证,挟有热邪,故不取桂枝之温,而用黄芩生葛之凉,且既有半夏。故不再用茯苓芎归芍药三味,以和其腹痛也。

伤寒总病论,动气在上,不可发汗。发汗则气上冲,正在心端,李根汤主之。

于本方,去芎劳、生葛,加桂枝、人参、茯苓。

桂枝加桂汤方

伤寒论。本方后曰:本云桂枝汤,今加桂满五两,所以加桂者,以能泄奔豚气也。

发汗后,脐下悸者。(茯苓下,辑义,桂枝二字偶脱。)

〔余述〕奔豚一证,多因水寒上冲,故治法不出降逆散寒,而注家概解以肾邪,殆不免牵凑,要坐不检难经仲景之有异耳(《金匮玉函要略述义·卷上·奔豚气病脉证治第八》)。

参考文献

丹波元简.金匮玉函要略述义[M].北京:人民卫生出版社,1957.

《杂病广要》(1853年)

原文

仲景所谓奔豚气,与《难经》肾积其证不同,而如巢元方犹不免牵混,后世或以为疝气之名,要在学者分别之焉。盖其扩充仲景者,则寥寥罕闻尔。

源候

夫奔豚气者肾之积气,起于惊恐忧思所生。若惊恐则伤神,心藏神也。忧思则伤志,肾藏志也。神志伤,动气积于肾,而气下上游走,如豚之奔,故曰奔豚。其气乘心，若心中踊踊，如车所惊，如人所恐，五脏不定，食饮辄呕，气满胸中，狂痴不定，妄言妄见，此惊恐奔豚之状。若气满支心，心下闷乱，不欲闻人声，休作有时，乍瘥乍极，吸吸短气，手足厥逆，内烦结痛，温温欲呕，此忧思奔豚之状。诊其脉来触祝触祝者，病奔豚也。（《病源论》按：若心中踊踊以下，《外台》引《小品》文有少异，又车字作事字是，盖此段义不无疑，姑存之。）

治方

《肘后》疗卒厥逆上气，气支两胁，心下痛满，奄奄欲绝，此谓奔豚，病从卒惊怖忧迫得之，气从下上，上冲心胸，脐间筑筑发动有时，**不疗杀人方**。

甘草（二两　炙）　人参（二两）　吴茱萸（一升）　生姜（一斤）　半夏（一升）

桂心（三两）

上六味切，以水一斗，煮取三升，分三服。此药须预蓄，得病便急令服之。（《千金方》桂五两，甘草三两。张文仲同。）（《外台》）《千金》名奔气汤。（今本甘草二两）（按：此系吴茱萸汤加减方。）

《广济》奔豚气在心，吸吸短气，不欲闻人语声，心下烦乱不安，发作有时，四肢烦疼，**手足逆冷方**。

李根白皮（八两）　半夏（七两　洗）　干姜（四两）　茯苓（三两）　人参（二两）

甘草（二两　炙）　附子（一两　炮）桂心（四两）

上八味切，以水一斗，煮取三升，绞去滓，分三服，别相去如人行六七里。（《外台》）《圣惠》治奔豚气，脐腹胀痛，翕翕[1] 短气，发作有时，四肢疼闷，**甘李根散**，于本方去茯苓、甘草，加吴茱萸、当归、槟榔。

《小品》疗卒伤损，食下则觉胸中偏痛栗栗然[2]，水浆下亦尔，问病与相应，急作此方。

生李根（一斤　细锉之）　麦门冬（一斤　去心）　人参（二两）　桂心（二两）　甘草（一两　炙）上五味㕮咀，以水一斗，煮取三升，分三服。《范汪》同。（《外台》）

《小品》**牡蛎奔豚汤**，疗奔豚气从少腹起憧胸，手足逆冷方。

牡蛎（三两　熬）　桂心（八两）　李根白皮（一斤　切）　甘草（三两　炙）

上四味切，以水一斗七升，煮取李根白皮得七升，去滓，内余药，再煮取三升，分服五合，日三，夜再。（同上）

治奔豚气，上下冲走，闷乱面青，宜服此方。

附方

甘李根皮（三两，锉）　生姜（二两，炒干）　吴茱萸（一两）

上件药捣，细罗为散，每服一钱，水一中盏，煎至六分，去滓热服《圣惠》（《杂病广要·内因类·奔豚气》）。

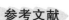

参考文献

（日）丹波元简编撰；李洪涛主校. 杂病广要［M］. 北京：中医古籍出版社，2002.

注释

1. 翕翕（xī xī）：是指失意不满的样子。
2. 栗栗然：战栗发抖的样子。

《高注金匮要略》（1872 年）

原文

师曰：病有奔豚，有吐脓，有惊怖，有火邪，此四部病，皆从惊发得之。

病字，贯下文四部而言。豚，即猪畜。奔豚者，足少阴肾水之癸气，寄位于亥，动则上冲，如惊猪奔突，故以之为名。肰心阳照临，而胸分中氤氲之气，能逼下阴静伏，惊则神散而上虚，故奔豚之气，得以乘虚而突犯之矣。吐脓者，肺属金而主气，又心之神为火，神火因惊而出，如电光石火，则肺金受克，而败其阻滞之金液故也，惊怖之惊，指惕然自警。如儿童病风热及神虚之人睡梦惊跳之义，与下文惊发之惊不同。盖下文之惊，凡一切奇险境遇，及耳目之所猝然见闻者，皆是怖合恐惧而言。盖恐属血虚，似乎内无凭依之主；惧属气削，似乎外有凌驾之疑；怖则阴血内空，而虚神外张，常有不遑设备之象，故曰合恐惧而言也。盖惊则神明涣散。而其中之精汁。亦与之而从空俱耗。惊气出釜甑[1]。而湿润随之以飞越之义。及心君复辟，而内外之仓库已虚矣。火邪者，外火也。外火逼出心液而为汗，则心神已在孤危，而外火已有乘虚之势，加之以惊，则灵明出舍，而为外火腾内入之空矣。故曰"此四部病，皆从惊而发"，遂致得此病也。吐脓等三症，虽与奔豚同得于惊，故类及之。然亦可借彼以明奔豚一症。有气虚、血虚，并气血两虚之别也。

师曰：奔豚病，从少腹起，上冲咽喉，发作欲死，复还止，皆从惊恐得之。此叙奔豚之正病也。上下二焦，譬之天地阴阳，各相当而无所侵犯。于是上焦以天之阳气，从西肺而下降；下焦以地之阴精，从东肝而上升，故曰：左右者，阴阳之道路。若上焦之心气一空，则下焦少腹之阴，不由左右升降之道路，而于中冲直上以犯清虚，且更至于咽喉矣。夫上焦胸分，为心肺之城郭，奔豚之气迫肺，则气道几阻；迫心，则神机将窜，故发作欲死。但上极必复，冲极必还，下焦之贼阴，复还于下，则上焦之神气，亦复还于上矣，故止。凡不测之事，猝然临之于意外，则惊，凛然持之于意中，则恐。皆能销铄其阳神阳液，而招奔豚之上突,故曰"皆从惊恐得之"也。张子和谓惊为自不知,恐为自知,确甚。

奔豚,气上冲胸,腹痛,往来寒热,奔豚汤主之。

奔豚汤方

芎䓖(二两)　当归(二两)　芍药(二两)　半夏(四两)　黄芩(二两)　甘草(二两)　生姜(四两)　生葛(五两)　甘李根白皮(一升)

上九味,以水二斗,煮取五升,温服一升,日三服,夜一服,以四服各一升计之,当作煮取四升,否则宜云温服一升二合为是,其当日传写之小误耶。

此平日阳明胃气,少阳膈气素壮,乍受惊恐,心阳既驰,而心血尤短,以致阳明少阳二腑之气,同上而争趋空处,而为奔豚之变症也。夫奔豚之义,原因北方亥气,冲突上焦,故名。不知三焦臣伏之用,从上制中,从中制下者也。上气因惊而虚,则上不能制中,于是阳明、少阳之气,就近而两争之,故气上冲胸,亦如奔豚之象,故亦曰"奔豚"也。阳明、少阳之气素壮,则中有以制下,而少腹之气,不能假道于胃与膈,而跳冲胸中,故方绝不责下焦之有余,而但以黄芩清少阳之膈。生葛凉阳明之胃而已矣。其三焦滋息之源,则又从下化中,从中化上者也。心血因惊而亏于上,则中吸旁吸胃与膈之精汁以自润。阳明液伤,故腹痛;少阳液伤,故往来寒热。以补血之芎、归、芍为主,而以浮缓守中之甘草佐之,盖浮缓则托高血药以上补心脏,守中则持平血药以还补胃阴。然后以辛温之生姜并填胸分之阳,以降敛之半夏奠定二经之逆。殿之以甘李根之白皮者,甘李春花夏实,得少阳、阳明之正气。其根皮尤为升发生阳之路,是又欲升其下焦之气,以中实阳明,旁实少阳耳。夫气上冲胸,而见腹痛及寒热二症故知所冲者为少阳、阳明之气。以李根白皮升下焦之阳,故知其非肾阴之上动。百世而下,当有以余言为不谬者(《高注金匮要略·奔豚气病脉证治第八》)。

参考文献

高学山. 中国古医籍整理丛书·高注金匮要略[M]. 北京:中国中医药出版社,2015.

注释

1. 釜甑(zèng):皆古炊煮器名。

《针灸集成》(1874 年)

原文

中极　在脐下四寸。针八分、留十呼,灸三壮。一曰:可灸百壮至三百壮,孕妇不可灸。主治阳气虚惫,冷气时上冲心,尸厥恍惚,失精无子,腹中脐下结块,水肿奔豚,疝瘕,五淋,小便赤涩不利,妇人下元虚冷,血崩,白浊,因产恶露不行,胎衣不下,经闭不通,血积成块,子门[1]肿痛,转胞不得小便。治血结成块,月水不调,产后恶露不止,脐下积聚疼痛,血崩不止,可灸十四壮。《神农经》兼气海、中极、三里,针治小腹便澼[2]。《太乙歌》妊不成数堕落,灸玉泉五十壮三报之;又为妇人断绪最要穴;又腹胀水肿坚满、灸百壮;又腰痛,小便不利,转

胞,灸七壮。《千金云》

　　关元　在脐下三寸。针八分,留七呼,灸七壮。《甲乙经》云:针二寸,《气府论》注曰:针一寸二分。一曰:可灸百壮至三百壮。《千金》曰:妇人针之则无子。主治积冷诸虚百损,脐下绞痛渐入阴中,冷气入腹,少腹奔豚,夜梦遗精,白浊,五淋七疝,溲血,小便赤涩,遗沥,转胞不得溺,妇人带下瘕聚,经水不通不妊,或妊娠下血,或产后恶露不止,或血冷月经断绝。一云:但是积冷虚乏皆宜灸,孕妇不可针,针之则落胎,如不落,更针昆仑则立坠。一云:治阴证伤寒及小便多,妇人赤白带下,俱当灸此,多者千余壮,少亦不下二三百壮,活人多矣,然须频次灸之,仍下兼三里,故曰:若要丹田安,三里不曾干。治㿉癖气痛,可灸二十一壮。《神农经》治瘕癖,灸五十壮;又久痢百治不瘥,灸三百壮,分十日灸之,并治冷痢腹痛及脐下结痛流入阴中,发作无时,仍灸天井百壮;又治霍乱灸三七壮。又治气淋、石淋、癫疝及脐下三十六种疾,灸五十壮至百壮;又云:胞门闭塞绝子,灸关元三十壮报之。《千金》合涌泉、丰隆,为治尸劳之例;又云:兼带脉多灸,堪攻肾败。《玉龙赋》治小便不禁;又云:兼照海、阴交、曲泉、气海同泻,治七疝痛如神。《席弘赋》无子收阴交、石关之乡。《百证赋》一传:治妇人产后血气痛,子宫不成胎(《针灸集成·卷四·任脉》)。

参考文献

　　(清)廖润鸿撰;赵小明校注.勉学堂针灸集成[M].北京:中国中医药出版社,2006.

注释

　　1. 子门:指子宫颈口的部位。
　　2. 澼:垢腻黏滑似涕似脓的液体。

《经方例释》(1884年)

原文

　　龙骨　牡蛎(熬)　甘草(各二两　《玉函》各三两)　桂枝(一两)上为末,以水五升,煮取二升,去滓,温服八合,日三服。

　　〔案〕此桂枝甘草汤减桂四之三,加龙骨、牡蛎也。龙骨、牡蛎主精神不守,故此方为诸虚惊方之祖。仲景书中,柴胡加龙骨牡蛎汤治烦惊;桂枝去芍药加蜀漆龙骨牡蛎救逆汤治惊狂,卧起不安;桂枝加龙骨牡蛎汤治失精、梦交,并以此方为腔拍,故主治亦相近。要之,龙骨善入,牡蛎善软,欲其搜剔半里之邪故也。《外台》以此去龙骨,加李根白皮一斤,桂用八两,名牡蛎奔豚汤,治奔豚气,从少腹起撞胸,手足逆冷。盖奔豚之状,本云如事所惊,如人所恐,则亦治惊之引申义也(《经方例释·经方例释上》)。

参考文献

(清)莫枚士撰;张印生,韩学杰校注.经方例释[M].北京:中国中医药出版社,1996.

《读医随笔》(1891年)

原文

《金匮》云:奔豚病,从少腹起,上冲咽喉,发作欲死,复还止,此从惊恐得之。《素问》曰:人有生而病癫者,此得之在母腹中时,有所大惊,气上而不下,精气并居,故令子发为癫也。是奔豚与癫,皆生于惊。《金匮》遍论杂病,而无癫痫,窃疑奔豚即痫也。痫作猪声者最多,豕,水蓄,属肾,奔豚发于肾也。《千金方》第十四卷风眩门,小续命汤方前引徐嗣伯曰:痰热相感而动风,风心相乱则闷瞀,故谓之风眩。大人曰癫,小儿为痫,其实是一,此方为治,万无不愈。而奔豚为患,发多气急,死不可救。故此一汤,是轻重之宜。观此,是以奔豚为癫痫之重者。私尝论之,痉、厥,暴病也,其因皆津耗血干而气悍,脉管迫塞之所致也。治之重以凉润生津,辛香泄气,而佐以行血豁痰之品,病可即愈矣。癫、痫、痼疾也,有得寒即发者,有得怒、得劳即发者,其机不外《内经》气上不下之一语。其所以不下之故,必由寒湿从下上犯,从胫足腰髀之经脉内侵弥漫,先使肾阳不得下通,邪气渐渐入于脊膂,上逼心胃,阳气不得下降,故癫痫之人,即未发病,目多不能下视,两足行动隐隐不便,肾丸时或隐痛,如癀疝[1]之状,二便不能调畅。推此以求治法,必须用辛温,如细辛、羌活、藁本、威灵仙、生附子、吴茱萸、小茴香以通经脉之寒;而以牛膝抑之下行,更以破血,如虻虫、䗪虫、蛴螬、延胡索、五灵脂、当归须、穿山甲、硇砂、雄黄、枯矾温化之品,以通小肠脊脊血脉之瘀,而以二丑导之下出。作为丸散,缓服久服,庶可渐瘳。又有寒湿自肺胃扑灭心阳,使心气乍抑而熄,昏厥如死者,此寒湿伤于脑气,所谓阳中雾露之邪也。与中寒相类,用辛温发散,使水气从上扬出,与寒湿从下上逆者不同。此多见于暴病,而痼疾[2]亦间有之。其人常俯视不抑,目胞下垂如睡,面色自额至颧深黑者是也。夫天下病,有热而不可清,虚而不可补者,其惟癫痫乎!(《读医随笔·卷三·证治类·痉厥癫痫(奔豚)》)

参考文献

周学海.读医随笔[M].北京:中国中医药出版社,2007.

注释

1. 癥疝：为病证名。见《黄帝内经·灵枢·经脉》等篇。指寒邪侵犯肝胃二经，内蓄瘀血而致少腹部拘急作痛，牵引睾丸，或下腹部有包块，内裹脓血。

2. 痼疾：指病证顽固、迁延不愈。

《难经正义》（1895年）

原文

肾之积，名曰贲豚，发于少腹，上至心下，若豚状，或上或下无时，久不愈，令人喘逆，骨痿少气，以夏丙丁日得之。何以言之？脾病传肾，肾当传心，心以夏适王，王者不受邪，肾复欲还脾，脾不肯受，故留结为积，故知贲豚以夏丙丁日得之。此是五积之要法也。

贲豚者，其状如豚之奔突，以豚性躁动故也。发于少腹，上至心下者，少腹，肾之分部，由少腹上冲至心下而止，上下无定时也。喘逆者，足少阴之支脉，从肺出络心，注胸中，肾气上冲故也。肾主骨，故骨痿。肾不能纳气，故少气也。然何以得之？乃脾病传肾，传其所胜也。肾当传心，心火当夏适旺，火旺力能拒而不受邪，当复反于脾，而肾水又不能胜脾土，故曰不肯受也。邪留结于肾而成积，以夏丙丁日得者，夏当己午火月，而丙丁火日也，火旺之月日，肾水不能克制，即于是月是日而得是积也。

按：《伤寒论·太阳篇》曰：发汗后，脐下悸者，欲作奔豚。此因发汗虚其心液，脐下悸者，欲动而上奔也，故用茯苓桂枝甘草大枣汤，以保心而制水也。又曰：发汗后，烧针令其汗，针处被寒，核起而赤者，必发奔豚，气从少腹上冲心。此言发汗既伤其血液，复用烧针令其汗，是又伤其血脉矣。血脉受伤，则心气虚，加以寒凌心火，故核起而赤，心虚气浮，则肾气乘而上奔，故灸核上各一壮，以通泄其经气，更与桂枝加桂汤，散寒邪以补心气也。此两节论外感误治之证，与积久而成者有间。《金匮要略》师曰：病有奔豚，有吐脓，有惊怖，有火邪，此四部病，皆从惊发得之，此言肝胆因惊骇为病，木者，水之子也，子病发惊，母亦随而上奔也。余三病亦因惊发而得，非奔豚，不为详解。又师曰：奔豚病从少腹上冲咽喉，发作欲死，复还止，皆从惊恐得之。此因惊则伤心，恐则伤肾，心肾水火之气虚，而不能互相交感，则肾之虚邪，反乘心之虚而上奔矣。故总其治曰：奔豚气上冲胸腹痛，往来寒热，奔豚汤主之。观《金匮》两条，与本经之义相近，然同因惊得，而有肝胆心肾之异。况外感积聚之不同，是受病之因，传变之理，不可不察，岂独奔豚一证为然（《难经正义·卷四·五十六难》）。

参考文献

（清）叶霖撰；吴考盘点校. 难经正义[M].北京：人民卫生出版社,1990.

《医学摘粹》（1896年）

原文

奔豚者，肾之积也。缘阴气凝聚，结于少腹，坚实牢硬，有时逢郁则发，奔腾逆上，势如惊豚。腹胁心胸，诸病皆作，气冲咽喉，七窍火发，危困欲死，不可支也。其将发之时,则脐下悸作,凡惊悸一生,即为奔豚欲发之兆也。如汗后亡阳,脐下悸动,奔豚欲作者,以茯苓桂枝甘草大枣汤主之。如奔豚方作,气从少腹上冲心部者,以桂枝加桂汤主之。如奔豚盛作,气上冲胸,头疼腹痛,往来寒热者,以奔豚汤主之(《医学摘粹·杂证要法·寒证类·奔豚》)。

参考文献

(清)庆云阁撰;彭静山点校.医学摘粹[M].上海:上海科学技术出版社,1983.

《医学衷中参西录》(1909年)

原文

张继武,住天津河东吉家胡同,年四十五岁,业商,得冲气上冲兼奔豚证。

病因　初秋之时,患赤白痢证,医者两次用大黄下之,其痢愈而变为此证。

证候　每夜间当丑寅之交,有气起自下焦挟热上冲,行至中焦觉闷而且热,心中烦乱,迟十数分钟其气上出为呃,热即随之消矣。其脉大致近和平,惟两尺稍浮,按之不实。

诊断　此因病痢时,连服大黄下之,伤其下焦气化,而下焦之冲气遂挟肾中之相火上冲也。其在丑寅之交者,阳气上升之时也。宜用**仲师桂枝加桂汤**加减治之。

处方　桂枝尖(四钱)　生怀山药(一两)　生芡实(捣碎　六钱)　清半夏(水洗三次　四钱)　生杭芍(四钱)　生龙骨(捣碎　四钱)　生牡蛎(捣碎　四钱)　生麦芽(三钱)　生鸡内金(黄色的　捣　二钱)　黄柏(二钱)　甘草(二钱)共煎汤一大盅,温服。效果将药煎服两剂,病愈强半,遂即原方将桂枝改用三钱,又加净萸肉、甘枸杞各四钱,连服三剂全愈。

说明　凡气之逆者可降,郁者可升,惟此证冲气挟相火上冲,则升降皆无所施。桂枝一药而升降之性皆备,凡气之当升者遇之则升,气之当降者遇之则降,此诚天生使独,而为不可思议之妙药也;山药、芡实;皆能补肾,又皆能敛戢下焦气化,龙骨、牡蛎亦收敛之品,然敛正气而不敛邪气,用于此证初无收敛过甚之虞,此四药并用,诚能于下焦之气化培养而镇安之也。用芍药、黄柏者,一泻肾中之相火,一泻肝中之相火,且桂枝性热,二药性凉,凉热相济,方能奏效;用麦芽、鸡内金者,所以运化诸药之力也;用甘草者,欲以缓肝之急,不使肝木助气冲相火上升也。至于服药后病愈强半,遂减轻桂枝加萸肉、枸杞者,俾肝肾壮旺自能扫除病根(《医学衷中参西录·五、医案·(二)气病门·6.冲气上冲兼奔豚》)。

参考文献

张锡纯.医学衷中参西录[M].北京：中医古籍出版社,2016.

第三节　卑愫（愫卑、卑怯）

《证治汇补》(1687年)

原文

有胸中痞塞,不欲饮食,心中常有所歉,爱居暗室,或倚门见人,即惊避无地,似失志状,此为卑愫之病,由心血不足者,人参养荣汤。脾胃不和者,六君子汤,加益智、远志治之(《证治汇补·卷之五·胸膈门·惊悸怔忡》)。

参考文献

(清)李用粹撰；吴唯校注.证治汇补[M].北京：中国中医药出版社,1999.

《张氏医通》(1695年)

原文

胸中痞塞,不能饮食,心中常有歉。爱居暗处。或倚门后。见人则惊避无地。此卑愫之病。藿香正气散。虚者。人参养荣汤(《张氏医通·卷六·神志门·悸》)。

参考文献

(清)张璐撰；李静芳,建一校注.张氏医通[M].北京：中国中医药出版社,1995.

《四诊抉微》(1723年)

原文

卫气弱,名曰愫(愫者,寸口微滑,而按之软弱,举指瞥瞥[1],似数而仍力微,以卫气主表,表虚不能胜邪,故有似乎心中怵惕[2]之状,因以愫字喻之,愫音牒,思惧貌);荣气弱,名曰卑(卑者,诸脉皆不应指,常兼沉涩之形,而按之隐隐,似伏而且涩、难,以营气主里,里虚则阳气不振,故脉不显,有似妾妇之甲屑,不能自主,故以卑字譬[3] 之);慄卑相搏,名曰损(损者,慄卑交参之谓,故谓相搏之则邪正俱殆,脉转衰微,直以损字呼之。)(《四诊抉微·卷之五·切诊·仲景脉法》)。

参考文献

林之翰. 四诊抉微[M]. 北京:人民卫生出版社,1957.

注释

1. 瞥瞥:音(piē piē),闪烁不定,飘忽浮动。
2. 怵惕:音(chù tì),警惕戒惧。
3. 譬:音(pì),晓示。

《医学读书记》(1729 年)

原文

心脉搏坚而长,当病舌卷不能言;其软而散者,当消环自已。按"搏坚而长"者,太过之脉。心象火,而脉紧舌;心火有余,故病舌卷不能言也。"软而散"者,不足之脉。心者生之本,神之处;心不足则精神为消,如卑慄、遗亡、恐惧之类是也(《医学读书记·卷上·《甲乙》之误》)。

参考文献

尤在泾. 医学读书记[M]. 北京:中国中医药出版社,2007.

《不居集》(1739 年)

原文

胸中痞塞,不欲饮食,心中常有所慊,爱居暗室,或倚门见人即惊避无地,似失志状,此为卑慄之病。由心血不足者,人参养荣汤。脾胃不和者,六君子汤加益智仁、远志肉(《不居集·上集卷之二十二·怔忡惊悸健忘善怒善恐不眠·虚劳卑慄》)。

参考文献

(清)吴澄撰;刘从明校注. 不居集[M]. 北京:中医古籍出版社,2012.

《医碥》(1751 年)

原文

有痞塞不思饮食,心中常有所歉,爱处暗地,或倚门后,见人则惊避,似失志状,心常跳动,此为卑慄之病,以气血两不足也,人参养荣汤。(见虚损。)饮食少者,嘉禾散(见疟)加当归、黄芪各一钱(《医碥·卷之四·杂症·悸》)。

参考文献

(清)何梦瑶撰;邓铁涛,刘纪莎点校.医碥[M].北京:人民卫生出版社,1994.

《虚损启微》(1761 年)

原文

胸中痞塞,居暗避人,病名卑慄,血不足也。宜养营汤加减治之(《虚损启微·卷上·诸虚见症》)。

参考文献

洪炜.虚损启微[M].上海:上海古籍出版社,1996.

《杂病源流犀烛》(1773 年)

原文

卑慄　心血不足病也。与怔忡病一类,其症胸中痞塞,不能饮食,如痴如醉,心中常有所歉,爱居暗室,或倚门后,见人即惊避无地,每病至数年,不得以癫症治之也(宜天王补心丹、人参养荣汤、古庵肾丸)(《杂病源流犀烛·卷六·怔忡源流(卑慄)》)。

参考文献

(清)沈金鳌撰;田思胜整理.杂病源流犀烛[M].北京:人民卫生出版社,2006.

《奇症汇》(1786 年)

原文

有一人痞塞,不饮食,心中常有所歉。爱处暗地,或倚门后,见人即避,似失志状。此为卑慄之病,以血不足故尔,人参养荣汤主之(《奇症汇·卷之四·心神》)。

参考文献

(清)沈源撰;魏淑敏,于枫点校.奇症汇[M].北京:中医古籍出版社,1991.

《医会元要》(1812年)

原文

若夫营卫憟卑而病寒热者,黄芪建中及八物汤之类主之(《医会元要·奇经八脉主病及药(任督二脉图注)·阴维阳维脉主病》)。

参考文献

刘炳凡,周绍明总主编;熊继柏等主编.湖湘名医典籍精华·医经卷·温病卷·诊法卷[M].长沙:湖南科学技术出版社,2000.

《类证治裁》(1839年)

原文

〔卑憟症〕与怔忡类,其症胸中痞塞,不能饮食,心常有歉,爱居暗室,见人则惊避无地,病至数年,不得以癫症治之。人参养营汤(《类证治裁·卷之四·怔忡惊恐论治·分治(卑憟附)》)。

参考文献

(清)林佩琴撰;李德新整理.类证治裁[M].北京:人民卫生出版社,2005.

《素问绍识》(1846年)

原文

心者,生之本神之处。心不足则精神为消,奴卑憟遗亡恐惧之类是也(《素问绍识·卷第二·脉要精微论篇第十七》)。

参考文献

丹波元简.素问绍识[M].北京:人民卫生出版社,1955.

第四节　解㑊

《脉诀汇辨》(1662年)

原文

其气如弹石者,此为太过,病在外,令人解㑊,脊脉痛而少气不欲言。其虚

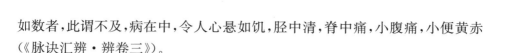

如数者,此谓不及,病在中,令人心悬如饥,胫中清,脊中痛,小腹痛,小便黄赤(《脉诀汇辨·辨卷三》)。

参考文献

李延罡.脉诀汇辨[M].北京:中国中医药出版社,2016.

《绛雪园古方选注》(1731 年)

原文

通肾汤,治解㑊。解,舒缓也;㑊者,疑也,不可必之辞。病有脊脉痛,少气,安卧不欲言,诊其尺脉沉缓而涩,察其病疑于寒,亦疑于热,疑于壮,亦疑于弱。此作强之官精气内滞,不能运行于形体也。以菖蒲、五加皮通九窍,强志意,能运动肾精;猪苓、泽泻助阳通窍,起阴利肾;生地,羚羊角起阴气,强筋骨;赤芍入阴散气;甘草入肾缓急。其证难凭,当凭其脉,即知病之所在而无疑也(《绛雪园古方选注·卷七》)。

参考文献

王子接.绛雪园古方选注[M].北京:中国中医药出版社,2007.

《方症会要》(1756 年)

原文

经曰远行气衰少谷气不盛,上脘不行下脘不通而胃气热,热气熏蒸胸中,故胸中热有曰劳者温之,损者补之,是知劳倦者因劳而致倦也,经谓之解㑊,故人有劳心者思虑无穷,有劳力者筋骨疲软致元气下流心志慵懒,四肢怠惰,嗜卧怯行,饮食少味急以补中益气汤加杜仲枸杞温补,不比伤饮食先消而后补也(《方症会要·卷一》)。

参考文献

佚名.方症会要[M].北京:中医古籍出版社,1985.

《医书汇参辑成》(1789 年)

原文

太过则令人解㑊,脊脉痛而少气不欲言。其不及则令人心悬,如病饥,中清,脊中痛,少腹满,张(《医书汇参辑成·卷二》)。

原文

足少阳之疟令人身体解㑊，寒不甚，热不甚，恶见人，见人心惕惕然，热多汗出甚，小柴胡汤（《医书汇参辑成·卷十四》）。

参考文献

（清）蔡宗玉辑；谷峰校注.中国古医籍整理丛书·综合·医书汇参辑成·中［M］.北京：中国中医药出版社，2015.

《针灸逢源》（1817 年）

原文

足少阳之疟，令人身体解㑊，寒不甚，热不甚，恶见人，见人心惕惕然，热多汗出甚（《针灸逢源·卷二》）。

参考文献

（清）李学川撰.针灸逢源［M］.北京：中国中医药出版社，2019.

《研经言》（1856 年）

原文

㑊字《说文》所无，以食亦推之，当为亦。亦通于射。古今人表：曹严公亦姑。师古曰：即射姑也。《诗》抑矜可射思。射，厌也。然则解㑊云者，谓懈怠而厌事也。射又通于夜。《荀子劝学》：西方有木焉，名曰夜干。亦作射干。《左·昭廿五传》：狐夜姑。《释文》：本作射夜。从亦省声，《说文》：夜，舍也，天下休舍也。然则解亦云者，谓懈怠而休舍也。夜又通于液。周有叔液鼎，即八士之叔夜，而《周官·考工》弓人春液角，近朱骏声谓液，解也。然则解亦云者，即解字之重言也。此王太仆寒不甚、热不甚、弱不甚、强不甚之训，所以不可易也。又案：食亦云者。即临食不甚喜好之称，故曰瘦人以其未食时若欲食，及临食则不甚欲食，故曰善食而瘦人。两证名义并同（《研经言·卷二》）。

参考文献

（清）莫枚士述；王绪鳌，毛雪静点校.研经言［M］.北京：人民卫生出版社，1990.

《难经正义》(1895 年)

原文

实强者为太过,病在外,令人解㑊,脊脉痛而少气不欲言。虚微者为不及,病在内,令人心悬如饥,中清,脊中痛,少腹满,小便变(《难经正义·卷之二》)。

参考文献

(清)叶霖撰;吴考盘点校. 难经正义[M]. 北京:人民卫生出版社,1990.

第五节　梅核气

《医门法律》(1658 年)

原文

四七汤　治七情气郁,结滞痰涎,如破絮,或如梅核,咯之不出,咽之不下。并治中脘痞满,痰涎壅盛,上气喘急。

半夏(三钱)　茯苓(二钱四分)　厚朴(一钱六分)　紫苏叶(一钱二分)

水二盏,姜五片,枣一枚,煎七分服(《医门法律·卷五·痰饮门·痰饮门方》)。

参考文献

(清)喻昌撰;张晓梅等校注. 医门法律[M]. 北京:中国中医药出版社,2002.

《济世神验良方》(1679 年)

原文

悍怒不息之谓气,触动七情何所治,古人作用七气汤,厚朴、陈皮为上剂。木香半夏大腹皮,苏子茯苓甘草配。枳壳桔梗加生姜,金　同煎取下气。走气痛者又一方,五两草乌三两姜,灵脂羌活芎归芷,醋煮自然铜乳香,各称二两丸滴水,外面为衣百草霜,每服百粒桐子大,送下全凭酒与汤。

古四七汤治喜、怒、悲、思、忧、恐、惊七气,结成痰涎,状如破絮,或如梅核,在喉中咯不出,噎不下;或脘中痞满;或痰涎壅盛,上气喘结;或痰饮中阻,呕逆恶心。

附方

半夏五两　茯苓四两　厚朴三两　紫苏二两

姜枣煎服。梅核气,加桔梗、枳实(一方加槟榔);思虑过度,小便白浊,此方下青州白丸子最妙;妇人恶阻,亦宜服之,半夏用姜汁制,加参、桂、芍名七气汤。

参考文献

朱静一.济世神验良方[M].北京:中医古籍出版社,2017.

《辨证奇闻》(1687 年)

原文

七情气郁结滞,痰涎或如破絮,如梅核,咯不出,咽不下,痞满涌盛,上气喘急,此内伤外感兼而成也。治内伤,邪不出,治外感,内不愈,吾治肝胆,内外皆愈。盖肝胆乃阴阳之会,表里之间也,解其郁,喘可平。用**加味逍遥散**:白芍五钱,白术、当归、茯苓三钱,柴胡、甘草、苏叶、半夏、厚朴一钱,陈皮五分。二剂痰气清,四剂喘愈。病成于郁,解郁病自痊(《辨证奇闻·卷四·喘》)。

参考文献

(清)陈士铎撰;孙洽熙等校注.辨证奇闻[M].北京:中国中医药出版社,1995.

《证治汇补》(1687 年)

原文

附:梅核气

梅核气者,痰气窒塞于咽喉之间,咯之不出,咽之不下,状如梅核。此因湿热内郁,痰气凝结,治宜开郁顺气消痰,加味二陈主之。一方:用韭汁一杯、姜汁半杯、牛乳半杯,和匀,细细温服,得下咽渐加之(《证治汇补·卷之五·胸膈门·噎膈》)。

参考文献

(清)李用粹撰;吴唯校注.证治汇补[M].北京:中国中医药出版社,1999.

《辨证录》（1687 年）

原文

人有七情气郁，结滞痰涎，或如破絮，或如梅核，咯之不出，咽之不下，痞满壅盛，上气喘急，此内伤外感兼而成之者也。此等之症最难治，欲治内伤而外邪不能出，欲治外感而内伤不能愈。然则终何以治之乎？吾治其肝胆，而内伤、外感俱皆愈也。盖肝胆乃阴阳之会，表里之间也，解其郁气而喘息可平矣。（批）此症气喘，而内外俱病也。方用**加味逍遥散**治之。

白芍（五钱） 白术（三钱） 当归（三钱） 柴胡（一钱） 陈皮（五分） 甘草（一钱） 茯苓（三钱） 苏叶（一钱） 半夏（一钱） 厚朴（一钱）水煎服。一剂而痰气清，再剂而痰气更清，四剂而喘急自愈。病成于郁，治郁而诸症安得不速愈哉！

此症用**苏叶破结汤**亦神。

白芍 茯苓（各五钱） 半夏（二钱） 苏叶（三钱） 甘草（一钱） 枳壳（五分）水煎服。一剂气通痰清矣，二剂全愈（《辨证录·卷之四·喘门》）。

参考文献

陈士铎.辨证录[M].北京：中国中医药出版社，2007.

《郑氏家传女科万金方》（1689 年）

原文

问：妇女喉中痰结如块，吐之不出，咽之不下，何治？

答曰：此病气郁所致也，即名梅核。膈痰，用二陈汤；气，用七气汤。

七气汤

厚朴 紫苏 半夏 肉桂 茯苓 人参 甘草

或用四磨汤

木香 沉香 槟榔 枳壳

俱各酒摩一千摩，服下。

一方用二陈汤去半夏，加贝母、黄连、枳实，不宜用生姜（《郑氏家传女科万金方·杂症门·杂症问答》）。

参考文献

（清）郑元良撰；何清湖等点校.郑氏家传女科万金方[M].北京：中医古籍出版社，1998.

《女科经纶》（1691 年）

原文

《产宝百问》曰：喉咙有咽门，二者各有所司。喉咙者，空虚也。肺之系，气之道，络肺应天，故属天气所生。有九节，以通九脏之气，所以谓之嗌。或阴阳之气，痰结咽喉，膈塞噎状若梅核，妨碍饮食，久而不愈，即成翻胃[1]，或胸膈痰结，与气相抟，上逆咽喉之间作聚，状如炙肉之证也。以半夏厚朴汤，治妇人喜怒悲思、忧恐惊怖之气，结成痰涎，状如破絮，或如梅核，在咽喉，咯不出，咽不下，此七情所为。或中脘痞满，气不舒快。或痰涎壅盛，上气喘急。或因痰饮中滞，呕逆恶心。

慎斋按：以上二条，序妇人有咽中炙脔梅核之证也。徐注主寒冷气，《产宝》主七情痰结。一属外感，一属内伤，当兼参之（《女科经纶·卷八·杂证门·咽中证·妇人咽中如梅核证》）。

参考文献

萧壎.中医非物质文化遗产临床经典读本·女科经纶[M].北京：中国医药科技出版社,2011.

注释

1. 翻胃：指大便溏利，每食必吐之膈症。

《冯氏锦囊秘录》（1694 年）

原文

痰结块在喉中，如梗状者，梅核气也，宜嚼化丸（《冯氏锦囊秘录·杂症大小合参卷六·方脉喉病合参》）。

原文

《金匮》曰：妇人咽中，有如炙脔，半夏厚朴汤主之。炙脔，干肉也。咽中贴贴，如有炙肉，吐之不出，吞之不下，此病不因肠胃，故不碍饮食、二便，不因表邪，故无骨痛寒热，乃气为积寒所伤，不与血和，血中之气，溢而浮于咽中，得水湿之气，凝结难移，男子亦间有之。药用半夏厚朴汤，乃二陈汤去陈皮、甘草，加厚朴、紫苏、生姜也。专治妇人七情之气郁滞不散，结成痰涎；或如梅核在咽，咯咽不下；或中脘痞满，气不舒畅；或痰饮中滞，呕逆恶心，并可取效。盖半夏降逆，厚朴散结，生姜、茯苓宜至高之滞而下其湿，苏叶味辛气香，色紫性温,能入阴和血,则气与血和,即不复上浮也(《冯氏锦囊秘录·女科精要卷十六·女科杂症门·炙脔梅核》)。

参考文献

冯兆张.中医非物质文化遗产临床经典名著·冯氏锦囊秘录[M].北京:中国医药科技出版社,2011.

《女科精要》(1694年)

原文

《金匮》曰:妇人咽中,有如炙脔,半夏厚朴汤主之,炙脔干肉也。咽中贴贴,如有炙肉,吐之不出,吞之不下,此病不因肠胃,故不碍饮食;二便不因表邪,故无骨痛寒热,乃气为积寒所伤,不与血和,血中之气,溢而浮于咽中,得水湿之气,凝结难移,男子亦间有之。药用半夏厚朴汤,乃二陈去陈皮、甘草,加厚朴、紫苏、生姜也。专治妇人七情之气,郁滞不散,结成痰涎,或如梅核,在咽咯咽不下,或中脘痞满,气不舒畅,或痰饮中滞,呕逆恶上,并可取效。盖半夏降逆,厚朴散结,生姜、茯苓宜至高之滞,而下其湿,苏叶味辛气香,色紫性温,能入阴和血,则气与血和,即不复上浮也(《女科精要·卷一·女科杂症门·炙脔梅核》)。

参考文献

(清)冯兆张辑;王新华点校.冯氏锦囊秘录[M].北京:人民卫生出版社,1998.

《张氏医通》(1695年)

原文

半夏厚朴汤(《金匮》即四七汤)治气结成疾,状如破絮,或如梅核,结在咽喉,咯不出,咽不下,中脘痞满,气郁不舒,恶心呕逆,一切郁证初起属实者。

二陈汤去橘皮、甘草、乌梅,加紫苏、厚朴。(一方,有红枣。)

加味四七汤 治心气郁滞。

四七汤加茯神、远志、菖蒲、甘草(《张氏医通·卷十六·祖方》)。

参考文献

(清)张璐撰;李静芳,建一校注.张氏医通[M].北京:中国中医药出版社,1995.

《济世全书》（1701年）

原文

　　四七汤　喜、怒、忧、思、悲、惊、恐之气结成痰涎，状如棉絮或如梅核在咽喉间，咯不出，咽不下，此七情所为也。或中脘痞满，气不舒快，痰涎壅盛，上气喘急，痰饮呕逆恶心。

　　紫苏(二两)　厚朴(去皮姜炒　三两)　白茯苓(去皮　四两)　半夏(汤泡切片姜炒　五两)

　　上锉，生姜七片，枣一枚，水煎热服。若因思虑过度，阴阳不分，清浊相干，小便白浊，用此药下青州白丸子。妇人恶阻，尤宜服之。痰作臭气加枳实、香附。余常用此加桔梗、枳实、甘草治痰气痞塞殊效。（《济世全书·艮集卷三·诸气》）

原文

　　加减四七汤　治梅核，属痰气郁结者。

　　苏梗　陈皮　厚朴　南星　半夏　茯苓　枳实　青皮　砂仁　益智仁　白豆蔻　槟榔神曲(炒)

　　上锉，生姜煎服（《济世全书·巽集卷五·结核》）。

原文

　　十仙夺命丹　治梅核气，鼓胀气块，冷心痛，经脉不通，食积，气积，冷积诸症。

　　三棱　莪术　木香　沉香　丁香　川芎　没药　荜茇　皂角　巴豆(槌去油)

　　上十味，各等分，为细末，枣肉丸，如樱桃大，每一丸，空心凉水送下（《济世全书·兑集卷八·通治》）。

参考文献

　　（清）汪启贤撰，（清）汪启圣辑. 济世全书［M］. 北京：中医古籍出版社，1996.

《身经通考》（1723年）

原文

　　治梅核　在咽喉间，咯不出，咽不下，此七情所为也。中脘痞满，气不舒快,或呕逆恶心皆治。

附方

半夏一钱五分、茯苓一钱二分、紫苏叶六分、厚朴(姜制)九分,水一钟、生姜七片、红枣二枚,煎至八分,不拘时服(《身经通考卷四·方选·咽喉门》)。

参考文献

(清)李潆撰;李生绍,赵昕,刘晓燕点校.珍本医籍丛刊·身经通考[M].北京:中医古籍出版社,2004.

《评选静香楼医案》(1729 年)

原文

中年脘闷,多嗳多咳,此气郁不解也。纳谷已减,未可破泄耗气,宜从胸痹例,微通上焦之阳。

附方

薤白　瓜蒌　半夏　桂枝　茯苓　姜汁

诒按:方法轻灵。

郁气凝聚喉间,吞不下,吐不出,梅核气之渐也。

附方

半夏　厚朴　茯苓　苏梗　旋覆花　橘红　枇杷叶　姜汁

诒按:此于《金匮》成方中,加旋覆、杷叶,最有巧思。

寒热无期,中脘少腹遽痛,此肝脏之郁也。郁极则发为寒热,头不痛,非外感也。以加味逍遥散主之。

加味逍遥散

诒按:此木散达之之法。

病从少阳,郁入厥阴,复从厥阴,逆攻阳明,寒热往来,色青,巅顶及少腹痛,此其候也。泄厥阴之实,顾阳明之虚,此其治也。

附方

人参　柴胡　川连　陈皮　半夏　黄芩　吴萸　茯苓　甘草

诒按:此从左金、逍遥化裁而出。若再合金铃子散,似更周到。

此血郁也,得之情志,其来有渐,其去亦不易也。

附方

旋覆花　薤白　郁金　桃仁　代赭石　红花

诒按：此必因血郁，而络气不通，有胸膈板痛等见证，故立方如此。(《柳选四家医案·评选静香楼医案·上卷·诸郁门》)

参考文献

(清)尤在泾等撰；(清)柳宝诒评选；盛燕江校注. 柳选四家医案·评选静香楼医案[M]. 北京：中国中医药出版社，2008.

《医学心悟》(1732 年)

原文

又有梅核气症，男妇皆同，喉中如有物，吞不入，吐不出，宜用甘桔汤，加苏梗、橘红、香附、金沸草之类，渐次可愈(《医学心悟·卷四·咽喉(口舌齿唇)·经闭喉肿》)。

参考文献

(清)程国彭撰；闫志安，徐文兵校注. 医学心悟[M]. 北京：中国中医药出版社，1996.

《不居集》(1739 年)

原文

六合汤　治七情气郁，结成痰涎，状如破絮，或如梅核，咯不出，咽不下，呕逆恶心。

陈皮　半夏　茯苓　厚朴　香附　紫苏(等份)

每服四钱，姜三片煎服(《不居集·上集卷之十七·痰证例方》)。

参考文献

(清)吴澄撰；刘从明校注. 不居集[M]. 北京：中医古籍出版社，2012.

《订正仲景全书金匮要略注》(1742 年)

原文

妇人咽中如有炙脔，半夏厚朴汤主之。

注

咽中如有炙脔，谓咽中有痰涎，如同炙肉，咯之不出，咽之不下者，即今之梅核气病也。此病得于七情郁气，凝涎而生。故用半夏、厚朴、生姜，辛以散结，苦以降逆，茯苓佐半夏，以利饮行涎，紫苏芳香，以宣通郁气，俾气舒涎去，病自愈矣。此证男子亦有,不独妇人也。

集注

尤怡曰:凝痰结气,阻塞咽嗌之间,《千金》所谓咽中帖帖如有炙肉,吞之不下,吐之不出者是也。

半夏厚朴汤方

半夏(一升) 厚朴(三两) 茯苓(四两) 生姜(五两) 干苏叶(二两)

上五味,以水七升,煮取四升,分温四服,日三夜一服(《订正仲景全书金匮要略注·卷六·妇人杂病脉证并治第二十二》)。

参考文献

(清)吴谦等编.医宗金鉴·订正仲景全书·伤寒论注·金匮要略注[M].北京:人民卫生出版社,1973.

《杂病心法要诀》(1742 年)

原文

四七汤

四七七气郁生痰,梅核吐咯结喉间,调和诸气平和剂,半苓厚朴紫苏煎,快气橘草香附入,妇人气病效如仙,恶阻更加芎归芍,气痰浊带送白丸。

注

四七汤,治七情过节,七气病生,郁结生痰,如絮如膜,凝结喉间,咯之不尽,咽之不下,名曰梅核气。日久不愈,变生噎膈,上吐涎沫,下秘二便也。宜用此平和之剂,即半夏、茯苓、厚朴、紫苏叶也,胸腹中气不快,加橘皮、甘草、香附,亦治妇人一切气病。妇人有孕喜吐者,名曰恶阻,更加川芎、当归、白芍。妇人肥白,多痰气郁,有白浊带下者,亦以本方送青州白丸子可也(《杂病心法要诀·卷三·诸气治法》)。

原文

喉闭淋涩与胸肿,膀胱气痛并肠鸣,食黄酒积脐腹痛,呕泻胃翻及乳痈,便燥难产血昏迷,积块肠风下便红,膈中不快梅核气,格主照海针有灵。

注

上焦火盛,咽喉闭塞不通;下焦热结,膀胱气痛,小便淋涩,胸中肿痛;或食积酒积,内蓄伤脾,发黄;或脐腹痛;或呕泻,胃翻吐食,乳痈,大便燥结,及妇人生产艰难,瘀血块痛,昏迷,肠风下血不已;或膈中之气,怏怏不快,如梅核气格塞咽喉之间,咯之不出,咽之不下等疾,急刺照海穴,则诸证自散(《刺灸心法要诀·卷一·八脉交会八穴歌·阴跷照海穴主治歌》)。

参考文献

(清)吴谦等编.医宗金鉴·杂病心法要诀·第6
分册[M].北京:人民卫生出版社,1963.

《妇科心法要诀》(1742 年)

原文

妇人咽中如炙脔,或如梅核结咽间。半夏厚朴
汤最效,半朴苏苓姜引煎。

附方:**半夏厚朴汤**:半夏　厚朴　苏叶　茯苓
(各二钱)　生姜

水煎服(《妇科心法要诀·杂证门·梅核气证治》)。

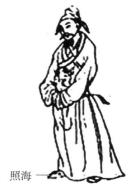

照海

阴跷照海穴图

参考文献

(清)吴谦等编.医宗金鉴·临证心法丛书·妇科心法要诀[M].北京:中国医药科技出版社,2012.

《景岳全书发挥》(1746 年)

原文

阳气未舒者,因阳气郁滞不能伸越,故喉中若有所梗如梅核气状。宜以开郁行气,疏肝为主,逍遥散加山栀、香附,必能奏效。若认阴翳作滞,而用温胃、参附之药,必致热甚,咽喉干燥,而病增剧(《景岳全书发挥·卷二·饮食门·论治》)。

参考文献

叶天士.景岳全书发挥[M].北京:中国中医药出版社,2015.

《医碥》(1751 年)

原文

老痰即郁痰,结成粘块,吐咯不出,非南星、半夏、茯苓、苍术可治。青黛为主,五倍、海石、苦梗、旋复花、栝蒌仁、芒硝。痰核,痰结喉咙,如梅核状,用梅子半青半黄、每一个用盐一两浸晒数次,以水尽为度,用大钱三个夹梅两个,麻

线扎定,贮瓦罐,埋地下百日。含口中,汁下即消。又一法,用海石、乌梅、栝蒌、桔梗、芒硝、射干、海藻、姜汁,蜜为丸,噙(又见咽喉)(《医碥·卷之二·杂症·痰》)。

原文

咽喉中有物,不能吞吐,如毛刺、如絮、如膜、如梅核、如肉窝,均名梅核气。由气结生痰,日久恐成噎膈。木香四七丸苏子降气汤,四七汤,(二方见气。)或人参、官桂、枇杷叶各五钱,杏仁二钱五分,蜜丸弹子大,含化,以愈为度。或胆矾、硼砂、牙皂、雄黄、枣肉,丸芡实大,噙化。温黄酒一杯过口,清咽屑更加(《医碥·卷之二·杂症·咽喉》)。

参考文献

何梦瑶. 医碥[M]. 北京:人民卫生出版社,2015.

《疡医大全》(1760 年)

原文

陈实功曰:梅核气,乃痰气结于喉中,咽之不下,吐之不出,如茅草常刺作痒。初则吐酸,妨碍久则闭塞不通,即此候也。(《正宗》)

冯鲁瞻曰:痰结块在喉中如梗状者,梅核气也。宜噙化丸。(《锦囊》)

《金匮》曰:妇人咽中有如炙脔,半夏厚朴汤主之。炙脔,干肉也,咽中贴贴,如有炙肉,吐之不出,吞之不下。此病不因肠胃,故不碍饮食二便,不因表邪,故无骨痛寒热。乃为积寒所伤,不与血和,血中之气溢而浮于咽中,得水湿之气凝结难移,男子亦间有之。药用半夏厚朴汤,乃二陈汤去陈皮、甘草,加厚朴、紫苏、生姜也。专治妇人七情之气郁滞不散,结成痰涎,或如梅核在咽,咯咽不下,或中脘痞满,气不舒畅,或痰饮中滞,呕逆恶心,并可取效。盖半夏降逆,厚朴散结,生姜、茯苓宣至高之滞而下其湿,苏叶味辛气香,色紫性温,能入阴和血,则气与血和,不复上浮也(《疡医大全·卷十七·咽喉部·梅核气门主论》)。

原文

噙化丸 梅核气服之神效。

胆矾 硼砂 明矾 牙皂 雄黄(各等分)

上为细末。红枣煮烂取肉为丸,如芡实大。空心噙化一丸,温黄酒一杯过口,内服苏子降气汤。

验方 玫瑰花去净心蒂,浸火酒饮,愈陈愈妙。

噙化丸 痰结核在咽喉中不能出入。

栝蒌仁　杏仁　海石　桔梗　连翘(各一两)　朴硝(四钱)

为末。姜汁和蜜丸如樱桃大,噙服之(《疡医大全·卷十七·咽喉部·梅核气门主方》)。

参考文献

(清)顾世澄撰;叶川,夏之秋校注. 疡医大全[M].北京:中国中医药出版社,1994.

《金匮翼》(1768 年)

原文

《和剂》**四七汤**　治喜怒忧思悲恐惊之气,结成痰涎,状如破絮,或如梅核,在咽喉之间,咯不出,咽不下,此七情所为也。中脘痞闷,气不舒快,或痰饮呕逆恶心,并皆治之。

半夏(制,二钱)　茯苓(一钱六分)　紫苏叶(八分)　厚朴(姜制,一钱二分)

水一盏,生姜七片,红枣二枚,煎至八分,不拘时服。(《金匮翼·卷三·膈噎反胃统论·痰膈》)

原文

治梅核膈气方

取半青半黄梅子,每个用盐一两,淹一日夜,晒干,又浸又晒,至水尽乃止。用青线三个,夹二梅,麻线缚定,通装瓷罐内,封埋地下,百日取出。每用一梅含之,咽汁入喉即消。收一年者治一人,收二年者治二人,其妙绝伦。(《金匮翼·卷三·膈噎反胃统论·虫膈》)

原文

咽喉如有物妨闷者,肺胃壅滞,痰气相搏,结于喉间。《金匮》所谓咽中如有炙脔;《千金》所谓咽中贴贴,状如炙脔,吞不下吐不出者是也。其症妇人多,郁者恒患之。《圣惠方》云:忧愁思虑,气逆痰结,皆生是疾也(《金匮翼·卷五·咽喉·咽喉妨闷》)。

参考文献

(清)尤怡撰;许有玲校注. 金匮翼[M].北京:中国中医药出版社,2005.

《一见能医》(1769 年)

原文

梅核气者,痰气窒塞于咽喉之间,咯之不出,咽之不下,状如梅核,此因湿热内郁,痰气凝结,治宜开郁顺气消痰,加味二陈主之。一方用韭汁一杯,姜汁半杯,和匀细细温服,得下渐加之(《一见能医·卷之六·病因赋中·噎膈翻胃者气食相凝·梅核气(附)》)。

参考文献

(清)朱时进撰;陈熠,郑雪君点校;吴九伟,招萼华审订;(明)王泳汇集,查炜,陈守鹏点校;李飞审订.中医古籍珍稀抄本精选 2·一见能医·济世珍宝[M].上海:上海科学技术出版社,2004.

《妇科玉尺》(1773 年)

原文

八珍汤　又妇人性情执着,不能宽解,多被七情所伤,遂遍身痛,肢节肿痛。或气填胸满;或如梅核塞喉,咽吐不出;或涎痰壅盛,上气喘急;或呕逆恶心,甚者渴闷欲绝。产妇多成此症,宜四七汤。先调滞气,更用养血(《妇科玉尺·卷四·产后》)。

原文

四七汤　治七情郁结成痰,或如梅核梗于喉中。或中脘停痰气痞,或痰壅气喘,或痰饮呕逆恶心。亦治带下有痰者。

半夏(钱半)　苏叶　厚朴　茯苓(各一钱)(《妇科玉尺·卷五·带下·治滞下病方》)。

参考文献

沈金鳌.女科 01·妇科玉尺[M].北京:中国中医药出版社,2015.

《杂病源流犀烛》(1773 年)

原文

【气为诸病】子和曰:诸病皆生于气。诸痛皆因于气。《回春》曰:风伤气者为疼痛,寒伤气者为战栗,湿伤气者为肿满,燥伤气者为闭结。《直指》曰:人有七情,病生七气,气结则生痰,痰盛则气愈结,故调气必先豁痰,如七气汤以半夏主治,官桂佐之,盖良法也。又曰:七气相干,痰涎凝结,如絮如膜,甚如梅核,窒碍于咽喉之间,或中满艰食,或上气喘急,曰气膈,曰气滞,曰气秘,曰气中,以至五积六聚,疝瘕癥痕,心腹块痛,发则欲绝,殆无往而不至矣,当治以七气汤、四七汤(《杂病源流犀烛·卷二·诸气源流》)。

原文

六曰气痰,七情郁结,痰滞咽喉,形如败絮,或如梅核,咯不出咽不下,胸膈痞闷(宜清火豁痰丸)(《杂病源流犀烛·卷十六·痰饮源流》)。

原文

四七汤 〔梅核气〕 苏叶 半夏 厚朴 赤茯苓 陈皮 枳实 南星 砂仁 神曲(各一钱) 青皮(七分) 蔻仁(六分) 槟榔 益智仁(各三分)姜(五片)(《杂病源流犀烛·卷二十四·咽喉音声病源流·治咽喉病方四十一》)

参考文献

(清)沈金鳌撰;田思胜整理. 杂病源流犀烛[M].北京:人民卫生出版社,2006.

《妇科冰鉴》(1776 年)

原文

《千金方》云:咽中帖帖如有炙肉,吐之不出,吞之不下,即所谓咽中如有炙脔也。俗名梅核气。盖因内伤七情,外伤寒冷所致。惟《金匮》半夏厚朴汤为治此之神剂(《妇科冰鉴·卷八·杂证门·炙脔》)。

参考文献

(清)柴得华撰;王耀廷等点校. 妇科冰鉴[M].北京:中医古籍出版社,1995.

《文堂集验方》(1775 年)

原文

〔梅核气〕喉中介介如梗,吐之不出,咽之不下者。用瓜蒌仁、青黛、杏仁、海蛤粉、桔梗、连翘,各等分为末,炼蜜和姜汁少许丸,如芡实大,时时含化。

〔虚火上炎伤肺咽喉生疮破烂〕黄柏(为末蜜丸炙数次以熟为度研细一两)、硼砂、僵蚕(各一钱半)、牛黄(三分)、冰片(半分),俱研细和匀,蜜调如稀糊,涂敷患处。或丸如芡实大,含化即效(《文堂集验方·卷三·咽喉》)。

参考文献

何英辑.珍本医书集成 10·文堂集验方[M].上海：上海科学技术出版社,1986.

《大方脉》(1795 年)

原文

治七情过节,七气病生,郁结生痰,如膜如絮,凝结喉间,名梅核气,久则变生呃噎,上吐涎沫,下秘二便,初起服四七汤、七气汤,余见妇科(《大方脉·杂病心法集解卷三·诸气门·治法》)。

原文

七气汤　治七情气郁,痰涎结聚,咯不出,咽不下,名梅核气;或胸满喘呕,攻冲作痛。

制半夏　茯苓(各三钱)　姜炒厚朴(二钱)　紫苏(钱半)　姜枣(引)(《大方脉·伤寒杂病医方卷五·医方理气门》)

参考文献

刘炳凡,周绍明总主编;周慎主编.湖湘名医典籍精华·内科卷[M].长沙：湖南科学技术出版社,1999.

《彤园医书(妇人科)》(1795 年)

原文

《千金方》云：咽中帖帖如有炙肉,吐之不出,吞之不下,俗名梅核气。乃因内伤七情,外伤寒冷所致,用**半夏厚朴汤**。

姜制半夏　姜炒厚朴　茯苓(各三钱)　苏叶(钱半)

姜枣引。胸腹中气不通快者,加陈皮、香附、甘草。

《金鉴》曰：梅核气,因七情过节,七气病生,郁结生痰,如絮如膜,凝结喉间,咯之不尽,咽之不下,日久不愈,变成嗝噎,上吐痰沫,下秘二便,宜服三因方。

制半夏　茯苓(各二钱)　炒朴　炒芍　陈皮　苏叶(各一钱)　人参　桂心　炙草(各五分)

姜枣引,多服自愈(《彤园医书(妇人科)·卷一·梅核气》)。

参考文献

(清)郑玉坛撰;江凌圳校注.中国古医籍整理丛书·女科·彤园妇人科

［M］．北京：中国中医药出版社，2015．

《柳洲医话》（1770 年）

原文

梅核证，由郁怒忧思，七情致伤而成，无非木燥火炎之候。古人多用香燥之剂，岂当时体质厚耶？

余治肝肾亏损，气喘吸促之证，必重投熟地、人参，无力之家不能服参者，以枣仁、杞子各一两代之，亦应如桴鼓。

雄按：枸杞一味，专治短气，其味纯甘，能补精神气血津液诸不足也（《柳洲医话·按语八十五条》）。

出处

（清）王士雄撰．潜斋医学丛书·柳洲医话·女科辑要（上下）［M］．刻本．1911．

《续名医类案》（1770 年）

原文

一中年妇患梅核气，用二陈加芎、归、栀、连、枳实、乌药、栝蒌、旋复花、香附、桔梗，十数剂而愈。

山氏患咽喉噎塞如梅核，时时嗳气，足冷如冰，用散结化痰汤十数剂罔效。细思之，此阴火也。三阴至项而还，阴虚火炎，故嗳气咽塞足冷耳。用滋阴清膈饮，数剂诸症悉愈。

孙文垣治张溪亭乃眷，喉中梗梗有肉如炙脔，吞之不下，吐之不出，鼻塞头晕，耳常啾啾不安，汗出如雨，心惊胆怯，不敢出门，稍见风则遍身疼，（火盛而郁者，多畏风畏寒。）小腹时痛，小水淋涩而疼。（皆郁火为患。）脉两尺皆短，两关滑大，右关尤抟指。孙曰：此梅核症也。以半夏四两，厚朴一钱，苏叶一钱，茯苓一钱三分，姜三片，水煎食后服。每用此汤调理多效。

按：梅核症，乃郁怒忧思，七情大伤，乃成此病。案中所叙，无非木燥火炎之候，乃以燥克之剂成功，合前陈三农案大同小异，或当时病人质厚故耳（香燥之剂暂能开气，故即愈，但久则必复，特案中不肯叙及耳，非缘病人质厚也）（《续名医类案·卷十四·膈》）。

原文

一妇人禀弱性躁，胁臂肿痛，胸膈痞闷，服流气败毒药反发热。以四七汤数剂,胸宽气利。以小柴胡对四物加陈皮、香附,肿痛亦退。大抵妇人性执著,不能宽解,多被七情所伤,遂致遍身作痛,或肢节肿痛,或气填胸满,或如梅核塞喉,咽吐不出,或痰涎涌盛,上气喘急,或呕逆恶心,甚者渴闷欲绝,产妇多有此症。宜服四七汤,先调滞气,更以养血之药。若因忧思,致小便白浊者,用此汤吞青州白丸子,屡效(《续名医类案·卷三十四(外科)·流注》)。

参考文献

(清)魏之琇编;黄汉儒等点校.续名医类案[M].北京:人民卫生出版社,1997.

《黄澹翁医案》(1795年)

原文

治梅核气阻,痰壅咽痛。

附方

白茯苓　夏枯草　广陈皮　紫背天葵　黑元参　昆布　儿茶　芦根　加沉香　海带　海藻　风化硝　老君须　黑苏子　又加诃子肉　海浮石　山豆根　大贝母　月石(《黄澹翁医案·卷三》)

参考文献

黄述宁.珍本医书集成13·医案类乙·黄澹翁医案[M].上海:上海科学技术出版社,1986.

《彤园医书(外科)》(1795年)

原文

梅核气

由七情过极,七气病生,郁结生痰,如絮如膜,凝聚喉间,咯之不尽,咽之不下,日久不愈变成膈噎。上吐涎沫,下秘二便。初起用姜制法夏、姜炒厚朴、去毛香附、茯苓(各三钱),苏叶、陈皮、甘草(各钱半),姜枣同煎汤,徐徐温发。若日久失治,用姜炙炒厚朴、茯苓(各二钱),炒白芍、陈皮、苏叶(各一钱),人参、肉桂、炙甘草(各五分),姜枣引,常服自愈(《彤园医书(外科)·卷之二外科病证·喉部》)。

参考文献

刘炳凡,周绍明总主编;潘远根主编.湖湘名医典籍精华·外科卷·针灸卷·五官科卷[M].长沙：湖南科学技术出版社,2000.

《女科要旨》(1803年)

原文

　　妇人咽中(帖帖然)如有炙脔,(吐之不出,吞之不下,俗谓之梅核病。多得于七情郁气,痰凝气阻。以)半夏厚朴汤主之。此为痰气阻塞咽中者,出其方治也。徐忠可云：余治任小乙,咽中每噎塞,咳嗽不出,余以半夏厚朴汤投之即愈。后每复发。细问之,云：夜中灯下,每见晕如团五色,背脊内间酸。其人又壮盛。知其初因受寒,阴气不足,而肝反郁热,甚则结寒微动,挟肾气上冲。咽喉塞噎也。即于此方加大剂枸杞、菊花、丹皮、肉桂,晕乃渐除,而咽中亦愈。故曰：男子间有之,信不诬也(《女科要旨·卷四·杂病》)。

参考文献

　　陈修园.中医经典文库·女科要旨[M].北京：中国中医药出版社,2007.

《金匮要略浅注》(1803年)

原文

　　妇人咽中(帖帖)如有炙脔,吐之不出,吞之不下,俗谓梅核气。病多得于七情郁气,痰凝气阻,以半夏厚朴汤主之。

　　此为痰气阻塞咽中者出其方治也。

　　徐忠可云：余治王小乙咽中每噎塞,嗽不出,余以半夏厚朴汤投之即愈。后每复发,细问之,云夜中灯下,每见晕如团五色,背脊内间酸,其人又壮盛,知其初因受寒,阴气不足,而肝反郁热,甚则结寒微动,挟肾气上冲,咽喉塞噎也。即于此方加大剂枸杞、菊花、丹皮、肉桂,晕乃渐除,而咽中亦愈。故曰男子间有之,信不诬也。

半夏厚朴汤方

半夏(一升)　厚朴(三两)　茯苓(四两)　生姜(五两)　苏叶(二两)

　　上五味。以水一斗。煎取四升。分温四服。日三。夜一服(《金匮要略浅注·卷九·妇人杂病脉证并治第二十二》)。

参考文献

　　(清)陈修园撰;林慧光,戴锦成,高申旺校注.陈修园医学丛书·金匮要略浅注[M].北京：中国中医药出版社,2016.

《重楼玉钥续编》（1804 年）

原文

梅核气　痰气滞塞于咽喉之间，咯不出，咽不下，状如梅核，此因湿热内郁，痰气凝结，治法宜开郁顺气消痰，**加味二陈**主之。用韭汁一杯，姜汁、牛乳各半杯，和匀，细细温服，即效。

喉中如有物妨闷　此肺胃壅滞风热，客搏结于咽喉使然。忧愁思虑，气逆痰结，亦皆能生此疾，射干汤主之。用逍遥二陈加减亦妙。

喉中如有炙脔食噎即塞用杵头糠二合，研极细，蜜丸，弹子大，每空心噙化一丸，愈为度。岫云山人曰：上二症皆梅核气之类也。经云：胆病喉中介介然，取阳明陵泉。心咳之状，喉中介介如梗状，取心之俞，亦此类也。心之俞即太陵穴口疮。口疮由心脾积热，又有胃气弱，谷气少，上发为口疮者，其服凉药不效，乃肝脾之气不足，虚火上泛而无制，宜用理中汤，收其浮游之火，外以上肉桂末吹之。若吐泻后口中生疮，亦是虚火，宜理中汤。忌寒凉（《重楼玉钥续编·诸证补遗》）。

参考文献

裘庆元．三三医书（精校本·第 3 册）［M］．北京：中国医药科技出版社，2016．

《疡科心得集》（1805 年）

原文

梅核气者，乃痰气结于喉中如块，咽之不下，吐之不出。《金匮》云：妇人咽中有如炙脔，半夏厚朴汤主之。炙脔者，干肉也。此病不因肠胃，故不碍饮食、二便，不因表邪，故无骨疼、寒热，乃为积寒所伤，不与血和，血中之气溢而浮于咽中，得水湿之气凝结难移。男子亦间有之。药用半夏厚朴汤，乃二陈汤去陈皮、甘草，加厚朴、紫苏、生姜也。专治妇人七情之气，郁滞不散，结成痰涎；或如梅核在咽，咯咽不下；或中脘痞满，气不舒畅；或痰饮中滞，呕逆恶心，并可取效。盖半夏消痰降逆，厚朴散结，生姜、茯苓宣至高之滞而下其湿，苏叶味辛气香、色紫性温，能入阴和血，则气与血和，不复上浮也（《疡科心得集·卷上·辨梅核气喉喑论》）。

原文

《金匮》　**半夏厚朴汤**　治妇人七情之气郁滞不散，结成痰涎；或如梅核在咽;或中脘痞满,气不舒畅;或痰饮中滞,呕逆恶心,并可取效。

半夏　茯苓　厚朴　紫苏　生姜(《疡科心得集·方汇·卷上》)

参考文献

(清)高秉钧撰;田代华编.疡科心得集[M].北京:人民卫生出版社,2006.

《金匮玉函要略辑义》(1807年)

原文

〔鉴〕咽中如有炙脔。谓咽中有痰涎。如同炙肉。咯之不出。咽之不下者。即今之梅核气病也。此病得于七情。郁气凝涎而生。故用半夏厚朴生姜。辛以散结。苦以降逆。茯苓佐半夏。以利饮行涎。紫苏芳香。以宣通郁气。俾气舒涎去。病自愈矣。此证男子亦有。不独妇人也。

巢源云:咽中如炙肉脔者,此是胸膈痰结,与气相搏,逆上咽喉之间,结聚状如炙肉之脔也。

半夏厚朴汤方〔原注〕千金。作胸满心下坚。咽中帖帖。如有炙肉。吐之不出,吞之不下。案今本,肉下有脔字。

半夏一升　厚朴三两　茯苓四两　赵作二两　生姜五两　干苏叶二两　千金云一方无干苏叶　生姜

上五味,以水七升,煮取四升,分温四服。日三夜一服。

圣惠方　半夏散,治咽喉中,如有炙腐。

于本方中,加枳壳、诃黎勒皮。

王氏易简　四七汤,治喜怒悲恐惊之气,结成痰涎,状如破絮,或如梅核,在咽喉之间,咯不出,咽不下,此七气之所为也。或中脘痞满,气不舒快,或痰涎壅盛,上气喘急,或因痰饮中节,呕吐恶心,并宜服之。即本方。

又云,妇人情性执著,不能宽解,多被七气所伤,遂致气填胸臆,或如梅核,上塞咽喉,甚者满闷欲绝,产妇尤多。此证服此剂,间以香附子药,久服取效。妇人恶阻,尤宜服之。间以红圆子尤效。一名厚朴半夏汤。一名大七气汤。

孙氏三吴医案云:张溪亭乃眷,喉中梗梗有肉,如炙脔,吞之不下,吐之不出,鼻塞头运,耳常啾啾[1]不安,汗出如雨,心惊胆怯,不敢出门,稍见风即遍身疼。小腹时疼,小水淋沥而疼。脉两寸皆短,两关滑大,右关尤搏指。此梅核气症也。以半夏四钱,厚朴一钱,紫苏叶一钱五分,茯苓一钱三分,姜三分,水煎食后服。每用此汤,调理多效(《金匮玉函要略辑义·卷五·妇人杂病脉证并治第二十二》)。

参考文献

丹波元简.金匮玉函要略辑义[M].北京:人民卫生出版社,1955.

注释

1. 啾啾:泛指凄切尖细的叫声。

《方机》(1811 年)

原文

半夏厚朴汤

半夏一升(一钱二分)　厚朴三两(三分)　茯苓四两(四分)　生姜五两(五分)
干苏叶二两(二分)

上五味,以水七升,煮取四升,分温四服,日三夜一服。(以水一合五勺,煮
取六勺。)

咽中如有炙脔者。(兼用南吕。按千金作胸满心下坚。咽中帖帖如有炙
肉。吐之不出。吞之不下。)

若感冒桂枝之证而有痰饮者。桂枝汤合方主之。(屡所经验也。)(《方
机·半夏厚朴汤》)

参考文献

(日)吉益东洞口授,(日)乾省守业编.方机[M].北京:人民卫生出版
社,1955.

《友渔斋医话》(1812 年)

原文

钱(六二)胸中之气,上冲清道,而痛即欲呕吐饮食,此为梅核气,噎症之渐
也。近添泄泻,是系新病,理宜分治。推究病情,必是酒客好饮,谷减胃气必
虚。盖阳明以降为顺,虚则失其传导之权。更必气性多躁,木火上炎,直冲会
厌,以成斯病,然乎否乎?病者首肯,以为虽素知,亦不能如是明悉,况初诊乎?
即请予处方。

附方

人参(八分)　代赭石(一钱五分)　生白芍(一钱二分)　橘白(一钱)　半夏(一
钱)　枳实(六分)　旋复花(一钱)　川连(七分)　乌梅肉(六分)

服两剂,喉痛呕吐止,增减其味,以为丸料,常服可许脱然,切宜节饮戒性,

庶得万全(《友渔斋医话·第四种·肘后偶钞上卷·梅核》)。

参考文献

黄凯钧.医话名著注释丛书·友渔斋医话[M].上海:上海中医药大学出版社,2011.

《医述》(1826年)

原文

咽中炙脔

妇人咽中如有炙脔,半夏厚朴汤主之(《金匮》)。

炙脔,譬如干肉也。《千金》所谓咽中帖帖如有炙肉,吐之不出,吞之不下者是也。此病不因肠胃,故不碍饮食、二便;不因表邪,故无骨痛寒热。乃气为积寒所伤,不与血和,血中之气溢而浮于咽中,得水湿之气,而凝结难移。妇人血分受寒,多积冷结气,最易得此病。药用半夏厚朴汤者,半夏降逆,厚朴散结,生姜、茯苓宣至高之滞而下其湿,苏叶味辛气香,色紫性温,能入阴和血。气与血和,不复上浮矣(徐忠可)(《医述·卷十三·女科原旨·杂病》)。

参考文献

程杏轩.医述[M].合肥:安徽科学技术出版社,1983.

《金匮方歌括》(1830年)

原文

治妇人咽中如有炙脔者,此汤主之。

附方

半夏(一升)　厚朴(三两)　茯苓(四两)　生姜(五两)　苏叶(二两)

上五味,以水一斗,煮取四升,分温四服。日三夜一服。

歌曰:状如炙脔贴咽中,却是痰凝气不通;半夏一升茯四两,五(两生)姜三(两厚)朴二(两)苏(叶)攻。

男元犀按:咽喉者,高之极;小腹者,下之极。炙脔贴于咽中者,病在上;奔豚起于小腹者,病在下,俱属于气。但其病有上下之分。盖妇人气郁居多,或偶感客邪依痰凝结,窒塞咽中,如有炙脔状,即《千金》所谓咽中贴贴状,吞之不下,吐之不出者,今人名曰梅核气是也。主以半夏厚朴汤者,方中以半夏降逆气,厚朴解结气,茯苓消痰,尤妙以生姜通神明,助正祛邪,以紫苏之辛香,散其郁气,郁散气调,而凝结焉有不化者哉?后人以此汤变其分两,治胸腹满闷呕逆等症,名七气汤,以治七情之病(《金匮方歌括·卷六·妇人杂病方·半夏厚朴汤》)。

参考文献

陈修园.金匮方歌括[M].北京:中国中医药出版社,2016.

《外科证治全书》(1831 年)

原文

喉中似有物如龙眼大,吞不入,吐不出,名梅核气,男妇皆有此证。宜用甘草、苦桔梗、老苏梗、橘红、厚朴、半夏、茯苓、金沸草、生姜之类,服之渐愈。或针少商穴亦妙。(《外科证治全书·卷二·喉部证治·辨证大略·梅核气》)

参考文献

(清)许克昌撰,(清)毕法辑.外科证治全书[M].北京:人民卫生出版社,1987.

《喉科大成》(1836 年)

原文

十六曰经闭喉肿。女人经水不调,壅塞经脉,亦令喉肿。宜用四物汤加牛膝、茺蔚子、香附、桃仁之类,俾经脉流通,其肿自消也。又有梅核气症,男妇皆同,喉中如有物,吞不入,吐不出。宜用**甘桔汤**,加苏杆、橘红、香附、金沸草之类,渐次可愈(《喉科大成·卷三·古今治法论》)。

原文

嚼化丸,胆矾、硼砂、明矾、牙皂、雄黄,细末,红枣煮烂取肉为丸,空心嚼化,温黄酒一盅,过口内,服苏子降气汤。

七情气郁,结成痰涎,随气聚积,坚大如块,在心腹间,或塞咽喉,如梅核粉絮样,咯不出,咽不下,每发欲绝,逆害饮食,宜四七汤(《得效》)。男女或有胸喉之间,梅核作恙者,触事勿怒,饮食勿冷(《直指》)。梅核气者,窒碍于咽喉之间,咯不出,咽不下,如梅核之状是也。始因喜怒大过,积热蕴隆,乃成痰郁结,致斯疾耳,加味四七汤加二陈汤(《医鉴》)(《喉科大成·卷三·古今治法论·梅核气》)。

参考文献

刘炳凡,周绍明总主编;潘远根主编.湖湘名医典籍精华·外科卷针灸卷·五官科卷[M].长沙：湖南科学技术出版社,2000.

《类证治裁》(1839 年)

原文

有梅核梗塞咽中,咯不出,咽不下,因于七情郁结者,(四七汤、噙化丸)(《类证治裁·卷之六·喉症论治》)。

原文

〔梅核〕**四七汤** 陈 苓 夏 朴 槟 苏 青 枳 蔻 曲 砂仁 益智 姜

〔梅核〕**噙化丸** 冰片 射干 钟乳粉 升麻 牙硝 黄芪 大黄 甘草 生地 蜜丸(《类证治裁·卷之六·喉症论治·附方》)。

原文

尹氏 久患梅核,气塞如梗,妨咽不利,非火非痰,乃气郁为患。用郁金、木香、贝母、桔梗、陈皮、栝蒌皮、甘草,数服效。(《类证治裁·卷之六·喉症论治·喉脉案》)

参考文献

(清)林佩琴撰;李德新整理.类证治裁[M].北京：人民卫生出版社,2005.

《金匮玉函要略述义》(1842 年)

原文

妇人咽中如有炙脔。

焦循雕菰集。罗浩医经余论序曰,其论金匮,以水症气冲咽,状如炙肉证,妇人咽中有炙脔。为有形之邪,阻无形之气。

按梅核气之名,昉见直指方,前人或谓为噎膈之渐。盖在男子,往往驯为噎证,女子则多不过一时气壅痰结也。

半夏厚朴汤方

医心方。医门方。疗咽中如肉脔,咽不入吐不出方。

于本方,去苏叶,加橘皮(《金匮玉函要略述义·卷下·妇人杂病脉证并治第二十二》)。

参考文献

丹波元简.金匮玉函要略述义[M].北京：人民卫生出版社,1957.

《杂病广要》（1853 年）

原文

大七气汤,治喜怒不节,忧思兼并,多生悲恐,或时震惊,致脏气不平,增寒发热,心腹胀满,旁冲两胁,上塞咽喉,有如炙脔,吐咽不下,皆七气所生。(《三因》)(按:即半夏厚朴汤。)《易简》名四七汤。《是斋》去紫苏,加人参。《心统》治气汤,去厚朴,加枳壳、青皮、甘草(《杂病广要·诸气病》)。

原文

气结则生痰,痰盛则气愈结,故调气必先豁痰,如七气汤以半夏主治而官桂佐之,盖良法也。况夫冷则生气,调气虽用豁痰,亦不可无温中之剂,其间用桂,又所以温其中也。不然,七气相干,痰涎凝结,如絮如膜,甚如梅核,窒碍于咽喉之间,咯不出,咽不下,或中满艰食,或上气喘急,曰气隔,曰气滞,曰气秘,曰气中,以至五积六聚,疝癖痃癥,心腹块痛,发即欲绝,殆无往而不至矣。气滞者,滞于胸膈则胀满,滞于手足则浮肿,滞于腰间则坠痛胀满,用异香散、调气散、沉香降气汤,仍与神保丸或少蓬煎丸利之。浮肿,用三和散加生料五苓散,或五皮散加桂吞青木香丸,《局方》流气饮加赤茯苓、枳壳。腰痛,俞山人降气汤,《局方》七气汤加橘核,或辣桂煎汤点调气散吞青娥丸(同上)(按:此所举诸方皆出《和剂》)(《杂病广要·诸气病》)。

参考文献

(日)丹波元简撰;李洪涛主校.杂病广要[M].北京:中医古籍出版社,2002.

《临症经应录》（1859 年）

原文

(案 1)某,寡居六载,家政幸勤,矜持郁悒[1],劳损乎? 肝水亏,木旺气结横于胸中,痰气交阻。咽嗌如絮如棉,吐不出而咽不下,进食必呛,左关脉弦劲,梅核气已成。此症务须怀怡志悦,抛却尘烦,服药庶几有效。倘疑以滋疑,求效而莫得,欲痊而难可,反增剧焉。今仿《局方》**逍遥散**治例。

归身　白芍　醋炒柴胡　茯苓　桑叶　丹皮　炒大贝　牡蛎　九孔决明　橘络　白旋　覆花　沉香汁　青果核汁

舟行水摇虽动,勿伤其内,阳动水消虽耗,不歇其本,此指逍遥散而言也。已连服十剂,复诊症势脉象颇平,纳食不呛,因属应手,尤须怡情适志,既不追穷已往,亦不可虑及将来,切嘱切嘱,仍宗原法乘除主治。

原方加佛手露、黄玉金,减醋炒柴胡、沉香汁(《临症经应录·卷四妇女疾病门·梅核气》)。

参考文献

(清)刘金方撰;程磐基,郑彩慧点校.临症经应录[M].上海:上海科学技术出版社,2004.

注释

1. 郁悒:忧愁,苦闷。悒,音(yì),忧愁不安。

《得心集医案》(1861年)

原文

吴发明,得噎食病,咽喉阻塞,胸膈窄紧,每饭必呕痰水,带食而出,呕尽方安,遍尝诸药,竟无一效,粒米未入者月余。审其形气色脉,知为痰火素盛,加以七情郁结,扰动五志之阳,纠合而成斯疾。疏与四七汤,合四磨饮而安。盖察其形瘦性躁,色赤脉滑,且舌旁虽红,而白苔涎沫,如粉堆积其中也。次年复发,自以前方再服不应,余以四七汤除半夏,加石斛、桑叶、丹皮、蒌皮,数剂复安。盖察其脉虽滑而带数,且唇燥舌赤,故取轻清之味,以散上焦火郁也。越年又发,又将旧方服之,病益加甚,余于五磨饮中,用槟榔、乌药,加白芍,七气汤中,用厚朴、苏梗,加入旋覆花、郁金、橘红、淡豉、山栀治之,二剂而安。盖察其脉来浮滑,加以嘈杂胸痞,知其胃之上脘,必有陈腐之气与火交结也。后因七情不戒,饮食不节,药饵不当,调理不善,逾年仍发,自与知医者相商,谓余之治,无非此意,遂将连年诸方加减凑合,服之愈服愈殆,余又用苏子、芥子、莱菔子、巨胜子、火麻仁,擂浆取汁,合四磨饮,服之顿安。盖察其脉转涩,而舌心燥粉堆积,加以气壅便秘也。吴问曰:世云古方难以治今病,谓今病必须今方,今以今方今病,且本症本人,而取效不再者,其故何哉? 余曰:本症虽同,兼症则异,此正谓景因时变,情随物迁耳。夫药犹兵也,方犹阵也,务在识机观变,因地制宜,相时取用,乘势而举,方乃有功。若不识地势,不知时宜,敢任战伐之权哉? 吴恍然曰:若是,真所谓胶柱不可鼓瑟,按图不可索骥矣。因请立案,以为检方治病之鉴。

四七汤 《局方》亦名七气汤,以四味治七情也。

人参 官桂 半夏 甘草 姜

七气汤 《三因》亦名四七汤。

半夏　厚朴　茯苓　苏叶　姜枣

四磨汤　一方人参易枳壳，一方去人参加枳实、木香，白酒磨服，名五磨饮子，治暴怒卒死，名曰气厥。

人参　槟榔　沉香　乌药（等分　浓磨煎三四沸温服）

吴敬伦先生，年近六旬，得噎食病，每食胃中病呕，痰饮上泛，欲吐甚艰，呕尽稍适，久投香砂六君丁蔻理中等药，毫无一效，计病已五阅月矣，诸医辞治。肌肤削极，自分必毙，其嗣君姑延一诊，欲决逝期。诊得脉无紧涩，且喜浮滑，大肠不结，所解亦顺，但苦吞吐维艰，咽喉如有物阻，胸膈似觉不开，因谓之曰：此症十分可治。古云：上病过中，下病过中，皆难治，今君之病，原属于上，数月以来，病犹在上，故可治耳。以四七汤合四磨饮，一服而胸膈觉开，再服而咽嗌稍利，始以米汤，继以稀粥，渐以浓粥，进十余剂，始得纳谷如常，随以逍遥散，间服六君子汤，调理两月，形容精彩，视素日而益加焉。门人疑而问曰：自古风劳蛊膈，四大重症，法所不治，而吴翁噎病，先生一视，极言可治，用药不奇，而取效甚捷，何也？答曰：昔先君尝诲余曰：人身有七门，唇曰飞门，齿曰户门，喉间会厌曰吸门，胃之上口曰贲门，胃之下口曰幽门，大小肠之下口曰阑门，肛肠之下曰魄门。凡人纳谷自飞门而入，必由魄门而出，原噎食一症，始则喉间阻塞，继则胸膈不舒，涎食涌吐而出，推其原，多由七情气结，或酒色阴伤，或寒热拒隔，或蛔虫贯咽，或凝痰死血，或过饮热酒，虽所因不一，而见症则同，以贲门上至飞门俱病矣。由是津液日涸，肠胃无资，幽阑渐窄，粪结弹丸者，势所必至。脉或弦数劲指，甚则紧涩坚搏，无非阴枯而阳结也。至此不究所因，而不治则一，以贲门下至魄门俱病矣。故善治者，必先乘其机，察其因，而调其上，务期速愈为工，倘贲门一废，虽有灵芝，亦难续命，而况庶草乎？此千古未发之旨，独先君悟彻病情，不以五脏六腑定安危，而以七门决生死，更分可治不可治之例，其亦神矣。今吴翁之病，喉间若塞，胸膈若闭，而脉来浮滑，大便甚快，是病尚在贲门之界，故许其可治。余乘机投以辛温流利，舒气降逆，则阴阳自为升降，七门运用如常，亦先君乘机速治遗意也。至吞之不入，吐之不出，此七情气结，方书所称梅核症耳。张鸡峰先生云：噎症乃神思间病，惟内观善养者可治。

四七汤　四磨饮　二方俱见本门前案。

逍遥散　方见卷一伤寒门阴阳易症（《得心集医案·卷四·冲逆门（噎膈呕呃气急冲咽）·七情郁结》）。

原文

屡接来书，颇为病累，急欲图治，以保天年。弟于手录中，查阅甲辰秋有来书，偶因醉酒激怒，心悸难支，服参数钱，遂好如故。白后每逢喧闹之地，则惕然而惊，至幽静之处，方渐安适，连年所服之药，无非养心生血。近月以来，怔忡尤甚，动静无分，所幸时惊时止，故不服药尚可耐过。惟虑作文之时，心悸难以完卷，现在精神，似实为惊所困，时爽时滞，难以名状，望为斟酌云云。余思兄之旧病根源，良由将息失宜，耽酒多怒，扰动五志之阳，下元水亏，风木内震，肝肾阴耗，故多怔忡。连年所进汤丸，悉责心虚为患，是故终难杜绝耳。弟于时惊时止之情，悟出肝风内震之旨，仿叶氏养肝育阴方法，佐以潜阳为治，服之已获大效，奈停药半载，心悸虽觉如失，而气痛之累渐至矣。己酉春，气痛尤甚，横攻两胁，直冲上咽作噎呃声，进清肝凉血及五磨降气诸法，仍无实效。迨至庚春，不惟诸症未减，而胸脘肩髃间，更加痛胀交迫，噎症之状又渐著矣。古称喉间如物阻，咯之不出，咽之不下，曰梅核症。又饮食之际，如有物梗阻塞之状者名曰噎。兄于此症殆有暗符。夫噎与梅核之由，皆因七情郁勃，或纵情恣欲，或偏嗜酒食，令人气结痰聚，阴阳不得升降故也。今兄之病，既非噎膈，又非梅核，形症虽异，而其因则一也。据述胸胀脘痹诸症交迫之时，饮酒一瓯，似觉渐减，饮至数瓯，则渐如失者，盖缘平日之偏造为坚垒，必藉酒引转为输导，乃同气相求之义也，故饮之甚快，而不知病之所造益深矣。原夫曲麦之性，极能升腾，横纵难制，亦为各归五脏而受之，故有喜怒忧悲恐五者之不同。更有禀阳脏者，伤于栗悍之性，而终于咳嗽、吐血、痿躄[1]、偏枯之疾也。禀阴脏者，伤于清冽之气，而终于肿胀、关格、脱肛、噎膈之类也。至于偏注肝经而为病者，不一而足。每观酒后，多言好怒，则酒偏投肝，已有明征。然酒性虽仅投肝为胀为痛，而浊气必输于肺，为壅为痰，是以金失其刚，转而为柔，木失其柔，转而为刚，横逆上冲之势，实基于此（去春大人用清金之法，其心思处治已见一斑）。故喉间如有物阻，皆气与火，互相交成也。欲杜此患，先宜节酒，次宜节烟，再以药饵，参以静功，俾肝无助虐，肺有清肃，则浊邪不致上升，肝阳抑之而下，谨调半载，可望全安。弟搜尽枯肠，愿兄留意，谨复（《得心集医案·卷四·诸痛门》）。

参考文献

谢星焕.得心集医案[M].北京：中国中医药出版社，2016.

注释

1. 痿躄：音（wěi bì），下肢萎弱不能行。

《外科证治秘要》(1862 年)

原文

梅核气 乃痰气结于喉,如梅核咽之不下,吐之不出。

煎方:半夏、川朴、杏仁、茯苓、橘红、杜苏子、竹茹(《外科证治秘要·喉菌、喉疳、喉痹、喉癣、梅核气、喉喑》)。

参考文献

(清)王旭高撰;许履和,徐福宁整理. 外科证治秘要(第 2 版)[M]. 北京:中医古籍出版社,2005.

《随息居饮食谱》(1861 年)

原文

梅核膈气,半黄梅子,每个用盐一两,腌一日夜,晒干,又浸又晒,至水尽乃止。用青钱三个,夹二梅,麻线缚定,通装瓷罐内,封埋土中百日取出。每用一枚,含之咽汁,入喉立愈(《随息居饮食谱·果食类》)。

参考文献

(清)王士雄撰;宋咏梅,张传友点校. 随息居饮食谱[M]. 天津:天津科学技术出版社,2003.

《校注医醇賸义》(1863 年)

原文

四七汤 治七情郁结,痰涎如败絮,或如梅核,咽之不下,吐之不出。

半夏(二钱) 茯苓(二钱五分) 厚朴(一钱二分) 紫苏(一钱二分) 枣(一枚)姜(三片)(《校注医醇賸义·卷三·痰饮·伏饮·附:痰饮门诸方》)

参考文献

(清)费伯雄撰;(清)徐相任校,(清)朱祖怡注. 校注医醇胜义[M]. 上海:上海科学技术出版社,1959.

《理瀹骈文》(1864 年)

原文

妇人经水不调,壅塞经络,亦令喉肿,宜通经。又有梅核气,喉中如有物,吞不入吐不出,气郁痰结也,妇人为多。紫苏、厚朴、半夏、赤苓、苍术、枳实、陈皮、南星、香附、砂仁、神曲、青皮、栀子、槟榔、益智仁、黄连、生姜各一钱。杏仁捣丸擦(《理瀹骈文·续增略言》)。

参考文献

吴尚先.中医临床实用经典丛书·理瀹骈文(大字版)[M].北京:中国医药科技出版社,2018.

《先哲医话》(1866 年)

原文

梅核气与半夏厚朴汤为法。然厚朴无真品,姑与生姜泻心汤可也。(《先哲医话·卷上·荻野台洲》)

原文

左肋挛急,或咽喉不利如梅核气,或水饮客于冲脉咳嗽,或心下如盘,食不下时吐逆者,宜半夏汤(《外台》方)。(《先哲医话·卷下·福井枫亭》)

原文

半夏厚朴汤加浮石,以治梅核气奇效。(《先哲医话·卷下·多纪桂山》)

参考文献

(日)浅田宗伯撰,徐长卿点校.先哲医话[M].北京:学苑出版社,2008.

《高注金匮要略》(1872 年)

原文

妇人咽中如有炙脔,半夏厚朴汤主之。(《千金》云咽中帖帖如有炙肉者即是)

半夏厚朴汤方:

半夏一升　厚朴三两　茯苓四两　生姜五两　干苏叶二两

上五味,以水七升,煮取四升,分温四服,日三夜一服。

高注:妇人心境逼窄,凡忧思愤闷,则气郁于胸分而不散,故咽中如有炙脔嗳之不得出,咽之不得下者,留气之上塞横据,而不降不散之候也。故以降逆之半夏为君;佐以开郁之厚朴,宣郁之生姜,加渗湿之茯苓,以去郁气之依辅;散邪之苏叶,以去郁气之勾结,则下降旁散,而留气无所容矣(《高注金匮要略·妇人杂病脉证并治第二十二》)。

参考文献

高学山.中国古医籍整理丛书·高注金匮要略[M].北京：中国中医药出版社,2015.

《徐养恬方案》(1874 年)

原文

(案 1)咽中如有物阻,病名梅核气,乃思则气结,七情之症也。药难许效。

附方

老苏梗　茯苓　法半夏　厚朴　新会皮　夏枯草　米钧　大贝(《徐养恬方案·卷中·咽喉》)

参考文献

(清)徐养恬撰;徐实函辑;周铭心点校.徐养恬方案[M].上海：上海科学技术出版社,2004.

《奇效简便良方》(1880 年)

原文

如梅核样,时有时无。

半青半黄梅子,每个用盐一两(盐少不效),腌一昼夜,晒干再腌,再晒,腌至盐水尽为止。每用青铜钱三个,夹盐梅二个,麻线捆住,装磁罐内,封口埋地下,百日取出。每用一个含口中咽汁入喉,半刻即消。收一年者佳(越陈越好)(《奇效简便良方·卷一·喉舌齿牙·喉中结气》)。

参考文献

(清)丁尧臣辑;庆诗,王力点校.奇效简便良方[M].北京：中医古籍出版社,1992.

《血证论》(1884 年)

原文

如喉中有痰核气核,哽塞不得吞吐者,为梅核证,乃心火凝痰,宜豁痰丸加牛蒡子,香苏饮加桔梗、枳壳、尖贝、云苓、旋复、甘草,亦治之(《血证论·卷二·咳血》)。

原文

痰粘喉中哽塞不下者,名梅核气证,仲景用七气汤,理气除痰,血家病此,多兼郁火,宜指迷茯苓丸,加甘草、桔梗、紫苏、香附、旋复花、薄荷、射干、栝蒌霜、牛蒡。余按咽中乃少阴脉所绕,心经火甚,往往结聚成痰,发为梅核,宜甘桔汤,加射干、山栀子、茯神、连翘、薄荷,再用半夏一大枚切片,醋煮三沸,去半夏,入麝香少许,冲前药服。又冲脉亦挟咽中。若是冲气上逆,壅于咽中,而为梅核,必见颊赤气喘等证。审其挟水饮而上者,桂苓甘草五味汤治之。审其挟痰火而上者,猪苓汤。加梅粉、栝蒌霜、旋复花治之(《血证论·卷六·痰饮》)。

参考文献

(清)唐宗海撰;欧阳兵等点校. 血证论[M]. 天津:天津科学技术出版社,2003.

《经方例释》(1884年)

原文

半夏厚朴汤方(《金匮要略》)治咽中如有炙脔。

半夏(一升)　生姜(五两)　茯苓(四两)　厚朴(三两)　干苏叶(二两 《千金》五两)

上五味,以水七升,煮取四升,分温四服。日三,夜一服。

〔案〕此小半夏加茯苓汤加厚朴、苏叶也,为下气降痰之主方。痰随气升者宜之。《千金》以此方治妇人胸满,心下坚,咽中帖帖如有炙肉,吐之不出,咽之不下,主治较详,《三因》减生姜名四七汤,亦名七气汤。凡半夏、苏叶同用诸方,如《外台》引《广济》柴胡厚朴汤、紫苏汤是也。《易简方》参苏饮,从《广济》紫苏汤来,《局方》苏子降气汤,即此方去茯苓,加前胡、陈皮、当归、沉香、甘草五味为之(《经方例释》)。

参考文献

(清)莫枚士撰;张印生,韩学杰校注. 经方例释[M]. 北京:中国中医药出版社,1996.

《脉义简摩》(1886年)

原文

妇人咽中如有炙腐状,半夏厚朴汤主之。(《脉经》)

《素问·咳论》：心咳之状，喉中介介如梗状。王汉皋亦谓始觉如树皮草叶一片附于喉内，而滞涩不疼，俗名梅核气。因事不遂心，肝郁脾伤，三焦火结，上炎于喉也。男妇皆有之，其脉两关或浮或沉，必细数而促，尺寸亦因之不扬，上下各见热证，每用逍遥散、阳和汤加减愈之（《脉义简摩·卷七·咽中如有炙腐脉证》）。

参考文献

周学海.脉义简摩[M].北京：中国中医药出版社，2016.

《龙砂八家医案》（1889年）

原文

上村朱女

咽喉哇塞，吞咽如有物碍，是为炙脔，肝气郁结所致，非清凉可解，宗仲景辛散开结之法，用**半夏厚朴汤**。

制半夏　制厚朴　真紫苏　赤茯苓　生姜（《龙砂八家医案·戚金泉先生方案》）

参考文献

姜成之，亓兴亮，陶国水.龙砂八家医案[M].北京：中国医药科技出版社，2019.

《喉科集腋》（1890年）

原文

梅核气，乃痰气结于喉中，咽之不下，吐之不出，如茅草常刺作痒，初则吐酸，妨碍久则闭塞不通，即此候也。

痰气结块在喉中，如梗状者，梅核气。宜嚼化丸（《喉科集腋·卷下·咽喉杂症》）。

参考文献

沈青芝.喉科集腋[M].北京：中医古籍出版社，1982.

《青霞医案》（1892年）

原文

丁亥八月中旬，方果卿明府如夫人，由如皋雇舟来扬诊视。询及病情，是五月间，咽喉肿痛而起，月余，自觉在乳下虚里，其脉贯鬲上络于肺，其气上塞喉管，嗌中干燥，或痒或痛，时要吐痰一口，喉中稍爽，渐添肉 筋惕，睡中惊掣，则心中筑筑然[1] 摇动，而不得安静，似乎浑身百病皆作矣。细看咽喉左右傍两条起肿，结久成核，其气上室，则咽塞，气下则咽通，似乎是梅核气，人亦疑是梅核气。但咽门内，上下红丝缠绕，中起颗粒，垒若虾蟆[2] 皮，中关将近下关，如浮萍略高而厚，或有如茅草，常刺喉中，又如硬物，隘于咽下，直至下关肺管，看之不见，咽中干燥，或痛或痒，其气时通时塞。遍查古书，梅核气，吐之不出，咽之不下，咽门内无颗粒红丝形状，且病者咽中，自觉有气如珠，直贯心下作痛，亦与梅核气殊。《内经》云：少阴少阳，君相二火，其脉皆经络于喉，手少阴心脉挟咽，足少阴肾脉循喉咙，一阴一阳结，则痰气凝滞于喉间，皆因思虑过度，中气不足，肺气不能中护，虚火易于上炎，致有此患，难治之证也。仿金燥不能生水为法，煎药、膏滋药、丸药、吹药并用，以观动静。

附方

元参（五） 麦冬（五） 白苏子（一） 白薇（一） 甘草 鼠粘子 紫菀（一） 白芥子 百部（三）

水煎日服三回。

前方连服二十多日，自觉咽唾，咽喉不大干燥，痒痛亦稍止矣。咽门内，颗粒未消动，仿育阴以治虚火。若能肾火不上冲，方是吉兆。

附方

大熟地（五） 麦冬（四） 苡米（五） 桑白皮（五） 生地 萸肉（四） 川贝母（一） 甘草（一）

水煎日服二回。

此方连服半月，咽门颗粒及两旁结肿，内结小核，又非喉瘤形状，幸而左右二条，日渐消软，其核小而坚，尚未大为消动耳。煎方、膏滋药、丸药、吹药并用，加银花藤，熬膏日服（《青霞医案》）。

原文

乙酉二月十九日，方大少奶奶心胆虚怯，如人将捕之状，时而惊悸，心中跳动不宁，寤不成寐，胸中之气上冲，则咽中如有肉块堵塞，大便闭结，五、六日一行，食物则噎，已有六、七年矣。尔来只能食稀粥薄物，倘食干饭。则中脘格拒如针刺疼。按心跳，是怔忡来源，食下阻隔，是噎膈已成。此证本属不治，如能看破俗事，不生气，不烦恼，或者可愈，仿仲景法。

附方

川朴　半夏　茯苓　生姜　苏叶

二十一日。

附方

延胡　乳香　苏叶　半夏　生姜

三月初三日,宝应来住船上,因悲哀过度,咽喉堵塞,胸中格拒,食物稀少,勉强纳下,则胸中痛如针刺,大便不通,面色青黑。此病最难著手。

附方

川朴　苏叶　半夏　茯苓　生姜

初四日。

附方

川棟子　延胡　乌药　川朴　半夏　茯苓　丹参　苏叶　陈皮　砂仁

初五日,气郁积劳有年,阳气渐衰,浊凝瘀滞,格拒在乎中焦,饥不能食,或食喉开不能下咽,故水液可行,干物梗塞。此证皆因七情五志过极,阳气内结,阴血日枯,中脘阻隔,如针刺疼,不食不便,噎膈已成。有何法想,遍查古今方书,噎膈之证,四十岁以里者可治,四十岁以外者不可治也。太仓公云:治之得法,未有不愈者。探其源,中脘必有积聚顽痰瘀血逆气,阻隔胃气所致。先用消瘀去痰降气以润之,继进猛药以攻其积,或可望通。然此证多反复,必须身心安逸,方可欲病。

附方

川棟肉　延胡　桃仁　红花　薄橘红　川郁金　栝蒌皮　半夏

初六日。

原方。

初七日。

附方

杏仁　半夏　桃仁　苏子　郁金　枳实　归尾　蒌皮　川连　姜汁

膏滋药。

附方

熟地　生地　山药　枸杞　当归　黄肉　炙草　白蜜

初八日。

三方一日分早中晚服。

初九日。

三方分早中晚服。

初十日,膈者,阻隔不通,不能纳谷。病在胸膈之间,足阳明胃经,燥粪结聚,所以饮食拒而不入。便结而不出,都因忧患气结,日积月累,遂成噎膈之病。必须釜底抽薪,最为紧要,扬汤止沸,愈急愈增。岁月深远,无有不为似是而非之药所误,此膈病之所以不能愈者。天下皆然,鄙意既有积瘀,非下不通,他人以为久病正虚,张眼吐舌。殊不知下法,各有不同,此证积瘀已久,非攻补并施,不能胜任。此法虽猛,百无一生之证,急用之,尚有余望,否则逡巡观望,何济于事。

附方

　　大黄　人参　芒硝　桃仁　归尾　䗪虫

白蜜为丸,早晚两服,日夜下黑粪如羊矢,黑血胶结半桶,上焦稍宽。

十一日,服法照前,日夜三四回,下粪如羊矢,黑血更多。干粥能进二碗一顿,闻饭香极,无气味矣。

十二日,服丸如前,日夜下粪如黄豆,黑血半桶,而黑血不多矣。早起吃粥加一碗多,能睡而安。

十三日,停服前丸,息二三日,看其动静。服膏滋药三次,时刻想吃矣。

十四日,吃饭一钟,想添不敢添,头面四肢肿盛,此下后虚极而肿。

十五日,前用攻补兼施,直透关钥[3],引宿积之瘀,一涌而出,所谓陈莝去而肠胃洁,癥瘕尽而营卫昌。胸中豁然,能吃饭一碗矣。胁下腹中作胀,大便三日未行,先进和中畅卫法。

附方

　　苏梗　香附　连翘　木香　苍术　川芎　神曲　桔梗　川贝　砂仁
生姜

十六日,上焦宽展,下焦胀坠,结粪已在肠间,直至肛门,津液为燥屎耗干,真气虚弱,不能传送而出,用保元养液丹八分,前丸二分。幸而食饭又增,至上灯时,连出四次屎,如羊矢,如小豆,约有半桶,而无瘀血矣。

十七日,结屎已行,腹中胀坠不觉,饮食又增矣。鄙意总要宿积去尽,方算拔去病根,恐其日后再聚也。用保元养液丹八分,前丸二分,煎方并用。

附方

　　大生地　栝蒌　枸杞　山药　当归　炙草

十八日,安睡太平,又下黑屎如小豆者极多。予思此屎,皆耗亡胃阴之物,今积聚已去,而元气耗损已竭,用保元丹调养心脾,以舒结气,而固真源;用补阴丹填精益血,以滋枯燥,而补胃阴,防其再为干枯闭小也。如胃阴日充,在上之贲门宽展,则食物入,在下之幽门、阑门滋润,则二便不闭,而膈证愈矣。浑身皮肤虚肿。

十九日,大便已转白色而干,饮食下咽,并无格碍矣。服保元丹二回,煎方一帖,虚肿仍旧。

二十日,大便如猫粪灰白色,是肠胃受伤已极,非数日间所能复元也。保元丹、补阴丹。

二十一日,午后大便,粪色稍转黄色,服保元丹两次,八味丸一次,虚肿仍然。

二十二日,连日饭食加添,且能吃肉,各种丹丸照服,浮肿亦渐见消。

二十三日,大便粪色渐黄,且不结燥,亦不间日而出矣。饮食加增,头昏作痛者,因天暖闷躁,在船上,其气不得舒畅所致,无碍也。

二十四日,中焦膈塞已降,食饭下咽不噎,惟咽喉间,似乎有气上堵,或有忽无。此是家常素昔,心有不平之气所致,宜开怀养息,自无此气也。仲景云:吐之不出,咽之不下之气也,七气汤主之。

参考文献

沈青霞.珍本医书集成 13·医案类乙·青霞医案[M].上海:上海科学技术出版社,1986.

注释

1. 筑筑然:脉跳动急速貌。

2. 虾蟆:音(hā ma),同"蛤蟆"。

3. 关钥:关键。钥,音(yuè)。

《贯唯集》(1899 年)

原文

(案 2)郭,左。病由伤损脉络,瘀与气因之交阻,经治后其伤虽痊,而胸膺不时气逆,甚则气逆固聚,妨于饮食,虽经服药未拔病株,以致咽喉结有痰块,咯之不出,咽之不下,此《内经》所谓炙脔也。用《三因》四七法,兼佐化痰。

附方

川朴　半夏　茯苓　带叶苏梗　甜葶苈　姜皮　枳壳　桔梗　沉香　广郁金　橘红　天虫　诃子肉　淡昆布　姜汁　竹沥(《贯唯集·痰》)

参考文献

(清)通意子撰;邓嘉成点校.贯唯集[M].上海:上海科学技术出版社,2004.

《柳选四家医案》(1900 年)

原文

中年脘闷,多嗳多咳,此气郁不解也,纳谷已减,未可破泄耗气,宜从胸痹例,微通上焦之阳。

附方

薤白　栝蒌　半夏　桂枝　茯苓　姜汁

诒按:方法轻灵。

郁气凝聚喉间,吞不下,吐不出,梅核气之渐也。

附方

半夏　厚朴　茯苓　苏梗　旋复花　橘红　枇杷叶　姜汁

诒按:此于金匮成方中,加旋复、杷叶。最有巧思。

寒热无期,中脘少腹遾痛,此肝藏之郁也。郁极则发为寒热,头不痛,非外感也,以加味逍遥散主之。

加味逍遥散

诒按:此木郁达之之法。

病从少阳,郁入厥阴,复从厥阴,逆攻阳明。寒热往来,色青颠顶及少腹痛,此其候也。泄厥阴之实,顾阳明之虚,此其治也。

附方

人参　柴胡　川连　陈皮　半夏　黄芩　吴萸　茯苓　甘草

诒按:此从左金、逍遥化裁而出,若再合金铃子散,似更周到。

此血郁也,得之情志,其来有渐,其去亦不易也。

附方

旋覆花　薤白　郁金　桃仁　代赭石　红花

诒按:此必因血郁、而络气不通,有胸隔板痛等见症。故立方如此(《柳选四家医案·评选静香楼医案·上卷·诸郁门》)。

参考文献

(清)尤在泾等撰;(清)柳宝诒评选;盛燕江校注.柳选四家医案·评选静

香楼医案[M].北京：中国中医药出版社，2008.

《疡科指南医案》（1900 年）

原文

（案9）陈，右。为素有肝气，治痛治呕之药毕竟温燥者多，肺液被劫，以致咽如炙脔，脉右寸关带数。清金保肺缓缓图治之，自效，但苦寒之品亦不相宜。

附方

猪肤(三钱)　川贝(一钱)　北沙参(三钱)　茯苓(一钱)　百合(三钱)　枇杷叶(去毛 一钱)　加白燕窝(一钱)，煎汤代水煎药。

将燕窝加水、冰糖一钱，晨作点心食之(《疡科指南医案·喉部》)。

参考文献

（清）王乐亭、李耀南撰；张玉萍点校.疡科指南医案[M].上海：上海科学技术出版社，2004.

《柳宝诒医论医案》（1901 年）

原文

木火较平，而气阻不畅，脘复升逆，上窒于喉，病与梅核气相似。用清火降气法。

附方

旋覆花　郁金　青皮　黑栀(姜汁炒)　苏梗　瓦楞子(盐水煅)　枳实　半夏　橘络　杏仁　前胡　姜皮　枇杷叶　竹茹

再诊　核阻虽通，而气未畅，近增寒热，脘闷，时邪挟发于中焦。仍当疏气和中为主。

附方

豆豉卷　黑栀　苏叶　淡芩　苓皮　枳壳　杏仁　郁金　橘络　通草　香橼皮　竹二青。

肝气上逆，肺气不降，胃气被其搏激，失其通降之常。嗳哕不已，纳谷哽噎，脉形滑而神不爽，前医谓痰气相搏，信然。但治痰必先理气。拟与通降肺胃，佐以疏肝化痰。

附方

旋覆花　薤白　郁金　姜皮　枳壳　法半夏　橘红　象贝　前胡　川百

合　竹茹　枇杷叶

另：桂丁香(三分)白蔻仁(三分)研末冲服(《柳宝诒医论医案·医案·嗳哕门》)。

参考文献

(清)缪遵义等撰；江一平等校注.吴中珍本医籍四种[M].北京：中国中医药出版社,1994.

《柳宝诒医案》(1901年)

原文

咽喉如炙脔,病载《金匮》,由乎肝气上逆,肺金不降,张鸡峰谓之神思间病。心藏神,脾藏思。脾郁结,肺胃不降,五志之火,因而浮扰。其病本属无形,与胸痹噎膈,因乎痰饮阻瘀者不同。拟舒散心脾,清降肺胃,开其无形之气。其最要者,在乎舒怀清养,乃能奏功。

附方

旋覆花　香瓜子　川贝母　栝蒌皮　南沙参　桔梗　黑山栀　橘络　百合　紫菀　竹茹　枇杷叶(《柳宝诒医案·诸窍》)

参考文献

(清)柳宝诒撰；张耀卿整理.柳宝诒医案[M].北京：人民卫生出版社,1965.

《外科备要》(1904年)

原文

梅核气

由七情过节,七气病生,郁结生痰,如絮如膜,凝聚喉间,咯之不尽,咽之不下,日久愈变成噎嗌,上吐涎沫,下秘二便,初起用姜制半夏(姜炒)、炒厚朴、去毛香附、茯苓各三钱,苏叶、陈皮、甘草各钱半,姜枣同煎,徐徐温服。若日久失治,用制半夏、炒厚朴、茯苓各二钱,炒芍、陈皮、苏叶各一钱,人参、桂心、炙草各五分,姜枣引,常服自愈(《外科备要·卷一·喉部》)。

参考文献

刘炳凡,周绍明总主编；潘远根主编.湖湘名医典籍精华·外科卷·针灸卷·五官科卷[M].长沙：湖南科学技术出版社,2000.

《成方便读》（1904 年）

原文

四七汤（金匮名半夏厚朴汤）

四七汤原金匮方，茯苓夏朴紫苏姜。咽中痰结难吞吐，降逆宣中化吉祥。

四七汤　半夏（一升）　厚朴（三两）　茯苓（四两）　苏叶（二两）　生姜（五两）

治七情气郁，痰涎结聚，或咽中如有炙脔，咯不出，咽不下，胸满喘急，或咳或呕，或攻冲作痛。半夏、茯苓，化痰散结；厚朴入脾，以行胸腹之气；紫苏达肺，以行肌表之气。气顺则痰除，故陈无择《三因方》以此四味而治七情郁结之证，《金匮》加生姜者，亦取其散逆宣中，通彻表里，痰可行而郁可解也（《成方便读·卷二》）。

参考文献

（清）张秉成撰；杨威校注.成方便读[M].北京：中国中医药出版社，2002.

《医学衷中参西录》（1909 年）

原文

又《金匮》谓妇人咽中如有炙脔（吐之不出，吞之不下，俗谓之梅核气病），此亦咽喉证之一也。

按：此证注疏家谓系痰气阻塞咽喉之中，然此证实兼有冲气之冲也。原方半夏厚朴汤主之，是以半夏降冲，厚朴开气，茯苓利痰，生姜、苏叶以宣通其气化。愚用此方时，恒加赭石数钱，兼针其合谷，奏效更速（此证不但妇人，男子亦间有之）（《医学衷中参西录·医论·详论咽喉证治法》）。

参考文献

张锡纯.医学衷中参西录[M].北京：中医古籍出版社，2016.

《曹沧洲医案》（1911 年）

原文

右　肝木痰气不平，咽间哽噎，吞不下、吐不出，状如梅核气膈，舌黄，脉不畅。宜平肝涤痰。

旋覆花（三钱五分　绢包）　苏子（三钱五分）　瓜蒌皮（四钱　切）　姜竹茹（三钱）　代赭石（四钱　煅先煎）　橘红（一钱）　沉香片（七分）　陈佛手（三钱五分）

瓦楞粉(一两　煅绢包)　制半夏(二钱)　广郁金(三钱五分　切)　炒谷芽(五钱绢包)(《曹沧洲医案·噎膈门(附反胃嗳呃)》)

参考文献

(清)曹沧洲撰;刘学华点校.曹沧洲医案[M].上海:上海科学技术出版社,2005.

《江泽之医案》(1911 年)

原文

(案 4)肝胃不和已十多年之久,加以茹素中虚,营卫两亏,厥阴风动,头眩肢麻。又经日久不肯节劳避烦,复令肝气由胃系贯膈冲喉,致成梅核气。能于安闲静养,冀免增剧成病。

附方

苏梗　川朴　射干　金铃子　橄榄核　半夏　橘络　山栀　元胡索　佛手露(《江泽之医案·肝气(附肝郁)》)

参考文献

(清)赵履鳌,赵冠鳌撰;叶进点校;金芷君审订;(清)江泽之撰;张再良点校;张如青审订;(清)王应震撰;包来发点校;潘朝曦审订.中医古籍珍稀抄本精选 15 旌孝堂医案·江泽之医案·王应震要诀(附:程绍南医案集)[M].上海:上海科学技术出版社,2004.

《临证一得方》(1911 年)

原文

(案 19)咽喉哽塞,脉滑而数,此气阻痰凝,症名梅核气,噎嗝之渐也。

附方

南沙参　广橘红　制香附　焦山栀　橘叶　川贝母　海浮石　川郁金沉香曲　宋制半夏　白蔻壳　竹二青

(案 20)肝郁犯胃,曾经呕逆,现咽干齿浮,痛引头间,耳鸣少寐,已成梅核气。脉来浮大,久延成为喉痹。姑拟一方,未敢决效。

附方

煅磁石　天冬　沙参　钩藤(盐水炒)　杏仁　盐炒牛膝　煅石决　郁金玄参　元地(盐水炒)　苏梗　盐炒泽泻

又方

附方

沉香汁炒熟地　盐水炒白芍　代赭石　炒橘核　盐水炒怀牛膝　盐水炒新会　全福花开干荷蒂　砂仁拌潞党　盐水炒香附　嫩钩藤　酸枣仁（《临证一得方·卷二·咽喉颈项部·飞扬喉》）

参考文献

（清）朱费元撰；张玉萍点校.临证一得方［M］.上海：上海科学技术出版社,2004.

《竹亭医案》（1911 年）

原文

（案 36）毛家镇沈炳文乃室梅核气症奇验

海门毛家镇沈炳文乃室,年二十四岁。得梅核气症,土医无识,药饵乱投,致病深沉。于乙卯仲秋二日至署,恳门上俞姓转请予往诊。予至其家,细审病情,症由湿火内郁,痰气凝结所致。方案附后：

下指脉沉,气也。沉而兼数,火也。数而带滑,痰也。形如梅核,不随胃气为往来。状似桃胶,直阻咽关之出入。经停三月,或以为胎,似也。而有胎之脉,胡为乎沉细。余作梅核气治,而不用碍胎之品,即曰有胎亦何不可。方用越鞠丸五钱,饭后进三钱,临卧服二钱,俱以橘皮泡汤送下。服一剂,觉胸胃间时有响声,且常暖气。问予何故？予曰："此即向之气结于上脘者渐有舒通之机,佳兆也！"

原方再二剂,据述服后胸胃不响不暖,惟响在脐腹之下。而咽中咽食之窒塞,呼吸之哽碍则俱不觉矣,即糕饼、汤饮下咽亦自松爽而无妨于事也。第所虑者,脐腹之下响声不辍,似有坠动欲溲之势,得毋小产之征欤。予曰大凡胎象三月脉必滑疾,何反沉细,前案中论矣。况所进之丸亦无关于胎也,前亦言之。而其所以脐腹响而坠,坠而欲溲者正为美事,何反虑其响坠而妄疑其胎也。渠虑之,吾取之。取其气与痰火皆由上而下达脐腹,脐腹乃下焦膀胱之地也,知其湿郁之火有从气化而出之象也。其所以犹未能出者,药力未足,功亏一篑耳。仍以前丸用荷蒂二钱煎汤送之,自然通泰矣。如言服之,果然小溲即出,出时热而且赤,约三四次后渐转清白而收全功矣。数月之病,四日而瘳,始终藉一丸之力。而前以橘皮汤下,后以荷蒂汤送,此中微妙可为知者道耳。

间半月复来延诊,问其症,答曰:"内子经转,始悟非胎。今已七日,经水色淡,绵绵不止,少腹微疼,仍求良治。"予诊其脉,右寸关软小,按之不足;左三部缓涩无力。此气虚不能统摄耳,当以益气和肝则血自归经,无足虑焉。于是以四君子汤去茯苓,加黄芪、炮姜、炒黑当归、醋炙青皮、伏龙肝等,两剂经止、痛平(《竹亭医案·竹亭医案女科卷一·妇女经产杂症》)。

参考文献

(清)孙采邻编.竹亭医案[M].上海:上海科学技术出版社,2004.

《喉科家训》(1911年)

原文

治阴虚火灼,忧思郁虑,致成喉生梅核气之候。

附方

大生地　金银花　京元参　上广皮　川尖贝　远志肉　川柴胡　玉桔梗　云茯苓　生甘草

诗曰:济阴化痰梅气,参贝陈银甘桔地,柴胡云茯远志肉,加减治病总相宜。

加味二陈汤

治梅核气

云茯苓　法半夏　广陈皮　老苏梗　制川朴　焦枳壳　阳春砂　六神曲　生甘草　引生姜水煎服

诗曰二陈以橘红君,半夏为臣甘草苓,苏朴枳砂六神曲,引姜三片水煎成(《喉科家训·重订喉科家训卷二·诸方主治条诀》)。

参考文献

裘庆元.三三医书(精校本·第3册)[M].北京:中国医药科技出版社,2016.

《妇科问答》(1911年)

原文

十六问:妇人喉中痰塞如块,又如梅核吐不出、咽不下,何治?

答曰:此气郁也,用二陈汤,去半夏,加贝母、黄连、枳实可也。或用四七汤治之,尤妙(《妇科问答·杂症四十三问》)。

参考文献

（清）陈佳园撰；竹剑平校注. 妇科秘书八种［M］. 北京：中医古籍出版社，2014.

《阮氏医案》（1927 年）

原文

缪　诊脉短滑，舌苔微白，口苦，夜间寤而不寐，身体微寒微热，喉间觉有梅核之气，吐之不出，咽之不下，主以芳香开窍法。

附方

家苏叶八分　水法夏钱半　陈橘络八分　酸枣仁二钱　白茯神二钱　生香附八分　玫瑰花八朵　炙甘草八分　紫川朴八分　广郁金八分　远志筒钱半

参考文献

盛增秀.《阮氏医案》评议［M］. 北京：中医古籍出版社，2017.

第六节　郁证（郁病）

《喻选古方试验》（1658 年）

原文

忧郁不伸　胸膈不宽。

贝母去心，姜汁炒研，姜汁打面糊丸梧子大。每服七十丸，以征士锁甲煎汤下。《集效方》

按：贝母能散心胸郁结之气（《喻选古方试验·卷三·郁证》）。

参考文献

（清）喻嘉言选辑；陈湘萍点校. 喻选古方试验［M］. 北京：中医古籍出版社，1999.

《脉诀汇辨》（1662 年）

原文

给谏许霞城，悲郁之余，陡发寒热，腹中满闷。医者谓为外感风而内挟食也。余独以为不然。举之无浮盛之象,按之无坚搏之形,安在其内伤外感乎?不过郁伤中气耳。以补中益气加木香、白蔻,十剂而复其居处之常(《脉诀汇辨·卷九》)。

原文

先兄念山,谪官浙江按察,郁怒之余,又当炎暑,小便不通,气高而喘。以自知医,频服胃苓汤不效。余曰,六脉且大且结,乃气滞也。但以盐炒枳壳八钱,木通三钱,生姜五大片,急火煎服。一剂遂通,四剂霍然矣(《脉诀汇辨·卷九》)。

参考文献

盛增秀. 医案类聚[M]. 北京:人民卫生出版社,2015.

《医宗说约》(1662年)

原文

滞而不通病名郁,湿火气血痰与食。六郁之症发东垣,五郁之旨出岐伯。丹溪制成越鞠丸,总解诸郁有功绩,香附(醋炒)苍术及抚芎,神曲山栀宜炒黑,水丸豆大服百丸(等分为末)。随症加药病如失。寒热头痛胸膈痛,耳聋目暗脉沉涩,气郁木香乌药加,砂仁青皮薄桂及;湿郁周身骨节痛,阴寒则发肢无力,脉来沉细(白)芷茯苓;咳嗽气急为痰郁,手足麻木脉滑沉,痰块坚硬咯不出,须加瓜蒌桔杏仁,南星半夏及海石;火郁口苦五心烦,头目惺惺目昏黑,小便赤涩脉沉数,黄连青黛功奇特;午后发热为血郁,小腹痛处移不得,脉来沉涩或芤结,上下失血桃(仁)红(花)入;嗳气作酸为食郁,遇食作痛不思食,胸腹饱闷面色黄,枳实针砂(散砂)沉紧脉(右关沉紧)。春加防风夏苦参,秋冬吴萸用有益(《医宗说约·卷之一·六郁》)。

参考文献

(清)蒋示吉撰;王道瑞,申好真校注. 医宗说约[M]. 北京:中国中医药出版社,2004.

《黄帝内经灵枢集注》(1670年)

原文

此言喜怒不节,则伤五脏之形,而病起于阴也。忧思伤心;形寒饮冷则伤肺;忿怒[1]不节则伤肝;醉以入房。汗出当风则伤脾;用力过度,若入房汗出则伤肾；此外因于天之风雨，地之清湿，内因于五脏之情志，而成上中下三部之积也。按：五脏止曰生病，而不曰积。盖五脏之病，积在气而非有形也。《难经》所谓在肝曰肥气，在肺曰息奔，在心曰伏梁，在脾曰痞气，在肾曰奔豚。此乃无形之气积，而非有形之血积也。倪仲玉曰：忧思忿怒伤气，故积在气（《黄帝内经灵枢集注·卷八·百病始生第六十六》）。

参考文献

（清）张志聪集注；矫正强，王玉兴，王洪武校注. 黄帝内经灵枢集注[M]. 北京：中医古籍出版社，2012.

注释

1. 忿(fèn)怒：愤怒，忿恨嗔怒。

《大小诸证方论》（1673 年）

原文

如人头痛身热，伤风咳嗽，或心不爽而郁气蕴于中怀；或气不舒而怨气留于胁下，不可用补药，方〔用〕：

附方

柴胡一钱　白芍五钱　薄荷一钱　丹皮一钱　当归三钱　半夏二钱　白术二钱　枳壳一钱　甘草一钱　水煎服

如头痛，加川芎一钱；目痛，加蒺藜一钱、甘菊花一钱；鼻塞，加苏叶一钱；喉痛，加桔梗二钱；肩背痛，加枳壳、羌活（原文即缺分量）；两手痛，加姜黄或桂枝一钱；两胁痛，倍柴胡、白芍；胸痛，加枳壳一钱；腹痛不可按者，加大黄二钱；按之而不痛者，加肉桂一钱（《大小诸证方论·傅青主先生秘传杂症方论·开郁方》）。

参考文献

傅山. 大小诸证方论[M]. 北京：学苑出版社，2009.

《古今名医汇粹》（1675 年）

原文

朱丹溪曰：郁者积聚而不能发越也，当升者不得升，当降者不得降，当变化者不得变化也。其郁有六，气、湿、痰、热、血、食。气郁者，胸胁痛，脉沉涩。湿郁者，周身走痛，或关节痛，遇阴寒则发，脉沉细。痰郁者，动则喘，寸口脉沉滑。热郁者,督闷,小便赤,脉沉数。血郁者,四肢无力,能食便红,脉沉。食郁者,暖酸腹饱,不能食,人迎脉平和,气口紧盛。苍术、抚芎总解诸郁,随症加入药。凡郁在中焦以苍术、抚芎开提其气以升之,假如食在气上,提其气则食自降矣。又方,气郁香附、苍术、抚芎,湿郁白芷、苍术、抚芎、茯苓,痰郁海石、香附、南星、栝蒌,热郁山栀、青黛、香附、苍术、抚芎,血郁桃仁、红花、青黛、香附、川芎,食郁苍术、香附、山楂、神曲、针砂醋炒七次,并越鞠丸解诸郁。

王节斋曰:丹溪先生治病不出乎血、气、痰三者,故用药之要有三:气用四君,血用四物,痰用二陈。又云久病属郁,立治郁之方,曰越鞠丸。盖气、血、痰三病,多有兼郁者,或郁久而生病,或病久而生郁,或误药杂乱而成郁,故予每用此三方治病时,以郁法参之。故四法治病,用药之大要也(《古今名医汇粹·卷五·病能集三(杂证十三门)·诸郁证》)。

参考文献

(清)罗美撰;杨德力,鲍玉琴校注.古今名医汇粹[M].北京:中国中医药出版社,1997.

《傅氏男科》(1684 年)

原文

如人头痛身热,伤风咳嗽,或心不爽而郁气蕴结中怀,或气不舒而怒气留于胁下,断不可用补药。方用:

附方

当归三钱　白芍五钱　柴胡一钱　半夏二钱　枳壳一钱　甘草一钱　白术二钱　丹皮　薄荷各一钱

水煎服。

头痛加川芎一钱;目痛加蒺藜一钱,菊花一钱;鼻塞加苏叶一钱;喉痛加桔梗二钱;肩背痛加枳壳、羌活;两手痛加姜黄或桂枝一钱;腹痛不可按者加大黄二钱;按之而不痛者加肉桂一钱,余不必加(《傅氏男科·男科卷一·郁结门·开郁》)。

参考文献

何高民编考,何小明整理.傅青主男科重编考释[M].北京:中医古籍出版社,1994.

《辨证录》（1687 年）

原文

人有少气,胁腹、胸背、面目、四肢胀愤懑,时而呕逆,咽喉肿痛,口干舌苦,胃脘上下忽时作痛,或腹中暴疼,目赤头晕,心热烦闷,懊侬善暴死,汗濡皮毛,痰多稠浊,两颧红赤,身生痱疮[1],人以为痰火作祟也,谁知是火郁之病乎? 夫火性炎上,火郁则不能炎上而违其性矣。五脏之火不同,有虚火、实火、君火、相火之异。然火之成郁者,大约皆虚火、相火,即龙雷之火也。雷火不郁,则不发动,过于郁则又不能发动。非若君火、实火虽郁而仍能发动也。故治火之郁者,治虚火相火而已矣。既曰虚火,则不可用泻;既曰相火,则不可用寒,所当因其性而发之耳。[批]龙火不郁不发,过郁亦不发,亦是至论方。用**发火汤**:

柴胡一钱　甘草一钱　茯神三钱　炒枣仁三钱　当归三钱　陈皮三分　神曲 炒栀子各一钱　白芥子二钱　白术二钱　广木香末五分　远志一钱　水煎服。

一剂而火郁解,再剂而诸症愈矣。此方直入胞络之中,以解其郁闷之气,又不直泻其火,而反补其气血,消痰去滞,火遂其炎上之性也。或疑龙雷之火在肾肝而不在心包,今治心包恐不能解龙雷之火郁也。殊不知心包之火,下通于肝肾,心包之火不解,则龙雷之火郁何能解哉! 吾解心包之郁火,正所以解龙雷之郁火也。不然心包之郁未解,徒解其龙雷之火,则龙雷欲上腾,而心包阻抑,劈木焚林之祸,必且更大。惟解其心包之火,则上火既达,而下火可以渐升;且上火既达,而下火亦可以相安,而不必升矣,此治法之最巧者也。

此症用**通火汤**亦妙。

白芍　玄参　麦冬各一两　生地五钱　甘草一钱　陈皮五分　荆芥一钱 白芥子二钱　茯苓三钱　半夏八分　水煎服。一剂而郁解矣,二剂痊愈。

人有畏寒畏热,似风非风,头痛颊疼,胃脘饱闷,甚则心胁相连胀,膈咽不通,吞酸吐食,见食则喜,食完作楚,甚则耳鸣如沸,昏眩欲仆,目不识人,人以为风邪之病,谁知是木郁之症也。夫木属肝胆,肝胆之气一郁,上不能行于心包,下必至刑于脾胃。人身后天以脾胃为主,木克脾土,则脾不能化矣;木克胃土,则胃不能受矣。脾胃空虚,则津液枯槁,何能分布于五脏七腑哉! 且木尤喜水,脾胃既成焦乾之土,则木无水养,克土益深,土益病矣。土益病,则土不生肺,而肺金必弱,何能制肝! 肝木过燥,愈不自安而作祟矣! 治法宜急舒肝胆之本气。然徒舒肝胆之气,而不滋肝胆之血,则血不能润,而木中之郁未能尽解也。[批]郁症虽分五脏,其木郁则五脏皆郁,舒肝胆之郁,而五郁尽舒,又不可不知。方用**开郁至神汤**:

人参一钱　香附三钱　茯苓二钱　白术一钱　当归二钱　白芍五钱　陈皮五分　甘草五分　炒栀子一钱　柴胡五分　水煎服。

一剂而郁少解，再剂而郁尽解也。此方无刻削之品，而又能去滞结之气，胜于逍遥散多矣。或疑郁病，宜用解散之剂，不宜用补益之味，如人参之类，似宜斟酌。殊不知人之境遇不常，拂抑之事常多，愁闷之心易结，而木郁之病不尽得之岁运者也。故治法亦宜变更，不可执郁难用补之说，弃人参而单用解散之药，况人参用入于解散药中，正既无伤，而郁又易解者也。

此症用**舒木汤**亦效。

白芍　当归各三钱　川芎　荆芥　郁金　苍术各二钱　香附　车前子　猪苓　甘草各一钱　青皮五分　天花粉一钱　水煎服。四剂愈。

人之郁病，妇女最多，而又苦最不能解，倘有困卧终日，痴痴不语，人以为呆病之将成也，谁知是思想结于心，中气郁而不舒乎。此等之症，欲全恃药饵，本非治法，然不恃药饵，听其自愈，亦非治法也。大约思想郁症，得喜可解，其次使之大怒，则亦可解。盖脾主思，思之太甚，则脾气闭塞而不开，必至见食则恶矣；喜则心火发越，火生胃土，而胃气大开，胃气既开，而脾气安得而闭乎？怒属肝木，木能克土，怒则气旺，气旺必能冲开脾气矣。脾气一开，易于消食，食消而所用饮馔必能化精以养身，亦何畏于郁乎！故见此等之症，必动之以怒，后引之以喜，而徐以药饵继之，实治法之善也。[批]喜能解郁，人易知，怒能解郁，罕知矣。远公阐发实精。**方用解郁开结汤**：

白芍一两　当归五钱　白芥子三钱　白术五钱　生枣仁三钱　甘草五分　神曲二钱　陈皮五分　薄荷一钱　丹皮三钱　玄参三钱　茯神二钱　水煎服。

十剂而结开，郁亦尽解也。此方即逍遥散之变方，最善解郁。凡郁怒而不甚者，服此方无不心旷神怡。正不必动之以怒，引之以喜之多事耳。

此症亦可用抒木汤加栀子一钱、神曲五分，殊效（方见前）（《辨证录·卷之四·五郁门（六则）》）。

参考文献

陈士铎.辨证录[M].北京：中国中医药出版社，2007.

注释

1. 痱疮：病名。指夏季因汗泄不畅而生的一种皮肤病。

《辨证奇闻》（1687 年）

原文

人有心腹饱满作胀，时或肠鸣，数欲大便，甚则心疼，两胁填实，为呕为吐，或吐痰涎,或呕清水,或泻利暴注,以致两足面跗肿,渐渐身亦重大,此等之病,初起之时,必杂然乱治,及其后也,未有不作虫胀[1]治之,谁知乃是土郁之病乎!土郁者,脾胃之气郁也。《内经》将土郁属之五运之气,而不知人身五脏之中,原有土郁之病,正不可徒咎之岁气,而不消息其脏腑之气也。夫土气喜于升腾不喜下降,肝木来侮,则土气不升,肺金来窃,则土气反降,不升且降,而土气抑郁而不伸,势必反克夫水矣。水既受克,不敢直走于长川大河,自然泛滥于溪涧路径,遇浅则泻,逢窍必钻,流于何经,即于何经受病。治法,宜疏通其土,使脾胃之气升腾,则郁气可解。然而脾胃之所以成郁者,虽因于肝木之有余与肺金之不足,然亦因脾胃之气素虚,则肝得而侮、肺得而耗也。倘脾胃之气旺,何患成郁哉,故开郁必须补脾胃之气。补脾胃而后用夺之之法,则土郁易解耳。方用**善夺汤**。

茯苓一两　车前子三钱　白术三钱　柴胡一钱　白芍五钱　陈皮三分　半夏一钱

水煎服。连服四剂,而诸症渐愈。

此方利水而不走气,舒郁而兼补正,不夺之夺,更神于夺也,何必开鬼门、泄净府始谓之夺哉!

此症用**疏土汤**亦佳。白术、茯苓各一两,肉桂三分,柴胡五分,白芍三钱,枳壳三分,半夏五分。水煎服。四剂愈。

人有咳嗽气逆,心胁胀满,痛引小腹,身不能反侧,舌干咽燥,面尘色白,喘不能卧,吐痰稠密,皮毛焦枯,人以为肺气之燥也,而不知乃是肺气之郁。夫肺气之郁,未有不先为心火所逼而成,然而火旺由于水衰,肾水不足,不能为肺母复仇,则肺金受亏,而抑郁之病起。然则治肺金之郁,可不泄肺金之气乎?虽然,未可径泄肺金之气也,必须大补肾水,水足而心火有取资之乐,必不再来犯肺,是补肾水正所以泄肺金也。方用**善泄汤**。

熟地一两　山茱萸五钱　玄参一两　荆芥三钱　牛膝三钱　炒枣仁三钱　沙参三钱　贝母一钱　丹皮二钱

水煎服。一剂轻,二剂又轻,十剂全愈。

此方滋肾水以制心火,实滋肾水以救肺金也,肺金得肾水之泄而肺安,肾水得肺金之泄而水壮,子母同心,外侮易制,又何愤懑哉!此金郁泄之之义,实有微旨也。

此症用**和金汤**亦效。麦冬五钱,苏叶一钱,桔梗二钱,甘草一钱,茯苓三钱,黄芩一钱,半夏五分,百合三钱。水煎服。四剂愈。

人有遇寒心痛,腰雕沉重,关节不利,难于屈伸,有时厥逆,痞坚腹满,面色黄黑,人以为寒邪侵犯也,谁知是水郁之症乎!水郁之症,成于土胜木复之岁者居多,然而脾胃之气过盛,肝胆之血太燥,皆能成水郁之症也。然则治法,何可舍脾胃肝胆四经而他治水郁哉!虽然,水郁成于水虚,而水虚不同。水有因火而虚者,真火虚也,有因水而虚者,真水虚也。真水虚而邪水自旺,真火虚而真水益衰。大约无论真火真水之虚,要在于水中补火,火足而水自旺,水旺而郁不能成也。方用**补火解郁汤**。

熟地一两　山药五钱　巴戟天五钱　肉桂五分　杜仲五钱　薏仁五钱

水煎服。连服四剂自愈。

此方于补火之中,仍是补水之味,自然火能生水而水且生火,水火两济,何郁之有,正不必滋肝胆而调脾胃也。

此症用**潜水汤**亦效。白术一两,杜仲三钱,山药一两,薏仁、芡实各五钱,防己、桂枝各五分。水煎服。四剂愈。

人有少气,胁腹、胸背、面目、四肢膜胀[2]愤瞒,时而呕逆,咽喉肿痛,口干舌苦,胃脘上下忽时作痛,或腹中暴疼,目赤头晕,心热,烦闷懊恼,善暴死,汗濡皮毛,痰多稠浊,两颧红赤,身生痱疮,人以为痰火作祟也,谁知是火郁之病乎!夫火性炎上,火郁则不能炎上,而违其性矣。五脏之火不同,有虚火、实火、君火、相火之异,然火之成郁者,大约皆虚火、相火,即龙雷之火也。龙雷不郁,则不发动,过于郁则又不能发动,非若君火、实火,虽郁而仍能发动也,故治火之郁者,治虚火、相火而已矣。既曰虚火,则不可用泻,既曰相火,则不可用寒,所当因其性而发之耳。方用**发火汤**。

柴胡一钱　甘草一钱　茯神三钱　炒枣仁三钱　当归三钱　陈皮三分　神曲、炒栀子各一钱　白芥子二钱　白术二钱　广木香末,五分　远志一钱

水煎服。一剂而火郁解,再剂而诸症愈矣。

此方直入胞络之中,以解其郁闷之气,又不直泻其火而反补其气血,消痰去滞,火遂其炎上之性也。或疑龙雷之火在肾肝而不在心包,今治心包,恐不能解龙雷之火郁也。殊不知心包之火,下通于肝肾,心包之火不解,则龙雷之火郁何能解哉!吾解心包之郁火,正所以解龙雷之郁火也。不然,心包之郁未解,徒解其龙雷之火,则龙雷欲上腾而心包阻抑,劈木焚林之祸,必且更大。惟解其心包之火,则上火既达而下火可以渐升,且上火既达而下火亦可以相安,而不必升矣。此治法之最巧者也。

此症用**通火汤**亦妙。白芍、玄参、麦冬各一两,生地五钱,甘草一钱,陈皮五分,荆芥一钱,白芥子二钱,茯苓三钱,半夏八分。水煎服。一剂而郁解矣,二剂全愈。

人有畏寒畏热,似风非风,头痛颊疼,胃脘饱闷,甚则心胁相连胀,膈咽不通,吞酸吐食,见食则喜,食完作楚,甚则耳鸣如沸,昏眩欲仆,目不识人,人以为风邪之病,谁知是木郁之症也!夫木属肝胆,肝胆之气一郁,上不能行于心包,下必至刑于脾胃。人身后天,以脾胃为主,木克脾土,则脾不能化矣,木克胃土,则胃不能受矣,脾胃空虚,则津液枯槁,何能分布于五脏七腑哉!且木尤喜水,脾胃既成焦干之土,则木无水养,克土益深,土益病矣。土益病,则土不生肺,而肺金必弱,何能制肝!肝木过燥,愈不自安而作祟矣。治法,宜急舒肝胆之木气,然徒舒肝胆之气,而不滋肝胆之血,则血不能润,而木中之郁,未能尽解也。方用**开郁至神汤**。

人参一钱　香附三钱　茯苓二钱　白术一钱　当归二钱　白芍五钱　陈皮五分　甘草五分　炒栀子一钱　柴胡五分

水煎服。一剂而郁少解,再剂而郁尽解也。

此方无刻削之品,而又能去滞结之气,胜于逍遥散多矣。或疑郁病宜用解散之剂,不宜用补益之味,如人参之类,似宜斟酌,殊不知人之境遇不常,拂抑之事常多,愁闷之心易结,而木郁之病,不尽得之岁运者也。故治法亦宜变更,不可执郁难用补之说,弃人参而单用解散之药,况人参入于解散药中,正既无伤而郁又易解者也。

此症用**舒木汤**亦效。白芍、当归各三钱,川芎、荆芥、郁金、苍术各二钱,香附、车前子、猪苓、甘草各一钱,青皮五分,天花粉一钱。水煎服。四剂愈。

人之郁病,妇女最多,而又苦最不能解,倘有困卧终日,痴痴不语,人以为呆病之将成也,谁知是思想结于心,中气郁而不舒乎!此等之症,欲全恃药饵,本非治法,然不恃药饵,听其自愈,亦非治法也。大约思想郁症,得喜可解,其次使之大怒,则亦可解。盖脾主思,思之太甚,则脾气闭塞而不开,必至见食则恶矣,喜则心火发越,火生胃土,而胃气大开,胃气既开,而脾气安得而闭乎?怒属肝木,木能克土,怒则气旺,气旺必能冲开脾气矣。脾气一开,易于消食,食消而所用饮馔必能化精以养身,亦何畏于郁乎?故见此等之症,必动之以怒,后引之以喜,而徐以药饵继之,实治法之善也。方用**解郁开结汤**。

白芍一两　当归五钱　白芥子三钱　白术五钱　生枣仁三钱　甘草五分　神曲二钱　陈皮五分　薄荷一钱　丹皮三钱　玄参三钱　茯神二钱

水煎服。十剂而结开,郁亦尽解也。

此方即逍遥散之变方,最善解郁。凡郁怒而不甚者,服此方无不心旷神怡,正不必动之以怒,引之以喜之多事耳。

此症亦可用舒木汤,加栀子一钱、神曲五分,殊效。方见前(《辨证奇闻·卷四·五郁门》）。

参考文献

（清）陈士铎撰；孙洽熙等校注. 辨证奇闻［M］. 北京：中国中医药出版社，1995.

注释

1. 虫胀：病证名。由肠寄生虫所致的腹胀。亦称虫积胀。证见腹胀、嗜食异物。

2. 膜胀：病证名。胸膈胀满之意。《素问·阴阳应象大论》曰："浊气在上，则生膜胀。"

《证治汇补》（1687 年）

原文

大意

气血冲和，百病不生。一有怫郁，百病生焉。（丹溪）郁者，结聚而不得发越也。当升不升，当降不降，当变化不得变化。《医鉴》故有病久而生郁者，亦有郁久而生病者，或服药杂乱而成者。

内因

郁乃滞而不通之义。或七情之抑遏，或寒暑之交侵，而为九气怫郁之候。或雨雪之浸淫，或酒食之积聚，而为留饮湿郁之候。《汇补》其因有六：气血、湿热、痰、食是也。然气郁则生湿，湿郁则成热，热郁则成痰，痰郁而血不行，血郁而食不化。六者，又相因也。（《丹溪》）

外症

气郁胸满胁痛，噫气腹胀。痰郁胸满喘促，起卧倦怠。血郁能食肢倦，溺淋便赤。食郁嗳酸作胀，恶食痞硬。湿郁关节重痛，首如物蒙；遇阴则甚。热郁目蒙溺涩，口干烦躁，遇暖便发。（戴氏）

五脏郁症

有本气自郁而生病者。心郁昏昧健忘。肝郁胁胀嗳气。脾郁中满不食。肺郁干咳无痰。肾郁腰胀淋浊，不能久立。胆郁口苦晡热，怔忡不宁。（《汇补》）

七情郁症

七情不快，郁久成病。或为虚怯，或为噎膈，或为痞满，或为腹胀，或为胁痛。女子则经闭堕胎，带下崩中。可见百病兼郁如此。（何氏）

脉法

郁脉多沉。在上见于寸，在中见于关，在下见于尺。又郁脉或结、或促、或

代。盖血气食积痰饮,一有留滞于其间,脉必因之而止矣。(《脉经》)

总治

郁病虽多,皆因气不周流。法当顺气为先,开提为次。至于降火化痰消积,犹当分多少治之。(《汇补》)

郁宜调中

治郁之法,多以调中为要者。无他,盖脾胃居中,心肺在上,肾肝处下,四脏所受之邪,过于中者,中气常先受之。况乎饮食不节,寒暑不调,停痰积饮,而脾胃亦先受伤,所以中焦致郁恒多也。治宜开发运动,鼓舞中州,则三阴三阳之郁,不攻自解矣。(《汇补》)

郁分五行

五行之理,木性条达,火性发扬,土性冲和,金性清肃,水性流通。一有怫郁,失其性矣。(滑氏)故木郁达之,火郁发之,土郁夺之,金郁泄之,水郁折之,然调其气,过者折之,以其畏也。所谓泻之。(《内经》)

木郁治法

肢胁胀满,目赤暴痛,此木郁也。治宜达之。达者,通畅之义。如怒动肝气,火因上炎,治以苦寒辛散而不愈者,则用升发之品,加厥阴报使之药以从治之。又如久风入中为飧泄,及清气在下为飧泄者,则用轻扬之剂举而升之。又如木实为病,脉弦而急,用降气苦寒不愈者,则吐以提之,使木气舒畅,则痛自止。此皆达之之法也。

火郁治法

咳嗽痰喘,风疹潮热,此火郁也。治宜发之。发者,汗之也,升举之也。如腠理外闭,邪热怫郁,则解表取汗以散之。又如生冷抑遏,火郁于内,非苦寒降沉之剂可治,则用升浮之品,佐以甘温,顺其性而从治之,势穷则止。此皆发之之义也。

土郁治法

食滞中焦,痰凝脾藏,热壅肠胃,皆土郁也。治宜夺之。夺者,攻下也。劫而衰之也。如邪热入胃,用咸寒以攻下之。如中满腹胀,湿热内甚,其人壮实者,则亦攻下之。其或势甚而不能顿除者,则劫夺其势而使之衰。又如湿热为痢,非轻剂可已。或行或通,以致其平,皆夺之之义也。

金郁治法

癃闭气喘,胀满不眠,皆金郁也。治宜泄之。泄者,渗泄而利小便,疏通其气也。如肺受火烁,化令不行,致水源郁而渗道闭者,宜清肃金化,滋以利之。又如肺气膹郁,胸满仰息不得卧下,非利肺气不足以疏通之。此皆泄之之法也。

水郁治法

水肿胀满,二便阻隔,皆水郁也。治宜折之。折者,制御之也,伐而挫之也,渐杀其势也。如胀满之病,水气浸淫而渗道以塞,乃土弱不能制水,当实脾土,资运化,使能制水而不敢泛滥,则渗道自通。或病势方锐,非上法所能遽制,则用泄水之药,伐而挫之,或动大便,或利小水,或发表汗,三法酌举迭用,以渐平之。此皆折之之义也。

调气总法

五郁之治,各有其法。然邪气之客,正气必损。故必调平正气,以复其常。于治郁之后,苟调其气而尚未平复,则当益其所不胜以制之。如木郁不已,当清肺金。火郁不已,当滋肾水。水郁不已,当补脾土。金郁不已,当引火归源。土郁不已,当养肝调气。此皆以其所畏而治之,即过者折之之理也。(《汇补》)

用药

主以二陈汤,加香附、抚芎。如湿郁,加苍术、白芷。热郁,加黄芩、山栀。痰郁,加枳实、贝母。血郁,加桃仁、红花。食郁,加山楂、麦芽。气郁,加枳、朴、乌药、木香。盖气血痰食之病,多有兼郁者,故必以开郁药佐之。古方越鞠丸,是得治法之要也。(《汇补》)若夫思虑成郁,用归脾汤。恚怒成郁,用逍遥散。俱加山栀。盖郁则气涩血耗,故用当归随参补血,白芍随术解郁,复用炒黑山栀,取其味清气浮,能升能降,以解五脏热,益少阴血。若不早治,劳瘵之由也。(《入门》)

附失精脱营

饮食居处,暴乐暴苦,始乐后苦,皆伤精气,病从内生。其先富后贫而病,曰失精。先贵后贱而病,曰脱营[1]。外症身渐瘦,无精神。(钱氏)又有郁结在脾,不思饮食,午后发热,酉戌时退。或烦闷渴呕,或坐卧如痴,喜向暗处,妇人经少,男子溺涩,皆郁病也。更有失名利之士,有志恢图,过于劳倦,形气衰少,谷气不盛,上焦不行,下脘不通,胃气热,热气熏胸中。因而内热,亦郁病也。宜归脾汤随症调之。(《入门》)

郁症选方

越鞠丸(丹溪) 一名芎术丸。统治诸郁。

香附 苍术 抚芎(各二两) 山栀 神曲(各一两半)

为末,水泛成丸,如绿豆大。白汤下百粒。

气郁汤 治郁怒,气滞胸膈不行。胀满嗳气作酸。

香附 苍术 橘红 半夏各一钱半 贝母 茯苓 抚芎 山栀 苏子

甘草　木香　槟榔各五分

水煎,加姜五片。如胁膈痛,此血滞也。参血郁汤。

湿郁汤　治湿气熏蒸,身重倦卧疼痛,天阴则发。

苍术三钱　白术　香附　橘红　羌活　独活　抚芎　半夏　厚朴　茯苓各一钱　生姜三片　甘草五分

水煎服。

血郁汤　治挫闷跌仆,身有痛处,胸膈不宽,大便黑色。

香附二钱　丹皮　苏木　山楂　桃仁　赤曲　穿山甲　降香　通草　麦芽各一钱　红花七分

立酒煎,入姜汁半盏,和匀服。

火郁汤　治火郁于中,四肢发热,五心烦闷,皮肤尽赤。

连翘　薄荷　黄芩　山栀　干葛　柴胡　升麻　芍药

水煎服。

保和丸　治食郁吞酸,腹满噫臭,身热便硬。(方见伤食)

润下丸　治痰郁肠胃,脉滑而沉,变生百病。

南星一两　半夏三两　黄芩　黄连各一两　橘红五钱　白矾三两

姜汁竹沥和丸。

逍遥散方见火症　归脾汤方见中风　二陈汤方见痰症(《证治汇补·卷之二·内因门·郁症》)

参考文献

(清)李用粹撰;吴唯校注. 证治汇补[M]. 北京:中国中医药出版社,1999.

注释

1. 脱营:中医谓情志内伤,形体消瘦,血脉虚减。

《石室秘录》(1687 年)

原文

雷公真君曰:凡人有郁郁不乐,忽然气塞而不能言,苟治之不得法,则死矣。夫郁症未有不伤肝者也,伤肝又可伐肝乎? 伐肝是愈助其郁,郁且不能解,又何以救死于顷刻哉。方用救肝开郁汤:白芍二两,柴胡一钱,甘草一钱,白芥子三钱,白术五钱,当归五钱,陈皮二钱,茯苓五钱,水煎服。一剂而声出,再剂而神安,三剂而郁气尽解。此方妙在用白芍之多至二两,则直入肝经,以益其匮乏之气,自然血生而火熄;又用白术、当归健土以生血,柴胡以解郁,甘草以和中,白芥子以消膜隔之痰;又妙在多用茯苓,使郁气与痰涎尽入于膀胱之中,而消弭于无形也。倘人有郁气不解,奄奄黄瘦,亦急以吾方治之,何至变生不测哉(《石室秘录·卷六(数集)·气郁》)。

参考文献

(清)陈士铎撰;张灿等点校. 石室秘录[M]. 北京:中国中医药出版社,1991.

《女科经纶》(1691年)

原文

方约之曰:妇人以血为海。妇人从于人,凡事不得专行。每多忧思忿怒,郁气居多。书云:气行则血行,气止则血止。忧思过度则气结,气结则血亦结。又云:气顺则血顺,气逆则血逆。忿怒过度则气逆,气逆则血亦逆。气血结逆于脏腑经络,而经于是乎不调矣。

慎斋按:以上六条,序妇人经水不调之由也。妇人以血用事,故病莫先于调经。而经之所以不调者,或本于合非其时,或属于阴阳相胜。或感于风冷外邪,或伤于忧思郁怒。皆足以致经候不调之故,此病机之不可不察者也(《女科经纶·卷一·月经门·月经不调属忧思郁怒所致论》)。

原文

武叔卿曰:洁古云泻心火,养脾血,是从本文之义也,愚谓当从隐曲推解。人有隐情曲意,难以舒其衷,则气郁而不畅,不畅则心气不开,脾气不化,水谷日少,不能变化气血,以入二阳之血海。血海无余,所以不月也。传为风消者,阳明主肌肉,血不足则肌肉不荣,有不消瘦乎?风之名,火之化也。故当根不得隐曲上看,乃有本(《女科经纶·卷一·月经门·女子不月属气郁不畅论》)。

原文

方约之曰:妇人以血用事,气行则无病。故古人治妇人病,多用香附、砂仁、木香、青皮、枳壳者,行气故也。凡妇人病,多是气血郁结,故治以开郁行气为主。郁开气行,而月候自调,诸病自瘳矣(《女科经纶·卷一·月经门·调经以开郁行气为主论》)。

原文

朱丹溪曰:凡孕二三月间,呕逆不食,或心烦闷。此乃气血积聚,以养胎元,精血内郁,秽腐之气上攻于胃,是以呕逆不能纳食。血既养胎,心失所荣,是以心虚烦闷。法当调血散郁,用参、术、甘草补中气,橘红、紫苏、木香、生姜,散郁气,茯苓、麦冬、黄芩、竹茹,清热解烦,名参橘饮(《女科经纶·卷三·胎前证上·妊娠恶阻属气血积聚内郁攻胃》)。

原文

薛立斋曰:一妇人经闭八月,肚腹渐大,面色或青或黄,用胎证药不应。诊视之,面青脉涩,寒热往来,肝经血病也。面黄腹大,少食倦体,脾经血病也。此郁怒伤脾肝之证,非胎也。不信,仍用治胎散,不验,用加味归脾、逍遥二药愈。

慎斋按:以上四条,序孕妇有鬼胎之证也(《女科经纶·卷四·胎前证下·鬼胎属郁怒伤肝脾所致》)。

原文

朱丹溪曰:经云,乳房属足阳明胃经所经,乳头属足厥阴肝经所属。妇人不知调养,忿怒所逆,郁闷所遇,厚味所酿,以致厥阴之气不行,故窍不得通,而汁不出。阳明之血沸腾,热甚化脓。治法:青皮疏厥阴之滞气,石膏清阳明之血热,生草节行污浊之血,消肿导毒,栝蒌仁、没药、青橘叶、角刺、金银、当归、酒佐之,加艾灸二三十壮于痛处,甚效,切不可用刀针,必致危困(《女科经纶·卷八·杂证门·乳证·乳痈属忿怒郁闷阳明血热沸腾》)。

参考文献

萧壎.中医非物质文化遗产临床经典读本·女科经纶[M].北京:中国医药科技出版社,2011.

《冯氏锦囊秘录》(1694年)

原文

气血冲和,万病不生,一有怫郁,诸病生焉。郁者,滞而不通之义,故脉亦沉而涩也。然气郁则生湿,湿郁则生热,热郁则成痰,痰郁则血不行,血郁则食不消,而成癥痞。六者,相因为病,治当顺气为先,气调而郁亦散矣。故诸病多生于郁,然郁皆在中焦,苍术、抚芎总解诸郁,随证加入诸药,开提其气以升之。假如食在气上,提其气则食自降矣。郁者,结聚而不得发越,当升者不得升,当降者不得降,当变化者不得变化,此为传化失常,六郁之病见矣。六郁者,气郁、血郁、痰郁、火郁、湿郁、食郁是也。六者是以气为主,气行则郁散矣。六郁不及风寒者,风寒郁则为热也。气郁者,胸胁痛,脉沉涩,宜香附、苍术、抚芎、木香、槟榔。湿郁者,周身走痛,或关节痛,遇阴寒则发,脉沉缓,宜白芷、苍术、川芎、茯苓。痰郁者，动则喘急，或背膊一片冰冷，四肢麻痹，寸口脉沉滑，宜海石、香附、南星、半夏、瓜蒌、苍术。热郁者，瞀闷，小便赤涩，脉沉数，目干目赤，宜山栀、青黛、香附、苍术、抚芎。血郁者，四肢无力，能食便红，脉沉涩，宜桃仁、红花、青黛、香附、抚芎。食郁者，嗳酸腹饱，恶心不能食，人迎脉平和，气口脉紧盛，宜苍术、香附、楂曲、麦芽、砂仁、针砂。经曰：木郁达之。宜用吐剂令条达也。火郁发之。宜用汗剂令疏散之。土郁夺之。宜用下剂令无壅滞也。金郁泄之。宜渗泄解表，利小便也。水郁折之。折之制其冲逆也。然百病不出乎气血痰三者，而用药亦随之。气用四君子汤，血用四物汤，痰用二陈汤，郁用越鞠丸。盖气血痰三病，多有兼郁者，或郁久而生病，或病久而生郁，或误药杂乱而成郁，治病当以郁法参之。或气或血或痰，施以四君四物二陈加减为妙。

经曰：忧恐悲喜怒，令不得以其次，故令人有大病矣。盖五志之火，触发无常，不依传次也。然七情致病，乃发于至情太过，郁结于内而成病也。情则神识有知，无迹可寻，触境乃发。若凭有形无知之药，以攻有情无迹之痛，纵能疏通以前之郁滞，焉能解其后来复结之万绪乎？况以疏气平肝舒郁为事，益令气血日伤，惟宜以识遣识，以理遣情，所谓心病还须心药医耳！病去之外不无心脾气血受伤者，用气血心脾之药以调理之（《冯氏锦囊秘录·杂症大小合参卷七·方脉六郁合参》）。

原文

《医贯》曰：冬时严寒杀厉之气，触冒之而即时病者，乃名伤寒。不即发者，寒毒藏于肌肤，至春变为温，至夏变为暑病。暑病者，热极重于温也。既变为温，则不得复言其为寒，不恶寒而渴者是也。其麻黄、桂枝，为即病之伤寒而设，与温热何与？受病之原虽同，所发之时则异，仲景治之，当别有方，缘皆遗失而无征，是以各家议论纷纷，至今未明也。然则欲治温病者，当如何？予有一法，请申明之。经曰：不恶寒而渴者是也。不恶寒，则知其表无寒邪矣。曰渴，则知肾水干枯矣。盖缘其人素有火者，冬时触冒寒气，虽伤而亦不甚，惟其有火在内，寒亦不能深入，所以不即发。而寒气伏藏于肌肤，自冬至三四月，历时既久，火为寒郁于中亦久，将肾水熬煎枯竭。盖甲木，阳木也。藉癸水而生，肾水既枯，至此时强木旺，无以为发生滋润之本，故发热而渴，非有所感冒也。海藏谓新邪唤出旧邪，亦非也。若复有所感冒，又当恶寒矣，予以六味地黄滋其水，以柴胡辛凉之药舒其木郁，随手而应。此方活人者多矣，又因此而推广之。凡冬时伤寒者，亦是郁火症，其人无火，则为直中矣。惟其有火，故由皮毛而肌肉，肌肉而脏腑，今人皆曰寒邪传里，寒变为热，既曰寒邪，何故入内而反为热？又何为而能变热耶？不知即是本身中之火，为寒所郁而不得泄，一步反归一步，日久则纯热而无寒矣。所以用三黄解毒，解其火也。升麻、葛根，即火郁发之也。三承气，即土郁则夺之，小柴胡汤，木郁达之也。此理甚简而易，只多了传经六经诸语，支离多歧。凡杂症有发热者，皆有头疼项强，目痛鼻干，胁痛口苦等症，何必拘为伤寒局？伤寒方以治之也。予于冬月正伤寒，独麻黄、桂枝二方，作寒郁治，其余俱不恶寒者，作郁火治，此赵氏之创论也。闻之者，孰不骇然？及阅虞天民《至人传》曰：传经伤寒是郁病，及考之《内经》，帝曰：人伤于寒，而传为热，何也？歧伯曰：寒气外凝，内郁之理，腠理坚致，玄府闭密，则气不宣通，湿气内结，中外相薄，寒盛热生，故人伤于寒，转而为热，汗之则愈，则外凝内郁之理可知。观此则伤寒为郁火也。明矣。

　　经曰：木郁则达之，火郁则发之，土郁则夺之，金郁则泄之，水郁则折之。然调其气，过者折之，以其畏也。所谓泻之，注《内经》者，谓达之、吐之也，令其条达也。发之、汗之也，令其疏散也。夺之、下之也，令其无壅凝也。泄之，谓渗泄解表，利小便也。折之，谓制其冲逆也。谓凡病之起，多由于郁，郁者，抑而不通之义，《内经》五法，为因五运之气所乘而致郁也。丹溪云：气血冲和，百病不生，一有怫郁，诸病生焉。又制为六郁之论，立越鞠丸以治郁，曰气、曰湿、曰热、曰痰、曰血、曰食，而以香附、抚芎，苍术，开郁利气为主，谓气郁而湿滞，湿滞而成热，热郁而成痰，痰滞而血不行，血滞而食不消化，此六者，相因为病者也。此说出而《内经》之旨始晦，《内经》之旨又因释注之误而复晦，此郁病之不明于世久矣。苟能神而明之，扩而充之，其于天下之病，思过半矣。且以注《内经》之误言之，其曰达之，谓吐之，吐中有发散之义。盖凡木郁，乃少阳胆经半表半里之病，多呕酸吞酸症，虽吐亦有发散之益，但谓无害耳。焉可便以吐字该达字耶？达者，畅茂调达之义，王安道曰：肝性急，怒气逆，肤胁或胀，火时上炎，治以苦寒辛散而不愈者，则用升发之药，加以厥阴报使而从治之。又如久风入中为飧泄者，及不因外风之入而清气在下为飧泄者，则以轻扬之剂，举而散之。凡此之类，皆达之之法也。火郁则发之。发之，汗之也，东垣升阳散火汤是也。使势穷则止，其实发与达不相远，盖火在木中，木郁则火郁，相因之理。达之，即所以发之，即以达之之药发之，无有不应者，但非汗之谓也。汗固能愈，然火郁于中，未有不蒸蒸汗出，须发之得其术耳。土郁夺之，谓下夺之，如中满腹胀，势甚而不能顿除者，非方轻之剂可愈，则用咸寒峻下之剂，以劫夺其势而使之平，此下夺之义也。愚意谓夺不止下，如胃亦土也，食塞胃中，下部有脉，上部无脉，法当吐，不吐则死。《内经》所谓：高者，因而越之，以吐为上夺，而衰其胃土之郁，亦无不可。金郁泄之，如肺气膹满，胸凭仰息，非解利肺气之剂，不足以疏通之，只"解表"二字，足以尽泄金郁之义，不必更渗泄利小便，而渗利自在其中。况利小便，是涉水郁之治法矣。独水郁折之难解，愚意"然调其气"四句，非总结上文也。乃为"折之"二字，恐人不明，特反复说此四句，以申明之耳。意谓水之郁而不通者，可调其气而愈。如经曰：膀胱者，州都之官，津液藏焉，气化则能出矣。肺为肾水上源。凡水道不通者，升举肺气，使上窍通则下窍通。其过者，淫溢于四肢浮肿，如水之泛滥，须折之以其畏。水之所畏者，土也，土衰不能制之，而寡于畏，故妄行。兹惟补其脾土，俾能制水，则水道自通，不利之利，即所谓泻之也。如此说，则"折"字与"泻"字于上文接续，而"折之"之义益明矣。然东方先生木，木者，生生之气，即火气空中之火，附于木中，木郁则火亦郁于木中矣。不特此也，火郁则土自郁，土郁则金亦郁，金郁则水亦郁，五行相因，自然之理，朱子所谓节节推去，可知可尽，惟其相因也。予以一方治其木郁，而诸郁皆因而愈。一方者何？逍遥散是也。方中惟柴胡、薄荷二味最妙，盖人身之胆木，乃甲木少阳之气，气尚柔嫩，象草穿地，始出而未伸，此时如被寒风一郁，即萎软抑遏而不能上伸，不上伸则下克脾土，而金水并病矣。惟得温风一吹，郁气即畅达，盖木喜风，风摇则舒畅，若寒风则畏矣。温风者，所谓吹面不寒杨柳风也，木之所喜也。柴胡、薄荷，辛而温者，惟辛也，故能发散。温也，故入少阳。古人立方之妙如此。其甚者，方中加左金丸，左金丸只黄连、吴茱萸二味，黄连但治心火，而吴茱萸则气燥，肝气亦燥，同气相求，故入肝以平木，木平不生火，火平不刑金，金平能制木，不直伐木而佐金以制木，此左金之所以得名也。犹未也，继用六味，加柴芍以滋肾水，俾水能生木。逍遥散者，风以散之，地黄饮者，雨以润之，木有不得其天者乎？此法一立，木火之郁既舒，自不下克，土亦滋润无燥熇之病，金水自得相生，予谓一法可通五法者，如此岂惟是哉！推之大之，其益无穷。凡寒热往来，似疟非疟，恶寒恶热，呕吐吞酸嘈杂，胸痛胁痛，小腹胀闷，头晕盗汗，黄疸温疫，疝气飧泄等症，皆对证之方，推而伤风、伤寒、伤湿，除直中外，凡外感者，俱作郁看，以逍遥散加减出入，无不获效。如小柴胡汤、四逆散、羌活汤，大同小异，然不若此方之响应也。神而明之，变通之妙存乎人耳。倘一服即愈，少顷复发，或频发而愈甚，此必属下寒上热之假证也，则此方不可复投，当改用温补之剂，如阳虚以四君子汤加温热药，阴虚者则以六味汤中加温热药。其甚者，必须用热药冷饮之法，使不拒格而不入也。是经所谓：病有微甚，治有逆从，先肾医殚心竭虑，阐明至理，以创于前，但相传既久，气化转薄，后学可不细心揣摩，更神化之以继其后（《冯氏锦囊秘录·杂症大小合参卷十·温病郁病论》）。

参考文献

冯兆张.中医非物质文化遗产临床经典名著·冯氏锦囊秘录[M].北京：中国医药科技出版社,2011.

《张氏医通》(1695 年)

原文

《金匮》云：妇人咽中如有炙脔,半夏厚朴汤主之(即四七汤)。

上焦,阳也,卫气所治,贵通利而恶闭郁,郁则津液不行而积为痰涎。胆以咽为使,胆主决断。气属相火,遇七情至而不决,则火郁而不发,火郁则焰不达,焰不达则气如焰,与痰涎聚结胸中,故若炙脔。《千金》作胸满,心下坚,咽中帖帖如有炙脔,吞之不出,知之不下,证虽稍异,然亦以郁而致也,用半夏等药,散郁化痰而已。

经云：木郁达之,火郁发之,土郁夺之,金郁泄之,水郁折之。然调其气,过者折之,以其畏也。所谓泻之,夫所谓达者,通畅之也,当以轻扬之剂举而达之。发者,升发之也,当以升发之剂汗而发之。夺者,攻下之也,当以咸寒之剂攻而夺之。泄者,开发之也,当以疏散之剂涌而泄之。折者,制御之也,当以苦寒之剂伐而折之。此皆论六气之郁也。至于五志之郁,又非上法所宜。经云：尝贵后贱,虽不中邪,病从内生,名曰脱营。尝富后贫,名曰失精。及妇人情志不遂,悒郁不舒,而致经闭不调,发热咳嗽,师尼寡妇,种种诸患,各推其源而治之。

赵养葵云：郁者,抑而不通之义。《内经》五法,为因五气所乘而致郁,不必作忧郁之郁。忧乃七情之病,但忧亦在其中。丹溪云：气血冲和,百病不生,一有怫郁,诸病生焉。又制为六郁之论,立越鞠丸以治郁。而以香附、抚芎、苍术开郁利气为主。谓气郁而湿滞,湿滞而成热,热郁而成痰,痰滞而血不行,血滞而食不化,此六者相因而为病者也。此说出而《内经》之理始晦,《内经》之旨,又因释注之误而复晦,所以郁病之不明于世久矣。盖东方生木,木者生生之气,即火气附于木中,木郁则土郁,土郁则金亦郁,金郁则水亦郁,五行相因,自然之理,惟其相因也。予以一方治其木郁,诸郁皆因而愈,逍遥散是也。甚者,方中加佐金丸,以黄连治心火,吴茱萸气臊,肝之气亦臊,同气相求,而佐金以制木,此佐金之所以得名也。

凡寒热往来,似疟非疟,恶寒恶热,呕吐吞酸嘈杂,胸痛肢痛,小腹胀闷,头晕盗汗等证,以逍遥散出入加减。此对证之方,无不获效。倘一服即愈,少顷即发,或半日或一日又发,发之愈频愈甚,此必下寒上热之假证,此方不宜复投,当改用温补之剂。如阳虚,以四君子加温热药;阴虚,以六味地黄丸作汤加温热药,甚者又须寒因热用,少以冷药从之,用热药冷探之法,否则拒格不入,非徒无益。而反害之也。

石顽曰:郁证多缘于志虑不伸,而气先受病,故越鞠、四七始立也。郁之既久,火邪耗血,岂苍术、香附辈能久服乎,是逍遥、归脾继而设也。然郁证多患于妇人,《内经》所谓二阳之病发心脾,及思想无穷,所愿不得,皆能致病。为证不一,或发热头痛者有之,喘嗽气乏者有之,经闭不调者有之,狂癫失志者有之,火炎失血者有之,骨蒸劳瘵者有之,疰生虫者有之。治法总不离乎逍遥、归脾、佐金、降气、乌沉七气等方,但当参究新久虚实选用,加减出入可也。

〔诊〕郁脉多沉伏,或结或促,或沉或涩,郁在肝肾则见于左,郁在心脾则见于右,气血食积痰饮一有留滞于其间,脉必因之而止涩矣。但当求其有神,何害之有?所谓神者,胃气也。郁脉虽多沉伏结促,不为患也,所虑在牢革弦强不和耳。盖沉伏结促,有气可散,气通则和,若牢革弦强则正气先伤,无气可散,即从事调补,尚难克效,况复误行耗气之药乎?所以郁证得弦强脉者,往往多成虚损也。

易思兰治一妇,患浑身倦怠,呵欠口干,经月不食,强之不过数粒而已。有以血虚治之者,有以气弱治之者,有知为火而不知火之源者,用药杂乱,愈治愈病。至冬微瘥,次年夏间,诸病复作,肌消骨露,三焦脉洪大侵上,脾肺二脉微沉,余部皆平和,此肺火病也。以栀子仁姜汁浸一宿,炒黑研极细末,用人参、麦冬、乌梅煎汤调下。进二服,即知饥喜食,旬日肢体充实如常。后因久病不孕,众皆以为血虚,而用参、芪之品,半月胸膈饱胀,饮食顿减,至三月余而经始通,下黑秽不堪,或行或止,不得通利,其苦万状。易复以四乌汤换生地,加陈皮、苏梗、黄芩、山栀、青皮、枳壳十数剂,一月内即有孕(《张氏医通·卷三·诸气门上·郁》)。

原文

越鞠丸　治诸郁痞闷。

香附童便浸　苍术泔浸,去粗皮,麻油炒　抚芎童便浸　各二两　山栀姜汁炒黑
神曲炒香　各一两五钱

滴水为丸,绿豆大,每服百丸,白汤下,阴虚多火禁用。越鞠者,若人鞠躬郁伏,忽尔其气发越也。香附理气郁,芎、术开湿郁,抚芎调血郁,栀子治火郁,神曲消食郁,总以理气为主。若湿郁,加白术、茯苓;热郁,加青黛、黄连;痰郁,加半夏、海石;食郁,加枳实、山楂;血郁,加桃仁、肉桂;气郁,加木香、砂仁。此因病变通之大略也。

火郁汤升麻汤下　小承气汤方祖　利金汤桔梗汤下　二妙散大补丸下　半夏厚朴汤二陈汤下　逍遥散虚损门　佐金丸方祖　四君子汤方祖　钱氏六味丸崔氏八味丸下　归脾汤保元汤下　苏子降气汤七气汤下　四乌汤四物汤下（《张氏医通·卷十三·专方·郁门》）

参考文献

（清）张璐撰；李静芳，建一校注.张氏医通［M］.北京：中国中医药出版社，1995.

《济世全书》（1701 年）

原文

《内经》曰：木郁达之谓吐之，令其条达也；火郁发之谓汗之，令其疏散也；土郁夺之谓下之，令无壅凝；金郁泄之谓渗泄，解表利小便也；水郁折之，制其冲逆也。

散郁汤

苍术八分　香附七分　川芎八分　栀子仁炒，八分　陈皮一钱　枳壳麸炒　七分　白茯苓一钱　白芍八分　甘草二分

生姜三片，水煎温服。

加味越鞠丸常服开郁思食。

苍术米泔浸　姜汁炒　四两　抚芎四两　香附童便浸炒　四两　神曲炒　四两　山栀仁炒　四两　陈皮去白　一两半　白术去芦炒　一两半　黄芩炒　一两半　山楂蒸　去子　二两

上为末，稀糊为丸，梧子大，每五六十丸，食后白下。

越鞠丸　治郁结气滞，以致胸膈痞闷或肚腹膨胀或咽喉不清，或痰气不爽或饮食少思，或吞酸不腐，宜用此药清之。若人脾胃虚弱，用六君子汤为主（《济世全书·坎集卷二·郁证》）。

参考文献

（清）汪启贤撰，（清）汪启圣辑.济世全书［M］.北京：中医古籍出版社，1996.

《女科指掌》（1705 年）

原文

【歌】脾肾虽分先后天，阴阳气血总相兼，瘦人过动宜清理，自汗滋阴合自

然,怒气伤肝常呕逆,胎元不运懒多眠,惟宜开郁安胎气,养血和中疾自瘥。

【论】脾为后天之长,肾为先天之原。有孕则碍脾,以致运化迟而生湿,湿生热,故用白术以健脾燥湿,黄芩以清热安胎,此形瘦血热,营行过疾,胎常上逼,过动不安,食少面黄,倦怠无力者宜之。若火旺口干,发热自汗,烦躁腹痛者,又宜生地、归、芍以养血也。若性急多怒,形实气盛,面黑胸满,呕逆腹痛,胎常不运者,又宜砂仁、香附以开之。肾为冲任之根,男子以藏精,女子以系胞,若肾虚腰软,脚膝无力,又宜六味丸去丹皮加杜仲、续断。故健脾、养血、开郁、补肾,治虽不同,然五行相生,循环无端,一以贯之。总之使其气血和平,无过不及而已。

【方】安胎饮

陈皮　茯苓　藿香　砂仁　当归　紫苏　甘草　白术　黄芩　大腹皮姜(三片)

水煎服。

恶阻,倍藿香、陈皮加半夏;胸膈不宽,加枳壳,去白术;恶寒,倍苏叶、生姜,去黄芩;虚烦,加麦冬、知母,去白术;子肿,加山栀、木通,倍腹皮;咳嗽,加桑皮、麦冬,去白术;子淋,加木通、淡竹叶、茯苓;头痛,加川芎、羌活、防风;腰痛,加杜仲、续断、补骨脂;痢疾,加黄连、木香、木通;胸腹痛,加香附、白芍、延胡;泄泻,加泽泻、白术、茯苓;伤寒无汗,加羌、防,去芩、术;寒热往来,加柴胡、苏、姜;伤食,加枳壳、砂仁,去芩、术;误服毒药,加知母、白扁豆;胎动不安,倍当归、砂仁;胎不长,加参、芪、归、术;下血加阿胶、艾叶、芎、归。胎太盛,加黄杨脑、陈皮;胎气上逼,加砂仁、苏梗;不眠,加茯神、枣仁、竹叶;胎气下坠,加川芎、续断;血虚,加白芍、熟地;疟疾,加柴胡、知母;胎欲坠,加续断、杜仲、芎、归;临产加川芎、当归(《女科指掌·卷之三·胎前门·胎前宜健脾养血开郁补肾》)。

参考文献

(清)叶其蓁撰;李亚平等校注. 女科指掌[M]. 北京:中国中医药出版社,2016.

《医学妙谛》(1837 年)

原文

气郁　湿郁　痰郁　火郁　血郁　食郁

滞而不通病名郁,气血痰火湿与食。丹溪制成越鞠丸(方用茅术、香附、山

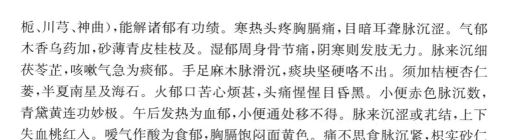

栀、川芎、神曲),能解诸郁有功绩。寒热头疼胸膈痛,目暗耳聋脉沉涩。气郁木香乌药加,砂薄青皮桂枝及。湿郁周身骨节痛,阴寒则发肢无力。脉来沉细茯苓芷,咳嗽气急为痰郁。手足麻木脉滑沉,痰块坚硬咯不出。须加桔梗杏仁蒌,半夏南星及海石。火郁口苦心烦甚,头痛惺惺目昏黑。小便赤色脉沉数,青黛黄连功妙极。午后发热为血郁,小便通处移不得。脉来沉涩或芤结,上下失血桃红入。嗳气作酸为食郁,胸膈饱闷面黄色。痛不思食脉沉紧,枳实砂仁加亦适。春加防风夏苦参,秋冬之令吴萸益。

陈曰:郁则气滞,气滞久则必化热,热久则津液耗而不流,升降之机失度。初伤气分,久延血分,甚则延为郁。劳用药大旨,宜苦辛润宣通,不宜燥热敛涩呆补(《医学妙谛·卷上·杂症·六郁章》)。

参考文献

(明)袁班撰.中医珍本文库影印点校·证治心传·医阶辩证·医学妙谛·评琴书屋医略合集[M].太原:山西科学技术出版社,2012.

《良朋汇集经验神方》(1711年)

原文

六郁汤 治诸郁,清火化痰,顺气开胸膈。

香附童便制 苍术 神曲 山栀 连翘 陈皮 川芎 贝母去心 枳壳麸炒 苏梗 甘草各一钱

水二钟煎一钟,温服。有痰加南星、半夏;如热加柴胡、黄芩;血郁加桃仁、红花;湿加白术、羌活;如气加木香、槟榔;食积加山楂、砂仁。

分心气饮 治男子、妇人诸气不和,多因忧愁思虑,忿怒伤神或临食忧戚,或事不遂意,使抑郁之气留滞不散,停于胸膈之间不能流畅,致心胸痞闷,胁肋虚胀,噎塞不通,吞酸噫气,呕哕恶心,头目昏眩,四肢倦怠,面色痿黄,口苦舌干,饮食减少,日渐羸瘦,或大肠虚闭,或因病之后胸中虚痞,不思饮食,并皆治之。

附方

木通 官桂 茯苓 半夏姜制各一钱 紫苏 羌活 赤芍各八分 大腹皮五分 青皮去穰 陈皮各七分 甘草三分 桑白皮一钱

上锉,生姜三片、枣一枚、灯草三十寸,水煎温服。

气症方 治脾气壅满,心膈不利。

枳壳二两 炒黄色

上为末,每服二钱,不拘时,米饮调下。

一方　治伏梁气在心结聚不散。

附方

桃仁三两

为末,每服二钱,酒调下。

一方　治上气咳逆及结气。

紫苏子和水研取汁,去渣,煮粥食之愈。

一方　治寒热,气不和,不思饮食。

用川乌头　山栀子各等分俱生用

共捣为末,以酒糊丸,如桐子大。每服十五丸,炒姜汤下。如小腹痛,炒茴香、葱、酒煎面再下二十丸即愈。

一方　治一切气不和,走注疼痛。

木香,温水磨浓汁,热黄酒冲服即愈。

一方　治一切结气,心胸壅塞,膈冷气热。

附方

生姜捣烂取汁　杏仁去皮尖捣泥

二味共煎成膏,白滚水调服。

四君子汤　治一切诸气,公私拂情,抑郁烦恼,七情所伤,不思饮食,气虚不足等症。

人参　白术　砂仁　厚朴姜汁炒　陈皮　当归　甘草　茯苓　各等分

水二钟,姜一片,枣二枚煎八分,不拘时服。如气虚甚加黄芪(《良朋汇集经验神方·卷之一·郁证门》)。

参考文献

(清)孙伟撰;齐馨点校.良朋汇集经验神方[M].北京:中医古籍出版社,1993.

《马氏医案并附祁案王案》(1713年)

原文

恶寒发热,倦怠懒言,神气怯弱,两脉虚弦。此甲木内郁,生气不荣,阳明受病也。盖甲木乃少阳初生之气,勾萌[1]始坼,其体柔脆,一有怫郁,即萎软遏抑,而不能上升,则下克脾土亦病矣。二脏受病,枢机不利,虚邪从之,入与阴争则寒,顷之既出,而与阳争则热。倦怠者,乃胃病而约束之机关不利也;神怯者,乃本病而心藏之神明失养也;是皆木郁土衰之故。木气既郁,惟和风可以达之,阴雨可以滋之,**逍遥散**。

　　柴胡　当归酒炒　白芍酒炒　茯苓　炙草　白术土炒　加煨姜、薄荷

　　场屋不遂,郁郁而归,神识不清,胸满谵语,上不得入,下不得出,脉虚涩兼结。此因郁气所伤,肺金清肃之气,不能下行,而反上壅,由是木寡于畏,水绝其源,邪火为之内扰,津液为之干枯,胸中满结者,气不得下也。神昏谵语者,火乱于上也,上不得入,下不得出,气化不清,而显天地否塞之象也。法宜舒通肺气,使清肃下行,则邪火不扰,而胸满自愈矣。

附方

　　紫菀　干葛　枳壳　桔梗　杏仁　苏子

　　脉上出鱼际,此情怀失旷,郁而成热,少火化为壮火,久咳食减,形瘦已是损象,议用**逍遥散**,养心脾营血,舒肝胆郁结主治。

　　当归　白芍　茯苓　甘草　丹皮　柴胡　钩藤　广皮　大枣

　　久病形神日消,脉象坚大,是谓脉无胃气矣。曾诊于上年夏季,便泄腹痛食减,舒肝健脾疏补,春进安胃丸,总无效验。此生气不至,当女子天癸将通之岁,经脉气机怫郁,久逆热聚,渐为枯涸之象,最足虑也。议用汪石山劳郁治法。

附方

　　川芎　归身　白芍　熟地　青蒿　胡黄连　楂炭　香附

参考文献

　　盛增秀. 医案类聚[M].北京：人民卫生出版社,2015.

注释

　　1. 勾萌:草木芽苗。曲者为勾,直者为萌。

《东皋草堂医案》(1722 年)

原文

　　一老姬,病后失调,不思食,因而绝谷者月余,下部浮肿,切其右脉浮而迟,左脉沉而有力,此肝郁克脾也。为之定方：肉桂、白芍、藿香、青皮、半夏、白术、干姜、陈皮、甘草、米仁、茯苓、当归,服二帖,浮肿退,胃口开,仍用前方去藿香加人参,又二帖,而口苦,微发寒热,病者心慌,余慰之曰：发寒热,病将退矣。再立方：柴胡、升麻、半夏、人参、白术、茯苓、甘草、当归、肉桂、干姜、白

芍、黄芩，少阳诸症悉愈，而脉渐虚微，余知其病退矣，于前方去黄芩、半夏、肉桂，加附子、陈皮、黄芪。四剂而霍然。凡木郁之症，服药后，身发寒热者，此木气上升也，故知其病将愈（《东皋草堂医案·脾胃》）。

参考文献

盛增秀.医案类聚[M].北京：人民卫生出版社，2015.

《身经通考》（1723 年）

原文

按气、血、痰三症，多有兼郁者，或郁久而生病，或病久而成郁，虽气用四君，血用四物，痰用二陈，必以开郁药佐之。诸郁之脉皆沉，沉则为郁，但芤、涩、数、紧、滑、缓之不同耳！病之属郁者八九，视所挟兼症以开导之。

气郁，其症胸满胁肋胀痛，脉沉而涩，用二陈加香附，抚芎、苍术。气实者，加枳实、厚朴、砂仁、山栀、青皮、木香之类。

湿郁，其症周身走痛或关节痛，遇阴寒则发，脉沉而细缓，身体重头痛，白芷、苍术、川芎、茯苓、香附，或升阳除湿汤。

血郁，其症四肢乏力，能食便血，脉涩而芤，四物加桃仁、红花、青黛、抚芎、香附。

痰郁，其症动则喘，寸口脉滑而沉，二陈加海石、南星、香附、瓜蒌仁、半夏，苦瓜蒌捣汁，用煅过蛤粉拌匀，作饼晒干，名海石，入口最能破痰。盖蛤生海中，得咸能软坚，而瓜蒌又去痰之品，若以海中浮石为海石，非是。

火郁，其症瞀闷，大便赤涩，脉沉而数，骨髓中热，肌痹热，扪之烙手，逍遥散加山栀，香附、青黛、抚芎、贝母、苍术，或火郁汤。

食郁，其症嗳酸胸满，腹胀不能食，或吐酸水，恶闻食气，人迎脉平和，气口脉紧盛，或沉缓而大，保和丸加枳实、麦芽、砂仁、香附之类（《身经通考·身经通考卷三脉说·何谓郁病之脉》）。

原文

交感丹 治一切名利失意，抑郁烦恼，七情所伤，不思饮食，面黄肌瘦，胸膈痞满。

香附二斤炒黄 净末一斤，茯神为末四两 飞之更妙，炼蜜丸弹子大，每服一丸，空心细嚼，白滚汤磨沉香少许，苏子一撮炒，熬汤下更速（《身经通考·身经通考卷四 方选·郁症门》）。

参考文献

(清)李潆撰;李生绍,赵昕,刘晓燕点校.珍本医籍丛刊·身经通考[M].北京:中医古籍出版社,2004.

《静香楼医案》(1729 年)

原文

中年脘闷,多嗳多咳,此气郁不解也。纳谷已减,未可破泄耗气,宜从胸痹例,微通上焦之阳。

附方

薤白　瓜蒌　半夏　桂枝　茯苓　姜汁

诒按:方法轻灵。

郁气凝聚喉间,吞不下,吐不出,梅核气之渐也。

附方

半夏　厚朴　茯苓　苏梗　旋覆花　橘红　枇杷叶　姜汁

诒按:此于《金匮》成方中,加旋覆、杷叶,最有巧思。

寒热无期,中脘少腹遘痛,此肝脏之郁也。郁极则发为寒热,头不痛,非外感也。以加味逍遥散主之。

加味逍遥散

诒按:此木散达之之法。

病从少阳,郁入厥阴,复从厥阴,逆攻阳明,寒热往来,色青,颠顶及少腹痛,此其候也。泄厥阴之实,顾阳明之虚,此其治也。

人参　柴胡　川连　陈皮　半夏　黄芩　吴萸　茯苓　甘草

诒按:此从左金、逍遥化裁而出。若再合金铃子散,似更周到。

此血郁也,得之情志,其来有渐,其去亦不易也。

旋覆花　薤白　郁金　桃仁　代赭石　红花

诒按:此必因血郁,而络气不通,有胸膈板痛等见证,故立方如此(《评选静香楼医案·上卷·诸郁门》)。

参考文献

(清)尤在泾等编;(清)柳宝诒评选,盛燕江校注.柳选四家医案·评选静香楼医案[M].北京:中国中医药出版社,2008.

《不居集》（1739 年）

原文

吴澄曰：百病皆生于郁。故凡病之属郁者，十常八九有本气自郁而病者，有别脏所乘而郁者。《内经》所论，只言五行胜复之理，故有五气之郁。丹溪推而广之，则有气、血、痰、火、湿、食之六郁。赵氏又推而广之，凡伤风、伤寒、温暑、时疫、外感等症，皆作郁看。余又推而广之，凡七情、五志、劳伤、积食，各病皆属于郁。盖情志怫抑，无不关于心，郁者心病也。童男、室女、师尼、寡妇，所欲不得，或先富后贫，先贵后贱，名利场中荣辱所关，或衣食牵累，利害切身，因而抑郁成劳损者，不知凡几，皆心之郁以致之也。赵氏以木气一郁，而五气相因皆郁，主以逍遥散。予谓心气一郁，而百病相因皆郁，宜用赵敬斋补心丸并归脾汤。盖心藏神而生血，心郁则不能生血而血少，血少则怔忡、健忘、惊悸、盗汗、遗精之虚症生矣。心郁则不能生脾土，脾伤则不能统血，不能统血则吐衄、不眠食少、肠红[1]崩漏、体倦、神疲之虚症生矣，故主以归脾汤。归脾者，治劳伤心脾之圣药也。心者君主之官，五脏系皆通于心，一有不平，心即应之。补心之方，前哲不少，然未能贯乎五脏。惟赵敬斋补心丸一方，极其缜密，能安养心神，治心气不足也。经曰：二阳之病发心脾，有不得隐曲[2]，则女子不月。有不得隐曲者，盖指忧心悄悄，抑郁不伸，有无可如何之状，生气日削，神气日丧，而在女子则为不月也。呜呼！天不满东南，地缺陷西北，则天地亦无全功，而人生朝露，寄居尘世，气运不齐，机缘难凑，岂尽十全，从心所欲，惟居命以俟之。素富贵行乎富贵，素贫贱行乎贫贱，素患难行乎患难，故无入而不自得焉。孔圣饭疏食饮水，曲肱而枕之，乐亦在其中矣。颜氏一箪食、一瓢饮在陋巷，人不堪其忧，回也不改其乐。孟子曰：莫非命也，顺受其正。此皆治郁之真诠，却病之妙谛。然非有根基上智之人，襟怀旷达之士，终久摆脱不开，必愈病而愈郁，愈郁而愈病，惟有待毙而已。虽千百剂逍遥、归脾何益也？（《不居集·上集卷之十八·七情内郁·郁论》）

原文

《内经》曰：木郁达之，火郁发之，土郁夺之，金郁泄之，水郁折之。然调其气，过者折之，以其畏也，所谓泄之。

澄按：金木水火土，各有其性，所愿不遂，则郁生焉。达之、发之、夺之、泄之、折之，不过顺其自然之性而已。丹溪云：气血冲和，百病不生，一有怫郁，百病生焉。是郁之为病，非独六气使然。《内经》五法，不得不借五气以发明其精妙,其中意义无穷,不可执一而论也。古方越鞠丸、四磨汤、四七汤、七气汤,皆以行气开郁化痰为主。若病初起,气滞郁结不开,宜顺其自然之性而开之则可矣。若久病虚损之人,情志不遂,所愿不得,劳心焦思,忧愁百结,神消气阻,精血暗伤,不知培补真元,而仍日以行气化痰开郁为事,其不危者几希。况今时之人,适意者恒少,拂意者恒多,虚损之因皆从此起。惟能顺其自然之性,从其心之所欲,则心境渐开,兴趣日起。此即达之、发之、夺之、泄之、折之之法,而非逍遥、郁金等药所可疗也(《不居集·上集卷之十八·七情内郁·郁证》)。

原文

怒郁者,大怒气逆之时,则实邪在肝,故见气满腹胀,所当平也。及其怒后,而逆气已去,惟中气受伤矣。既无胀满疼痛等症,而或为倦怠,或为气逆,或为少食,此以木邪克土,损在脾矣。是可不知培养,而仍加消伐,则所伐者其谁乎?此怒郁之有先后、有虚实,所当辨也。

怒郁之治,暴怒伤肝,逆气未解,而为胀满,或疼痛者,宜解肝煎、神香散、六郁汤、越鞠丸。若怒气伤肝,因而动火,以致烦热胁痛胀满,或动血者,宜化肝煎。若怒郁不解,或生痰者,宜温胆汤。若怒后逆气既散,肝脾受伤,而致倦怠食少者,宜五味异功散,或五君子煎、大营煎、归脾汤之类。若血虚有火,而兼抑郁不开者,宜畅郁汤(《不居集·上集卷之十八·论情志三郁·一曰怒郁》)。

原文

思郁者,惟旷女嫠妇,及灯窗困厄,积疑在怨者皆有之。思则气结,结于心而伤于脾也,及其既甚,则上连肺胃,而为咳喘,为失血,为噎膈,为呕吐;下连肝肾,则为带浊,为崩淋,为不月,为劳损。若初病气结而为滞者,宜顺宜开。久病而损及中气者,宜修宜补。然以情病者,非情不解。其在女子,必得愿遂而后可释,或以怒胜思,亦可暂解;其在男子,非有能屈能伸,达观上智者,终不易解也。若病既成,损伤必甚,而再行消伐,其不明亦甚矣。

思郁之治,若初有郁结,滞逆不开者,宜和胃煎加减治之,或二陈汤,或启脾丸、沉香降气散。凡妇人思郁不解,致伤冲任之源,而气血日亏,渐致经脉不调,或短少渐闭者,宜逍遥饮、大营煎。若思忆不遂,以致遗精,带浊,病在心脾不摄者,宜秘元煎。若思虑过度,以致遗精滑泄,及经脉错乱,病在肝肾不固者,宜固阴煎。若思郁动火,以致崩淋失血,赤带内热,经脉错乱者,宜保阴煎。若思郁动火,阴虚肺热,烦热咳嗽见血,或骨蒸夜热者,宜四阴煎,一阴煎。若儒生蹇厄[3],思结枯肠,及任劳任怨,心脾受伤,以致怔忡健忘,倦怠少食,渐至消瘦，或为膈噎呕吐者，宜寿脾煎，七福饮。若心膈气有不顺，或微见疼痛者，宜归脾汤，或加砂仁、白蔻、丁香之类，或微顺之。若思虑太过，致伤心脾者，宜资成汤（《不居集·上集卷之十八·论情志三郁·一曰思郁》）。

原文

忧郁者，全属大虚，本无实邪，此多以衣食之累，利害之牵，及悲、忧、惊、恐而致郁者，总皆忧郁之类。盖悲则气消，忧则气沉，必伤脾肺；惊则气乱，恐则气下，必伤肝肾。此其戚戚悒悒[4]，但有消索，神志不振，心脾日以耗伤。凡此之辈，皆阳消症也，尚何实邪？使不知培养真元，而再加解散，其与鸬鹚脚上割股者何异焉？是不可不加审察也。

忧愁之治，若初郁不开，未至内伤而胸膈痞闷者，宜二陈汤、平胃散，或和胃煎、六君子汤之类。若忧郁伤脾，而吞酸呕恶者，宜温胃饮、神香散。若忧郁伤脾肺，而困倦怔忡，倦怠食少者，宜温脾汤、寿脾煎。若忧思伤心脾，以致气血日消，饮食日减，肌肉日削，宜五福饮、七福饮，甚者大补元煎。

澄按：五气之郁，自外而入，故郁在六经。七情之郁，自内而生，故郁在五脏。五脏之中，又以心经为主，以其有脉络相通，故郁者实乃心病也。虽曰情志忧思怒三郁，而喜悲惊恐，亦无不在其中，皆可圆活融贯。惟思虑成郁用归脾汤，恚怒成郁用逍遥散，俱加山栀。盖郁则气滞血耗，故用当归随参补血，白芍随术解郁，复用炒黑山栀，取其味清气浮，能升能降，以解五脏热，益少阴血。若不早治，痨瘵之由也。若肝气不伸，下侮脾土者，宜升补中和汤。血虚有火者，宜畅郁汤（《不居集·上集卷之十八·论情志三郁·一曰忧郁》）。

原文

两胁膨胀，嗳气连连有声。治宜青皮、川芎、吴茱之类（《不居集·上集卷之十八·诸郁证治·肝郁》）。

原文

胸满胁痛，脉沉而涩。宜二陈汤加苍术、川芎、香附，或分气饮、四七汤、木香、沉香、砂仁、槟榔之类（《不居集·上集卷之十八·诸郁证治·气郁》）。

原文

吴澄曰：内郁者，七情之郁也；外郁者，六气之郁也。六气伤人，皆有传变，由轻及重。惟外郁之症，只在本经聚而不散，有失升降变化之权，胶结不开，厌厌有似虚损痨瘵之症（《不居集·上集卷之十八·诸郁证治·外郁》）。

原文

素有阴虚火症，外为风寒水湿所感，皮毛闭寒即为郁。郁则火不得泄，血随火而妄行。郁于经络则从鼻出，郁于胃脘则从口出。凡系郁，其脉必涩，其人必恶风恶寒。不知者便以为虚，而补之误矣。视其面色必滞，喜呕，或口苦，或吐酸，审有如是症，必当舒郁为主。

　　澄按：此外郁之类损者。盖气血充和，脉络贯通，百病不生。今为六淫所伤，气血抑窒，则有寒热吐衄之患。虽年深月久，郁而不开，不兼舒郁，治必不效（《不居集·上集卷之十八·诸郁证治·外郁类虚损》）。

原文

　　郁者，结聚而不得发越也。当升不升，当降不降，当变化不变化，失其常度，而郁病作矣。大抵诸病，多有兼郁者，或久郁而生病，或病久而生郁。故凡治病，必以郁法参而治之。

　　澄按：病生郁，郁生病，内外相因而为郁者也。更有一种汤药杂乱，滋补妄投，病无增减，心中愤愤无可如何之状，因药不合症，郁上加郁，固结弥深，有成药郁者（《不居集·上集卷之十八·诸郁证治·病多兼郁》）。

原文

　　逍遥散　血虚肝燥，骨蒸劳热，咳嗽潮热，往来寒热，口干便涩，月经不调。

　　柴胡　当归　白芍　白术　茯苓各一钱　甘草五分　加煨姜、薄荷煎。

　　赵羽皇曰：肝苦急，急食甘以缓之。盖肝性急善怒，其气上行则顺，下行则郁，郁则火动而诸症生矣。发于上则头眩耳鸣，而或为目赤；发于中则胸满胁痛，而或作吞酸；发于下则少腹疼疝，而或溲溺不利；发于外则寒热往来，似疟非疟。凡此诸症，何莫非肝郁之象乎？而肝木之所以郁者，其说有二，一为血少不能养肝也。盖肝为木气，全赖土以滋培，水以灌溉。若中气虚，则九地不升，而木因之郁；阴血少则木无水润，而肝遂以枯。方用白术、茯苓者，助土气以升木也；当归、白芍者，益荣血以养肝也；丹皮解热于中；栀子清火于下；独柴胡一味，一以厥阴报使，一以升发诸阳。经云木郁达之，柴胡其要矣。

　　加味归脾汤　即归脾加丹皮、栀子。

　　补心丸　能养心神，又治心气不足，可与归脾、寿脾功用相当，以治七情内伤之郁，不但补心，兼补五脏，无偏胜之弊。

　　人参　川归　牛膝　黄芪　木通　麦冬　远志　石菖蒲　香附　天冬　花粉　白术　贝母　熟地　茯神　地骨皮

　　上为细末，大枣肉为丸，酒或圆眼汤送下五七十丸。

　　分气饮

　　木通　青皮　半夏　陈皮　茯苓　甘草　肉桂　桑皮　腹皮　羌活　紫

苏　生姜　灯草　大枣

水煎服。

七情交感丹

香附童便浸七日　晒干　醋炒黄　一斤　茯神去心皮　人乳浸　日晒夜露七日夜四两

上为末,炼蜜丸弹子大,空心滚汤细嚼一丸。

越鞠丸　统治诸郁。

香附　苍术　川芎　山栀　神曲

为末,水泛成丸,如绿豆大,白汤下百丸。

四磨汤　治七情气逆,上气喘急,妨闷不食。

人参　乌药　沉香　槟榔

等份,浓磨,煎三四沸,温服。

一方去人参,加枳实、木香,名五磨饮子,治气厥。

七气汤　治七情气郁。

半夏　厚朴　茯苓　紫苏　加姜、枣煎。

四七汤　治七情气郁。

人参　官桂　半夏　甘草　加姜煎。

心腹痛,加玄胡索。

化肝煎　治怒气伤肝,因而气逆动火,致为烦热,胁痛胀满,动血等症。

青皮　陈皮　白芍各二钱　丹皮　栀子　泽泻各一钱五分　土贝母二三钱

寒热加柴胡,下血加地榆。

逍遥饮　治思郁过度,致伤心脾冲任之源,气血日枯。

当归二三钱　白芍一钱五分　熟地三五钱　枣仁二钱　茯神一钱五分　远志三五分　陈皮八分　炙草一钱

气虚加人参。

解肝煎　治暴怒伤肝,气逆胀满,阴滞等症。

陈皮　半夏　厚朴　茯苓各一钱五分　苏叶　白芍各一钱　砂仁七分　姜三五片(《不居集·上集卷之十八·郁证例方》)

原文

忧思太过,脾气结而不开,肝气不舒,下凌脾土,虚损症多有之,宜开郁舒结(《不居集·上集卷之二十一·泄泻·郁结泄泻》)。

原文

虚损之人,每多善怒。怒气未除,便进饮食,怒气挟食,致伤脾胃。脾胃一伤,即发泄泻,不可消食,致脾气益弱。亦不可利气疏解,使肝益虚。大法补脾之虚,而利肝之气。故患此必须切戒恼怒为主(《不居集·上集卷之二十一·泄泻·郁怒泄泻》)。

原文

失意之人,怀抱抑郁,气生痰涎,涎与气搏,心神不宁,脉必沉结,或弦者是也(《不居集·上集卷之二十二·怔忡惊悸健忘善怒善恐不眠·气郁怔忡》)。

参考文献

(清)吴澄撰;刘从明校注. 不居集[M]. 北京:中医古籍出版社,2012.

注释

1. 肠红:证名。大便出血。
2. 隐曲:①指排大、小便。②指前、后二阴。见"隐曲之疾"。
3. 蹇(jiǎn)厄:困厄,不顺利。
4. 悒悒(yì):意思是忧郁,愁闷。

《医贯砭》(1741年)

原文

《内经》曰:木郁则达之,火郁则发之,土郁则夺之,金郁则泄之,水郁则折之。然调其气,过者折之,以其畏也,所谓泻之。《内经》五法之注,乃出自张子和,非启玄旧文,故多误。无稽之谈随口而出,可怪。予既改释其误,又推广其义,以一法代五法,自古从无一法可代几法者。若尔,此书何止可代五法,直以六味、八味代尽自古以来万病万法也。神而明之,屡获其效,故表而书之。盖东方先生木,木者生生之气,即火气。空中之火,附于木中,木郁则火亦郁于木中矣。在木中,则非空中矣。不特此也,火郁则土自郁,土郁则金郁,而水亦郁矣。然则非五郁,乃一郁也。此五行相因自然之理,惟其相因也,予以一方治其木郁,则诸郁皆因而愈。一方者何,逍遥散是也。方中惟柴胡、薄荷二味最妙。盖人身之胆木乃甲木,少阳之气,何以只是胆,不是肝?气尚柔软,象草穿地,始出而未伸,此时被寒风一郁,何以郁必由寒风?即萎软抑遏,而不能上伸。不能上伸,则下克脾土,而金水并病矣。何以一病并皆病?惟得温风一吹,郁气即畅达。盖木喜风,肝为风脏,最恶者风,反云喜风。风摇则舒畅,若寒风则畏矣。温风者,所谓吹面不寒,杨柳风也,木之所喜也。柴胡、薄荷辛而温者。柴胡、薄荷正驱风之药,非即风也。真乃乱道。惟辛也故能发散,温也故入少阳,立方之妙如此。其甚者,方中加左金丸。左金丸止黄连、吴茱萸二味。黄连但治心火，吴茱萸气燥，黄连独非寒药乎？且肝最畏燥者，以风为燥气。又燥能伤血也。肝之气亦燥，同气相求，故入肝以平木。同气相求，如何反能平之？木平则不生心火，火不刑金，而金能制木。不直伐木，而佐金以制木，此左金之所以得名也。此又法之巧者，然犹未也，一服之后，继用六味地黄加柴胡、芍药，服之以滋肾水，惮水能生木。此处又要生木，前后颠倒。如此倘生木而心火又旺，销铄肺金，左金又无用矣。其意专为要用六味，而郁证六味断断难下，所以立出生木一法来，则六味又为必用之方。作伪心劳亦可怜也。逍遥散者，风以散之也。地黄饮子者，雨以润之也。木有不得其天者乎，此法一立，木火之郁既舒。木不克脾土，且土亦滋润无燥熇之病，金水自相生，予谓一法可通五法者如此。必牵连说下方，可一法代五法，否则又要立一方矣。岂惟是哉，推之大之，千之万之，其益无穷。凡寒热往来，似疟非疟，恶寒恶热，呕吐吞酸，嘈杂胸痛，胠胁痛，小腹胀闷，头晕盗汗，黄疸，瘟疫，疝气，飧泄等证，皆对证之方也。一法可代诸杂病法。推而至于伤风、伤寒、伤湿，除直中，凡外感者，俱作郁看，一法可代伤寒诸法，余所谓不但一法可代五法，凡天下万病万法，俱可代者，诚然哉？诚然哉？嗟乎！古人治病，不但病名之异者各有治法，即一病之中亦千头万绪，种种各别，乃竟以一方了之，真丧心病狂之人也。以逍遥散加减出入，无不获效。如小柴胡汤、四逆散、羌活汤大同小异，然不若此方之响应也。神而明之，变而通之，存乎人耳。所谓神明变通者，总用六味也。倘一服即愈，少顷即发，或半日或一日又发，发之愈频愈甚，此必属下寒上热之假证。郁病本无此等似热实寒之证，其所以又转此语者，专为要用八味也。此方不宜复投，当改用温补之剂。如阳虚，以四君子汤中加温热药；阴虚者则以六味汤中加温热药。甚者尤须寒因热用，少以冷药从之。用热药冷探之法，不则拒格不入，非惟无益，而反害之。病有微甚，治有逆从，玄机之士，不须予赘。

　　古方逍遥散　柴胡、薄荷、当归、芍药、陈皮、甘草、白术、茯神。

　　吕氏曰：六味加柴、芍，亦立斋法也，合逍遥散，谓肾肝同治。但立斋去芍药，赵氏单用芍药为不同。二方同用，万无此理。薛氏本庸医之首，经此二人一表章，尤误之无尽也。

　　吕氏又曰：以加味逍遥散、六味丸治郁，自薛长洲始也，邪说之宗。然长洲之法，实得之丹溪。越鞠之芎䓖，即逍遥之归芍也；越鞠之苍术，即逍遥之白术也；越鞠之神曲，即逍遥之陈皮也；越鞠之香附，即逍遥之柴胡也；越鞠之栀子，即逍遥之加味也。但越鞠峻而逍遥则和矣，越鞠燥而逍遥则润矣。此则青出于蓝，后来居上，亦从古作述之。大凡如东垣之补中益气，比枳术万全无弊矣。然岂可谓枳术之谬，而禁不用哉。此段议论，不但明末庸医之技量尽见，而吕氏之分毫不晓,亦和盘拓出矣。古人治病,一病有一病之方,一方有一方之药,一药有一药之性。一药增损,方名即别。七情六淫,各有专治。譬如父子、夫妇,有天生者,有配合者,分毫不可假借。肉桂不容易以附子,黄连何得以易石膏,此医道之所以难也。今云:此药即可当某药。倘有人曰:某人即我之父也,某人即我之夫也,人尽以为乱伦矣。为此说者,于古人治病之法,立方之义,用药之妙,何尝梦见哉!(《医贯砭·卷上·郁病论》)

参考文献

徐灵胎.医贯砭[M].北京:中国中医药出版社,2012.

《叶天士晚年方案真本》(1746年)

原文

毛四十岁　气塞填胸阻喉,不饥不饱。病起嗔怒,寅卯病来,临晚病减。凡气与火,必由少阳木性而升,故上午为剧。

附方

瓜蒌皮　薄荷梗　神曲　黑栀皮　新会红　青蒿梗(《叶天士晚年方案真本·杂症》)

原文

张四十九岁　平昔劳形伤阳,遭悲忧内损脏阴,致十二经脉逆乱,气血混淆,前后痛欲捶摩,喜其动稍得流行耳。寝食不安,用药焉能去病?悲伤郁伤,先以心营肺卫立法。

附方

川贝　枇杷叶　松子仁　柏子仁　苏子　麻仁(《叶天士晚年方案真本·杂症》)

原文

金麒麟巷,五十九岁　平日操持,或情怀怫郁,内伤病皆脏真偏以致病。庸医但以热攻,苦辛杂沓,津枯胃惫,清气不司转旋,知饥不安谷。

大半夏汤。(《叶天士晚年方案真本·杂症》)

原文

汪　到吴诸恙向愈,金从两和脾胃。近日家中病人纠缠,以有怫郁,肝胆木火因之沸起,气从左胁上撞,即丹溪上升之气自肝而出。木必犯土,胃气为减。

附方

　　人参　茯苓　炙草　生谷芽　木瓜　川斛(《叶天士晚年方案真本·杂症》)

原文

　　秦廿二岁　据述久逗客邸,情志不适,致脘中两胁按之而痛。大便久不爽利,脉形弦坚,面色不华,纳食已少,虚中有滞,以宣通腑络。

附方

　　熟桃仁　海石　土瓜蒌　熟半夏　橘红　枳实皮(《叶天士晚年方案真本·杂症》)

原文

　　吴三十五岁　遭逢数奇,情志郁勃,劳伤客感兼有。病实体虚,照顾勿犯二气,是攻邪宜轻。

附方

　　连翘　飞滑石　花粉　白蔻仁　桔梗　杏仁　橘红　枳壳(《叶天士晚年方案真本·杂症》)

原文

　　周东汇,廿一岁　此情怀多嗔,郁热自内生,经来愆期,心嘈辣,腹中痛,干咳忽呛,皆肝胃气热上冲,久则失血经阻,最宜预虑。

附方

　　小黑稆豆皮　细生地　清阿胶　生白芍　云茯神　漂淡天门冬(《叶天士晚年方案真本·杂症》)

原文

　　袁同里　经年累月宿恙[1],全是郁悖内因。五志中之阳气有升无降,故得泄泻反爽,背椎必捶摩而胀减。盖脏阴之热鼓动,经腑中气皆逆行上巅。春间经漏,议进**滋清补方**,亦从权随时令也。暑伏已过,肃降未至,以顺天之气,应乎人身推求。

　　川黄连　广藿香　生麦芽　茯苓皮　蓬术汁　胡黄连　泽泻　南楂　丹皮(《叶天士晚年方案真本·杂症》)

参考文献

　　盛增秀.医案类聚[M].北京:人民卫生出版社,2015.

注释

1. 宿恙：旧病

《叶氏医案存真》(1746 年)

原文

脉涩小数，质弱，平昔喜饮。酒性先入肝胆，故易生嗔怒，且涂次侍亲，烦劳郁热，自情怀而升。病属郁劳，惟怡悦为上，用药不易奏功。

附方

桑叶　川贝母　粉丹皮　山栀壳　天花粉　蜜炒广皮

悲忧哭泣致病，不饥欲呕，病属郁症。治当条达肝胃，第胃为阳土，肝寄相火，虽结瘕气，燥热未宜。

附方

制半夏　白茯苓　炒丹皮　炒神曲　吴茱萸　夏枯草　黑山栀　川连

客邸怀抱不舒，肝胆郁遏，升降失度，气坠精开为遗泄，地、萸、龙、牡钝涩，气郁者更郁，理气和肝获效，未经调理全功。当今冬令，温舒收藏之气未坚，失血之后，胸中隐隐不畅，未可凝阴，只宜降气和血。

附方

钩藤钩　降香　米仁　郁金　茯苓　杜苏子　丹皮　炒桃仁

中虚阳郁，胸膈不舒，饮食不快，拟逍遥散，疏肝和脾，使甲胆清阳上达，生化气行，病可痊愈。

附方

人参　柴胡　茯苓　归身　炙黑甘草　焦术　广皮　丹皮　炒白芍

阴茎作痛，痛甚而愤。诊两脉，浮虚而涩，浮为气虚，涩乃精伤。阴阳两虚，得之忧思劳郁，而伤中也。《经》云：阳明为气血之海，主润宗筋。又阳气者，精则养神，柔则养筋，今多悒郁，则气必伤。又任劳倦，则血必耗。气血两伤，宗筋失润，故令作痛。治以当归补血汤，加人参、甘草、秦艽、桂心、红花，继用归脾汤调理。

粮船四十　气塞填胸阻喉，不知不食。问病起嗔怒，寅卯病来，临晚病减。凡气与火，必由少阳之木而升，故上午为剧。

附方

瓜蒌皮　黑栀皮　薄荷梗　神曲　新会皮　青蒿梗

参考文献

盛增秀. 医案类聚［M］. 北京：人民卫生出版社，2015.

《种福堂公选医案》（1746 年）

原文

单七岁　为母丧悲泣，淹淹不食，面黄唇淡，情志不适，生阳郁窒。《内经》谓思为心疾，郁必伤脾。病属无形，非伤食恶食之比。稚年调理后天脾胃为要，佐以开益心气。

附方

人参　茯苓　炙甘草　淮小麦　益智仁　石菖蒲（《种福堂公选医案·郁心脾》）

原文

褚　气郁，肝不疏泄，神狂谵语，非是外感，乃七情之病，先进涤痰汤法。

附方

川连　胆星　石菖蒲　半夏　钩藤　山栀　远志　橘红（《种福堂公选医案·郁肝火》）

参考文献

盛增秀. 医案类聚［M］. 北京：人民卫生出版社，2015.

《叶选医衡》（1746 年）

原文

夫郁者，闭结凝滞瘀蓄抑遏之总名。《内经》五郁，以运气言也。丹溪六郁，以病因言也。以五郁言之，有诸家之释。然张氏之说为得其正，其说曰：天地有五运之郁，人身有五脏之应，郁则结聚不行，乃致当升不升，当降不降，当化不化，而郁作矣。故或郁于气，或郁于血，或郁于表，或郁于里，或因郁而生病，或因病而生郁。郁而太过者，宜裁之抑之；郁而不及者，宜培之助之。大抵诸病皆兼郁，为治有不同。所谓木郁达之者，达、畅达也。凡木郁之病，风之属也，其脏应肝胆，其经在胁肋，其主在筋爪，其伤在脾胃，在血分，其性喜调畅。故在表者，当疏其经；在里者，当疏其脏，但使气得通行，皆谓之达。诸家以吐为达，又安足以尽之？火郁发之，发，发越也。凡火郁之病，为阳为热之属也。其脏应心，主小肠三焦，其主在经络，其伤在阴分，火之所居，有结聚敛伏者,不宜蔽遏,当因其势而解之散之升之扬之,如开其窗,揭其被,皆谓之发,非止于汗也。土郁夺之,夺,直取之也。凡土郁之病,温湿之属也。其藏在脾胃,其主在肌肉四肢,其伤在胸腹,土畏壅滞。凡滞在上者,夺其上,吐之可也;病在中者,夺其中,伐之可也;病在下者,夺其下,泻之可也。凡此皆谓之夺,非止于下也。金郁泄之者,泄、疏利也。凡金郁之病,为敛为闭,为燥为塞之属也,其藏应肺与大肠,其主在皮毛声息,其伤在气分,或解其表,或破其气,或通其便,故在表在里,在上在下,皆可谓之泄也。水郁折之者,折,调制也。凡水郁之病,为寒为水之属也,水之本在肾,水之标在肺,其伤在阳分,其反克在脾胃,水性喜流,宜防泛滥,折之之法,如养气可以化水,治在肺也;实土可以制水,治在脾也,壮火可以胜水,治在命门也;自强可以帅水,治在肾也;分利可以泄水,治在膀胱也。凡此皆谓之折,岂独抑之而已哉。郁有五,法亦有五,郁去则气调矣。又以六郁言之,如气郁者,必胸腹满痛,其脉沉涩;湿郁者,身体重著,或关节疼痛,遇阴寒即发,其脉沉缓;痰郁者,动则喘息,起卧怠惰,其脉沉滑;血郁者,四肢无力,能食便红,其脉沉芤;食郁者,嗳酸恶食,痞块腹胀,其脉气口沉紧;热郁者,瞀闷口干,小便淋赤,其脉沉数,六郁不言风寒者,盖风寒郁则为热故也。然丹溪又云:气郁而湿滞。湿滞而成热,热郁而生痰,痰滞而血不行,血滞而食不消化,是郁虽有六,又皆相因为病者也。夫治六郁者,以越鞠为丸为主方,固为尽善,但郁者至久,元气未有不伤,克伐屡投,随散而随郁者,比比然也。于此当顾虑根本,权其重轻,或攻补兼施,使邪衰而正胜,或专行于补益,俾养正以除邪。然郁在气血者,当以有形之药,分气血以疗之,医者之责也。若郁在情志者,即当以情志解散,此无形之气药,病者所自具也。知乎此而立五六之治,思过半矣(《叶选医衡·卷下·五郁六郁解》)。

参考文献

(清)叶桂选定;张明锐注.叶选医衡[M].北京:人民军医出版社,2012.

《临证指南医案》(1746 年)

原文

于(五五) 郁损心阳,阳坠入阴为淋浊。由情志内伤,即为阴虚致病。见症乱治,最为庸劣。心藏神,神耗如惯,诸窍失司,非偏寒偏热药治。必得开爽,冀有向安。服药以草木功能,恐不能令其欢悦。(郁损心阳)妙香散。

陆(二六) (心脾气结神志不清)

附方

人参　桔梗　乌药　木香　各三分磨汁

又　夜服白金丸。

又　久郁,心脾气结,利窍佐以益气。

附方

　　人参　石菖蒲　龙骨　枣仁　远志　茯神

　　胡(四六)　悲泣,乃情怀内起之病,病生于郁,形象渐大,按之坚硬,正在心下。用苦辛泄降,先从气结治。(心下痞结)

附方

　　川连　干姜　半夏　姜汁　茯苓　连皮栝蒌

　　季(六九)　老年情志不适,郁则少火变壮火,知饥,脘中不爽,口舌糜腐。心脾营损,木火劫烁精华,肌肉日消。惟怡悦开爽,内起郁热可平,但执清火苦寒,非调情志内因郁热矣。(郁损心脾营内热)

附方

　　金石斛　连翘心　炒丹皮　经霜桑叶　川贝　茯苓

　　接服养心脾之营,少佐苦降法。

附方

　　人参　川连　炒丹皮　生白芍　小麦　茯神

　　某　脘痛已止,味酸,乃肝郁也。(肝郁)

附方

　　金石斛　黑山栀　丹皮　半夏曲　橘红　枇杷叶

　　某　初起左边麻木,舌强,筋吊脑后痛,痰阻咽喉。此系肝风上引,必由情怀郁勃所致。

附方

　　羚羊角　连翘心　鲜生地　元参　石菖蒲　郁金汁

　　某　气郁不舒,木不条达,嗳则少宽。逍遥散去白术加香附。

　　某　肝郁成热。加味逍遥去白术加郁金。

　　某　郁热吞酸。温胆汤加山栀、丹皮、郁金、姜汁、炒黄连。

　　沈(四三)　脉虚涩。情怀失畅。肝脾气血多郁。半载不愈。难任峻剂。议以局方逍遥散,兼服补中益气,莫以中宫虚塞为泥。(肝脾气血郁)

　　吴(四十)　劳倦嗔怒致伤,病在肝脾,久有脑泄,髓脂暗损。暂以解郁,继当宣补。

附方

钧藤　生香附　　丹皮　桑叶　神曲　白芍　茯苓　广皮

叶（氏）　悒郁动肝致病，久则延及脾胃，中伤不纳，不知味，火风变动，气横为痛为胀，疏泄失职，便秘忽泻。情志之郁，药难霍然。数年久病，而兼形瘦液枯，若再香燥劫夺，必变格拒中满。与辛润少佐和阳。

附方

柏子仁二钱　归须二钱　桃仁三钱　生白芍一钱　小川连三分　川楝子一钱

某　恼怒肝郁，思虑脾伤，面黄脉涩，瘰不成寐。宗薛氏法治之。

附方

人参　黄芪　熟于术　茯神　枣仁　桂圆肉　当归　炙草　黑山栀　丹皮　远志

戴（氏）　隐情曲意不伸，是为心疾。此草木攻病，难以见长。乃七情之郁损，以丹溪越鞠方法。

附方

香附　川芎　小川连　茯苓　半夏　橘红　炒楂肉　神曲浆丸

程（妪）　脉弦涩，外寒内热，齿痛舌干，无寐。乃肝脾郁结不舒。

附方

郁金　钧藤　丹皮　夏枯草　生香附　薄荷　广皮　茯苓

吴（四一）　操持过动，肝胆阳升，胃气日减，脉应左搏。从郁热治。（肝胆郁热）

附方

丹皮　黑山栀　薄荷梗　钧藤　广皮　白芍　茯苓　神曲

陆（二四）　郁伤，筋胀心痛。

附方

钧藤　生香附　郁金　白蒺藜　丹皮　薄荷　广皮　茯苓

王（六三）　劳怒伤阳，气逆血郁致痛，瘰胀便溏，风木侮土。前方既效，与通补阳明厥阴。（肝犯胃气逆血郁）

大半夏汤加桃仁、柏仁、当归，姜枣，汤法。

朱（三二）　因抑郁悲泣，致肝阳内动，阳气变化火风，有形有声，贯膈冲咽，自觉冷者，非真寒也。内经以五志过极皆火，但非六气外来，芩、连之属，不能制伏，固当柔缓以濡之。合乎肝为刚脏，济之以柔，亦和法也。（肝郁

风火升)

附方

生地　天冬　阿胶　茯神　川斛　牡蛎　小麦　人中白　熬膏

赵（四四）　郁勃日久,五志气火上升,胃气逆则脘闷不饥,肝阳上僭,风火凌窍,必旋晕咽痹。自觉冷者,非真寒也,皆气痹不通之象。《病能篇》以"诸禁鼓栗属火"。丹溪谓"上升之气,从肝胆相火",非无据矣。

附方

生地　阿胶　玄参　丹参　川斛　黑稆豆皮

朱（氏）　脉弦右大。乳房刺痛。经阻半年。若遇劳怒。腹痛逆气上冲。此邪郁既久。少火化为壮火。气钝不循。胞脉遂痹。治以泄少阳补太阴。气血流利。郁热可解。（胆脾气血郁）

附方

人参　柴胡　当归　白术　丹皮　甘草　茯苓

吴（三八）　脉弦涩数,颈项结瘿,咽喉痛肿阻痹,水谷难下,此皆情志郁勃,肝胆相火内风,上循清窍,虽清热直降,难制情怀之阳,是以频药勿效也。（木火上升喉肿痹）

附方

鲜枇杷叶　射干　牛蒡子　苏子　大杏仁　紫降香

朱　情怀悒郁,五志热蒸,痰聚阻气,脘中窄隘不舒,胀及背部。上焦清阳欲结,治肺以展气化,务宜怡悦开怀,莫令郁痹绵延。（木火上升肺不肃降）

附方

鲜枇杷叶　杏仁　栝蒌皮　郁金　半夏　茯苓　姜汁　竹沥

又　脉左大弦数,头目如蒙,背俞胀。都是郁勃热气上升。气有余便是火,治宜清上。

附方

羚羊角　夏枯草　青菊叶　栝蒌皮　杏仁　香附　连翘　山栀

又　苦辛清解郁勃,头目已清,而膈嗳气,颇觉秽浊。此肝胆厥阳,由胃系上冲所致。丹溪谓"上升之气,自肝而出",是其明征矣。

附方

川连　姜汁　半夏　枳实　桔梗　橘红　栝蒌皮

徐（氏）　火升头痛。来去无定期。咽喉垂下心悸。二便不爽。带下不已。固奇经。通补阳明。及养肝熄风。展转未能却病。病从情志内伤。治法惟宜理偏。议先用滋肾丸三钱。早上淡盐汤送。四服。（阴火上炎）

虞（三四）　脉数。舌白神呆。得之郁怒。（郁热）

附方

犀角　羚羊角　野郁金　炒远志　鲜石菖蒲　炒丹皮　黑山栀　茯神

王（三十）　痰多咽痛。频遭家难。郁伤。心中空洞。呛逆不已。议与胃药。（郁伤胃）金匮麦门冬汤。

陆（二五）　病起忧虑上损。两年调理。几经反复。今夏心胸右胁之间。常有不舒之象。此气血内郁少展。支脉中必有痰饮气阻。是宜通流畅脉络。夏季宜进商矣。（郁损脉络痰饮阻气）

附方

天竺黄　茯神　郁金　橘红　远志　石菖蒲　丹参　琥珀　竹沥法丸

赵（六二）　脉左涩。右弦。始觉口鼻中气触腥秽[1]。今则右胁板痛。呼吸不利。卧着不安。此属有年郁伤。

治当宣通脉络。（血络郁痹右胁痛）

附方

金铃子　延胡　桃仁　归须　郁金　降香

张（六六）　情志连遭郁勃，脏阴中热内蒸，舌绛赤糜干燥，心动悸，若饥，食不加餐。内伤情怀起病，务以宽怀解释。热在至阴，咸补苦泄，是为医药。（肝肾郁热）

附方

鸡子黄　清阿胶　生地　知母　川连　黄柏

许　厥阴少阴。脏液干涸。阳升结痹于喉舌。皆心境失畅所致。药无效者。病由情怀中来。草木凉药。仅能治六气外来之偏耳。（肝肾液涸阳升喉痹）

附方

熟地　女贞　天冬　霍山石斛　柏子仁　茯神

杨　惊惶忿怒都主肝阳上冒，血沸气滞，瘀浊宜宣通以就下。因误投止塞，旧瘀不清，新血又瘀络中，匝月屡屡反复，究竟肝胆气血皆，郁仍宜条达宣扬，漏疡在肛，得体中稍健设法。

附方

旋复花　新绛　青葱管　炒桃仁　柏子仁

赵（氏）　瘰疬，寒热盗汗，脘中瘕聚，经期不来，大便溏，呛咳减食。春深至冬未痊，此乃郁损成劳，难治之症。（郁劳）

附方

香附　丹皮　归身　白芍　川贝　茯苓　牡蛎　夏枯草

胡（氏）　头项结核，暮夜寒热盗汗。此乃忧郁不解，气血皆虚。倘若经阻。便难调治。

附方

炒当归　炒白芍　炙草　广皮　茯神　钩藤　南枣

张（氏）　据说丧子悲哀，是情志中起，因郁成劳，知饥不能食，内珠忽陷忽胀，两胁忽若刀刺，经先期，色变瘀紫。半年来医药无效者，情怀不得解释，草木无能为矣。

附方

人参　当归　生白芍　炙草　肉桂　炒杞子　茯苓　南枣

《素问·六元正纪大论》言："五郁之发，乃因五运之气，有太过不及，遂有胜复之变。"由此观之，天地且有郁，而况于人？故六气著人，皆能郁而致病。如伤寒之邪郁于卫、郁于营，或在经、在腑、在脏；如暑湿之蕴结在三焦；瘟疫之邪。客于募原；风寒湿三气杂感而成痹症。总之，邪不解散，即谓之郁。此外感六气而成者也，前人论之详矣。今所辑者，七情之郁居多。如思伤脾、怒伤肝之类是也。其原总由于心，因情志不遂，则郁而成病矣，其症心、脾、肝、胆为多。案中治法，有清泄上焦郁火，或宣畅少阳，或开降肺气，通补肝胃，泄胆补脾，宣通脉络。若热郁至阴，则用咸补苦泄，种种治法，未能按症分析详论。今举其大纲，皆因郁则气滞，气滞久则必化热，热郁则津液耗而不流，升降之机失度，初伤气分，久延血分，延及郁劳沉疴，故先生用药大旨，每以苦辛凉润宣通，不投燥热敛涩呆补，此其治疗之大法也。此外更有当发明者，郁则气滞，其滞或在形躯，或在脏腑，必有不舒之现症。盖气本无形，郁则气聚，聚则似有形而实无质。如胸膈似阻，心下虚痞胁胀背胀，脘闷不食，气瘕攻冲，筋脉不舒，医家不察，误认有形之滞，放胆用破气攻削，迨至愈治愈剧，转方又属呆补。此不死于病，而死于药矣。不知情志之郁，由于隐情曲意不伸，故气之升降开阖枢机不利，虽《内经》有泄、折、达、发夺五郁之治，犹虑难获全功。故《疏五过论》有"始富后贫，故贵脱势，总属难治"之例。盖郁症全在病者能移情易性，医者构思灵巧，不重在攻补，而在乎用苦泄热，而不损胃，用辛理气，而不破气用滑润濡燥涩，而不滋腻气机，用宣通而不揠苗助长，庶几或有幸成（华岫云）（《临证指南医案·卷六·郁》)。

参考文献

（清）叶天士撰；苏礼整理. 临证指南医案［M］. 北京：人民卫生出版社，2018.

注释

1. 腥秽：腥臭，秽气。

《景岳全书发挥》（1746 年）

原文

兹予辨其三证，曰怒郁，曰思郁，曰忧郁。如怒郁者，方其大怒，气逆则实，邪在肝，多见气满腹胀，所当平也。及其怒后逆气已去，惟中气受伤矣，既无胀痛等症，而或为倦怠，少食，此以木邪克土，损在脾矣，是可不知培养而仍加消伐，则所伐者谁乎？木邪克土，疏肝扶脾为要，不宜竟讲培养而用补。又若思郁者，则惟旷女嫠妇及灯窗困厄，积疑任怨者皆有之。此等之症，非药所能愈。又若忧郁病者，则全属大虚，本无邪实，此多以衣食之累，利害之牵，及悲忧惊恐而致郁者，总皆受郁之类。忧思郁结，则气滞不行，宜开郁以兼补，未可论其全属大虚而用峻补。景岳议论，于理欠通。然情志之病，非药可疗，必得遂其愿而病庶可愈，若讲大补，亦无益也。

一、怒郁之治，若暴怒伤肝，逆气未解，而为胀满疼痛者，宜解肝煎、神香散。治郁之方，不必好奇，总之以逍遥散、温胆汤、越鞠丸出入加减，大补凝滞之药，不可轻用。

若思忆不遂，致遗精带浊，病在心肺不摄者，宜秘元煎。此非药可治。若用补涩之药，其火不得疏泄，上升而为咳嗽吐红者多矣，必遂其欲而后可。若照此等治法，必致败坏。治郁之方，若讲凝滞补涩，抑郁之火，无从宣散，反增满闷发热耳。若心膈气有不顺，或微见疼痛者，宜归脾汤，或加砂仁、豆蔻、丁香之类以顺之。香燥之药，有耗气助火之患。若忧郁伤脾而吞酸呕恶者，宜温胃饮或神香散。郁而为火，宜和胃气，清肝火，不宜温胃。

郁证无有不伤脾胃者，虽虚不可补塞。补中兼疏，庶得郁开脾旺，逍遥散加减，为治郁之大法。〇凡郁证属七情，非药所能治，必改心易虑，内观自养，可以却疾（《景岳全书发挥·卷二·郁证·论情志三郁证治》）。

原文

凡诸郁滞，如气血食痰，风湿寒热，表里脏腑，一有滞逆，皆为之郁。既云一有滞逆，皆为之郁，治郁之药，不可竟言补矣。以上诸郁治法，皆所以治实邪也。若阳虚则气不能行，阴虚则血不能行，气血不行，无非郁证，若用前法，则愈虚愈郁矣。郁者，郁而不舒也，宜开郁而兼扶脾，未或以阳虚阴虚而用补火滋阴，则失之多矣（《景岳全书发挥·卷二·郁证·诸郁滞治法》)。

参考文献

叶天士.景岳全书发挥[M].北京：中国中医药出版社,2015.

《医碥》(1751年)

原文

一为痰饮郁热

痰饮所在之处,气被阻滞,郁而成热,理同食滞。证见恶风自汗似伤寒,但头不痛,项不强,或头痛而作止无常,胸膈不快,恶心,气上冲,目下如灰色,或烟黑,脉弦滑。治宜除痰。

一为瘀血郁热痛疽同

理同痰饮。证见小便利,大便黑,小腹脐或胸胁急结,按之痛,或两足厥冷,或吐红鼻衄,不渴,即渴亦嗽水不咽,脉必涩。治宜行血。柴胡、黄芩、川芎、白芷、桃仁、五灵脂、甘草,便结加大黄、浓蜜,利出黑物愈。疮毒则脉弦数恶寒,饮食如常,而有痛处。

一为水湿郁热

水湿由外感者,理同风寒,由内伤者,理同痰饮。证见身重,或重痛不可转侧,骨节掣痛,屈伸不利,汗出恶风,不欲去衣,头如裹,声如从瓮中出,脉迟缓。治宜利湿。

一为肝气郁热

恚怒不发,止自摧抑,则肝气不宣,郁而成热,妇人最多此证。证见胸胁胀痛,或飧泄,面青,手足冷,太息不乐,脉沉弦。木郁则达之,宜逍遥散。(见郁。)

一为脾气郁热

或劳倦气散,或思虑气结,或饥饿气馁,中气因而衰微,不能运行,或滞于中,或陷于下,而郁滞成热。证见怠惰嗜卧,行动喘乏,四肢困倦,(此劳倦饥馁伤。)或时自言自语,不知首尾,(此思虑伤。)夜分即热,(气行里亲下,滞陷愈甚也。)天明暂缓,(气外出上升,郁陷得略解也。此初郁病证)。或昼夜不解,(郁久则热甚,不分昼夜矣)。或日出气暄则热,天阴夜凉则缓,(郁热又久,则气耗散,愈热愈耗,愈耗愈热。昼动阳浮,故加烦热,动散静存,故天阴夜凉则缓。缘初则郁热而生火,继则火发而热剧,终则火壮而气耗。节次如此,乃病成而变之理,不可不知)。五心烦热,甚则肌肉筋骨如烧。此李东垣所谓阳虚发热也。（此症《内经》名阴虚发热。阴字当内字看，东垣名阳虚发热，阳字当气字看，合二说言之，是内气虚发热也）。与上条阳虚发热，戴阳格阳症不同。盖此为中焦之阳，彼为下焦之阳，彼格阳是内寒而外热，此则内外皆热而无寒。戴阳是上热而下寒，此则热反下陷而无寒，故不同也。治宜培补中气。气旺则滞者运，气升则陷者举矣。（五脏郁证，止举肝脾，余当于郁证门求之。）劳倦者，加酸味以敛其浮越。

上疏发热之理，至热分脏腑、经络、三焦、昼夜、血气、虚实，详后。

一热分脏腑经络

东垣云：五脏有邪，各有身热，其状各异。（脉皆洪数，而有浮沉之别。）以轻手扪之则热，重按之则不热，（王海藏谓：皮肤如火燎，重按则不甚热。然则东垣所云不热，非全不热也，特不甚热耳。下仿此。）是热在皮毛血脉也。在皮毛者属肺热，申酉尤甚。（肺金气旺时也。）症见喘咳，洒淅恶寒，轻者泻白散，重者凉膈散、白虎汤、地骨皮散之类治之。白晴赤，烦渴，黄芩一物煎汤，丹溪清金丸，即黄芩为末，粥丸。二方泻肺中血分之火，泻白散泻肺中气分之火。在血脉者属心热，日中益甚。症见烦心，掌中热，以黄连泻心汤泻丁，导赤散泻丙，火腑丹（见淋）丙丁俱泻，朱砂安神丸（见烦躁）、清凉饮子（见伤燥）之类治之。重按至筋骨之分，则热蒸手极甚，轻摸之则不热，是热在筋骨间也。在筋者（肌肉之下，骨之上也）属肝热，寅卯间甚。（或寅申间发。）症见胸胁满闷，便难，转筋，多怒善惊，四肢困热，筋痿不能起床，泻青丸、柴胡饮（见虚损）之类治之。或当归龙荟丸（见胁痛）、左金丸。在骨者属肾热，亥子尤甚，骨蒸，酥酥然如虫蚀，困热不任，亦不能起于床，滋肾丸（见小便不通）、六味地黄丸（见虚损）主之。轻扪重按俱不热，不轻不重按之而热，是热在肌肉也，属脾热，遇夜尤甚。（脾阴土，夜属阴。）症见怠惰嗜卧，四肢不收，无气以动。实热，以泻黄散、调胃承气汤（见大便不通）治之。虚热，以人参黄芪散、补中益气汤（见气）治之。胃中热则消谷，令人悬心，（心神被火灼，故悬悬不宁也。）善饥，脐以上皮热，（胃居脐上也。）肠中热则出黄如糜，（糜粥也。）脐以下皮热。（肠居脐下也。）由是推之，肝胆热，则胁亦热，心肺热，则胸背亦热，肾热，则当腰亦热矣。两手太热，如在火中，为骨厥，灸涌泉穴三壮立愈。手足心热，栀子、香附、苍术、白芷、半夏、川芎、为末，神曲糊丸。五心烦热，火郁脾中，火郁汤。三物黄芩汤（见烦躁）治妇人四肢烦热。热时发时止，知不在表，（在表则常热也。）大小便如常，知不在里，非表非里，是在经络也。

一热分三焦

热在上焦，咽干口烂，栀子、黄芩。热在中焦，心烦口渴，黄连、芍药。热在下焦,便闭溺赤,黄柏、大黄。

一热分昼夜血气详恶寒篇末

昼热夜静,是阳邪(即热邪)自旺于阳分也。(阳分者表也、腑也、气也。阳邪在阳分,遇阳时故热作。)昼静夜热,是阳邪下陷于阴分也。(观热入血室症,日轻夜重可见。详《伤寒·少阳篇》。)昼夜俱热,烦躁,是重阳无阴,当亟泻其阳,峻补其阴。昼热在气分,柴胡饮(见虚损、)白虎汤,以泻气中之火。(阴虚者不宜用。)夜热在血分,地骨皮散、清凉饮子(见伤燥),以泻血中之火。

一热分虚实

血肉充盛,皮毛荣润,阴有余而热,及能食而热,口苦干燥,大便难,脉洪盛者为实热。骨痿肉燥,筋缓血枯,皮聚毛落,阴不足而热,及不能食而热,气短脉虚者,为虚热。(《医碥·卷之一·杂症·发热·气郁有七》)

原文

郁者,滞而不通之义。百病皆生于郁,人若气血流通,病安从作?一有拂郁,当升不升,当降不降,当化不化,或郁于气,或郁于血,病斯作矣。凡脉见沉、伏、结、促、弦、涩,气色青滞,意思不舒,胸胁胀痛,呕吐酸苦者是也。治法,《经》言:木郁达之,火郁发之,土郁夺之,金郁泄之,水郁折之。解者以吐训达,以汗训发,以下训夺,以解表、利小便训泄,以制其冲逆训折,大概如此,不必泥定。何则?木郁者,肝气不舒也。达取通畅之义,但可以致其通畅,不特升提以上达之。发汗以外达之,甚而泻夺以下达之,无非达也,安在其泥于吐哉?余仿此。(尝见有病热发汗不出者,以承气汤下之,里气一通,余邪自化汗以出,岂非火郁以夺为发之义哉?)丹溪分六郁,气、血、湿、火、食、痰也。故制越鞠丸,以香附理气,抚芎行血,苍术开湿,栀子治火,神曲消食,痰郁加贝母。而大要以理气为主,盖气滞则血亦滞,而饮食不行,痰湿停积,郁而成火。气行则数者皆行,故所重在气,不易之理也。赵献可则以加味逍遥为主,(逍遥之归、芍即越鞠之川芎,逍遥之白术即越鞠之苍术,逍遥之陈皮即越鞠之神曲,逍遥之柴胡即越鞠之香附,逍遥之加味即越鞠之栀子也)。谓肝胆少阳木气,象草穿地而出,此时被寒风一郁,即萎软遏抑而不能上伸。惟温风一吹即畅达,盖木喜风,风摇即舒畅,寒风则畏,温风则喜。柴胡、薄荷辛而温者,辛故能发散,温故入少阳。其郁甚而热者加左金丸,(见发热)。热非寒品不除,故用黄连治火,实则泻其子也。郁非辛热不开,吴萸辛热且气臊,肝之气亦臊,同气相求,故用为反佐,引以入肝。服后木郁已舒,继用六味地黄汤(见虚损)加柴胡、芍药以滋肾水。逍遥,风以散之也;六味,雨以润之也。木有不得其天者乎?按赵氏此论甚精,但谓此方可以通治诸郁,则主张太过,举一废百,乌乎可也?

六淫七情，皆足以致郁。如外伤于风寒湿三气，皆足以闭遏阳气，郁而成热固也。暑热燥三气，亦足令气郁。《准绳》谓：燥金收涩，收涩则伤其分布之政，不惟生气不得升，即收气亦不得降。（不升属肝郁，不降属肺郁）。《经》曰：逆秋气则太阴不收，肺气焦满。又谓：诸气𫘜郁，皆属于肺。是燥气之致郁也。又燥为火化，《易》曰：燥万物者，莫熯于火。是燥之致郁，无非火热之气所为也。至于七情，除喜则气舒畅外，其忧思悲怒，皆能令气郁结。而痰食之遏闭，水湿之停阻，又可知矣。《准绳》谓郁多在中焦，盖不论何脏腑郁结，皆关中土也。又谓用药兼升降，盖欲升必先降之而后得升也；欲降之，必先升之而后得降也。越之苍术，足阳明药也，气味雄壮辛烈，开发水谷气，上升之力多；香附阴血中快气药也，下气之功多。一升一降，互用也。按上升下降，则中焦之郁开矣。气郁，胸胁痛，脉沉而涩，宜香附、苍术、抚芎。湿郁，周身走痛，或关节痛，遇阴寒则发，其脉沉细，宜苍术、川芎、白芷、茯苓。热郁，目瞀，小便赤，其脉沉数；宜山栀、青黛、香附、苍术、抚芎。痰郁，动则喘，寸口脉沉滑，宜海石、香附、南星、栝蒌仁。血郁，四肢无力，能食便红，其脉芤涩，宜桃仁、红花、青黛、川芎、香附。食郁，嗳酸，腹满不能食，右寸脉紧盛，宜香附、苍术、山楂、神曲、针砂。上诸郁药，春加防风，夏加苦参，秋冬加吴茱萸。苍术、抚芎，总治诸郁。

　　按百病皆生于郁，与凡病皆属火，及风为百病之长，三句总只一理。盖郁未有不为火者也，火未有不由郁者也，（浓酒厚味，房劳损阴，以致火炎，似无关于郁，然亦必由不能运散乃然耳。）而郁而不舒则皆肝木之病矣。故曰知其要者，一言而终（《医碥·卷之二·杂症·郁》）。

原文

　　香附童便浸一宿　焙干　杵去毛为粗末　三钱　苍术　橘红　制半夏各一钱半　贝母去心　白茯苓　抚芎　紫苏叶自汗则用子　山栀仁炒　各一钱　甘草　木香　槟榔各五钱　生姜五片　煎。（《医碥·卷之六·诸方（上）·诸方门目（上）·郁·气郁汤》）

参考文献

何梦瑶. 医碥［M］. 北京：人民卫生出版社，2015.

《医经原旨》（1754 年）

原文

　　百病之生于气也，气之在人，和则为正，不和则为邪，故百病皆生于气也。

怒则气上，喜则气缓，悲则气消，恐则气下，寒则气收，炅则气泄，惊则气乱，劳则气耗，思则气结。九气不同。怒则气逆，甚则呕血及飧泄，故气上矣；怒，肝志也。怒动于肝则气逆而上，气逼血升，故甚则呕血。肝木乘脾，故为飧泄。肝为阴中之阳，气发于下，故气上矣。下乘则飧泄，上犯则食而气逆也。喜则气和志达，营卫通利，故气缓矣；气脉和调，故志畅达。营卫通利，故气徐缓。然喜盛则气于缓而渐至涣散过，故喜则气下。又喜乐者，神惮散而不藏也。悲则心系急，肺布叶举而上焦不通，营卫不散，热气在中，故气消矣；悲生于心则心系急，并于肺则肺叶举，故精气并于肺则悲也。心肺俱居膈上，故为上焦不通，肺主气而行表里，故为营卫不散。悲哀伤气，故气消矣。恐则精却，却则上焦闭，闭则气还，还则下焦胀，故气不行矣；恐惧伤肾则伤精，故致精却。却者，退也。精却则升降不交，故上焦闭，上焦闭则气归于下，病为胀满而气不行，故曰"恐则气下"也。又曰：忧愁者，气闭塞而不行。恐惧者，神荡惮而不收。寒则腠理闭，气不行，故气收矣；腠，肤腠也。理，肉理也。寒束于外则玄府闭密，阳气不能宣达，故收敛于中而不得散也。炅则腠理开，营卫通，汗大泄，故气泄矣；热则流通，故腠理开。阳从汗散，故气亦泄。惊则心无所倚，神无所归，虑无所定，故气乱矣；大惊卒恐，则神志散失，血气分离，阴阳破散，故气乱矣。劳则喘息汗出，外内皆越，故气耗矣；疲劳过度则阳分动于阴分，故上奔于肺而为喘，外达于表而为汗。阳动则散，故内外皆越而气耗矣。思则必有所存，神有所归，正气留而不行，故气结矣。思之无已则系恋不释，神留不散，故气结也。所谓七情者，即五志也。五志之外，尚余者三，总之曰喜、怒、思、忧、恐、惊、悲、畏，其目有八。不止七也。然情虽有八，无非出于五脏，如心在志为喜，肝在志为怒，脾在志为思，肺在志为忧，肾在志为恐，此五脏五志之分属也。至若五志有互通为病者，如喜本属心，而有曰"肺喜乐无极则伤魄"，是心肺皆主于喜也。盖喜生于阳，而心肺皆为阳脏，故喜出于心而移于肺，所谓"多阳者多喜"也。又若怒本属肝，而有曰"胆为怒"者，以肝胆相为表里，肝气虽强而取决于胆也。有曰"血并于上，气并于下，心烦惋善怒"者，以阳为阴胜，故病及于心也。有曰"肾脏怒而不止则伤志"，有曰"邪客于足少阴之络，令人无故善怒"者，以怒发于阴而侵乎肾也。是肝、胆、心、肾四脏皆能病怒，所谓"多阴者多怒"，亦曰"阴出之阳则怒"也。又若思本属脾，而此曰"思则心有所存，神有所归，正气留而不行，故气结矣"，盖心为脾之母，母气不行则病及其子，所以心、脾皆病于思也。又若忧本属肺，而有曰"心之变动为忧"者有曰"心小则易伤以忧"者，盖忧则神伤，故伤心也。有曰"精气并于肝则忧"者，肝胜而侮脾也。有曰"脾忧愁而不解则伤意"者，脾主中气，中气受抑则生意不伸，故郁而为忧，是心、肺、脾、肝四脏皆能病于忧也。又若恐本属肾，而有曰"恐惧则伤心"者，神伤则恐也。有曰"血不足则恐"，有曰"肝虚则恐"者，以肝为将军之官，肝气不足则怯而恐也。有曰"恐则脾气乘矣"，以肾虚而脾胜之也。有曰"胃为气逆，为哕为恐"者，以阳明土胜，亦伤肾也。是心、肾、肝、脾、胃五脏皆主于恐，而恐则气下也。五志互病之辨既详如此，尚有病悲者曰"肝悲哀动中则伤魂"，悲伤于肝也。又曰"精气并于肺则悲"，又曰"悲则肺气乘矣"，亦金气伤肝也。有曰"心虚则悲"，有曰"神不足则悲"，有曰"悲哀太甚则胞络绝，胞络绝则阳气内动，发则心下崩，数溲血"者，皆悲伤于心也。此肝、肺、心三脏皆病于悲而气为之消也。有病为惊者，曰"东方色青，入通于肝，其病发惊骇"，以肝应东方风木，风主震动而连乎胆也。有曰阳明所谓"甚则厥"，"闻木音则惕然而惊"者，肝邪乘胃也，有曰"惊则心无所倚，神无所归"者，心神失散也。此肝、胆、胃、心四脏皆病于惊，而气为之乱。又有病为畏者，曰"精气并于脾则畏"，盖并于脾则伤于肾，畏由恐而生也。由此言之，是惰志之伤，虽五脏各有所属，然求其所由，则无不从心而发，故曰"心怵惕思虑则伤神，神伤则恐惧自失"，"忧愁恐惧则伤心"，"悲哀忧愁则心动，心动则五脏六腑皆摇"，可见心为五脏六腑之大主而总统魂魄，兼该主意。故忧动于心则肺应，思动于心则脾应，怒动于心则肝应，恐动于心则肾应，此所以五志惟心所使也。设能善养此心而居处安静，无为惧惧，无为欣欣，宛然从物而不争，与时变化而无我，则志意和，精神定，悔怒不起，魂魄不散，五脏俱安，邪亦安从而奈我哉！（《医经原旨·卷五·疾病第十一·情志》）

参考文献

（清）薛雪集注；洪丕谟，姜玉珍点校. 医经原旨［M］. 上海：上海中医学院出版社，1992.

《方症会要》（1756 年）

原文

《内经》曰木郁达之，谓吐之，令其条达也，瓜蒂散盐汤探吐。火郁发之，谓汗之，令其疏散也，升阳散火汤。土郁夺之，谓下之令无凝滞也，三承气汤备急丸。金郁泄之，谓渗泄，解表利小便也，麻黄葛根汤，小柴胡四苓散。水郁折之，谓抑之，制其冲逆也，大补丸滋肾丸。此治五郁之大旨也。丹溪曰：气血冲和，百病不生，一有拂郁，诸病生焉。谓郁有六症，气、湿、血、痰、火、食也。气郁者，其状胸满、胁痛、脉沉涩，治用二陈加香附、苍术、抚芎。湿郁者，周身走痛或关节痛,阴寒则发脉沉细缓,头重痛,治用升阳除湿汤。血郁者,四肢无力,能食,便血,脉沉涩芤,治用四物加桃仁、红花、青黛、芎附。痰郁者,动则喘,寸口脉沉滑,二陈加海石、南星、香附、栝蒌仁、化痰丸。火郁者,目瞀,小便赤,涩脉沉数,二陈加栀子、青黛、香附、苍术、抚芎。食郁者,嗳酸胸满,腹胀不能食,左寸脉平和右寸脉紧,盛二陈加香附、苍术、山楂、神曲、麦芽、保和丸。郁者,结聚而不散不发越之谓故。治郁当以顺气为先,消积次之,通用越鞠丸、六郁汤。诸郁脉皆沉沉则为郁,但兼血、气、痰、火、湿、食、芤、涩、滑、数、缓、紧之不同耳。郁在上则见于寸,郁在中则见于关,郁在下则见于尺,诸郁用药,春加防风,夏加苦参,秋冬加吴萸。凡郁在中焦以苍术、抚芎开提其气,以升之假,令食在气上气升则食自降(《方症会要·卷一·郁症》)。

原文

治诸郁。

附方

陈皮一钱　半夏　苍术　抚芎各一钱二分　赤茯苓　栀子　香附　炙甘草　砂仁各五分　姜三片

气郁加乌药、木香、槟榔、紫苏、干姜倍香附、砂仁;湿郁加白术、倍苍术;火郁加黄连倍栀子;痰郁加南星、枳壳、小皂荚;血郁加桃仁、红花、牡丹皮;食郁加麦芽、神曲、山楂(《方症会要·卷一·郁症·六郁汤》)。

参考文献

佚名.方症会要[M].北京:中医古籍出版社,1985.

《扫叶庄一瓢老人医案》(1764 年)

原文

脉左空右濡,右胁先痛,继以呛痰血块。此肝胃络伤,都因情怀不舒之郁,形瘦食减,甘缓主治。

附方

生黄芪　南枣　柏子仁　炙甘草　当归　茯神(《扫叶庄一瓢老人医案·虚劳》)

原文

三焦郁勃之热,因劳心而炽,口臭难饥,便燥,以苦辛暂用。

附方

　　藿香叶　炒竹茹　黑山栀　白豆蔻　杏仁　广皮（《扫叶庄一瓢老人医案·郁》）

原文

　　抑郁顿挫，佗傺[1]无聊，心乃偏倚，十二官皆无主，则阴气并于阳也。投以重性之剂。

附方

　　铁落　真郁金　半夏　苦参　块茯苓　橘红（《扫叶庄一瓢老人医案·心悸狂痫》）

原文

　　气郁四年，脘结自能排遣，其结聚已散，近日喉间吐咯不清，食味甘必滞脏。是肺胃不降，以微辛微苦之属，久恙勿投峻剂。

附方

　　枇杷叶　米仁　茯苓　川贝母　金石斛　橘红　白蔻仁　桔梗　蜜丸（《扫叶庄一瓢老人医案·气痹噎膈关格呃逆》）

原文

　　思虑忧愁谓之郁，气血暗伤，肌肉日瘦，不食不寐，心中时觉昏愦。是皆内因之症，酿痰为痫，枯槁成损，必得情怀开旷，斯郁结可开。目下用药，因夏秋失血以来，倏[2]冷忽热，脘闷胸痛，自天柱挟脊至腰，酸软如折，不但营卫偏欹[3]，八脉皆失其职司。先议宣畅脉络，勿以滋滞补涩。

附方

　　鹿角霜　当归　炒枸杞子　茯苓　沙苑蒺藜　川桂枝　小茴香　炒香附（《扫叶庄一瓢老人医案·经产淋带女科杂治》）

参考文献

盛增秀.医案类聚［M］.北京：人民卫生出版社，2015.

注释

1. 佗傺（chà chì　岔赤）：失意而神情恍惚的样子。

2. 倏（shū）：疾速。

3. 欹（qī）：倾斜。

《金匮翼》(1768 年)

原文

肝郁胁痛者,悲哀恼怒,郁伤肝气,两胁骨疼痛,筋脉拘急,腰脚重滞者是也。

枳壳煮散

枳壳四两 先煮 细辛 桔梗 防风 川芎各二两 葛根一两半 甘草一两

上为粗末,每服四钱,水一盏半,姜、枣同煎至七分,去滓,空心食前温服。

悲哀烦恼,肝气致郁,枳壳能通三焦之气,故以为君;肝欲散,故细辛、川芎、桔梗之辛以散之;肝苦急,故用甘草之甘以缓之。其用防、葛者,悲则气敛,借风药以张之也。

戴云:胁痛,身体带微热者,《本事》枳壳煮散良。若只是胁痛,别无他症,其痛在左,为肝经受邪,宜川芎、枳壳、甘草;其痛在右,为肝移病于肺,宜片姜黄、枳壳、桂心、甘草。此二方出严氏《济生续集》。

柴胡疏肝散

柴胡 陈皮醋炒 各二钱 川芎 芍药 枳壳 香附各一钱半 炙草五分

水煎食前服。

调肝散 治郁怒伤肝,发为腰痛。

半夏制 三分 辣桂 宣木瓜 当归 川芎 牛膝 北细辛各二分 石菖蒲 酸枣仁去皮 炒 甘草炙 各一分

上锉细,每服三钱,姜五片,枣二枚,煎服(《仁斋直指》)。

《良方》**香橘汤** 治七情所伤,中脘不快,腹胁胀满。

香附 橘红 半夏姜制 各三钱 炙草一钱

上作一服,水二盏,生姜五片,红枣二枚,煎至一盏,食远服(《金匮翼·卷六·胁痛总论·肝郁胁痛》)。

参考文献

(清)尤怡撰;许有玲校注. 金匮翼[M]. 北京:中国中医药出版社,2005.

《一见能医》(1769 年)

原文

丹溪曰:气血冲和,百病不生,一有抑郁,诸症生焉。大抵诸症中,多有兼郁者,或郁久而成病,或病久而生郁。故凡治病,必以郁参治之。郁有六:气、血、痰、火、湿、食也。气郁者，胸胁痛，脉沉涩。血郁者，四肢无力，能食便红，脉沉芤结。湿郁者，周身走痛，或骨节疼痛，遇阴寒而发，脉沉细缓。火郁者，瞀闷，尿赤，脉沉而数。食郁者，嗳酸饱满，不喜饮食，人迎脉平，气口脉盛。痰郁者，动则喘满，寸脉沉滑。治以六郁汤、越鞠丸主之。湿加白术、白芷、羌活、茯苓；气加木香、槟榔；食加山楂、砂仁；血加桃仁、红花；热加柴胡、黄芩、青黛；痰加半夏、南星、海石、瓜蒌仁。春加防风，夏加苦参，秋、冬加吴萸（《一见能医·卷之五·病因赋上·郁有六名》）。

原文

健忘之病，遇事多忘，做事有头无尾，谈言有始无终，此乃病之名也。非若生成愚蠢者，因其忧虑过度，损伤心胞，以致神舍不清，故今转盼遗忘，用归脾汤、八物定志丸（《一见能医·卷之六·病因赋中·健忘血少忧郁而成》）。

原文

寡妇，独阴无阳，多有抑郁之症，故血益日消，气益日盛，阴阳交争，乍寒乍热，食减形瘦，诸病蜂起，柴胡抑肝汤，启脾丸主之。越鞠丸以开其郁，逍遥散以调其经（《一见能医·卷之七·病因赋下·寡妇心烦潮热多是郁生》）。

原文

六郁汤

香附　苍术　神曲　山栀　连翘　贝母　枳壳　陈皮　川芎　茯苓　苏梗　甘草（《一见能医·卷之九·病因赋类方卷上·郁症门》）

参考文献

（清）朱时进撰；陈熠，郑雪君点校；吴九伟，招萼华审订；（明）王泳汇集，查炜，陈守鹏点校；李飞审订. 中医古籍珍稀抄本精选2·一见能医·济世珍宝［M］.上海：上海科学技术出版社，2004.

《续名医类案》（1770 年）

原文

罗太监治一病僧，黄瘦倦怠。询其病，曰：乃蜀人，出家时其母在堂，及游浙右，经七年。忽一日，念母之心不可遏，欲归无腰缠，徒尔朝夕西望而泣，以是得病。时僧二十五岁，罗令其隔壁泊宿，每以牛肉猪肚甘肥等煮糜烂与之（太监替和尚开荤），凡经半月余，且慰谕之。且又曰：我与钞十锭作路费，我不望报，但欲救汝之死命耳。察其形稍苏，与桃仁承气汤，一日三帖，下之皆是血块痰积。次日与熟干菜稀粥,将息又半月,其人遂愈。又半月,与钞十锭遂行(《格致余论》)(《续名医类案·卷十·郁症》)。

黄履素曰:予少年患郁火之症,面时赤而热,手足不温,复觉咽干口燥,体中微黄,夜更甚。就医吴门,粗工投以黄连、黄芩、黄柏等药。服方二剂,忽觉手足甚冷,渐渐过腕过膝,鼻间突出冷气,神魂如从高桥坠下深溪,阴阴不能自止,几登鬼录。延名医张涟水治之,张云:症虽误服寒药,又不可骤以热药激之,但服八珍汤加姜及天麻,久当自愈。如法调之,虽渐安而元气则大减矣。后简方书有云:郁不可折以寒剂,误治必致死,然则予之不死者幸也。夫记之以为戒鉴。

潘埙曰:予禀气素偏于火,晚年多难,怀抱郁郁,因而肝气不平,上冲心肺,水火不能既济,殊无应病之药,乃自制一方,名曰兼制丸。以柴胡、龙胆、青皮各五钱平肝,归身一两养肝,生地一两,生甘草五钱,黄柏一两,知母五钱补北方,苍术八钱燥湿,芩、连各六钱清心肺,桂心二钱引经,加白术、防己、陈皮、茯苓蜜丸。每服八十丸,常服有效。(楮记室。)琇按:合黄、潘二说观,皆郁火之症也。一则服苦寒几毙,一则服苦寒有效。要之,人之禀赋各殊,阴阳亦异,临症者不宜执着也。

冯楚瞻治一壮年,作宦失意退居,抑郁成疾,即经所谓常贵后贱,名曰脱营,常富后贫,名曰失精。其后气血日消,神不外扬,六脉弦细而涩,饮食入胃尽化为痰,必咳吐尽出乃能卧,津液内耗,肌表外疏,所以恶寒而瘦削。以人参保元固中为君;黄芪助表达卫为臣;当归和养气血,白术助脾胜湿,麦冬保护肺中之气,五味收敛耗散之金,炙甘草和药性而补脾,并以为佐;桂枝辛甘之性,能调荣卫而温肌达表,麻黄轻扬力猛,率领群药,遍彻皮毛,驱逐阴凝之伏痰,化作阳和之津液,并以为使。但恐麻、桂辛烈,有耗荣阴,入白芍和肝,以抑二药之性,更加白术以固中,姜、枣以助脾生津。二三剂,脉气渐充有神,痰涎咳吐俱愈。继以十补丸及归脾养荣加减全愈((《续名医类案·卷十·郁症》)。

原文

张路玉治江礼科次媳,春初患发热头疼腹痛,咳逆无痰,十指皆紫黑而痛,或用发表顺气不效。诊之,脉来弦数而细,左大于右。曰:此怀抱不舒,肝火郁干脾土而发热,热蒸于肺故咳;因肺本燥,故无痰;脾受木克,故腹痛;阳气不得发越,故头疼;四肢为诸阳之本,阳气不行,气凝血滞,故十指疼紫。其脉弦者,肝也;数者,火也;细者,火郁于血分也。遂以加味逍遥散,加桂枝于土中达木,三剂而诸症霍然,十指亦不疼紫矣。

徐孝廉室不得寐,不能食,心神恍惚,四肢微寒,手心热汗,至晚则喉间热结有痰，两耳时塞，用安神清火药不效。诊之，六脉萦萦如蜘蛛丝[1]而兼弦数，此中气久郁不舒，虚火上炎之候也。本当用归脾汤以补心脾之虚，奈素有虚痰阴火，不胜芪、圆之滞，木香之燥，（用归脾之法。）遂以五味异功散，略加归、芍、肉桂以和其阴，导其火，不数剂而食进寝宁，诸症释然矣。

张飞畴治一妇，平昔虚火易于上升，因有怒气不得越，致中满食减，作酸嗳气，头面手足时冷时热，少腹不时酸痛，经不行者半载余。其脉模糊，驶而无力。服诸破气降气行血药不愈。此蕴怒伤肝，肝火乘虚而克脾土，脾受克则胸中之大气不布，随肝火散漫肢体。当知气从湿腾，湿由火燥。惟太阳当空，则阴霾自散；真火行令，则郁蒸之气自伏。又釜底得火，则能腐熟水谷，水谷运则脾胃有权，大气得归，而诸症可愈矣。用生料八味倍桂、附，十日而头面手足之冷热除。间用异功而中宽食进，调理两月，经行而愈。

柴屿青治潼川守母，八十三。在沈阳礼部时，闻伊母在京病甚，忽身热吐痰，妄言昏愦。众医俱主发表病势日增，始求治。悲泪哀号，自分必死。诊其右关沉涩微滑，曰：此思虑伤脾，更兼郁结，痰涎壅盛，脾不能运也；身热昏愦，清阳不升，脾气伤也。先用二陈、栝蒌治其标，继用归脾加神曲、半夏、柴胡，调治数日而痊。向使误服表剂，岂不蹈昔人虚虚之戒耶？

山阴林素臣，偶患时气，为医所误，身热，呕吐绿水，转侧不宁。柴以为肝郁所致，用逍遥散加吴茱萸、川黄连各五分，一服吐止身凉，二服全愈。又服调理药，数剂而安（《续名医类案·卷十·郁症》）。

原文

张意田治柯姓人，病剧。诊之，得脉浮大而空，左关沉候有微弦之象，左尺沉候有一丝之根。面目皆红，鼻青耳聋，眼瞪神昏，自语不休，舌燥赤大，唇紫齿燥。（只此数端，便非戴阳症明矣。）初病发热咳嗽，已七八日，所服乃伤风散解之药。昨日早间，连大便三四次，即卧床不省人事，今日忽然发昏。或谓戴阳症，用熟地、附子等，未服。张思外症虽类戴阳，然症起无因。察其所言，皆平日之事，则似少阴之独语。至鼻现青色，时在秋令，则肺气绝矣。然面有光亮，为表气不和，唇色深紫，宜有郁火。且左尺有根，本非无治；左关微强，则别有致病之故。询之，乃昨早失手自碎粥罐，因怒不止，即大便昏迷，知为郁怒所伤，肝火上逆而诸症蜂起，经所谓怒则气上是也，与戴阳相去远矣。用逍遥散去白术，加地黄、丹皮、炒栀之属而愈。病多隐微，医不审察，误斯众矣（《续名医类案·卷十·郁症》）。

原文

萧万舆治一妇，年四旬，怀抱郁结，呕痰少食，胸膈胀痛，虽盛暑犹着绵衣，六脉浮结,或烦渴不寐,此命门火衰,元气虚寒也。以六君子加姜、桂及八味丸,不两月而症痊矣(《续名医类案·卷十·郁症》)。

原文

戴元礼治姑苏朱子明之妇,病长号数十声,暂止复如前。人以为厉所凭,莫能疗。戴曰:此郁病也。痰闭于上,火郁于下,故长号则气少舒,《经》云火郁发之是已。遂用重剂涌之,吐痰如胶者数升乃愈（《两浙名贤录》。析理甚精,治法亦高。此与上条皆善师子和者也。)(《续名医类案·卷二十一·哭笑》)。

参考文献

盛增秀. 医案类聚[M]. 北京:人民卫生出版社,2015.

注释

1. 脉萦萦如蜘蛛丝:形容脉之细小,难于寻按,而浮、中、沉似有似无,即前阳不足之微脉。

《杂病源流犀烛》(1773 年)

原文

交感丹 〔气郁〕香附一斤长流水浸三日炒 茯神四两 蜜丸,弹子大,每丸细嚼,煎降气汤下。

降气汤 〔又〕香附 茯神 甘草各一钱

木香匀气散 〔又〕藿香 炙草各八钱 砂仁四钱 沉香 木香 丁香 檀香 蔻仁各一钱 共为末,每用二钱,加生姜三片、紫苏叶五片、食盐少许,煎汤调下。

上下分消导气汤 〔又〕枳壳 川芎 桑皮 桔梗 赤苓 厚朴 青皮 香附各二两 半夏 泽泻 木通 槟榔 麦芽 瓜蒌仁 姜汁炒黄连各一两 炙甘草三钱共末,每一两加姜三片煎服。或神曲糊丸,白汤下七八十丸亦可,名分消丸(《杂病源流犀烛·卷二·诸气源流·治气郁方四》)。

原文

诸郁,脏气病也。其原本由思虑过深,更兼脏气弱,故六郁之病生焉。六郁者,气血湿热食痰也。诸郁之脉皆沉。六郁所挟,则兼芤涩数紧滑缓,或沉结促代,最宜细诊。盖郁者,滞而不通之义。百病皆生于郁,人若气血冲和,病安从作。有怫郁,当升不升,当降不降,当化不化,或郁于气,或郁于血,病斯作矣。治郁之法,不外《内经》所言木郁达之,火郁发之,土郁夺之,金郁泄之,水郁折之数语。后之解者，以吐训达，而以烧盐三两，温汤二升毕达之义。以汗训发，而以升麻、柴胡、羌活、防风毕发之义。以下训夺，而以槟榔、枳实、大黄、厚朴毕夺之义。以解表利小便训泄，而以橘红、苏子、桑皮、木通、猪苓、泽泻毕泄之义。以遏制冲逆训折，而以黄柏一味毕折之义。用之有应有不应，以五者仅为一偏之治，不知立言者原无过，解之者自误也。王安道、张介宾皆能扩充《内经》之旨，余因撮其要而为之论。夫达者，通畅之义。木郁风之属，脏应肝，腑应胆，主在筋爪，伤在脾胃，症多呕酸。木喜条鬯，宜用轻扬之药，在表疏其经，在里疏其脏，但使气得通行，均谓之达。若专用吐，谓肺金盛，抑制肝木，则与泻肺气、举肝气可矣，何必吐。谓脾浊下流，少阳清气不升，则与抑胃升阳可矣，又何必吐。木郁固有吐之理，而以吐总该达字，则未也（宜达郁汤）。发者，越之也。火郁之病，为阳为热，脏应心，腑应小肠、三焦，主在脉络，伤在阴分。凡火之结聚敛伏者，不宜蔽遏，当因其热而解之散之，升之扬之。如腠理外蔽，邪热怫郁，则解表取汗以散之。如龙火郁甚，非苦寒沉降之剂可治，则用升浮之品，佐以甘温，顺其性而从治之，汗未足以概之也（宜发郁汤）。夺者，直取之谓也。湿滞则土郁，脏应脾，腑应胃，主在肌肉、四肢，伤在血分，当理其滞。滞在上宜吐，滞在中宜伐，滞在下宜泻，皆夺也，夺岂止于下哉（宜夺郁汤）。泄者，疏利之也。金郁之病，为敛闭，为燥塞，脏应肺，腑应大肠，主在皮毛、声息，伤在气分，或解表，或利气，皆可谓泄。利小便是水郁治法，与金郁无关（宜泄郁汤）。折者，调制之也。水之本在肾，标在肺。实土可以制水，治在脾。壮火可以制水，治在命门。自强可以帅水，治在肾。分利可以泄水，治在膀胱。凡此皆谓之折，非独抑之而已（宜折郁汤）。《内经》言五郁之旨，其有可阐明而得之者也。而丹溪又谓病之属郁者八九，须视所挟以开导之，因分气血湿火食痰为六郁。又谓六者有相因之势，气郁则留湿，湿滞则成火，火郁则生痰，痰滞则血凝，血凝则食结，而遂成痞块，故著越鞠丸通治诸郁。以香附理气，川芎调血，苍术开湿，山栀治火，神曲疗食，痰郁加贝母，此以理气为主，不易之品也。若湿盛加白术、茯苓，血甚加桃仁、红花，火盛加黄芩、青黛，食甚加山楂、厚朴，痰盛加胆星、浮石，此又因病而变通之法。又春加防风，夏加苦参，秋冬加吴萸，乃经所云升降浮沉则顺之，寒热温凉则逆之也，此法最为稳当。虽然，丹溪以越鞠通治诸郁，固属不易，而既分为六郁，则其症其治，又有不可不详者。如求谋横逆，贫窘暴怒，悲哀思虑，皆致胸满胁痛，脉必沉涩，是气郁（宜气郁汤，内香附、川芎、木香是要药，又木香调气散）。胸胁痛者，兼血郁，盛怒叫呼，挫闪，饥饱劳役，致胸胁间常如针刺痛，或能食，小便淋，大便红，脉沉芤而涩，是血郁（宜血郁汤，内桃仁、红花、香附，并加青黛、川芎为要药）。雾露风雨，坐卧湿衣湿衫，皆致身重疼痛，首如物蒙，倦怠好卧，阴寒则发，脉沉涩而缓，是湿郁（宜湿郁汤，内苍术、川芎、赤苓，并加白芷为要药，又渗湿汤）。不发热，常觉自蒸不能解，目蒙口渴，舌燥便赤，脉沉而数，是热郁。或昏瞀，或肌热，闷之烙物，皆是热郁（宜火郁汤，又青黛、香附、苍术、川芎、山栀为要药）。酸嗳腹满，不能食，黄疸鼓胀痞块，脉紧实，是食郁（宜食郁汤，内神曲、苍术、香附，并加山楂、醋炒针砂为要药）。动则喘满或嗽，寸脉沉而滑，是痰郁（宜痰郁汤，内香附、瓜蒌、南星、海浮石为要药，又升发二陈汤）。且不特是也。经云：五郁之发，乃因五运之气，有太过不及，遂有胜复之变。由是推之，六气着人，皆能郁而致病。如风邪袭人而郁，头痛目胀，鼻塞声重者是（宜神术散）。寒之所郁，呕吐清水，腰腹痛，癫疝癥瘕，下利清白者是（宜五积散）。且如伤寒之邪，郁于卫，郁于营，或郁在经在腑在脏皆是，其方治详伤寒书，可参看。暑热或郁，必为阴寒所遏，阳气不得发越，头痛肢节痛，大热无汗者是（宜六和汤、苍术白虎汤）。湿气之郁，结在三焦（宜正气散加防己、大豆黄卷）。瘟疫之邪所郁，客于募原，其方治详温疫篇，可参看。风寒湿三气杂感而郁，致成痹症，其方治详诸痹篇，可参看。总之，结不解散，即谓之郁，此又外感六气而成者。要之《内经》之论五郁，是言脏气。论六气之郁，是言客气。丹溪论郁，是言病气。皆当稔悉。此外又有忧愁思虑之郁，先富后贫曰失精，先贵后贱曰脱荣，此郁开之极难，然究不外木达火发之义。赵献可则又谓东方生生之气，在木治木，诸郁自散，加味逍遥散最妙，柴胡、薄荷能升能清，逆无不达，兼以陈皮、川芎、白芍损肝之过，丹皮、山栀泻肝之实。木盛土衰，甘、术扶之。木伤血病者，当归养之。木实火燥，茯神宁之。少加吴萸为反佐，取其气燥入肝，辛热疏利。散剂之后，继以六味丸加柴胡、白芍。前之用逍遥散者，风以散之也。继之用六味丸者，雨以润之也。献可之法，虽进一步，然消息得宜，亦有至理。治郁者惟以五郁为本，详察六气之害，参用丹溪、献可之论，庶乎得之矣。总之，凡治诸郁，均忌酸敛滞腻，宜开发志意，调气散结，和中健脾，如是止耳，否则非其治也。

脉法

《正传》曰：郁脉多沉伏，或促或结或代。丹溪曰：积脉弦坚，郁脉沉涩。

【诸郁原由症治】《明理》曰：气血恬和，百病不生，一有怫郁，诸疾生焉。郁者，病结不散也。丹溪曰：治郁之法，顺气为先，降火化痰消积，分多少而治，苍术、川芎，总解诸郁。《正传》曰：热郁而成痰，痰郁而成癖，血郁而成症，食郁而成痞满，此必然之理也。《医鉴》曰：六郁为积聚癥瘕痃癖之本。又曰：六郁治法，通用六郁汤、越鞠丸、加味越鞠丸、越鞠保和丸。缪仲淳曰：心气郁结，用羊心一具，同番红花水浸一盏，入盐少许，徐徐涂心上，灸热食之，令人心安多喜。若忧郁不伸，胸膈不宽者，贝母去心，姜汁炒研，姜汁面糊丸，每服七十丸，白蒺藜汤下。《叶氏医案》曰：郁损心阳，阳坠入阴为淋浊，由情志内伤，即为阴虚致病。盖心藏神，神耗如溃，诸窍失司，非偏寒偏热药可治，必得开爽，冀有向安，宜妙香散。又曰：悲泣乃情怀内起之病，病生于郁，形象渐入，按之坚硬，正在心下，用苦辛降，当先从气结治，宜黄连、干姜、半夏、姜汁、茯苓、连皮瓜蒌。又曰：惊惶忿怒，都主肝阳上冒，血沸气滞瘀浊，宜宣通以就下，误投止塞，旧瘀不清，新血又瘀络中，匝月屡屡反复，究竟肝胆气血皆郁，仍宜条达宣扬。漏疡在肛，得体中稍健，设法用旋覆花、新绛、青葱管、炒桃仁、柏子仁（《杂病源流犀烛·卷十八·内伤外感门·诸郁源流》）。

原文

达郁汤 〔治木〕升麻　柴胡　川芎　香附　桑皮　橘叶　白蒺藜

发郁汤 〔治火〕丹皮　柴胡　羌活　葛根　远志　菖蒲　葱白　细辛

夺郁汤 〔治土〕苍术　藿香　香附　陈皮　砂仁　苏梗　生姜　草蔻仁
省头草

泄郁汤 〔治金〕柴菀　贝母　桔梗　沙参　香附　砂仁　白蒺藜

折郁汤 〔治水〕白术　茯苓　猪苓　泽泻　肉桂　丁香　木通　白蔻仁

越鞠丸 〔总治〕香附　苍术　川芎　山栀　神曲　水丸，或加陈皮、半夏、茯苓、砂仁、甘草、苏子、卜子。

气郁汤 〔治气〕香附　苍术　橘红　半夏　贝母　山栀　茯苓　川芎
甘草　柴苏　木香　槟榔

血郁汤 〔治血〕丹皮　红曲　通草　香附　降香　苏木　山楂　麦芽
桃仁　韭汁　穿山甲

湿郁汤 〔治湿〕苍术　白术　厚朴　赤苓　半夏　川芎　羌活　独活
香附　甘草　生姜

火郁汤 〔治火〕连翘　薄荷　黄芩　槐仁　麦冬　甘草　郁金　竹叶
全瓜蒌

食郁汤 〔治食〕苍术　厚朴　川芎　陈皮　神曲　山栀　枳壳　炙草
香附　砂仁

痰郁汤 〔治痰〕苏子　半夏　前胡　炙草　当归　陈皮　沉香　以上名苏子降气汤。今加瓜蒌净仁、胆星、枳实、香附、浮石。如虚加黄芪。寒冷加肉桂。

神术散 〔治风〕苍术　薹本　白芷　细辛　羌活　川芎　甘草

五积散 〔治寒〕当归　白芷　茯苓　半夏　川芎　白芍　甘草　枳壳　麻黄　桂皮　陈皮　桔梗　厚朴　苍术　干姜　姜　枣

正气散 〔治湿〕藿香　柴苏　白芷　茯苓　白术　陈皮　厚朴　桔梗　甘草　半夏曲　大腹皮　姜　枣

六和汤 〔治暑〕人参　白术　半夏　砂仁　茯苓　扁豆　藿香　厚朴　杏仁　木瓜　炙草　香茹　姜　枣

苍术白虎汤 〔又〕制苍术　知母　石膏　甘草　粳米

加味逍遥散 〔总治〕茯苓　白术　白芍　当归　柴胡　甘草　以上名逍遥散。加山栀、丹皮。

六味丸 〔又〕熟地黄　山药　山萸　茯苓　丹皮　泽泻

木香调气散 〔治气〕木香　乌药　香附　枳壳　青皮　陈皮　厚朴　川芎　苍术(各一钱)　砂仁(五分)　桂枝　甘草(各三分)　姜(三片)

升发二陈汤 〔治痰〕半夏(二钱)　赤苓　陈皮　川芎(各一钱半)　柴胡　升麻　防风　甘草(各一钱)　姜(三片)

六郁汤 〔开泄〕香附　苍术　神曲　山栀　连翘　陈皮　川芎　赤苓　贝母　苏叶　枳壳(各一钱)　甘草(五分)　姜(三片)

六郁汤 〔通治〕香附(二钱)　川芎　苍术(各一钱半)　陈皮　半夏(各五分)　姜(三片)

附加减法：气郁，加木香、槟榔、乌药、苏叶。湿郁，加白术、羌活、防己。热郁，加黄连、连翘。痰郁，加南星、瓜蒌、海粉。血郁，加桃仁、丹皮、韭汁。食郁，加山楂、神曲、麦芽。

赵鞠保和丸 〔又〕白术(三两)　山楂(二两)　苍术　川芎　神曲　香附　陈皮　半夏　枳实　茯苓　酒黄连　酒当归(各一两)　山栀　莱服子　连翘　木香(各五钱)　姜汁化蒸饼丸。

此方能开郁行气，消积散热。

加味越鞠丸 〔又〕姜苍术　川芎　香附　神曲　山栀(各四两)　陈皮　白术　黄芩(各两半)　楂肉(二两)　糊丸。

妙香散 〔心阳〕(《杂病源流犀烛·卷十八·内伤外感门·诸郁源流·治诸郁方二十六》)

参考文献

(清)沈金鳌撰；田思胜整理. 杂病源流犀烛[M]. 北京：人民卫生出版社，2006.

《顾氏医案》1775 年

原文

（案 1）气郁血热，肝藏偏胜，与之和养，使各得其平。

附方

生地　山栀　白芍　香附　丹皮　柴胡　川芎

逍遥合越鞠意

（案 2）忧郁伤肺，从革作辛也。

附方

白芍　天冬　牡蛎　茯苓　甘草　生地　（《顾氏医案·十二、郁门（二方）》）

参考文献

（清）顾文垣撰；颜新，千英信点校. 顾氏医案[M]. 上海：上海科学技术出版社，2004.

《赤厓医案》（1782 年）

原文

林某内人，病胸胁少腹痛，一日发厥数次，卧床不起，昏昏闷闷，医以为虚而用补，忽两目不见物，势愈沉重，六脉俱数，左关弦而搏指。予曰：此郁怒伤肝，肝气实也。盖目为肝窍，两胁少腹，皆足厥阴之络，今肝气横逆，而用参术补之，火势随之以炽。《经》云：木郁达之。当以泻为补也。生柴胡、白芍生炒各半、吴萸汁炒川连、酒炒龙胆、当归、醋炒香附、金铃子、盐炒青皮。一剂目明痛缓，三剂良已。又予在歙治许宁远兄，大怒后两目失明，用六味地黄加柴胡、白芍、枸杞子获愈。此人肝肾素亏，故为滋水生木，虚实有不同也。

参考文献

盛增秀. 医案类聚[M]. 北京：人民卫生出版社，2015.

《竹林女科证治》（1786 年）

原文

思虑恼怒，以致气郁血滞，而经不行。治宜开郁行滞，若误作虚治，而用补剂，则气得补而益结，血得补而益凝，变为癥瘕肿痛者有之矣。宜服开郁二陈汤,兼四制乌附丸。

开郁二陈汤

苍术　香附童便制　川芎(各一钱)　青皮　莪术　槟榔各七分　木香五分 姜为引。

四制乌附丸

香附一斤　分作四股　一用醋浸　一用酒浸　一用童便浸　一用盐水浸　各浸三日 以砂罐煮干所浸之水研极细末　天台乌药半斤　制同香附

共为末,醋丸温汤下。(《竹林女科证治·卷一·调经下·气郁血滞经闭》)

原文

崩漏多因心气所使而然。盖以妇人幽居多郁,常无所伸,阴性偏执,每不可解,加之贵贱异势,贫富异形,死丧疾亡,罔知义命,每多怨忧,固结于心,心气不足,郁火大炽,焚炙于血脉之中,故经水不时而下,或适来适断,或暴下不止。治当先说恶死之言,令心不动,然后以大补气血之药,举养脾胃,复加镇坠心火之药,补阴泻阳,而崩可止者,开郁四物汤是也。

开郁四物汤

香附米炒　当归身　白芍酒炒　熟地黄　白术蜜炙　各一钱　川芎　黄芪 蜜炙　蒲黄炒　地榆　人参各五分　升麻炒　三分(如火浮于上者除之)

水二钟,煎七分,食前服(《竹林女科证治·卷一·调经下·郁气崩漏》)。

原文

妇人思郁过度,致伤心脾冲任之源,血气日枯,渐至经脉不调,何以成胎? 宜合欢丸。

合欢丸

当归　熟地黄各三两　茯神　白芍各一两五钱　酸枣仁炒　远志肉制　各一 两　香附酒炒　炙甘草各八分

上为末,蜜丸,白汤下。

气虚加人参一两(《竹林女科证治·卷四·求嗣上·妇人气郁不孕》)。

参考文献

周仲瑛,于文明.中医古籍珍本集成·妇科卷·竹林女科证治[M].长沙: 湖南科学技术出版社,2014.

《吴医汇讲》（1792 年）

原文

《内经》云："木郁达之"，古来注释者，以"达"为宣吐；又云：用柴胡、川芎条而达之。愚谓此不过随文训释，而于"达之"之意，犹有未尽然也。夫木郁者，即肝郁也。《素问》云："治病必求其本。"而郁症之起；必有所因，当求所因而治之，则郁自解，郁者既解，而达自在其中矣。矧木郁之症，患于妇人者居多，妇人情性偏执，而肝病变幻多端，总宜从其性，适其宜，而致中和，即为达道。彼若吐、若升，止可以言实，未可以言虚也。今人柔脆者恒多，岂可概施升吐哉？其余火、土、金、水四郁，古人之注释，虽于《经》义未必有悖，然亦止可以言实，止可以言外因，未可以言虚，未可以言内因也。盖因郁致疾，不特外感六淫，而于情志为更多。调治之法，亦当求其所因而治之，则郁自解，郁者既解，则发、夺、泄、折俱在其中矣。因者病之本，本之为言根也、源也，"君于务本，本立而道生，"可师也（《吴医汇讲・卷八・木郁达之论》）。

参考文献

（清）唐竺山. 吴医汇讲［M］. 北京：中国中医药出版社，2013.

《程杏轩医案》（1804 年）

原文

以翁自病寒热胁痛，口苦食少，呻吟不寐，已经月余，服药不应，自以为殆。诊脉弦急，知其平日情志抑郁，肝木不舒，病似外感，因系内伤，与加味逍遥散，一服而效，数服而安（《程杏轩医案・初集・又翁自病肝郁证似外感》）。

原文

炳兄女在室，年已及笄，性躁多郁，初春曾患吐血，夏间陡然发厥，厥回呕吐不止，汗冷肢麻，言微气短，胸膈胀闷，脉息细涩，状似虚象。医投补剂益剧。予诊之曰：此郁病也。经云：大怒则形气绝，而血菀于上，使人薄厥。又云：血之与气，并走于上，乃为大厥。议与越鞠丸加郁金、枳壳、茯苓、陈皮、半夏。兄曰：女病卧床数日，粒米不入，脉细言微，恐其虚脱。奈何？予曰：依吾用药则生，否则难救。盖此脉乃郁而不流，非真细弱，欲言而讷，乃气机阻闭故也。观其以手频捶胸臆，全属中焦郁而不舒。且叫喊声彻户外，岂脱证所有耶。请速备药，吾守此，勿迟疑也。取药煎服。少顷，膈间漉漉有声，嗳气数口，胸次略宽，再服呕止，寝食俱安。转用八味逍遥散，除白术加香附、郁金、陈皮，病愈血证亦泯（《程杏轩医案·初集·家炳然兄女肝郁气厥实有羸状》）。

参考文献

（清）程文囿撰；吴少祯总主编，沈庄法点评. 程杏轩医案［M］. 北京：中国医药科技出版社，2018.

《杏轩医案》（1804 年）

原文

又翁自病肝郁，证似外感

以翁自病，寒热胁痛，口苦食少，呻吟不寐，已经月余。服药不应，自以为殆。诊脉弦急，知其平日情志抑郁，肝木不舒，病似外感，因系内伤。与加味逍遥散，一服而效，数服而安。

家炳然兄女肝郁气厥，实有羸状[1]。

炳兄女在室，年已及笄，性躁多郁。初春曾患吐血，夏间陡然发厥，厥回呕吐不止，汗冷肢麻，其言微气短，胸膈胀闷，脉息细涩，状似虚象。医投补剂益剧。予诊之曰：此郁病也。《经》云：大怒则形气绝，而血菀于上，使人薄厥。又云：血之与气并走于上，乃为大厥。议与越鞠丸，加郁金、枳壳、茯苓、陈皮、半夏。兄曰：女病卧床数日，粒米不入，脉细言微，恐其虚脱奈何？予曰：依吾用药则生，否则难救。此脉乃郁而不流，非真细弱，欲言而讷，乃气机阻闭故也。观其以手频捶胸臆，全属中焦郁而不舒，且叫喊声彻户外，岂脱证所有耶？请速备药，吾守此，勿迟疑也。取药煎服。少顷，膈间漉漉有声，嗳气数口，胸次略宽。再服呕止，寝食俱安。转用八味逍遥散，除白术，加香附、郁金、陈皮，病愈，血证亦泯。

洪梅渚翁肝郁犯胃，痛呕发黄，温补药误，危而复安。

嘉庆辛未春，予患眩晕，不出户者累月。友人张汝功兄来，言洪梅翁病剧，述其证状，起初少腹痛呕吐，医谓寒凝厥阴，投以暖肝煎，痛呕益甚。又谓肾气上冲，更用理阴煎合六君子汤，每剂俱用人参，服之愈剧。脘痞畏食，昼夜呻吟，面目色黄，医称体亏病重，补之不应，虑其虚脱，举室忧惶。复有指为疸证，欲进茵陈蒿汤者。嘱邀予诊以决之。予辞以疾，汝兄强之，于是扶掖而往。诊毕笑谓翁曰：病可无妨，但药只须数文一剂，毋大费主人物料。方疏加味逍遥散加郁金、陈皮、谷芽、兰叶。乃弟竝锋翁曰：家兄年将花甲，病经多日，痛呕不食，胃气空虚，轻淡之品，恐不济事。予曰：此非虚证，药不中病，致益剧耳。《经》云：诸痛属肝。病由肝郁不舒，气机遏抑，少腹乃厥阴部位，因而致痛。

肝气上逆，冲胃为呕，温补太过，木郁则火郁，诸逆冲上，皆属于火，食不得入，是有火也。至于面目色黄，亦肝郁之所使然，非疸证也。逍遥一方，治木郁而诸郁皆解，其说出赵氏《医贯》，予辑载拙集《医述》中。检书与阅，翁以为然。初服各症均减，服至四剂，不痛不呕，黄色尽退。共服药十二剂，眠食如常。是役也，翁病召诊，日皆汝兄代邀，语予曰：翁前服参药不应，自以为殆，予药如此之轻，见效如此之速，甚为感佩，嘱予致意，容当图谢。予曰：医者愈病，分所当然，惟自抱疾为人疗疾，行动蹒跚，殊可笑耳。翁有盛情，拙集辑成，藉代付梓，亦善果也，胜酬多矣。晤间，翁问：尊集成乎？予曰：未也。翁曰：且俟脱稿，薄助剞劂[2]。阅兹廿载，集成而翁已仙矣。集首阅书姓氏款中，谨登翁名，不忘其言。

参考文献

盛增秀. 医案类聚[M]. 北京：人民卫生出版社，2015.

注释

1. 实有羸状：病证名。见《顾氏医镜》，指实邪结聚的病证，出现类似虚弱的假象。
2. 剞劂（jī jué）：雕板；刻印。

《南雅堂医案》（1800 年）

原文

肝血枯燥，致易动嗔怒，发则头痛面热，胸胁胀满，是肝木失养，木气抑郁不舒。木乃生火，飞扬上升，欲不发怒得乎？宜调补肝血，用**加味逍遥散**治之。

炒白芍五钱　白术三钱　白茯苓二钱　炒栀子一钱　柴胡一钱　姜半夏一钱　当归身三钱　炒荆芥一钱　陈皮五分　甘草五分　水同煎服。（《南雅堂医案·虚痨门》）

原文

素有湿邪，复因恼怒，引动肝胆之火，与胃中之痰气相搏，致食入便呕，心悸少寐，脉沉，乃气郁之明征，拟用**温胆汤加味**治之。

制半夏二钱　淡竹茹三钱　陈皮一钱　粉丹皮一钱　炒山栀二钱　枳实八分　酸枣仁二钱　白茯神三钱　石菖蒲八分　炙甘草五分　水同煎服。（《南雅堂医案·膈症门》）

原文

忧郁太过，痰气凝滞，胸膈不利，时患呕逆。病已半载有余，脾气大虚，宜降气化痰解郁，并培养中土，斯为标本兼治之法。

附方

　　半夏三钱（姜汁炒）　厚朴二钱（姜汁炒）　白茯苓三钱　紫苏一钱　炒白术三钱　陈皮一钱　人参一钱　干姜八分　炙甘草八分　白蔻仁八分　丁香一钱（《南雅堂医案·膈症门》）

原文

　　寒热往来无定，胸脘痞闷，少腹拘急而痛，肝经被郁，木气不能条达，拟用**加味逍遥散**治之。

　　柴胡一钱　炒当归二钱（酒洗）　白芍药二钱（酒炒）　白术三钱（土炒）　白茯苓三钱　黑山栀一钱五分　粉丹皮一钱五分　炙甘草五分

　　气郁，咽嗌不利，病由情志而得，仿《金匮》法，酌方列后。

附方

　　旋覆花一钱五分　川朴一钱　白茯苓三钱　橘红一钱　制半夏二钱　苏梗一钱　枇杷叶三片（去毛）　姜汁半匙（冲）

　　病由悒郁动肝，久则延及脾胃致伤，不纳不饥，火风变动，发而为痛为胀，疏泄失司，大便忽秘忽溏，病已数载，形瘦液枯，非旦夕可能收效，若再用香燥劫夺，恐变成格拒中满之虞，拟用辛润之剂，并少以和阳者佐之。

附方

　　当归身二钱　桃仁三钱（去皮尖）　柏子仁二钱　生白芍一钱　川楝子一钱　川黄连三分

　　情怀郁勃肝风上引，初患左边麻木，痰阻咽喉，舌强筋吊，脑后作痛，宜用清熄法。

附方

　　鲜生地三钱　连翘二钱　玄参二钱　郁金一钱　羚羊角八分　石菖蒲一钱五分　水同煎服。

　　情志不适，久郁心脾，气结，宜安神利窍，并以益气佐之。

附方

　　人参一钱五分　龙骨二钱　酸枣仁二钱　白茯神三钱　远志一钱（去心）　石菖蒲一钱五分　水同煎服。

　　病由郁起，少火变为壮火，脘间不舒，口苦舌糜，木火劫烁津液，心脾受损，徒恃清火苦寒之剂，恐不足以平郁热，惟怡情赡养，冀可向安。

附方

霜桑叶二钱　粉丹皮一钱五分　白茯苓三钱　川贝母一钱(去心)　连翘二钱
金石斛三钱

肝郁木不条达,致成内热,拟用**逍遥散加减法**。

柴胡一钱五分　当归身二钱　炒白芍二钱　白茯苓三钱　广郁金一钱　甘草
七分　薄荷五分　生姜一片(《南雅堂医案·诸郁门》)

原文

情志郁勃,肝胆相火内风上僭清窍,脉弦涩数,颈项结核,咽喉肿痛痹阻,
水谷难下,用清热直降之剂,一时亦骤难奏效,惟怡悦开爽,冀可却病。

附方

枇杷叶三片(去毛)　牛蒡子二钱　杏仁三钱(去皮尖)　射干一钱　苏子二钱
降香五分(研末冲)　水同煎服。

诊得脉数,舌白,神呆,病由郁怒而得,兹以解郁清热为主。

附方

羚羊角五分(磨冲)　犀角五分(磨冲)　石菖蒲二钱　白茯神三钱　远志一钱
(去心)　郁金一钱　黑山栀二钱　粉丹皮二钱

郁伤有年,始觉口鼻中气触腥秽,今右胁作痛,呼吸不利,不得安眠,脉左
涩右弦,系血络郁痹,当用宣通法。

附方

当归须二钱　金铃子一钱五分　延胡索一钱五分　桃仁八分(去皮尖)　黄郁
金一钱　降香五分(末冲)

忧郁不解,气血皆虚,头项结瘿,暮夜寒热盗汗,乃郁损成劳之渐,倘经期
复阻,虑其难治。

附方

当归身三钱(炒)　炒白芍二钱　白茯神三钱　陈皮一钱　钩藤二钱　炙甘草
八分　大枣三枚

情志不适,肝脾气血多郁,脉象虚涩,病已半载有余,峻利之剂恐非所宜,
拟以**补中益气**,合逍遥散主之。

附方

柴胡八分　炙黄芪一钱五分　人参一钱　炒白芍一钱　炒白术一钱　白茯苓
一钱　当归身一钱　炙甘草五分　陈皮五分　升麻三分　生姜二片　大枣三枚

外寒内热,舌干齿痛,夜不成寐,脉弦涩,乃肝脾郁结之证。

附方

生香附八分　粉丹皮二钱　白茯苓三钱　陈皮八分　广郁金一钱　夏枯草二钱　钩藤五分　薄荷五分

情怀郁勃,气火上升,是以眩晕咽痹,脘闷不饥,自觉冷者,非真寒也,乃气痹不通之故。丹溪谓上升之气,从肝胆相火,斯其明征,肝为刚脏,柔以济之,即为中和之义。

附方

生地三钱　粉丹皮二钱　阿胶一钱　玄参一钱　川石斛二钱　黑绿豆皮三钱

悒郁致伤,热蒸痰聚气阻,脘闷背胀,清阳欲结之象,亟宜开肺以展其气化,若郁久成痹,恐属难治。

附方

郁金一钱五分　杏仁二钱(去皮尖)　白茯苓三钱　瓜蒌皮二钱　制半夏二钱　枇杷叶三钱　竹沥一盏　姜汁半匙(《南雅堂医案·诸郁门》)

原文

情怀郁勃,心肝受病,神志不安,时狂时静,心传邪于肺,则烦悸不寐而咳嗽,肝传邪于胆,则目定神呆而振栗,皆由郁火为患也,拟清心安神壮胆为主,并以和脾平肝者佐之,方列后。

附方

小川连一钱　白茯神三钱　酸枣仁二钱　远志二钱　川贝母一钱五分　北沙参一钱五分　龙骨三钱　石决明三钱　石菖蒲二钱　胆星二钱　铁落二钱

上药加猪胆一枚,用川芎五分研末纳入胆内,以线扎好同煎服(《南雅堂医案·痉厥门》)。

原文

情志抑郁寡欢,气血窒滞,经先期色变,肌肤刺痛,晨泄不爽,此系郁症,于法宜通。

附方

生香附一钱五分　当归身三钱　川芎三钱　白茯苓三钱　小茴香二钱　炒楂肉二钱　艾叶一钱　郁金八分　益母膏一钱(《南雅堂医案·调经门》)

参考文献

盛增秀.医案类聚[M].北京:人民卫生出版社,2015.

《篛山草堂医案》(1806 年)

原文

气火痰三郁兼证,非进补之候也。须旷达调理。

附方

炒川连　石决明　全瓜蒌　炒中朴　陈皮　炒山栀　法半夏　旋覆花
川郁金　鲜橘叶

右,十八岁。向病腹痛,近触恼怒,脘次胀闷不舒,饮食日减,神倦脉细。此六郁中之气郁也。

附方

炒白芍　炒山栀　川楝子　焦建曲　陈皮　砂仁　石决明　牡丹皮　制香附　川郁金　焦谷芽

肝胃郁火上炎,颧赤气粗,脉来七至,时欲恶心。此水不制火之象,非浅恙也。急宜静养调理。

附方

炒川连　羚羊角　炒山栀　肥知母　建泽泻　小生地　石决明　牡丹皮
京玄参　芦根

复诊:

前用清降之法,虚阳渐退,恶心不止。仍主凉阴泻火之法,以冀日就平熄。

附方

原生地　黑山栀　稽豆衣　小麦冬　建泽泻　牡丹皮　石决明　京玄参
肥知母

烦劳火炽,喉燥舌涩。此肝胆热郁所致。治拟清化。

附方

冬桑叶　石决明　川贝母　真海粉　肥知母　羚羊片　京玄参　甜杏仁
天花粉　炒竹茹　橘红(《篛山草堂医案·郁》)

参考文献

盛增秀.医案类聚(下)[M].北京:人民卫生出版社,2015.

《齐氏医案》(1806 年)

原文

《内经》曰：木郁则达之，火郁则发之，土郁则夺之，金郁则泄之，水郁则折之。然调达其气，过者折之，以其畏也，所谓泻之也。

注《内经》者，谓达之者吐之也，令其调达也；发之者汗之也，令其疏散也；夺之则下之，令其无壅滞也；泄之谓渗泄解表，利小便也；折之谓制其冲逆也。

余谓病起多由于郁，郁者，折而不通之义。《内经》五法为因，五运之气所乘而致。郁不必作忧郁之郁，但忧郁亦在其中。丹溪云：气血冲和，百病不生，一有怫郁，诸病生焉。因立六郁之论，制越鞠丸。此方一出而《内经》之旨晦，又因注释之误而复晦，此郁之不明于世也久矣。苟能神而明之，扩而充之，其于天下之病，斯过半矣。且以注《内经》之误言之，其曰达之谓吐之，吐中自有发散之义，凡属木郁，乃足少阳胆经半表半里之病，多呕酸吞酸，虽吐亦有发散之益，但谓无害耳，乌可便以吐字改达字？达者，畅茂达生之义。王道安曰：肝性急，怒气逆，肢胁或胀，火时上炎，治以苦寒辛散而不愈者，则用升发之药，加以厥阴报使而从治之。又如久风入中为飧泄，及不因外风之入而清气在下为飧泄，则以轻扬之剂举而散之。凡此之类，皆达之法也，此王氏推广达之之义甚好。

火郁则发之，发之汗之也，东垣升阳散火汤是也，使势穷则止。其实发与达不相远，盖火在木中，木郁则火郁，相因之理，达之即所以发之，即以达之之药发之，无有不应者，但非汗之谓也。汗固能愈，然火郁于中，未有不蒸蒸汗出，须发之得其术耳。

土郁夺之，谓下夺之，如中满腹胀，势甚而不能顿除者，非力轻之剂可愈，则用咸寒峻下之剂，以劫夺其势，而使之平，此下夺之义也。愚意夺不止下，如胃亦土也，食塞胃中，下部有脉，上部无脉，法当用烧盐汤探吐法，不吐则死。《内经》所谓高者因而越之，以吐为上夺，而衰其胃土之郁，亦无不可。

金郁泄之，如肺气䐜满，胸臆仰息，非解利肺气之剂，不足以疏通之。只解表二字，足以尽泄金郁之义，不必更渗泄利小便而渗利自在其中，况利小便是涉水郁之治法矣。

独水郁折之难解。愚意然调其气四句，非总结上文也，乃为折之二字恐人不明，特说此句以申明之耳。然，犹可也。水之郁而不通者，可调其气而愈。《内经》曰：膀胱者，州都之官，津液藏焉，气化则尿出矣。肺为肾水上源，凡水不通者，升举肺气，法宜白蔻宣畅胸膈，砂仁、半夏醒脾开胃，肉桂化气，桔梗开提（如壶揭盖，揭起则出之义），生姜升散，使上窍通而下窍通，若水注之法，自然之理。其过者淫溢于四肢，四肢浮肿，如水之泛溢，须折之以其畏也。盖水之所畏者土也，土衰不能制之，而寡于畏，故妄行。兹惟补其脾土，俾土能制水，则水道自通，不利之利，正所谓泻之也。如此说，则折字与泻字，于上接续，而折之之义益明矣。

《内经》五法之注，出自张子和之注，非王启玄旧文，故多误。余改释其误，又推广其义，以一法代五法，神而明之，屡获其效，故表而书之。盖东方先生木，木者生生之气，即火气，空中之火附于木中，木郁则火亦郁于木中矣。不特此也，火郁则土自郁，土郁则金亦郁，金郁则水亦郁，五行相因，自然之理。惟其相因也，予以一方治其木郁，而诸郁皆因而愈。一方者，逍遥散是也，方中惟柴胡、薄荷二味最妙。盖人身之胆木，乃甲木也，少阳之气，气尚柔嫩，象草穿地，始出而未伸，此时如被寒风一郁，即萎软抑遏而不能上伸，不上伸则下克脾土，而金水并病矣，惟得温风一吹，郁气即畅达，盖木喜舒，风摇则舒畅，寒风则畏。温风者，所谓吹面不寒杨柳风，木之所喜。薄荷、柴胡辛而温者，辛也故能发散，温也故入少阳，古人立方之妙如此。其甚者，方中加左金丸，左金丸止黄连、吴茱萸二味，黄连但治心火，加吴萸气燥，肝之气亦燥，同气相求，故入肝以平木，木平则不生心火，火不刑金，而金能制木，不直伐木，而佐金制木，此左金所以得名也。此又法之巧者，然犹未也。一服之后，继用六味地黄丸料加柴胡、白芍服之，以滋肾水，俾水能生木。逍遥散者，风以散之也；地黄饮者，雨以润之也。木有不得其天者乎？夫此法一立，木火之郁既舒，木不下克脾土，且土亦滋润，无燥槁之患，金水自相生。予谓一法可通五法者，如此岂惟是哉？推之大之，千之万之，其益无穷。凡寒热往来，似疟非疟，恶寒恶热，呕吐吞酸，嘈杂胸痛，小腹胀闷，头晕盗汗，黄疸温疫，疝气飧泄等证，皆对证之方。推之伤风、伤寒、伤食，除直中外，凡外感者俱作郁看，以逍遥散加减出入，无不获效。如小柴胡汤、四逆散、九味羌活汤，大同小异，然不若此方之应响也。神而明之，变而通之，存乎人耳。倘一服即愈，少顷即发，或半日，或一日又发，发之愈频愈甚，此必属下寒上热之假证，此方不宜复投，当改用温补之剂，如阳虚以四君子汤加温热药，阴虚者则以六味地黄汤加温热药，其甚者尤须寒因热用，少以冷药从之，用热药探冷之法，否则拒格不入，非惟无益，而反害之。病有危甚，治有逆从，玄机之士，不须予赘。

古逍遥散方

柴胡三钱，芍药，当归，白术，茯苓，炙草，薄荷，炮姜，去白陈皮（《集解》无）。

加味者，加丹皮、山栀。余以山栀曲屈下行泄水，改用茱连丸尤妙。

左金丸

大川连六两，家吴萸一两。以水煮半时，焙干为末，粥丸，小梧子大。服用去白陈皮煎汤吞下，功较甚。

逍遥散，足少阳、足厥阴二经药也。肝虚则血病，当归、芍药养血而敛阴；木盛则土衰，甘草、白术和中而补土（补土生金，亦以平木）；柴胡生阳散热，合白芍以平肝，而使木得调达，木喜通达，故以为补（取疏通义）；茯苓清热利湿，助甘、术以益土，能令心气安定（通心肾也）；生姜暖胃祛痰，调中解郁；薄荷搜肝泻肺，理气消风，疏逆和中，所以有逍遥之名（《齐氏医案·卷一·郁论》）。

原文

曾治宋豪士令正，年二十七，性禀端淑，忽一早将饭，自去空室，以腰带结喉，微笑而不语，若痴骏状，其家以为染邪，巫师以为邪制，桃符棘矢，御之不应。乃叔肇堂曰：此必病耳，盍请医诊之？急延予视。予曰：喉中有鸡声，乃风痰塞喉。即以神应散吹鼻取嚏，吐痰而苏。其人仍然郁郁，予思其家富饶，姑亦贤良，因何而思自缢，又不死于金、死于水、死于火，而必欲死于木？木者肝也，肝藏魂，肝血不足而外邪深入，肝木被郁而人不知也。乃与逍遥散吞左金丸，平肝开郁，一剂而效。继服六君子汤加黄芪，八剂而愈（《齐氏医案·卷四·中风论》）。

参考文献

齐秉慧. 齐氏医案[M]. 北京：中国中医药出版社，2008.

《银海指南》（1809 年）

原文

经曰：木郁达之，火郁发之，土郁夺之，金郁泄之，水郁折之。言乎五气之郁也。人之脏腑应之，木应肝胆，木主风邪，畏其郁结，故宜达之。火应心与小肠，火主热邪，畏其陷伏，故宜发之。土应脾胃，土主湿邪，畏其壅滞，故宜夺之。金应肺与大肠，金主燥邪，畏其躁急，故宜泄之。水应肾与膀胱，水主寒邪，畏其凝溢，故宜折之。然五者之中，皆可通融圆活，不必拘泥。夫人气血不顺，脉不和平，即是郁症，乃因病而郁也。至若情志之郁，则有三焉：一曰怒郁。方其盛气凌人，面赤声厉，多见腹胀。及其怒后，逆气已平，中气受伤，多见胀满疼痛，倦怠少食之症。一曰思郁。凡芸窗秀士，茅店羁人，以及室女尼姑，心有所忆而生意，意有所属而生思，思有未遂而成郁，结于心者，必伤于脾，及其既甚,上连肺胃,为咳喘失血,隔噎呕吐,下连肝肾,为带浊崩淋,不月劳损。一曰忧郁。或因衣食之累,或因利害之牵,终日攒眉而致郁者,志意乖违,神情萧索,心脾渐至耗伤,气血日消,饮食日少,肌肉日削,遂至发为目症,前七情论中已详之矣,故不赘述。然五气之郁,因病而郁者也,情志之郁,因郁而病者也。凡患是症者,宜自为节制,皆非草木所能奏效,所谓妙药难医心上病也。可不慎之!(《银海指南·卷二·郁病论》)

参考文献

顾锡.中国古医籍整理丛书·银海指南[M].北京:中国中医药出版社,2017.

《医阶辨证》(1810年)

原文

气郁生病,胸胁痛,或喘咳少痰沫,或肺胀咽塞如欲呕,或心下攻走,痛如针刺,或心中痞闷而噫气。血郁生病,上为衄血,下结阴下血。痰郁生病,痰厥,声在咽间,或喘息,喉中有痰声,或为梅核气,咽嗌不利咯不出,咽不下,或吞酸,或嘈杂,或呕哕,或嗳气。食郁生病,噫酸噫臭,或腹满不欲食,或腹疼欲呕。湿郁生病,周身走痛,或关节重痛,遇天阴则作。热郁生病,目瞀,小便赤,或狂越躁扰,或噤栗如丧神守,或喉闭,或耳鸣,或重舌木舌,六郁为病多端。凡病之久而不已者,皆郁也(《医阶辨证·六郁为病辨》)。

原文

郁者,胸中滞而不通中,脏气不平,六腑传化失常而然。痞者,心下痞而不通泰,由脾之湿,上乘于心,与热合而为痞(《医阶辨证·郁痞证辨》)。

参考文献

裘庆元.三三医书(精校本·第1册)[M].北京:中国医药科技出版社,2016.

《王九峰医案(二)》(1813年)

原文

忧思郁怒,最损肝脾,木性条达,不扬则抑,土德敦厚,不运则壅,二气无能流贯诸径,营卫循环道阻。肝乃肾之子,子伤则盗母气以自养,致令水亏于下,水不济火,灼阴耗血,筋失荣养,累累然结于项侧之右。脉来细数无神,溃久脓清不敛,法当壮水生木,益气养营。仍需恬淡无为,以舒神志,方克有济。

附方

生地　洋参　当归　川芎　香附　贝母　冬术　桔梗　黄芪　元参　海藻　长流水、桑柴火熬膏

木性条达,不扬则抑。土德敦厚,不运则壅。忧思抑郁,不解则伤神。肝病必传脾,精虚由神怯,情志乖违,气血交错。夫心藏神,脾藏意,二经俱病,五内交亏。心为君主之官,脾乃后天之本,精涸神怯而无依,是以神扰意乱,不知所从,动作云为,倏然非昔。宜甘温之品培之。

附方

熟地　党参　当归　白术　枸杞　菟丝　远志　枣仁　炙草

肝郁中伤,气血失于条畅,月事愆期,肢节酸楚,气坠少腹,胀痛不舒,兼有带下。脐左右筋,按之牵痛,如动气之状,按摩渐舒。先宜调中和气。

附方

异功散加香附　砂仁　当归　赤芍

病原已载前方,进异功散加味,调气和中,诸症渐减,既获效机,依方进步为丸缓治。

附方

当归　白芍　太子参　香附　茯苓　于术　陈皮　炙草　沉香　木香姜　枣　煎汁泛丸(《王九峰医案(二)·下卷·肝郁》)

参考文献

王九峰.王九峰医案[M].北京:中国中医药出版社,2007.

《证治针经》(1823 年)

原文

六气着人,皆能郁而致病,营卫府脏经皆阻;此外感之郁。七情致郁,心脾肝胆为多。此内伤之郁,篇中所辑皆是。气滞化热,津液旋枯;此言初病在气分。久延血分,遂变郁劳沉疴。盖夫气本无形,郁则偏聚,痃癖攻冲,胸膈似阻,苟妄认为有形,贻误岂堪胜数。乃若温胆泻心,逍遥越鞠,随症而施,并能舒郁。滋肾丸治火升,旋复花汤宣血络。热郁而脘痞口糜,养心脾之营微参乎苦降;人参、川连、丹皮、生白芍、小麦、茯神。液枯形瘦而痛胀便秘,忽泻,中伤不纳,不知味。辛润少佐以和阳。柏子、生白芍、归须、桃桃、黄连、川楝。肝肾阳升,疗喉舌以熟地天冬女贞石斛;又柏子仁、茯神。脏

阴蒸热，_{舌绛赤糜口干燥，心悸食少。}泄心阳以_{黄连黄柏阿胶鸡子黄。又生地、知母。}面黄脉涩损肝脾，_{瘤不成寐。}法宗薛氏；_{加味归脾汤去木香、姜枣。}阳随入阴郁损心阳为淋浊，_{治用妙香散。}上焦阳结，_{痰聚阻气，脘窄不舒，胀及背部。}展气化以轻清；_{枇杷叶、杏仁、瓜蒌皮、郁金、茯苓、姜汁、竹沥。}郁热流红，_{室女阴虚、齿衄、肠红。}养肝阴以静镇。_{生地、天冬、阿胶、女贞、旱莲草、白芍、茯神。}要之。_{切忌者燥热涩敛滋填^{小补}，最喜者若辛宣通凉润。上并仿《指南案》论。}然而有药治病，无药移情，勿徒恃乎草木，当养性而达生。_{此四语总括案中大意。}

附：《医级》摘要

惊忧致郁，惟养心以安神；恐惧郁生，惟添精而益智。思郁之结宜解，悲消之郁宜升。越鞠丸开有余之郁，升阳益胃汤疗恐郁之沉（《证治针经·卷二·郁》）。

参考文献

（清）郭诚勋撰；江一平等校注. 证治针经[M]. 北京：中国中医药出版社，1996.

《灵素节注类编》（1825年）

原文

二阳 三阳

《素问·阴阳别论》曰：二阳之病发心脾，有不得隐曲，女子不月，其传为风消，其传为息贲者，死不治。三阳为病发寒热，下为痈肿，及为痿厥腨痛[1]，其传为索泽，其传为癫疝。

此言内伤阴阳之气而发病也。二阳者，阳明胃也。胃气由心脾发生，故其病有从损伤心脾而发者，盖心者一身之主宰，而为脾之母，脾主为胃行津液，而生化气血者也。其有不得于隐情委曲之事，忧思郁结，则心脾俱伤，而无生化转运之力，以致胃病食减。若在女子，尤多此病，气郁血耗，则月事不下也。久而传变，其血枯生风，虚阳化火，风火消烁肌肉，而脾土败矣。土败则肺金无生气，乃成息贲，息贲者，气馁而喘促，传变至此，金水亦枯，无论男女，皆死不可治也。凡经候二便之病，经义皆谓之不得隐曲[2]，推其源，总由心脾郁结之所致也。三阳者，太阳也。其腑为膀胱，主藏津液而出小便，其经主一身之表而统营卫，外邪多由太阳经而入营卫，则发寒热之病。阳病者，上行极而下，故邪不解则下走，而营气不从，逆于肉里，乃生痈肿，伤及经脉，则为痿、为厥、为腨痛。腨者，小腿后太阳经脉所行之处。痛音渊，痠痛也。又其传变，则皮肤枯索而不泽,以太阳之气荣于皮毛,气不荣则枯也。又传为痈疝者,其邪由经入腑,牵连阴筋,肾子顽木,名癞疝也(《灵素节注类编·卷五·外感内伤总论·经解·阴阳发病诸证》)。

原文

足厥阴之疟,令人腰痛,少腹满,小便不利,如癃状,非癃也,数便意,恐惧气不足,腹中悒悒。

足厥阴肝经之脉也,肝为肾子,子能令母实,故所现多兼肾证,腰者肾之府,少腹肝之居,故腰痛而少腹满;肝主遗溺癃闭,此病浅在经,故小便不利,似癃非癃,数数欲便而短之意也;肾主恐,故恐惧;肝郁,气不接续而少气,《虚实篇》云:肝气虚则恐,实则怒;腹中悒悒者,窒闷也(《灵素节注类编·卷六·诸疟证·足厥阴疟》)。

原文

肝疟者,令人色苍苍然,太息,其状若死者,刺足厥阴见血。

肝木色苍,肝病故色现于外;肝郁不舒,故必太息;肝藏魂,其气厥逆,则肢冷神昏若死者,厥回则苏,厥不回即死矣。肝藏血,故必刺之出血,方能去邪(《灵素节注类编·卷六·诸疟证·肝疟》)。

原文

瘰疬生于颈腋间,甚者连贯成串,是肝胆两经之脉所行者。始由七情郁结,阳化为热,而外邪乘之,致寒热邪毒留于经脉,与血气胶结而成此病。先因内伤兼外邪,故其病本在脏,其未出于颈腋,而浮于脉中,未内着于肌肉。如外为脓血者,病邪尚浅,得从脓血而泄,故易去也。从本引末者,先调脏气,然后疏通经脉,以和营卫,可使其邪衰去,而绝其寒热也。审按其经脉之道路,徐往徐来,皆用针之法,以邪在经脉血气中,非能骤去,必用缓治之法,而用药亦然矣。如其初起小如麦者,易治,故三刺可已;若久而病深疬大,则难治,如下文所云(《灵素节注类编·卷七·寒热病证·瘰疬》)。

原文

凡治消瘅[3]、仆击、偏枯、痿、厥、气满发逆,肥贵人则膏粱之疾也;隔塞闭绝,上下不通,则暴忧之病也;暴厥而聋,偏应闭不通,内气暴薄也;不从内外中风之病,故瘦留着也;蹠跛,寒风湿之病也。

此言治病必当知其所因也。仆击者,忽然跌仆,或如被击而倒,以及消瘅、偏枯、痿、厥、气满发逆等病,其富贵之人,则由膏粱厚味,情欲内伤所致也;若三焦之气隔塞闭绝,上下不通,则由暴忧郁结所致也;以故暴厥而聋,偏应闭不通,而在一边者,因内气暴迫也;不从内外中风,而由本身之气为病,故消瘦而病气留着也;其忽然跌仆、痿、厥等病,多生于膏粱肥贵之人,若此瘦而蹩跛[4]者,内因暴忧气闭,外得寒风湿邪所致之病也(《灵素节注类编·卷八·诸痹病·兼论杂证病因》)。

原文

帝曰:人之太息者,何气使然? 岐伯曰:忧思则心系急,心系急则气道约,约则不利,故太息以伸出之。补手少阴、心主、足少阳留之也。

各脏皆有系通心,故各脏之气随心所使。心系急而气道约者,则中气郁而不舒,太息以伸之也。故宜补心经、心包、胆经之气,以和之也(《灵素节注类编·卷八·噎膈反胃呕哕噫太息饥不欲食·太息》)。

原文

《灵枢·本神篇》岐伯曰:怵惕思虑者,则伤神,神伤则恐惧,流淫而不止;因悲哀动中者,竭绝而失生;喜乐者,神惮散而不藏;愁忧者,气闭塞而不行;盛怒者,迷惑而不治;恐惧者,神荡惮而不收。

怵惕者,惊惶也,怵惕思虑,心脾俱伤,心伤则气怯而常恐惧,脾伤则不能摄精归肾,而常流淫不止,如遗滑带浊之类,又有过于劳思而精即流出者;悲则气消,哀则神伤,神气竭绝,则失其生生之机矣;喜则气散,故神惮散而不藏,乃多言多笑也;愁忧则气郁结,久则经脉闭塞而不流行也;盛怒动火,火动乱神,故迷惑而理不明,不能治事也;恐惧者,心神惮荡无主,故不能收敛自持也。

心:怵惕思虑则伤神,神伤则恐惧自失,破䐃脱肉,毛悴色夭,死于冬;脾:忧愁而不解则伤意,意伤则悗乱,四肢不举,毛悴色夭,死于春;肝:悲哀动中则伤魂,魂伤则狂忘不精,不精则不正,当人阴缩而挛筋,两胁骨不举,毛悴色夭,死于秋;肺:喜乐无极则伤魄,魄伤则狂,狂者意不存人,皮革焦,毛悴色夭,死于夏;肾:盛怒而不止则伤志,志伤则喜忘其前言,腰脊不可以俯仰屈伸,毛悴色夭,死于季夏。恐惧而不解则伤精,精伤则骨痠痿厥,精时自下。是故五脏主藏精者也,不可伤,伤则失守而阴虚,阴虚则无气,无气则死矣。是故用针者,察观病人之态,以知精神魂魄之存亡得失之意,五者已伤,针不可以治之也。

此承上文以明七情伤脏之证也。心因怵惕思虑则伤神,而恐惧自失,心脾同气相贯,故久则脾亦伤,而破䐃脱肉,䐃者,臀间厚肉也,脾土伤,则不能生肺金,故毛悴色夭,而死于冬者,水旺,心火绝也;脾因忧愁不解则伤意,意,脾之神也,意伤则悗乱者,昏阿愦乱也,脾胃主四肢,故四肢无力不能举,至毛悴色夭，而死于春者，木旺，土绝也；肝因悲哀动中则伤魂，魂，肝之神也，属阳，故伤则狂而善忘者，阳气耗散，故不精明，而言行皆不得其正，谓之狂也，似癫非癫之状耳，阴为总筋，肝所主，胁为肝经所行之部，故阴缩筋挛，而胁骨疼痛，不可举动也，至毛悴色夭，而死于秋者，金旺，木绝也；喜乐出于心，喜乐无极，则心火大动不休而伤肺金，魄者，肺之神也，属阴，心火乘之，故魄伤而狂，意不存人者，自言自笑，旁若无人也，肺主皮毛，为火所灼，故皮革焦，毛悴色夭，而死于夏者，火旺，金绝也；怒本出于肝，肝阳逆甚，则肾水耗而伤肾之志，志，肾之神也，主记持事物，志伤故喜忘其前言，腰为肾之府，故腰脊不可以俯仰屈伸，毛悴色夭，死于季夏者，土旺，水绝也。各脏所伤，皆言毛悴色夭者，自内至外皆枯败，故遇克制之气旺，则所伤之脏气绝而死也。上言恐惧而流淫不止则伤精，精伤故骨痠痿厥，盖骨髓由精而生，此因伤心神而及于肾，以各脏之神如魂、魄、意、志等，皆由心神所化，凡七情皆从心起，故纵情则伤各脏，而保养学道者，必先断情欲，而后神凝于一心，则病可愈而道可期也。各脏皆有精气留藏滋养，伤则失守而阴先虚，阴虚则精气不生而无气，无气则死矣。盖阴阳互相为根，互相生化，缺一则无二也。凡内伤脏者，不可用针治之法，必以甘药调补也（《灵素节注类编·卷八·内伤诸病·内伤五脏》）。

原文

《素问·血气形志论》曰：形乐志苦，病生于脉，治之灸刺；形乐志乐，病生于肉，治之以针石；形苦志乐，病生于筋，治之以熨引；形苦志苦，病生于咽嗌，治之以百药；形数惊恐，经络不通，病生于不仁，治之以按摩、醪药[5]。是为五形志也。

审形志，则不可拘执《方宜》之论可见矣。形乐志苦者，身逸心劳也，心主血脉，心劳气郁，则多窒滞之病，故当用灸刺以通血脉也；形乐志乐，过于安逸而脾气不运，脾主肌肉，故病生于肉，宜针砭以泄卫气，盖血脉属营，肌肉属卫；形苦者，劳力也，劳力则伤筋，志乐者，心安而血脉和也，筋伤则宜用火熨、导引，以筋比脉为凝滞故也；形苦志苦，则表里皆伤，经脉腑脏，气血尽乖，而咽嗌为气脉流行、津液升降之地，表里气乖，故病生于咽嗌，此内伤之病，必用百药调和培补，而非外治所宜也；如其形劳而多惊恐，则气郁而经络不通，病麻木不仁，当用按摩，服以醪药，醪药者，药酒也。此谓五端形志之病，治各不同也（《灵素节注类编·卷九·治法准则总论·经解·形志苦乐异病异治》）。

原文

《素问·疏五过论》帝曰：凡诊病者，必问尝贵后贱，虽不中邪，病从内生，名曰脱营;尝富后贫,名曰失精。五气留连,病有所并。医工诊之,不在脏腑,不变躯形,诊之而疑,不知病名。身体日减,气虚无精,病深无气,洒洒然时惊。病深者,以其外耗于卫,内夺于营,良工所失,不知病情。此亦治之一过也。

先富贵而后贫贱,经忧患而伤气血,故其病为脱营、失精。情志抑郁,五脏之气不舒,留连为病,并于一处,如思伤脾、怒伤肝之类。医者诊之,不知其所由,见病不在脏腑,而形躯不变,遂疑之而不知病名。迨身体日减,精气日损,洒洒然而畏风寒,惕惕然而时惊恐,此其病已深者,外耗卫气,故洒洒然,内夺营血,故时惊恐。良工之所以失治者,初由不知其病情。此亦诊治之一过也。

凡欲诊病者,必问饮食居处,暴乐暴苦,始乐后苦,皆伤精气,精气竭绝,形体毁沮。暴怒伤阴,暴喜伤阳,厥逆上行,满脉去形。愚医治之,不知补泻,不知病情,精华日脱,邪气乃并。此治之二过也。

饮食不节,则伤脾胃,起居不慎,易受外邪,以及苦乐喜怒,皆伤阴阳精气,或阴阳偏胜厥逆,则气满经脉,而离去形体,盖从外溢而耗散也。医不知补泻,不知其病情,则精华日脱,而邪气并积,则病日深,此诊治之二过也(《灵素节注类编·卷九·治法准则总论·经解·诊治五过》)。

参考文献

(清)章楠编注;方春阳,孙芝斋点校. 医门棒喝三集·灵素节注类编[M].杭州:浙江科学技术出版社,1986.

注释

1. 腨痛:腿弯酸痛也。
2. 隐曲:多指隐私,如阴部、房事,还有难言之隐的意思。
3. 消瘅:病名,是指以多饮、多尿、多食及消瘦、疲乏、尿甜为主要特征的综合病证。
4. 蹠(zhí)跛:指足部病变而致跛行。
5. 醪(láo)药:是指酒药。

《医述》(1826 年)

原文

经义

诸气膹郁,皆属于肺。木郁达之,火郁发之,土郁夺之,金郁泄之,水郁折之。然调其气,过者折之,以其畏也,所谓泻之(《素问》)。

哲言

流水不腐,户枢不蝼[1],动也。形气亦然,形不动,则精不流,精不流,则气郁矣(《吕氏》)。

郁者,结聚而不得发越,当升者不得升,当降者不得降,当变化者不得变化,所以传化失常,而病作矣(滑伯仁)。

气血冲和,百病不生,一有怫郁,百病生焉。其因有六:曰气,曰湿,曰热,曰痰,曰血,曰食。气郁则生湿,湿郁则成热,热郁则成痰,痰郁则血不行,血郁则食不化,六者相因为病也。气郁者,胸胁疼痛,其脉沉涩。湿郁者,关节疼痛,天阴则发,其脉沉细。热郁者,瞀闷烦心,小便赤涩,其脉沉数。痰郁者,动则喘急,脉沉而滑。血郁者,四肢无力,能食便血,脉沉而芤。食郁者,嗳酸腹满,不能饮食,右脉紧盛。或七情之抑郁,或寒热之交侵,或雨湿之浸淫,或酒浆之积聚,而成郁疾;又如热郁而成痰,痰郁而成癖,血郁而成瘕,食郁而成痞满,此必然之理也(朱丹溪)。

有本气自郁而生病者:心郁则昏昧健忘;肝郁则胁胀嗳气;脾郁则中满不食;肺郁则干咳无痰;肾郁则腰胀淋浊,不能久立;胆郁则口苦晡热,怔忡不定(《证治汇补》)。

七情不快,郁久成病:或为虚怯,或为噎膈,或为痞满,或为腹胀,或为胁痛;女子则经闭堕胎,带下崩中。可见百病兼郁如此(何伯斋)。

补编

木郁达之,谓吐之令其条达也。火郁发之,谓汗之令其疏散也。土郁夺之,谓下之令无壅滞也。金郁泄之,谓渗泄解表,利小便也。水郁折之,谓抑之制其冲逆也(王太仆)。

郁者,郁塞不通也。一有所郁,通之而已。《经》有五法,皆所以通之,特其所以通之之法不一也。如条达者,木之性也。木性受郁,则不能条达矣。枝叶过密,而虫转生,因而枯瘁,非芟之、剔之,不顺其性也,故《经》言达之。达之者,伐肝即所以补肝也。炎上者,火之性也,火性受郁,则不能炎上矣。如鸣灰堆然,盦² 则火气不升而将熄矣,非拨之、吹之,不顺其性也,故《经》言发之。发之者,升散无取乎逆折也。至于土郁,如径之塞,如山之崩,而碍往来,非畚插除之不可也,故《经》言夺之。若夫金郁,如铸钟及鸣钲然,失于过厚者,则无声,必须刮磨,然后应律,故《经》言泄之。或开肺窍,或通汗孔,或利水道,皆所以泄之也。水性流行,本当无郁,或堤防阻焉,污秽塞焉,虑其横决,多其曲折以缓之,言分消也。汗、下、利酌而用之,不拘一法也(《医参》)。

《内经》"木郁达之"五句,治郁之法也;"然调其气"一句,治郁之余法也;"过者折之"三句,调气之余法也。夫五法者,《经》虽为病由五运之郁所致而立,然扩而充之,则未尝不可也。且凡病之起,多由乎郁;郁者,滞而不通之义。

或因所乘而为郁，或不因所乘，而本气自郁，皆郁也，岂惟五运之变，能使然哉！木郁达之；达者，通畅之也。如肝性急，怒气逆，肤胁或胀，火时上炎，治以苦寒辛散而不愈者，则用升发之药，加以厥阴报使而从治之。又如久风入中为飧泄，及不因外风之入，而清气在下为飧泄者，则以轻扬之剂，举而散之。此皆达之之法也。王氏谓吐之令其条达，为木郁达之。东垣谓食塞胸中，食为坤土，胸为金位，金主杀伐，与坤土俱在于上而旺于天，金能克木，故肝木生发之气，伏于地下，非木郁而何？吐去上焦阴土之物，木得舒畅，则郁结去矣，此木郁达之也。窃意王氏以吐训达，不能使人无疑。以为肺金盛而抑制肝木欤？则泻肺气举肝气可矣，不必吐也。以为脾胃浊气下流，而少阳清气不升欤？则益胃升阳可矣，不必吐也。虽然木郁固有吐之之理，今以"吐"字总该"达"字，则凡木郁皆当用吐矣，其可乎哉？至于东垣所谓食塞肺分，为金与土旺于上而克木，又不能使人无疑。夫金之克木，五行之常道，固不待夫物伤而后能也。且既为物所伤，岂有反旺之理？若曰吐去其物，以伸木气，乃是反为木郁而施治，非为食伤而施治矣。夫食塞胸中而用吐，正《内经》所谓其高者因而越之之义耳，恐不劳引木郁之说以汩之也。火郁发之；发者，汗之也，升举之也。如腠理外闭，邪热怫郁，则解表取汗以散之。又如龙火郁甚于内，非苦寒沉降可治，则用升浮之药，佐以甘温，顺其性而从治之，如升阳散火汤是也。此皆发之之法也。土郁夺之；夺者，攻下也，劫而衰之也。如邪热入胃，用咸寒之剂，以攻去之。又如中满腹胀，湿热内甚，其人壮气实者，则攻下之。其或势盛而不能顿除者，则劫夺其势而使之衰。又如湿热为痢，有非轻剂可治者，则或攻或劫，以致其平。此皆夺之之法也。金郁泄之；泄者，渗泄而利小便也，疏通其气也。如肺金为肾水上源，金受火烁，其令不行，源郁而渗道闭矣，宜肃清金化滋以利之。又如肺气膹郁，胸满仰息，非利肺气不足以疏通之。此皆泄之之法也。王氏谓渗泄解表利小便，为金郁泄之。夫渗泄利小便，固为泄金郁矣，其"解表"二字，莫晓其意，得非以人之皮毛属肺，其受邪为金郁，而解表为泄之乎？窃谓如此，则凡筋病便是木郁，肉病便是土郁耶？且解表间于渗泄、利小便之中，是渗泄、利小便为二治矣。若以渗泄为滋肺生水，以利小便为直治膀胱，既责不在肺，何为金郁乎？是亦不通。故予易之曰：渗泄而利小便也。水郁折之；折者，制御也，伐而挫之，渐杀其势也。如肿胀之病，水气淫溢，而渗道以塞。夫水之所不胜者土也，今土气衰弱，不能制之，故反受其侮，治当实其脾土，资其运化。俾土可以制水而不敢犯，则渗道达而后愈也。或病势既旺，非上法所能遽制，则用渗水之药，以伐而挫之；或去菀陈莝、开鬼门、洁净府，三治备举迭用，以渐平之。王氏所谓抑之，制其冲逆，正欲折挫其泛滥之势也。夫实土者守也,泄水者攻也,兼三治者,广略而决胜也,虽俱为治水之法,然不审病之虚实、久近、浅深,杂焉而妄施之,其不倾踣者寡矣。且夫五郁之病,固有法以治之矣,然邪气久客,正气必损;今邪气虽去,正气岂能遽平? 苟不平调正气,使各安其位,复其常于治郁之余,则犹未足以尽其妙。故又曰:然调其气,苟调之而其气犹或过而未服,则当益其所不胜以制之。如木过者,当益金,金能制木,则木斯服矣。所不胜者,所畏者也。故曰:过者折之,以其畏也。夫制物者,物之所欲也;制于物者,物之所不欲也;顺其欲则喜,逆其欲则恶。今逆之以所恶,故曰,所谓泻之。王氏以咸泻肾、酸泻肝之类为说,未尽厥旨(王安道)。

《经》云:木郁达之。释者以达为宣吐;又云,用柴胡、川芎条达之。愚谓此不过随文训释,而于达之之意,犹有未尽。夫木郁即肝郁也。《素问》云:治病必求其本。郁证之起,必有所因,求其所因而治之,则郁自解;郁解,而达自在其中矣。矧木郁之证,妇人居多,其情性偏执;肝病变幻多端,总宜从其性,适其宜,而致中和,即为达也。彼若吐若升,止可以言实,未可以言虚。今人柔脆者恒多,岂可概施升吐哉? 若火土金水四郁,古人注释,虽于经义未悖,然亦止可以言实、言外因,未可以言虚、言内因也。盖因郁致疾,不特外感六淫,而于情志为更多,治当求其所因,则郁自解;郁解,则发、夺、泄、折,俱在其中矣。因者,病之本;本之为言,根也,源也(《吴医汇讲》)。

木郁宜达。若气陷不举者,发即达也;气壅不开者,夺即达也;气秘不行者,泄亦达也;气乱不调者,折亦达也。火郁当发。若元阳被抑,则达非发乎? 脏腑留结,则夺非发乎? 肤窍闭塞,则泄非发乎? 津液不化,则折非发乎? 且夺者,挽回之谓,大实,非大攻不足以荡邪;大虚,非大补不足以夺命,是皆所谓夺也。折者,折中之谓,火实则阳亢阴虚,火虚则气不化水,制作随宜,是皆所谓折也。凡五气之郁,则诸病皆有,此因病而郁也。至若情志之郁,则总由乎心,此因郁而病也。第自古言郁者,但知解郁顺气,通作实邪论治,兹予辨其三证,庶可无误。盖一曰怒郁,二曰思郁,三曰忧郁。如怒郁者,方其大怒气逆之时,则实邪在肝,多见气满腹胀,所当平也。及其怒后而逆气已去,惟中气受伤矣,既无胀满疼痛等证,而或为倦怠,或为少食,此以木邪克土,损在脾矣。是可不知培养而仍加消伐,则所伐者其谁乎? 此怒郁之有先后,亦有虚实,所当辨治者如此。又若思郁者,则惟旷女鳌妇,及灯窗困厄,积疑任怨者皆有之。思则气结,结于心而伤于脾也。及其既甚,则上连肺胃,而为咳喘,为失血,为隔噎,为呕吐;下连肝肾,则为带浊,为崩淋,为不月,为劳损。若初病而气结为滞者,宜顺宜开;久病而损及中气者,宜修宜补。然以情病者,非情不解,其在女子，必得顺遂而后可释；或以怒胜思，亦可暂解。其在男子，使非有能屈能伸，达观上智者，终不易却也。又若忧郁者，多以衣食之累，利害之牵，及悲忧惊恐而致者。盖悲则气消，忧则气沉，必伤脾肺；惊则气乱，恐则气下，必伤肝肾。此其戚戚悠悠，精气但有消索，神志不振，心脾日以耗伤，凡此皆阳消之证，尚何实邪？而再加解散，其与鹭鸶脚上割股者，何异也！（张景岳）

东方生木，木者生生之气，木郁则火亦郁矣。火郁则土郁，土郁则金郁，金郁则水郁，此五行相因，自然之理。予以一方治其木郁，而诸郁皆愈。一方者何？逍遥散是也。方中柴胡、薄荷二味最妙，盖木喜风，风摇则舒畅。甚者加黄连以治心火；吴萸气燥，肝之气亦燥，同气相求，而佐金以制木，此左金之所以得名也。然犹未也。一服之后，继用六味地黄汤，加柴胡、芍药以滋肾水，俾水能生木。逍遥散，风以散之也；地黄汤，雨以润之也。木火之郁既舒，木不克土，土亦滋润，无燥熇之病，金水自相生矣。予谓一法可通五法者如此，岂惟是哉！推之大之，其益无穷。凡寒热往来，似疟非疟，吐酸嘈杂，胸肷胁痛，小腹胀闷，黄疸瘟疫，疝气飧泄等证，皆对证之方也。推而至于伤风、伤寒、伤湿，除直中外，凡外感者，俱作郁看，以逍遥散加减出入，无不获效。如小柴胡汤、四逆散、羌活汤，大同小异，然不若此方之响应也。神而明之，变而通之，存乎人耳！（《赵氏医贯》）

《内经》论"木郁达之"五句，治郁之法最详。所谓郁者，清气不升，浊气不降也。然清浊升降，皆出于肺，使太阴失治节之令，不惟生气不升，收气亦不降，上下不交，而郁成矣。故《经》云：太阴不收，肺气焦满。又云：诸气膹郁，皆属于肺。然肺气之布必由胃气之输，胃气之运必本三焦之化，甚至为痛、为呕、为胀、为利，莫非胃气不宣，三焦失职所致。故五郁之中，金木尤甚。前人用逍遥散调肝之郁，兼清火滋阴；用泻白散清肺之郁，兼润燥降逆。要以木郁上冲即为火，金郁敛涩即为燥也（季楚重）。

郁之为病，非止一端：有郁久而生病者，有病久而生郁者，有误药而成郁者。故凡病属郁，古人立越鞠丸以治之。王节斋云：气虚者，兼用四君；血虚者，兼用四物；挟痰者，兼用二陈，得其要矣（罗赤诚）。

郁证，多缘于志虑不伸，气先受病，故越鞠、四七，始而立也。郁之既久，火邪耗血，岂苍术、香附辈能久服乎？是逍遥、归脾继而设也。然郁证多患于妇人，《经》谓二阳之病发心脾，及思想无穷，所愿不得，皆能致病。为证不一：或发热头痛者有之，喘嗽气乏者有之，经闭不调者有之，狂癫失志者有之，火炎失血者有之，骨蒸劳瘵者有之，癥瘕生虫者有之。治法总不离乎逍遥、归脾、左金、越鞠、四七等方，参究新久虚实选用（张路玉）。

归脾汤，治脾而开郁；逍遥散，治肝而疏郁，二方为治郁妙剂，他药恐消耗元气，宜慎用之(《折肱漫录》)。

郁证主于开郁，开郁不过行气，行气则用香燥。然有香燥过多，因而窍不润泽，气终不行，郁终不开者，宜用养血药以润其窍，利其经，香附、川芎不足恃也(吴篁池)。

治郁之法，多以调中为要者，盖脾胃居中，心肺在上，肾肝处下，四脏所受之邪过于中者，中先受之。况饮食不节，寒暑不调，停痰积饮，而脾胃亦先受伤，所以中焦致郁恒多也。治宜开发运动，鼓舞中州，则三阴、三阳之郁，不攻自解矣(《证治汇补》)。

《经》言五郁之发，乃因五运之气太过不及，遂有胜复之变。由此观之，天地且有郁，况于人乎！故六气着人，皆能郁而致病。如伤寒之邪郁于营卫，暑湿之蕴于三焦，疫邪之客于膜原，风、寒、湿三气，杂感而成痹证。总之，邪不解散即谓之郁，此外感六气而成者也。七情之郁，如思伤脾、怒伤肝之类，其原总由于心，情志不遂，则郁而成病，其证心脾肝胆为多。治有清泄上焦郁火，或宣畅少阳，或开降肺气，及通补肝胃、泄胆补脾、宣通脉络诸法。若热郁至阴，则用咸补苦泄。夫郁则气滞，久必化热，热郁则津液耗而不流，升降之机失其常度，初伤气分，久延血分，而为郁劳沉疴。用药以苦辛凉润宣通，不投燥热敛涩呆补，此治疗之大法也。且郁则气滞，其滞或在形躯，或在脏腑，必有不舒之证。盖气本无形，郁则气聚，似有形而实无质，如胸膈似阻，心下虚痞，胁胀背胀，脘闷不食，气瘕攻冲，筋脉不舒等候。医家误认有形之滞，破气攻削，迨至愈治愈剧，转方又属呆补，此不死于病，而死于药矣。不知情志之郁，由于隐曲不伸，故气之升降开阖，枢机不利，虽《内经》有泄、折、达、发、夺五郁之治，犹虑难全。故《疏五过论》有尝富后贫，故贵脱势，总属难治之例。盖郁证全在病者能移情易性，医者构思灵巧，不重在攻补，而在乎用苦泄热而不损胃，用辛理气而不破气，用滑润濡燥涩而不滋腻气机，用宣通而不揠苗助长，庶几幸成。若必欲求十全之治，则惟道家有言，欲要长生，先学短死，此乃治郁之金丹也(《临证指南》)。

诸病久则气滞血凝而成郁结，治之各因其证，兼以解郁，郁滞一开，则气血通畅，而诸病自愈矣。今医治久病，每用本病之药而不效者，皆郁之故也。医不悟此，妄变他方，愈变愈讹，而病剧矣。此郁之治，当熟知也(徐春甫)。

脉候　郁火脉，极难看，大抵多弦涩凝滞，缘火不透发，则经脉俱为所遏，故多沉伏不出耳(《己任编》)。

凡沉细脉，人皆以为寒，或见其体弱，又误认为虚，不知郁脉沉细，前人已言之矣（方星岩）。

古人皆以结、促为郁脉，使必待此而后为郁，则郁证不多见矣。凡诊郁证，但见气血不顺，而脉不平和者，皆郁也（张景岳）。

郁脉，虽多沉伏结促，不为患也，所虑在牢革弦强不和耳。盖沉、伏、结、促，有气可散，气通则和。若牢革弦强，则正气先伤，无气可散，即从事调补，尚难克效，况复误行耗气之药乎！所以郁证得弦强脉者，往往多成虚损也（张路玉）。

凡抑郁之病，用开郁药，而脉反洪大者，可不必虑，此病气已开也（罗赤诚）。

选案

予壮年因忧郁致疾，状如劳瘵，遍服补养诸方，其病愈重。后遇一名医，视之曰：尔乃郁疾，非虚损也。用越鞠丸治愈（《东阳文集》）。

一妇无子致郁，经不行者三月，病患腹痛恶心，医云有孕，安胎行气止痛，服药不效。凡未申时即发寒热，腹中有块如弹子大者二、三十枚，翻腾作痛，行动水声漉漉，痛极呕吐酸水，吐尽则块平，而寒热除，痛亦不作，明日依然。又作疟治转剧。予诊左弦尺涩，右濡弱，尺同左。谓曰：此郁病也，岂有涩脉成孕之理。方以二陈、香附、山栀、抚芎、延胡、当归、红花，药进痛止，药止痛发，调治一月，不能除根。因令就黄古潭先生诊视，曰：此郁火病也，其原起于肝胆，肝主谋虑，胆主决断，谋虑不决则郁生，郁生则木盛，木盛则凌脾，脾伤则不能运化精微而生气血，故月水不来；金失母养，降令不行，木寡于畏，侮所不胜，故直犯清道而作吐，吐后诸证皆减者，木升而火熄也。方用黄芪五钱，柴胡三钱，白芍二钱，甘草一钱，陈皮、贝母、枳实各五分，姜三片，一服而寒热除，再服而痛减吐止，水声亦绝。其夫喜曰：何神速也？复请命于先生，曰：寒热者，少阳胆也；吐酸者，厥阴肝也；痛而腹块翻腾者，火盛激动其水，如锅中汤泡沸腾也。吐多则肺金愈伤，故用黄芪补肺金为君，使得以制肝木；柴胡泻肝为臣，升发其胆火。《经》曰：木郁达之。夫木性上升者也，郁则不升，故用柴胡升发肝胆之清气，使冲开其郁结；过者折之，以其畏也，所谓泻之；补肺制肝，正谓此也。损其肝者缓其中，甘草缓中为佐；木位之主，其泻以酸，白芍于土中泻木为佐。病久生郁，郁久生涎，贝母、陈皮、枳实，开郁逐涎为使。然后金得其正，木得其平，土得其安，由是病去而愈速。前方用山栀降下之药，火势正炽，岂区区寒凉所能抑哉？轻者正治，重则从其性而升之，治病要识此意（孙一奎）。

一人久抱忧郁，如痴如呆，忽笑忽哭，口中喃喃，不思饮食，家人偶持炭过，大喜夺食，后遂为常，每日必食斤许，医用化痰清心之剂无功。予谓郁伤肝木，木火自焚,渐成焦腐,炭为木烬,同类相求。病可治者,喜在食则胃气犹存,但补心肝之气血,而去其痰涎自愈(程仲华)(《医述·卷七·杂证汇参·郁》)。

参考文献

程杏轩.医述[M].合肥:安徽科学技术出版社,1983.

注释

1. 户枢(shū)不蝼(lóu):比喻经常运动的东西不容易受侵蚀,也比喻人经常运动可以强身。同"户枢不蠹"。

2. 盦(ān):古代一种盛食物的器具。

《奉时旨要》(1830 年)

原文

郁之为病,阴极之象也。《内经·六元正纪》云:五运之气,郁极乃发,待时而作,太过则暴,不及者徐,暴者为病甚,徐者为病持。治之奈何?木郁达之,火郁发之,土郁夺之,金郁泄之,水郁折之。然调其气,过者折之,以其畏也,所谓泄之。

《内经》又云:东方生风,在志为怒,怒伤肝,以悲胜之。南方生热,在志为喜,喜伤心,以恐胜之。中央生湿,在志为思,思伤脾,以怒胜之。西方生燥,在志为忧,忧伤肺,以喜胜之。北方生寒,在志为恐,恐伤肾,以思胜之。

又曰:心怵惕思虑则伤神,脾忧愁不解则伤意,肝悲哀动中则伤魂,肺喜乐无极则伤魄,肾盛怒不止则伤志,恐惧不解则伤精。忧愁恐惧则伤心,形寒冷饮则伤肺。悲哀太甚则胞络绝。五脏六腑皆摇。

《经》又云:尝贵后贱,虽不中邪,病从内生,名曰脱营。尝富后贫,名曰失精。暴怒伤阴,暴喜伤阳,厥逆上行,脉满去形。

赵养葵曰:郁者抑而不通之义,《内经》五法,因五气所乘而致郁,非专言忧郁也。

景岳曰:凡人血气一有不调而致病,皆得谓之郁,亦无非五气所化耳。如木应肝胆,主风邪,郁则滞抑,故宜达。或表或里,但使经络通行,则木郁自达矣。火应心与小肠,主热邪,郁则陷伏,故宜发。或虚或实,但使气得升扬,则火郁自发矣。土应脾胃,主湿邪、郁则壅淤,故宜夺。或上或下,但使浊秽得净,而土郁自夺矣。金应肺与大肠,主燥邪,郁则秘塞,故宜泄。或清或浊,但使气液得行,而金郁自泄矣。水应肾与膀胱,主寒邪,郁则凝溢,故宜折。或阴或阳,但使精从气化,而水郁自折矣。虽然,五法之中,各有圆通之妙,如木郁

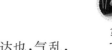

之治宜于达，若气陷，则发即达也，气壅，则夺即达也，气秘，则泄即达也，气乱，则折即达也。又火郁之治，宜于发，若元阳抑，则以达为发，脏腑结，则以夺为发，肤窍闭，则以泄为发，津液不化，则以折为发。至于夺者，挽回之谓，大实非大攻不足以荡邪，大虚亦非大补不足以夺命，是攻补皆夺也。折者，折中之谓，火实则阳亢阴虚，火虚则气不化水，是制水益火皆折也。

石顽曰：丹溪制六郁之论，立越鞠丸以治郁，谓气郁则湿滞而成热，热郁则痰滞而血不行，食不化，六者相因为病，此说与《内经》之旨未合。盖东方生木，生生之气，火气即附于木中、故木郁则火郁，土郁，而金亦郁，水亦郁，五行相因，自然之理也。治木郁而诸郁皆开矣。逍遥散是也，甚者加左金丸。

郁有六气之郁、风寒暑湿燥火是也，有七情之郁，喜怒忧思悲恐惊是也，有人事失养之郁，气血痰食是也。当分治之（《奉时旨要·卷一·阴属·诸郁》）。

原文

喜郁之症，志得意满之病也。《经》云：喜则气和志达，营卫通利，故气缓。何病之有，然或在君父尊长之前，同人失意之际，遇喜不便形容，如谢安之对奕报捷，故示从容，旋折屐齿[1] 之类，皆喜郁也。喜而郁，则神散而不藏，其发也狂，为喜笑不休，口流涎，目黄，皮革焦，毛悴色夭，治宜天王补心丹。若心热多笑，黄连解毒汤加半夏姜汁竹沥，且以恐胜之。此喜郁之治也。

怒郁之症，《经》云：血有余则怒。怒则气逆，甚则呕血及飧泄。怒而郁，则气逆上而不下，即伤肝。其症胁胀疼痛，头疼，目不明，昏冒厥逆，妇女经闭乳疾，治用越鞠丸、四磨饮、化肝煎、柴胡疏肝散之类；生痰者，二陈汤。然久郁忿忿不解，必大伤其阴，而成劳损噎膈痞结诸症，宜逍遥散、归脾汤等以调养之。更用访胜寻乐之事以散其闷。或以悲胜之。血逆者，通瘀煎、人参清肺散酌用。此怒郁之治也。

忧郁之症，全属大虚，多因衣食之累，利害之牵，及悲忧惊恐所致。盖悲则气消，忧则气沉，必伤脾肺，惊则气乱，恐则气下，必伤肝肾。忧至于郁，此其戚戚悠悠，精气消索，已非一日。《经》云：忧愁者，气闭塞而不行。将见噎膈、劳损、便血、疮疡，虚症滋起。古人琴书以消忧，出游以写忧，皆良法也。治宜培养真元，用七福饮四君异功六君大补元煎等治之。此忧郁之治也。

思郁之症，惟旷女鳌妇，及萤窗困厄，积疑任怨者有之。《经》云：思则心有所存，神有所归，正气留而不行，故气结而伤于脾。郁之久，则上连肺胃而为喘咳、为失血、为噎膈呕吐；下连肝肾，为带浊，崩淋、不月、为劳损。初病者宜顺宜开，久病而损及中气者，宜修宜补。然以情病者，非情不解，即以怒胜思、亦暂时之计耳。俗谚云：心病还须心药医，可谓一语破的。治用逍遥散、二陈汤、六君、七福之属酌用,此思郁之治也。

悲郁之症,《经》云:心气虚则悲,悲则气消。悲而郁,则心系急,肺布叶举,而上焦不通,营卫不散,热气在中,故气消。其症则心下崩数溲血,悲痛苦恼者,心神烦热躁乱而非清净也。悲哭而五液俱出者,火热亢极而反兼水化制之也。甘麦大枣汤主之。大约悲因于有所失,唯用亡羊补牢之计,使其失不足惜,则前事自忘而悲可愈。治法润肺中兼顺其气。此悲郁之治也。

恐郁之症,《经》云:肝气虚则恐。精气并于肾则恐。心怵惕思虑则伤神,神伤则恐惧自失。胆病者,心下憺憺,若人将捕之。此症本无所惊,心自动而不宁,自由元虚阴弱,心神不足而然。失治而郁,则精却,上焦闭,下焦胀,故气不行。治法:若肾伤者,宜补精髓,六味丸加枸杞、远志;若肝虚者,宜养阴血,六味丸加枣仁、龙齿;治阳明者,壮其气,四君子加木香;治心包者,镇其神,七福饮、秘旨安神丸加朱砂、琥珀、犀角;胆虚者,补胆防风汤,劳心过度,梦寐不安者,一味鹿角胶,酒溶多服。此恐郁之治也。

惊郁之症,《经》云:惊则气乱,心无所倚,神无所归,虑无所定,故气乱。恶人与火,闻木音则惕然。失治而郁,则生火生涎,涎与气搏,变生诸症。或短气自汗,异梦惊魇;或怔忡心悸,癫痫神呆,妄言妄见。大抵惊症本因内气先虚,猝闻异响,见异物,及遇险临危而惊其肝胆,则神魂失守。且惊则神出于舍而舍空,痰饮乘虚袭入,其神不得归。又肝藏魂,肝虚遇惊,则风气水饮乘虚袭入,其魂飞扬若离体状。治法:用温胆汤加炒枣仁,送下远志丸;或平补镇心丹、秘旨安神丸俱可。若气郁生痰而惊悸者,四七汤加茯神、远志、石菖蒲。至神魂不归,魂梦飞扬者,此木盛生风,木槁生火,不可概作心血虚治,先用独活汤数剂,后用珍珠母丸神效。此惊郁之治也(《奉时旨要·卷一·阴属·论七情之郁》)。

原文

气不可以郁也。《经》云:人本于阴阳,九窍五脏十二节,皆通于天气,此寿命之本也。故肺气通于鼻,心气通于舌,肝气通于目,脾气通于口,肾气通于耳。卫气之行,一日一夜,五十周于身,昼行于阳二十五周,夜行于阴二十五周,是以平旦阴尽,阳气出于目,目张则气上行于头。正以气之为用、无所不至,一有不调则气郁矣。郁则内闭九窍,外壅肌肉,在外有六气之侵,在内有九气之乱,而凡病之为虚为实、为热为寒,其变态莫可名状,治此者惟有调之一法。然自河间相传,咸谓木香、槟榔可以调气,陋矣! 夫调者,调其不调之谓也。如邪气在表,散即调也,邪气在里,行即调也,实邪壅滞,泻即调也,虚羸困惫、补即调也。此外如按摩针熨,可以调经络之气,胜忧胜怒,可以调情志之气,谷食果畜,可以调化育之气,凡一切温清升降润燥缓峻之治,莫非调之之法,不独越鞠丸、逍遥散、神祐、承气诸方,为能治气之郁也。此气郁之治也。

血亦不可郁也。《经》云:营卫者,精气也。血者,神气也。精藏于肾,所蕴无多,血富于冲,所至皆是。盖其生化于脾,总统于心,藏受于肝,宣布于肺,施泄于肾,灌溉一身,无所不及。凡为七窍之灵,四肢之用,筋骨之和柔,肌肉之丰盛,以至滋脏腑,安神魂,润颜色,充营卫,津液得以通行,二阴得以调畅,皆血之用也。然血属阴,气属阳,阴静阳动,故血每随气而流行,一失其和,则血郁矣。凝于肤者为痹,凝于脉者为泣,凝于足者为厥。壅瘀于经络,则发为痛疽;脓血郁结于肠脏,则留为血块、血癥。或乘风热则为瘫、为疹,或滞阴寒则为痛、为痹,亦有留滞中焦,痛闷不散,吐出紫黑成块者。此其间宜散宜利,宜温宜通,宜消宜攻,宜和宜养,全在临症施行。俾血脉和则精神乃居。此血郁之治也。

痰郁之症,有风痰,有寒痰、有热痰,有燥痰,有湿痰,有老痰,有食积痰,皆能为郁。其症咳嗽食减面黄,目下胞黑,甚者为支饮、为流注、为瘫痪、为中风,昏冒厥逆,为妄见鬼神。治法:风寒者散之,热者清之,燥者润之,湿者辛以开之。老痰食痰,非攻不去,饮成窠囊,非苍术不能倾;痰在皮里膜外,非白芥、竹沥不能达,此痰郁之治也。

笔花氏曰:郁之为义,有否象焉,有畜象焉。凡天之六气,人之七情,感之者,一失其畅顺之机,即病而为郁。前明刘基谓:蓄极者泄,阏极者达,热极则风,壅极则冬。可见郁于中者,未有不发于外。但所发之症,全视其人气血之强弱,以为吉凶祸福之判,能胜者郁解则复,不能胜者,抱郁以终矣。大约六气之郁,外邪多实,七情之郁,内伤多虚。世之治郁者,不问何因,但以郁金、香附、乌药、枳壳之类,而曰吾开其郁,此特坐井之见耳。余思人身一小天地,通则泰,塞则否,而天地之所以致此否者,恒旸恒雨,恒燠恒寒,咎徵之来,已非一致,人之郁,亦犹是也。故曰:郁者,万病之源也。《易》曰:"小人道长,君子道消"。内阴将盛之候也。因属于阴以为卷首(《奉时旨要·卷一·阴属·论人事失养之郁》)。

参考文献

江涵暾. 奉时旨要[M]. 北京:中国中医药出版社,2007.

注释

1. 屐齿:形容人的高兴喜悦之情。

《医林改错》(1830 年)

原文

即小事不能开展,即是血瘀,三副可好(医林改错·卷上·血府逐瘀汤所治症目·瞀闷)。

原文

无故爱生气,是血府血瘀,不可以气治。此方应手效(医林改错·卷上·血府逐瘀汤所治症目·俗言肝气病)。

原文

血府逐瘀汤

当归三钱　生地三钱　桃仁四钱　红花三钱　枳壳二钱　赤芍二钱　柴胡一钱　甘草一钱　桔梗一钱半　川芎一钱半　牛膝三钱

水煎服。

方歌

血府当归生地桃,红花甘草壳赤芍,

柴胡芎桔牛膝等,血化下行不作劳。

(医林改错·卷上·血府逐瘀汤所治症目·血府逐瘀汤)

参考文献

周计春.医林改错[M].北京:人民军医出版社,2007.

《吴鞠通医案》(1836 年)

原文

毛　四十四岁　病起肝郁,木郁则克土,克阳土则不寐,克阴土则胀,自郁则胁痛。肝主疏泄,肝病则不能疏泄,故二便亦不宣通。肝主血,络亦主血,故治肝者必治络。

附方

新绛纱三钱　半夏八钱　香附三钱　旋覆花三钱　青皮三钱　小茴香三钱归鬚三钱　降香末三钱　广郁金三钱　苏子霜三钱

头煎两杯,二煎一杯,分三次服。三帖。

初七日　服肝络药,胀满、胁痛、不寐少减,惟觉胸痛。按:肝脉络胸,亦是肝郁之故。再小便赤浊,气湿也。

附方

桂枝嫩尖三钱　晚蚕砂三钱　归鬚二钱　川楝子三钱　半夏六钱　降香末三钱　白通草三钱　青橘皮三钱　茯苓皮三钱　旋覆花三钱　新绛纱包　小茴香三钱　炒黑　两头尖三钱

服二帖。

初十日　驱浊阴而和阳明,现在得寐,小便少清,但肝郁必克土,阴土郁则胀,阳土郁则食少而无以生阳,故清阳虚而成胸痹,暂与开痹。

附方

薤白头三钱　半夏一两　广郁金三钱　栝蒌实三钱　连皮仁研　生苡仁五钱　桂枝尖五钱　茯苓皮五钱　厚朴三钱　小枳实二钱

服三帖。

十四日　脉缓,太阳已开,而小便清通,阳明已阖,而得寐能食。但胀不除,病起肝郁,与行湿之中,必兼开郁。

附方

降香末三钱　生苡仁五钱　白通草八钱　厚朴三钱　煨肉果钱半　茯苓皮五钱　半夏五钱(《吴鞠通医案·单腹胀》)

参考文献

盛增秀.医案类聚[M].北京:人民卫生出版社,2015.

《四科简效方》(1838 年)

原文

妇女本坤阴,吝啬之性而又受制于人,凡事不能自主,气郁不舒,多成此证

附方

香附倍用　黄连减半　择净料,制为细末,水糊为丸梧子大。陈皮汤下一、二钱。火盛者,姜汁炒栀子煎汤下(《四科简效方·丙集·女科通治·肝郁脘痛》)。

参考文献

王士雄.四科简效方[M].北京:中医古籍出版社,1991.

《类证治裁》(1839 年)

原文

凡病无不起于郁者,如气运之乖和也,则五郁之病生。经言木郁达之,宜吐。火郁发之,升散。土郁夺之,攻下。金郁泄之,解表利小便。水郁折之,制其冲逆。此论胜复之变。情志之怫抑也,则六郁之病作。经言怵惕思虑则伤神,忧愁不解则伤意,悲哀动中则伤魂,喜乐无极则伤魄,盛怒不止则伤志,恐惧不解则伤精。此论气血之损。又言尝贵后贱,虽不中邪,病从内生,名曰脱营。尝富后贫,名曰失精,以及病发心脾,不得隐曲,思想无穷,所愿不得,皆情志之郁也。夫六气外来之郁,多伤经腑,如寒火湿热痰食,皆可以消散解。若思忧悲惊怒恐之郁伤气血,多损脏阴,可徒以消散治乎?七情内起之郁,始而伤气,继必及血,终乃成劳,主治宜苦辛凉润宣通。苦能泄热,辛能理气,凉润能濡燥,宣通能解结,用剂必气味相投,乃可取效。以郁为燥邪,必肺气失宣,不能升降。中气日结,不能运纳,至血液日涸,肌消骨蒸,经闭失调,乳岩项疬,而郁劳之症成,不止血嗽气膈,狂癫失志而已。今分条列治,如思郁伤脾,气结,宜郁金、贝母、当归、柏子仁、桔梗、木香汁。思郁伤神,精滑。神伤必不摄肾,故遗精淋浊,固阴煎。思郁伤肝,潮热,逍遥散。思郁伤心脾,失血。归脾汤去白术,加白芍。忧郁伤肺,气阻,杏仁、栝蒌皮、郁金、枳壳、枇杷叶、竹沥、姜汁、半夏。忧郁伤中食少,七福饮去熟地,加砂仁。悲忧脏躁欲泣,甘麦大枣汤。惊郁胆怯欲迷,人参、枣仁、茯神、龙骨、石菖蒲、南枣、小麦。惊郁神乱欲狂,清心温胆汤。怒郁肝伤气逆,解肝煎。怒郁火升动血,化肝煎。恐郁阳消精怯,八味丸加减,或鹿角胶酒化服。诸郁久,风阳内生,眩悸咽痛,宜阿胶、生地、石斛、茯神、牡蛎、白芍、麦冬、甘草。气郁脉沉而涩,七气汤。血郁脉涩而芤,四物化郁汤。气郁生涎心悸,温胆汤。血郁络伤胁痛,金铃子散加桃仁、归须、郁金、降真香。肺脾郁,营损肌瘦,养营汤去桂心,减熟地黄。心脾郁,怔忡崩漏,归脾汤。肝胆郁,血燥结核,加味逍遥散。若嘈杂吞酸,逍遥合佐金汤。脾胃郁,气噎哕呃,《金匮》麦门冬汤加竹茹、丁香。三焦郁,口干不食,栀子仁姜汁浸炒黑研细,以人参、麦冬、乌梅煎汤服。若夫六气之火郁,散之。火郁汤。寒郁成热,泻之。羚羊角、山栀、生白芍、丹皮、川黄连、川石斛。湿郁除之。除湿汤、平胃散。痰郁涤之。润下丸,或二陈汤加海石、栝蒌、贝母、竹沥。食郁消之。保和丸。通治诸郁,用越鞠丸、六郁汤加减。阴阳壅滞,气不升降。沉香降气散。妇人咽中如有炙脔,咯不出,咽不下,半夏厚朴汤。凡怀抱不舒,遭遇不遂,以及怨旷积想在心,莫能排解,种种郁悒,各推其原以治之。然以情病者,当以理遣以命安。若不能怡情放怀,至积郁成劳,草本无能为挽矣,岂可借合欢捐忿,萱草忘忧也哉!

丹溪立越鞠丸,以治六郁,用香附理气,川芎调血,苍术去湿,山栀泄火,神曲疗食,有痰加贝母。开郁利气为主。谓气郁则湿郁,湿郁则热郁,热郁则痰郁,痰郁则血郁,血郁则食郁,相因为病。赵养葵云:东方生木,火气附焉。木郁则土郁,土郁则金郁,金郁则水郁,五行相因之理。与以逍遥散治木郁,诸郁皆因而愈,甚者方中加左金丸。以黄连治心火,吴茱萸气臊,肝之气亦臊,同气相求而佐金以制木,此佐金之所以得名也。继用六味丸加柴胡、白芍以滋水生木,木火郁舒,土亦滋润,金水相生矣(《类证治裁·卷之三·郁症论治》)。

原文

郁脉多沉伏,或结促,或沉涩。郁在肝肾见于左,郁在心脾见于右。气血食积痰饮,一有留滞,脉必止涩,但须有神,有神有胃气也。郁脉虽沉伏结促,有气可散,气通则和。若牢革弦强不和,正气先伤,无气可散,即调补难效,况误行耗气药乎!所以郁症得弦强脉者,多成虚损(《医通》)(《类证治裁·卷之三·郁症论治·郁症脉候》)。

原文

本 谋虑不遂,胆郁生火。春季目眶红晕,惊悸,口渴溺黄,见闻错妄,脉洪疾。用龙胆泻肝汤去芩、柴、通、泽,加丹皮、白芍、赤苓、生枣仁。二服已定,再用平调之剂而安。

刘 年高胸闷,气从下焦逆上,饥不思食,此必郁怒致病。右关脉浮长过本位,两尺搏大,显然气逆不降,少阳司令得此,有膈噎吐沫之忧。郁金、栝蒌皮、前胡、枳壳、苏子、青皮、降香末、郁李仁。数服效。

眭氏 食后脘痞呕酸,口燥鼻衄,经四月乃行。沉绵十载,凡气分延及血分,乃肝郁不舒,致浊升血逆,有终身绝孕之累。生香附、吴萸(黄连汁炒)、黑山栀、茯苓、苏子、郁金、泽兰。数服痞呕渐减,去香附、吴萸,加丹皮、白芍、当归、延胡(俱酒炒)、椒目。数服经行。再加金橘皮、木香汁,加减前药为丸。渐平。

王氏 病久怀抱悒郁,脉细涩少神,左尤甚。呕酸食胀,胃阳不舒,左耳项痛连发际。虚阳上攻,胆气横溢,木郁土衰,必至便秘经阻。用吴茱萸汤去姜、枣,加制半夏、橘白、茯苓、枳壳、甘菊、钩藤、嫩桑叶,三服甚适。去吴萸,加谷芽、益智、当归,又数服,诸症渐除。

谢氏 右腋气瘤碗大,经先期,至则浑身牵痛,结缡十载,从未孕育。头晕带下,食后吐酸,脉沉弦。症由郁久伤肝,肝经气逆,致生风火,动血震络,腑气失降,呕眩浊逆,营卫失调,脉隧阻痹。治用两通厥阴、阳明法。黄连、山栀俱姜汁炒、香附童便制、枳壳、郁金、茯苓、当归、贝母、橘络、丝瓜络,数服症减。改用加味逍遥散去柴胡、白术,加贝母、郁金汁,合胶艾汤。数服而经渐调。

邹氏　因丧女哀悒,渐次胁痞,食入胀加,痰浊不降,呕苦便溏,脉虚迟。此悲愁郁损生阳,致气窒浊壅,治在泄肝温胃。仿吴茱萸汤,吴萸、干姜各五分、制半夏、茯苓各二钱、枳壳、砂仁壳、橘白、乌药各八分。三服呕止胀宽食进。改用通腑利湿。大腹皮洗净,二钱、厚朴五分、半夏曲八分、椒目十五粒、茯苓二钱、砂仁壳八分、煨姜钱半。数服而安(《类证治裁·卷之三·郁症论治·郁脉案》)。

参考文献

(清)林佩琴撰;孔立校注.类证治裁[M].北京:中国中医药出版社,1997.

《类证治裁》(1839年)

原文

丁　神伤思虑则肉脱,意伤忧愁则肢废。高年忧思蒇结,损动肝脾,右胁气痛,攻胸引背,不能平卧,气粗液夺,食少便难。由肝胃不和,腑不司降,耳鸣肢麻,体瘦脉弦,风动阳升,脂肉消铄,有晕仆之惧。香岩谓肝为刚脏,忌用刚药。仲景法肝病治胃,是有取乎酸泄通降之品矣。白芍药、木瓜、牡蛎、金橘皮、苏子、蒌仁、杏仁、归鬚、枳壳,再服颇适。然症由情怀内起,宜娱情善调,不宜专恃药饵也。

从侄　左乳下一缕气升,热痛至项,明是肝阳郁久致然。恰当暑湿炎蒸,每岁屡发,本由怫悒,肝久失畅,经隧痰气阻塞,致肺胃不主升降。痞噫吞酸,大便忽溏忽硬,脉来沉涩。仿丹溪越鞠丸,山栀、川芎、神曲、香附(醋炒)、蒌仁、旋覆花、杏仁、贝母、枳壳。煎服辄安。

本　谋虑不遂,胆郁生火。春季目眶红晕,惊悸,口渴溺黄,见闻错妄,脉洪疾。用龙胆泻肝汤去芩、柴、通、泽,加牡丹皮、白芍药、赤苓、生枣仁。二服已定,再用平调之剂而安。

刘　年高胸闷,气从下焦逆上,饥不思食,此必郁怒致病,右关脉浮长过本位,两尺搏大,显然气逆不降,少阳司令得此,有膈噎吐沫之忧。郁金、栝蒌皮、前胡、枳壳、苏子、青皮、降香(末)、郁李仁。数服效。

眭氏　食后脘痞呕酸,口燥鼻衄,经四月乃行。沉绵十载,由气分延及血分,乃肝郁不舒,致浊升血逆,有终身绝孕之累。生香附、吴萸(黄连汁炒)、黑山栀、茯苓、苏子、郁金、泽兰。数服痞呕渐减,去香附、吴萸,加牡丹皮、白芍药、当归、延胡索（俱酒炒）、椒目。数服经行。再加金橘皮、木香汁，加减前药为丸。渐平。

王氏　病久怀抱悒郁，脉细涩少神，左尤甚。呕酸食胀，胃阳不舒，左耳项痛连发际。虚阳上攻，胆气横溢，木郁土衰，必至便秘经阻。用吴萸汤去姜、枣，加制半夏、橘白、茯苓、枳壳、甘菊、钩藤、嫩桑叶，三服甚适。去吴萸，加谷芽、益智、当归，又数服，诸症渐除。

谢氏　右腋气瘤碗大，经先期，至则浑身牵痛，结缡十载，从未孕育。头晕带下，食后吐酸，脉沉弦。症由郁久伤肝，肝经气逆，致生风火，动血震络，腑气失降，呕眩浊逆，营卫失调，脉隧阻痹。治用两通厥阴、阳明法。黄连、山栀（俱姜汁炒）、香附（童便制）、枳壳、郁金、茯苓、当归、贝母、橘络、丝瓜络，数服症减。改用加味逍遥散去柴胡、白术，加贝母、郁金汁，合胶艾汤。数服而经渐调。

邹氏　因丧女哀悒，渐次胁痞，食入胀加，痰浊不降，呕苦便溏，脉虚迟。此悲愁郁损生阳，致气窒浊壅，治在泄肝温胃。仿吴茱萸汤，吴萸、干姜各五分，制半夏、茯苓各二钱，枳壳、砂仁壳、橘白、乌药各八分。三服呕止胀宽食进。改用通腑利湿。大腹皮（洗净）二钱，厚朴五分，半夏曲八分，椒目十五粒，茯苓二钱，砂仁壳八分，煨姜钱半。数服而安。

参考文献

盛增秀.医案类聚[M].北京：人民卫生出版社，2015.

《回春录》（1843年）

原文

张氏妇患气机不舒，似喘非喘，似逆非逆，似太息非太息，似虚促非虚促，似短非短，似闷非闷，面赤眩晕，不饥不卧。补虚清火，行气消痰，服之不应。孟英诊之曰：小恙耳，旬日可安，但须惩忿是嘱。与黄连、黄芩、栀子、楝实、鳖甲、羚羊角、旋覆、赭石、海、地栗为大剂，送当归龙荟丸。未及十日汛至，其色如墨，其病已若失。后与养血和肝，调理而康。

参考文献

盛增秀.医案类聚[M].北京：人民卫生出版社，2015.

《王孟英医案》（1843年）

原文

许康侯令堂，初夏患坐卧不安，饥不能食，食则滞膈，欲噫不宣，善恐畏烦，少眠形瘦，便艰溲短，多药莫瘳。孟英按脉弦细而滑，乃七情怫郁，五火烁痰。误认为虚，妄投补药，气机窒塞，升降失常。面赤痰黄，宜先清展，方用旋覆、菖蒲、紫菀、白前、竹茹、茯苓、黄连、半夏、枇杷叶、兰叶。不旬而眠食皆安。为去前四味，加沙参、归身、紫石英、麦冬，调养而痊。

沈峻扬令妹，年逾五旬，体素瘦弱，不能寐者数夜，证遂濒危。乃兄延孟英视之，目张不能阖，泪则常流，口开不能闭，舌不能伸，语难出声，苔黄不渴，饮不下咽，足冷不温，筋瘛而疼，胸膈板闷，溲少便秘，身硬不柔，脉则弦细软涩，重按如无。或疑中暑，或虑虚脱，孟英曰：身不发热，神又不昏，非中暑也。二便艰涩，咽膈阻闷，非脱证也。殆由情志郁结，怒木直升，痰亦随之，堵塞华盖，故治节不行，脉道不利也。误进补药，其死必矣。但宜宣肺，气行自愈。方用紫菀、白前、兜铃、射干、菖蒲、枇杷叶、丝瓜络、白豆蔻，果一剂知，四剂瘳（《王孟英医案·卷二·郁》）。

参考文献

王士雄.王孟英医案[M].北京：中国中医药出版社，2006.

《尚友堂医案》（1846年）

原文

熊求镗妻，两目红肿。医治月余，左目瞳仁爆出内陷丧明，右目昼夜疼痛。延余诊之，六脉沉数，两尺更甚。余曰：此因经信久闭，相火薰蒸，上攻两目之症。投以滋阴泻火，加红花、桃仁、茜草以破血，穿山甲以攻坚，服十余剂，乃能血海通行，大下瘀积，右目红肿消散，黑白分明。后询知因艰于嗣，夫纳二宠，从此忧思郁积，经闭已七年矣（编者按：本例目疾，闭经悉由一有引起，故归入"郁证"）（《尚友堂医案·治经闭害目》）。

舒则先长媳，壮年孀居，子幼家饶，忧思成疾，心胸间似疼非疼、似辣非辣、饮食日减，神识迷离，医药罔效。余曰：此郁结症也。时村中演剧，令彼姻娅[1]迎往观焉。半月旋，归其病如失。盖喜可胜忧，所以愈也（《尚友堂医案·治郁结症》）。

参考文献

盛增秀.医案类聚[M].北京：人民卫生出版社，2015.

注释

1.姻娅（yīn yà）：亲家和连襟，泛指姻亲。

《张爱庐临证经验方》(1847年)

原文

江(右)　情志抑郁,形神消瘦,胁痛妨纳者半载,经停便艰者四月,脉沉细数,舌绛津干。香燥破气之味,几属遍尝,推荡通瘀之剂,亦经屡进。据此脉症观之,内火已炽,津液已涸,势防失血之险,何暇望其经通。

况久痛必伤络,抑郁之症恒化火,速与存阴,冀少变幻,亦未雨绸缪之谓也。然怯象已萌,难望复元。

附方

锈犀角七分　阿胶一钱五分　柏子仁三钱　元参一钱　生地四钱　藿斛五钱火麻仁三钱　丹参一钱　炒女贞一钱五分　煅瓦楞子一两

复诊　两进存阴之法,舌液稍润,而色绛稍淡,胃纳稍喜,脉仍细数。久病伤阴之症,岂能迅速奏效。拟转清养,必得怡情自爱乃吉。

附方

生西洋参一钱五分　炒阿胶一钱五分　女贞子一钱五分　川楝子七分　炒大生地五钱　麦冬一钱五分　柏子仁三钱　煅瓦楞一两　炒丹参一钱　丹皮一钱(《张爱庐临证经验方·肝郁》)

原文

程(右)　竟日思悲,半载纳减。询非恼怒感触所藉,在病人亦不知悲从何来,一若放声号泣乃爽快,睡醒之际特甚,余如默坐亦然。韩昌黎云:凡人之歌也有思,哭也有怀,出于口而为声者,其皆有弗平者乎。夫悲哀肺主之,寝则气窒,醒则流通,想其乍醒之际,应通而犹窒焉,是以特甚。揆之脉象,右寸细数而小滑,伏火挟痰有诸。或因有所惊恐,惊则气结,结久成痹,痹则升降失常,出纳呆钝,胃气日馁耳。拟以开结通痹为先,何急急于补也。

附方

旋覆花一钱五分,包　元参一钱　炒竹茹一钱五分　瓜蒌皮一钱五分　薤白头三钱　紫菀七分　橘络一钱　水安息三分,烊入　生铁落两许　用铁锤　开水　擂盆内研百遍　取清汁一小杯　冲入

复诊　两进开结通痹之后,悲哀之态顿释,咯痰黄厚,胃纳稍思,脉之滑数亦缓,其痰火痹结也明矣。拟以清泄降继之。补不可投,岂妄谈哉。

附方

炙桑皮一钱五分　炒竹茹一钱五分　蒌霜一钱五分　紫菀五分　杏仁三钱

黑栀一钱五分　丹皮一钱五分　橘络一钱　冬瓜子三钱　丝瓜络一钱(《张爱庐临证经验方·郁痹》)

参考文献

缪遵义.吴中珍本医籍四种[M].北京：中国中医药出版社,1999.

《问斋医案》(1850年)

原文

女子肝无不郁,如男子肾无不虚,乙癸同源故也。肝郁善怒,犯中扰胃、克脾。胸脘胀痛,呕吐食减,经来不一,血色不华,默默寡言,忽忽不乐。是皆肝郁不伸之所致也。宜《医话》山鞠穷煎。

附方

雀脑芎䓖　茅山苍术　云南茯苓　四制香附　六和神曲　沙糖炒山楂炒麦芽　制南星　法制半夏

长流水煎。(《问斋医案·肝郁》)

原文

抑郁伤肝,土为木克,脾湿生痰,气为痰阻,气痰壅塞于咽嗌之间,提之不升,咽之不下,甚至气闭、肢冷、柔汗,脉伏如痉厥之状。岂尊年所宜,戒之在得。

附方

东洋参　云茯苓　紫苏叶　法制半夏　陈橘皮　川厚朴　苦桔梗　炙甘草银柴胡　当归身　生姜　大枣(《问斋医案·肝郁》)

原文

扶疏条达,木之性也。郁则伤肝,肝必传脾,脾湿蕴积,瘰疬屡发。肝病善痛,脾病善胀,此乃素来宿疾也。近复营卫乖分,往来寒热,非疟可比。胸次不舒者,肝气之郁也。饮食少进者,土为木克也。经来不能应月盈亏,其色或淡黄、或灰黑者,脾不化血,肝火灼阴也。逐月渐少者,由少至闭也。舌苔淡黄,中有断纹,唇燥不渴,皆属阴亏。失红一次,火载血上,由是言之,病起于肝,传之于脾,下关于肾,损及奇经八脉,已入虚劳之境。有经闭、喉疼、喘咳之虑。

附方

川芎　当归身　人参　冬白术　大生地　银柴胡　云茯苓　酸枣仁　远志肉　怀山药(《问斋医案·肝郁》)

原文

　　木郁化风，土湿生痰，风振痰升，气机壅塞，卒然倾跌，非痫症也。经来色淡，乌能应月盈亏。脉象虚弦，证由情志中起，切戒烦劳动怒，最宜恬恢无为。王道功迟，徐徐调治。

附方

　　东洋参　云茯苓　冬白术　炙甘草　当归身　大白芍　制陈半夏　陈橘皮羚羊角

　　为末，生姜、大枣煎汤，和淡竹沥叠丸。早晚服三钱。

　　忧思郁结，肝木受戕，木乘土位，健运失常，津液凝结成痰，痰随气行，变幻不一。流注四肢及人迎之穴则瘰疬、项胀，上扰巅顶及心胞则头摇痉厥。经来色紫，眠不竟夕，木叩金鸣，带下如注，脉来弦数无神。法当崇土安木。

附方

　　人参　云茯苓　冬白术　炙甘草　制陈半夏　陈橘皮　当归身　大白芍羚羊片　百部　姜汁　淡竹沥（《问斋医案·肝郁》）

　　脉来弦数无力，症本脏阴营液有亏。素昔木失条舒，土为木克，化源不健，运纳失常，以故饮食迟于运化，经来不能应月盈亏。脾虚则四肢浮肿，肝郁则气机不利。有二阳之病发心脾之虑。土能安木，肝病治脾。爰以归脾、六君加减，折其郁气，先取化源。

附方

　　东洋参　云茯苓　冬白术　炙甘草　当归身　熟枣仁　远志肉　陈橘皮制陈半夏　煨木香　四制香附

　　服折其郁气，先取化源等剂，数十日来，诸症小愈。值天令溽暑，炎蒸湿郁，伤气伤阴，加以辛苦、忧劳，二气潜消，风暑乘虚而入，赖人功药力有以预防，幸未猖獗。现在暑氛虽解，阴液受戕未复，形神未振，夜寐不沉，饮食少思，经来不一，经前作痛，乳房作胀，乃肝不条达，郁结不伸。损及奇经则不孕；宗气上撼为怔忡；宗气不足，溲便为之变。至于或为之症，如浮云之过太虚耳。治当求本。

附方

　　大熟地　怀山药　东洋参　当归身　山萸肉　云茯苓　远志肉　于潜野白术　酸枣仁　绵州黄芪　炙甘草　济水阿胶（《问斋医案·肝郁》）

原文

　　抑郁伤肝，土为木克，健运失常，升降道阻。呕吐食少。泄泻频频，中脘胀痛不舒，舌赤无苔、近紫，胸喉气哽，面目浮虚，脉来弦数少神，不至三阳内结为顺。爰以归脾、六君加减，一助坤顺，一法乾健。

附方

　　大生地　绵州黄芪　酸枣仁　东洋参　云茯苓　冬白术　炙甘草　当归身　陈橘皮　制陈半夏　煨木香　远志肉

　　归脾、六君加减，共服二十四剂，饮食渐进，便泻较减，六脉亦缓，中枢颇有旋转之机。中脘仍然胀痛，舌色仍然紫赤，面目仍然浮肿。证本木郁脾伤，阴阳并损，驯致肾中水火俱亏。水不涵木，火不生土，又值春木司权，中土益困，脾胃重伤。是以上为呕吐、食少，下为便泻频仍。忽焉昏厥无知，肝风发痉之象。论其主治诸法：益火生土，则桂无佳品，附子非真，乃乌喙，服之不应；补阴和肝，与脾胃饮食不利；香燥开胃则伤气；通调水道，分利清浊则伤阴。然则不从标本，从乎中治可也。至哉坤元，万物资生，诸虚百损，皆赖脾胃为之斡旋。所谓有胃气则生，无胃气则败。但得饮食渐进，便泻渐止，方有生机。治脾胃诸方，惟归脾汤最得中正和平之气。脾土得健，则肝木自安，饮食自进，便泻自止。其余诸症自可徐徐调治。若便泻不止，饮食不进，虽扁鹊、仓公复起，乌能措其手足。

附方

　　人参　云茯苓　冬白术　炙甘草　绵州黄芪　熟枣仁　远志肉　煨木香龙眼肉　老生姜　大黑枣　净黄土

　　病原已载前方，兹不复赘。第治肝大法有二：壮水以生木；崇土以安木是也。譬植林木，先培其土，后灌其水，则根干敷荣，故前哲见肝之病，当先实脾，又宜补肾。盖土薄则木摇，水涸则木枯。木离土则不能独生，土无木则块然无用。木土虽有相克之机，亦有相生之意，固在调剂之何如耳。服归脾五十日以来，便泻已止，浮肿已消，饮食较进，胀痛亦减，六脉亦起，都是崇土之功。宜间进壮水之剂，水能生木，土能安木，水土调平，云蒸雨化，则木欣欣以向荣。此不治肝而肝自治。再以六味、六君令其水土平均，无令太过不及而已。

附方

　　大熟地　怀山药　山萸肉　云茯苓　粉丹皮　福泽泻　人参　冬白术炙甘草　法制陈半夏　广橘皮

　　水叠丸。早晚各服三钱（《问斋医案·肝郁》）。

原文

　　《经》以肝为将军之官。怒则克土，郁则化火。火旺阴消，脾伤食减，诸病由生。现在心下隐痛,腹中膜胀,经来不一,脉来弦数。显是肝郁脾伤,土为木克。肝病善痛,脾病善胀,损及奇经八脉,有二阳之病发心脾,传为风消、息贲之虑。暂与《医话》扶疏饮,观其进退。

附方

当归身　大白芍　四制香附　川芎　银柴胡　天台乌药　陈橘皮　黄郁金　佩兰叶(《问斋医案·肝郁》)

原文

肝病固宜治脾。脾之与胃,以膜相连,亦当治胃。肾气通于胃,又当治肾。水土平调,则木欣欣以向荣,又何肝郁之有。

附方

大熟地　粉丹皮　建泽泻　怀山药　山萸肉　云茯苓　西洋参　冬白术　炙甘草　当归身　酸枣仁　远志肉　广木香　龙眼肉(《问斋医案·肝郁》)

原文

《经》言:木郁达之。诸病弥留则郁,木郁则蛊。善呕蛔虫、善吐、善痛、善胀、善噫,皆肝郁使然也。宜条达之剂,戒之在怒。

附方

银柴胡　当归身　川芎　制苍术　制香附　黄郁金　佩兰叶　广木香　使君子　制半夏　陈橘皮　生姜(《问斋医案·肝郁》)

原文

肝木乃东方生发之本,宜条达,不宜抑郁。郁则生发之气不振,脏腑皆失冲和。况坤道偏阴,阴性偏执,每不可解,皆缘肝木不能条达。素来沉默寡言,脉象虚弦无力,肝木郁结可知。拟逍遥、归脾、八珍加减主治。

附方

大生地　东洋参　白茯苓　冬白术　炙甘草　银柴胡　川芎劳　大远志　紫河车　酸枣仁　当归身　乌贼骨　杭白芍　煨木香　鲤鱼子

为末,水叠丸。早晚各服三钱(《问斋医案·子嗣》)。

参考文献

盛增秀. 医案类聚(下)[M]. 北京:人民卫生出版社,2015.

《沈俞医案合钞》(1850 年)

原文

(案 1)《内经》以喜怒出于膻中,今襟怀不畅,无忻忻[1] 自得之意,盖缘久郁则清阳失司,生机不能灵动也。遇事烦厌难耐,寐醒即欲起身,肝阳心火易扰而不宁谧。拟由滋养以濡济之,所谓盏中添油,炉中覆火之法也。

附方

茯神 远志 枣仁 归身 丹参 柏子仁 半夏曲 石菖蒲 麦冬 萱草 人参

神曲和丸,金箔为衣。

(案 2)少年即有郁症,生阳不能舒布也,加之惊则肝胆亦病,自然寐少寤多,盖阳不入于阴,血不协于气也。今届六旬之外,血更衰,痰渐生,胸膈右边不能融畅,便燥,臂痛,着衣不便,鼻亦不知香臭,此由气馁则痰滞,升降出入之机针废弛,恐为厥中根基。诊脉左小右,宜补心脾,化痰利气,使营卫流通,乃无大患。

附方

茯神 霞天曲 柏子仁 丹参 远志 枣仁 川桂枝 归身 甘草 姜皮

又,臂痛止,去桂枝加参,后服指迷茯苓丸。

(案 3)怀抱不舒,气郁于中焦,五更将交寅卯[2] 时为木旺之候,故肝阳上冲,喝喝如太息,间有腐臭者,郁则成火也。脉弦带数,宜清理肝肺。麦门冬汤。

附方

麦冬 洋参 半夏 冬瓜子 知母 橘红 钩钩 郁金汁

(案 4)心热汗出即不得寐,舌苔黄厚,又不作渴,脉细左弦,是心肝郁火症,病始齿痛。理宜壮水。

附方

根生地 木通 竹叶 丹皮 元参 川斛 麦冬 女贞子 旱莲草

(案 5)腹鸣而气上冲心,此厥阴症也。脉右沉左弦,沉则气滞,弦则木郁,郁则少阳生气不伸,怵惕忧虑自不能禁,病由肝而及心肾。宜开宜镇为治。

附方

抱木茯神 七孔石决明(磨去黑皮 研 三钱) 远志肉 五花龙齿骨(钱半)

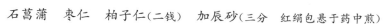

石菖蒲　枣仁　柏子仁(二钱)　加辰砂(三分　红绢包悬于药中煎)

(案6)忧悲则气结不舒,生阳衰飒,故纳谷作胀,嗳噫,烦懑,其足膝肿痛,连两拗及背皆痛者,以至阴之地,无阳以蒸动也。

附方

虎膝骨　茯神　杜仲　淡附子　生於术　淮牛膝　生苡仁

接方:目有微赤暂定温药。

附方

茯苓　焦白术　杜仲　白芍　车前子　小茴香　金毛狗脊(去毛切片　三钱)　苡仁　大枣

又:去小茴香,用千年健三钱(《沈俞医案合钞·十六、郁(俞案)》)。

参考文献

(清)沈又彭,(清)俞震撰;(清)王文熔辑;陈晓点校;(清)陈秉钧撰;包来发点校,(清)凌淦撰;段逸山,童舜华点校.沈俞医案合钞[M].上海:上海科学技术出版社,2004.

注释

1. 忻忻(xīn):意思为欣喜得意貌,兴旺貌,兴盛貌。
2. 寅卯:寅时:3~5时,卯时:5~7时。

《王氏医案续编》(1850 年)

原文

朱氏妇,素畏药,虽极淡之品,服之即吐。近患晡寒夜热,寝汗咽干,咳嗽胁疼。月余后,渐至减餐经少,肌削神疲。始迓孟英诊之。左手弦而数,右部涩且弱,曰:既多悒郁,又善思虑,所谓病发心脾是也。而平昔畏药,岂可强药再戕其胃,诚大窘事。再四思维,以甘草、小麦、红枣、藕四味,妙想可以益人神志。令其煮汤频饮勿辍。病者尝药大喜,径日夜服之。逾旬复诊,脉证大减。其家请更方。孟英曰:毋庸。此本仲圣治藏燥之妙剂,吾以红枣易大枣,取其色赤补心,气香悦胃,加藕以舒郁怡情,合之甘、麦,并能益气养血,润燥缓急,虽若平淡无奇,而非恶劣损胃之比,不妨久任,胡可以果子药而忽之哉!恪守两月,病果霍然。

参考文献

盛增秀.医案类聚(下)[M].北京:人民卫生出版社,2015.

《沈俞医案合钞》(1850 年)

原文

《内经》以喜怒出于膻中,今襟怀不畅,无忻忻自得之意,盖缘久郁则清阳失司,生机不能灵动也。遇事烦厌难耐,寐醒即欲起身,肝阳心火易扰而不宁谧。拟由滋养以濡济之,所谓盏中添油,炉中覆火之法也。

附方

茯神　远志　枣仁　归身　丹参　柏子仁　半夏曲　石菖蒲　麦冬　萱草　人参

神曲和丸,金箔为衣。

少年即有郁症,生阳不能舒布也,加之惊则肝胆亦病,自然寐少寤多,盖阳不入于阴,血不协于气也。今届六旬之外,血更衰,痰渐生,胸膈右边不能融畅,便燥,臂痛,着衣不便,鼻亦不知香臭,此由气馁则痰滞,升降出入之机针废弛,恐为厥中根基。诊脉左小右陨,宜补心脾,化痰利气,使营卫流通,乃无大患。

附方

茯神　霞天曲　柏子仁　丹参　远志　枣仁　川桂枝　归身　甘草　姜皮

又,臂痛止,去桂枝加参,后服指迷茯苓丸。

怀抱不舒,气郁于中焦,五更将交寅卯时为木旺之候,故肝阳上冲,喝喝如太息,间有腐臭者,郁则成火也。脉弦带数,宜清理肝肺。麦门冬汤:

麦冬　洋参　半夏　冬瓜子　知母　橘红　钩钩　郁金汁

腹鸣而气上冲心,此厥阴症也。脉右沉左弦,沉则气滞,弦则木郁,郁则少阳生气不伸,怵惕忧虑自不能禁,病由肝而及心肾。宜开宜镇为治。

附方

抱木茯神　七孔石决明磨去黑皮　研　三钱　远志肉　五花龙齿骨钱半　石菖蒲　枣仁　柏子仁二钱　加辰砂三分　红绢包悬于药中煎

忧悲则气结不舒,生阳衰飒[1],故纳谷作胀,嗳噫,烦满,其足膝肿痛,连两㧐及背皆痛者,以至阴之地,无阳以蒸动也。

附方

虎膝骨　茯神　杜仲　淡附子　生於术　准牛膝　生苡仁

接方：目有微赤暂定温药。

附方

茯苓　焦白术　杜仲　白芍　车前子　小茴香　金毛狗脊去毛切片　三钱
苡仁　大枣

又：去小茴香，用千年健三钱。（《沈俞医案合钞·郁》）

原文

忧愁恺郁，心神受伤，肾不上交，故应酬无意绪，行动则气促，诊脉左弦右
细，知非痰火为病，宜归脾汤、宁志膏之类。

附方

党参　黄芪　元生地　远志肉　茯神　归身　枣仁　炙草　木香汁

又，脉细弦，重按觉有力，肝阳上亢，暂进清肝法，前用补不应，症兼口燥，
左胁胀。

附方

细生地　羚羊角尖　香附　钩钩　黑栀　木通　青黛　橘红　金器一件

又，用清肝法又觉外寒，此亦气血久虚之故，但左脉尚沉弦，仍从肝治
为妥。

附方

元生地　茯神　胆星　钩钩　远志肉　橘红　丹皮　羚羊角尖　加辰砂
二分冲服。（《沈俞医案合钞·忡悸》）

参考文献

盛增秀.医案类聚（下）[M].北京：人民卫生出版社，2015.

注释

1. 衰飒（sà）：衰落萧索。

《王氏医案三编》（1853 年）

原文

李健伯夫人因伤情志而患心跳，服药数月，大解渐溏，气逆不眠，面红易
汗，卧榻不起，势已濒危。其次婿余朗斋浼孟英诊之，坚辞不治。其长婿瞿彝
斋力恳设法，且云妇翁游楚，须春节旋里，纵使不治，亦须妙药稽延时日。孟英
曰：是则可也。立案云：此本郁痰证，缘谋虑伤肝，营阴久耗，风阳独炽，烁液

成痰，痰因火动，跳跃如春，若心为君主之官，苟一跳动，即无生理，焉能淹缠至此乎？但郁痰之病，人多不识，广服温补，阴液将枯，脉至右寸关虽滑，而别部虚弦软数，指下无情，养液开痰，不过暂作缓兵之计，一交春令，更将何物以奉其生？莫谓赠言之不详，姑顺人情而予药。方用西洋参、贝母、竹茹、麦冬、茯神、丹参、苁蓉、薏苡、紫石英、蛤壳等。服之痰果渐吐，火降汗收，纳谷能眠，胸次舒适，而舌色光绛，津液毫无。改授集灵膏法，扶至健伯归。因谓其两婿曰：我辈之心尽矣，春节后终虞痉厥之变也。已而果然。

张友三室，去春受孕后，忽梦见其亡妹，而妹之亡也，由于娩难。心恶之，因嘱婢媪辈广购堕胎药饵服，卒无验。冬间娩子后亦无恙，自疑多饵堕胎药，元气必伤，召朱某治之。述其故，朱即迎合其意，而断为大虚之候。且云：苟不极早补救，恐延蓐损。病者闻而益惧，广服补剂，渐至卧榻不起，多药弗效。延至仲春，族人张镜江为邀孟英视之。不饥不寐，时或气升，面赤口干，二便秘涩，痰多易汗，胸次如春，咽有炙脔，畏明善怒，刻刻怕死，哭笑不常，脉至左部弦数，右手沉滑。曰：此郁痰证误补致剧也，与上年李健伯令正之病情极相类。第彼已年衰而伤于忧思谋虑，是为虚郁；此年壮体坚，而成于惊疑惑惧，是为实郁。虚郁不为舒养而辄投温补，则郁者愈郁，而虚者愈虚；实郁不为通泄而误施温补，则郁不能开，而反露虚象，所谓大实有羸[1]状也。医者但云补药日投，虚象日著，不知虚象日形，病机日锢，彼岂故酿其病，而使之深耶？亦是一片仁心，无如药与病相僻[2]而驰，盖即好仁不好学之谓耳。余非好翻人案，恐不为此忠告，未必肯舍补药而从余议也。病者闻之大悟，即授小陷胸合雪羹，加菖蒲、薤白、竹茹、知母、栀子、枳实、旋、赭出入为方，吞当归龙荟丸。三剂后，蒌仁每帖用至八钱而大解始行，各恙乃减。半月后，心头之春杵始得全休。改用清肃濡养之法，调理匝月，汛至而痊。

孟夏许芷卿偶自按脉，左寸如无，招他医诊之，佥云心散。举家惊惧，己亦皇皇，屈孟英视之。曰：劳心而兼痰火之郁，故脉伏耳。其火升面赤，不寐胁鸣，乃惊骇激动肝胆之阳，勃然升越，非本病也。予人参、黄连、菖蒲、紫石英、小麦、麦冬、莲子心、红枣、竹叶、甘草为方。一剂知，二剂已。

许康侯令堂，初夏患坐卧不安，饥不能食，食则滞膈，欲噫不宣，善恐畏烦，少眠形瘦，便艰溲短，多药莫瘳。孟英按脉弦细而滑，乃七情怫郁，五火烁痰，误认为虚，妄投补药，气机窒塞，升降失常，面赤苔黄，宜先清展。方用旋覆、菖蒲、紫菀、白前、竹茹、茯苓、黄连、半夏、枇杷叶、兰叶。不旬而眠食皆安，为去前四味，加沙参、归身、紫石英、麦冬调养而痊。

沈峻扬令妹年逾五旬，体素瘦弱，不能寐者数夜，证遂濒危，乃兄延孟英视之。目张不能阖，泪则常流，口开不能闭，舌不能伸，语难出声，苔黄不渴，饮不下咽，足冷不温，筋瘈而疼，胸膈板闷，溲少便秘，身硬不柔，脉则弦细软涩，重按如无，或疑中暑，或虑虚脱。孟英曰：身不发热，神又不昏，非中暑也；二便艰涩，咽膈阻闷，非脱证也。殆由情志郁结，怒木直升，痰亦随之，堵塞华盖，故治节不行，脉道不利也。误进补药，其死可必。但宜宣肺，气行自愈。方用紫菀、白前、兜铃、射干、菖蒲、枇杷叶、丝瓜络、白豆蔻。果一剂知，四剂瘳。

参考文献

盛增秀. 医案类聚[M]. 北京：人民卫生出版社，2015.

注释

1. 大实有羸状：详见前文"实有羸状"。
2. 僢（chuǎn 喘）：同"舛"，相背。

《归砚录》（1855 年）

原文

秀水怀某，三十五岁。自春前偶失血一日，嗣即频发，所吐渐多，延至季冬，聘余往视。左脉虚弦而数，右软大，气逆自汗，足冷面红，夜不成眠，食不甘味，音低神惫，时欲呕酸。此由心境不怡，肝多怫郁，而脉候如斯，有气散血竭之虞。坚欲返棹，然既邀余至，不得不勉写一方，聊慰其意。而病者强作解事，反以所疏舒郁之品为不然，执意要用五味、山萸、姜、桂之类。性情刚愎，此病之所由来，而执迷不悟，更为速死之道矣。既而其妻出诊，脉至弦细，顶癣头疼，心悸带多，不饥五热，亦是水亏木旺。退而谓其所亲曰：兹二人何郁之深耶？始知其无子，欲买妾而妻不许，遂以反目成病。及病成而妻乃忧悔交萦，因亦致疾。此与曩视省垣顾金城之病同，因家拥钜资，故壮年即虑无子，亦可谓欲速不达矣。而愚妇不知大计，径为一妒字，以致溃败决裂，此时虽亟为置妾，亦无济矣！即以身殉，亦何益乎？录之以垂炯戒[1]。

参考文献

盛增秀. 医案类聚[M]. 北京：人民卫生出版社，2015.

注释

1. 炯（jiǒng）戒：彰明昭著的警戒。

379

《得心集医案》(1861年)

原文

　　记昔先君授澍曰：病欲十全，入门只先求无过，肱当三折，斯时莫道学有功。临症无论大小缓急，总当于望闻问切四字加意，不中不远。旨哉言乎，何敢一日忘诸！昨视徐妇中气一症，素无他病，顷刻仆倒，目闭口噤，手撒脚僵。其夫曰：早吃胡椒汤一碗，身战作寒，午吃龙眼汤一碗，嗳气不舒，因而仆倒。余忽忽一视，以为龙眼壅滞，用神香散调灌，不效。诊脉上浮下伏，与经言上部有脉，下部无脉，其人当吐之例相符，又以盐汤引之不吐。再掐太冲穴，身略动，自以两手扪胸，知心地尚明，无非会厌机枢不利，转瞬依然，四肢僵冷，细聆呼吸，状如死人。再诊脉伏，乃静念曰：面色青白，必挟肝邪为患，脉来紧伏，可是经络皆痹？今日不过服汤两碗，仓廪之官，久已运化而下，故引之无吐，想非风，非痰，非食，非火，其闭不通者气而已矣。再问素性好怒否，家人曰：多气多怒，曾因丧子，悒郁至今。夫郁气素横于胸，加以椒性助肝，龙眼壅气，肝愈横，郁愈结，膻中之气无由转输，安得不猝然仆倒！然则斯症虽危，自有斡旋之法，用乌附散（香附、乌药），沸汤调灌。方下咽，喉间汩汩有声，即呕稀涎一口而苏。惟苦胸闷不舒，噫嗳自揉，继进越鞠丸一两，气畅郁舒，安睡复旧。越半月，胸紧头昏，复倒无知，目瞪口张，势似已危，脉象又伏，知非死候。余与伊夫常聚首，因谓曰：前番目闭口噤脉伏，今脉同症异，当从原意变通。言未已，开声知人，并云头晕目眩，重如石坠，面如火燎，转盼间，狂言见鬼，歌笑呻哭。众皆诧异。窃思中气之后，因思复结，仆倒无知，固其宜也。然面赤神昏，妄见妄言，必因郁久化火，挟肝邪为患，应用清肝泻火之剂。又胸紧气急，头重如坠，必缘郁气固结，经道久闭，故脉沉伏。与《内经》血并于上，气并于下，心烦悗善怒之旨合符。遂疏方以逍遥散，加丹参、牛膝、玄胡、降香，兼进当归龙荟丸。服下未久，神识顿清，诸症渐减，按方再服，诸症悉除。越日复诊，脉转沉数，沉无固结之患，数有流动之机矣。再询经期，果闭四月有余。本拟速行决津之法，但昨议已效，仍仿原意再投。后更方未费思索，直以解结通经而愈。

　　逍遥散　方见卷二痿证门阳痿不起。

　　当归龙荟丸　方见前本门肝火生风。（《得心集医案·卷二·痫厥门·一得集附·七情郁结》）

原文

　　刘氏妇，青年寡居多郁，素有肝气不调之患，今秋将半，大便下坠，欲解不出。医用疏导之药,并进大黄丸,重闭愈增(气虚可验),两胁满痛(非补中可投),诊脉浮大而缓(是风邪确据),饮食不进,四肢微热(中虚可知),小水甚利,月经不行(又是蓄血之症)。据此谛审,不得其法,细思独阴无阳之妇,值此天令下降之时,而患下坠之症,脉来浮大且缓,系中气久伤,继受风邪入脏无疑。两胁满痛,肝气郁而不舒,惟有升阳一着,四肢独热,亦风淫末疾之义。月经不行,乃风居血海之故。执此阳气下陷,用三奇散,加升麻以提阳气,复入当归少佐桃仁以润阴血,果然应手而痊。

三奇散

黄芪　防风　枳壳

万海生,腹胁胀痛,或呕或利,而胀痛仍若,医者不察,误与消食行滞之剂,遂腹胁起块有形,攻触作痛,痛缓则泯然无迹。自冬迄春,食减肌削,骨立如柴,唇红溺赤,时寒时热,诊脉两手弦数,似属木邪侮土之证,究归阴阳错杂之邪,正《内经》所谓胃中寒,肠中热,故胀而且泻。处仲景黄连汤加金铃、吴萸、白术、川椒,数剂而安,随进连理汤乃健。

黄连汤

黄连　干姜　人参　桂枝　半夏　甘草　大枣

连理汤　方见卷三吐泻门胃寒肠热。(《得心集医案·卷四·诸痛门(手足肩臂肘膝腰胁心腹)·肝郁胁痛(二条)》)

参考文献

谢星焕.得心集医案[M].北京:中国中医药出版社,2016.

《乘桴医影》(1861 年)

原文

姚欧亭夫人,年五十九岁。素伤谋虑,首如戴帽,杳不知饥,夜来非酒不眠,苔色一块白滞,时或腹痛,手心如烙,脉左弦数,右软滑。乃木热流脂,痰阻气机,胃受肝乘,有升无降也。予连、夏、茹、苓、蛤壳、延胡、楝等,雪羹二帖,便泻稍带血块,而腹痛减,首帽除,苔亦松泛,纳食略增,惟晨起苦渴,改授参、蛤壳、橘、半、苓、茹、苡、斛、丝瓜络、海藻,嘱其常服,以通胃舒肝、涤痰清络为善后法,服旬日右脉起矣。

参考文献

盛增秀.医案类聚[M].北京:人民卫生出版社,2015.

《校注医醇賸义》（1863 年）

原文

所欲不遂，郁极火生，心烦虑乱，身热而躁，解郁合欢汤主之。

解郁合欢汤（自制）

合欢花二钱　郁金二钱　沉香五分　当归二钱　白芍一钱　丹参二钱　柏仁二钱　山栀一钱五分　柴胡一钱　薄荷一钱　茯神二钱　红枣五枚　橘饼四钱

此方用柴胡、当归、白芍、薄荷，逍遥散之半，去茯苓、白术、甘草、煨姜，而用合欢、郁金、沉香、山栀、橘饼，舒郁顺气，清火达木，即所以安胃。又用丹参、柏仁、茯神、红枣，则所以养心脾而缓肝急，使君火与相火俱安，而脾胃亦得太和矣。识得郁火与肝胆之火之分别，而后知两方各有其合处。祖怡注（《校注医醇賸义·卷二·火·郁火》）。

参考文献

（清）费伯雄撰；（清）徐相任校，（清）朱祖怡注. 校注医醇胜义［M］. 上海：上海科学技术出版社，1959.

《随息居重订霍乱论》（1866 年）

原文

沈峻扬令妹，年逾五旬，体极瘦弱，始则数夜不能眠，忽一日目张不能阖，泪则常流，口开不能闭，舌不能伸，语难出声，饮不下咽，足冷便秘，筋瘛而疼，身硬不柔，胸膈板闷，或谓暑痧重感，虑即虚脱。余视之，苔黄不渴，脉来弦细软涩，重按如无，然神气不昏，身不发热，非暑痧[1] 也；二便艰涩，咽膈阻闷，非脱证也。殆由情志郁结，怒木直升，痰亦随之，堵塞华盖，故治节不行，脉道不利也。但宜宣肺，气行自愈。以紫菀、白前、兜铃、射干、菖蒲、枇杷叶、丝瓜络、白豆蔻为方，一剂知，四剂愈（《随息居重订霍乱论·梦影》）。

参考文献

盛增秀. 医案类聚［M］. 北京：人民卫生出版社，2015.

注释

1. 暑痧：病名。常见痧证之一。暑季感受秽浊之邪而发病。《杂病源流犀烛·痧胀源流》："暑痧，头眩恶心，自汗如雨，脉洪拍拍，上吐下泻，腹痛或紧或慢。"

《沈菊人医案》(1875 年)

原文

(案 1)陆。失物之后气郁不舒,木失条达,郁则生火,火生痰,痰生热,上凌心阳,扰乱神明,言语舛错,脉弦数,溲色赤。自觉或热或冷,经来落后,色淡。肝阴素虚,木郁也。从《内经》:木郁达之。

附方

鳖血柴胡　白芍　川芎　黑山栀　青皮　忘忧草　炒当归　香附　丹皮炒白术　泽泻　朱茯神

(案 2)朱。阅病原产后殇子悲哀,肝气逆郁,木失条畅,郁则生火,时有火升一团,郁结咽间,胸次不利,气逆上攻。火气下降,则二便通利,此木火无制,直上直下之明征也。是以汗泄乃松,郁火得以发越,脉见两关弦滑数,以咸苦直折其上腾之威。

附方

龙胆草　生牡蛎　丹皮　土贝母　胡黄连　黑山栀　泽泻　香附汁

(案 3)任。寡居无欢乐之念,厥阴少阳气火勃郁,木失条畅,挟痰扰乱神明,悲哀哭泣,气随情郁,似乎痫象,头眩溺赤。拟木郁达之。

八味逍遥散加忘忧花、合欢皮。

(案 4)沈。询病情起于产后抑郁,郁则气滞,肝木失其条畅,乘脾腹痛,痛于夜分。病属于阴,四肢浮肿,脾气虚而肝不疏泄也。治以和脾理肝之郁,仿丹溪法。

越鞠丸加砂仁、青皮、白芍。

(案 5)龚。木失条达,肝郁胃热。郁则生火,气火上逆犯肺,咳嗽痰中带血,血缕潮热,脉左弦右数,心悸眩晕。阴虚木火上充,恐成郁劳。

附方

鳖甲　地骨皮　藕节　麦冬　羚羊角　杏仁　丹皮　银柴胡　贝母　沙参　石决明　蛤壳

又:肝木抑郁,气火上逆犯肺,咳嗽痰多。两胁、左乳、腰背胀痛,寒热往来,头眩心悸。病属肝郁、情怀之、病,不易理者,须得怡悦自释。

附方

北沙参　鳖血柴胡　瓦楞子　白芍　蛤壳　青皮　麦门冬　忘忧草　生

鳖甲　丹皮　川贝　香附

（案6）叶。怒则气郁，郁则生火，木火横逆。胁胀、脘痞、噎塞、鼻燥、舌黄、口腻、脉弦数。阳明胃精不降，木郁不达，治在肝胃。

附方

炒丹皮　山栀　郁金汁　枳实汁　火麻仁　泽泻　旋覆花　青皮　香附汁　全瓜蒌　法半夏（《沈菊人医案·卷上·十三、郁》）

参考文献

沈菊人.中医古籍珍稀抄本精选（17）沈菊人医案［M］.上海：上海科学技术出版社，2004.

《医学刍言》（1879年）

原文

外感内伤，已言大略。又有郁证痰病，亦须讲及。

郁证　郁证乃七情杂沓，难分经络。如倦怠太息，或饥而不欲食，或食即饱胀，或心跳头昏，或腰酸足软，或火升内热，即在一日之中，时觉暂快，时觉昏沉，懒于言动，妇人患此最多，每每经事不调，腹中时痛。古方治法虽详，总以畅怀为要。治法如略有寒热，尚未大虚者，逍遥散；少寐者，归脾汤；心跳口干内热者，天王补心丹；两足跟痛，腰膝酸痛，目花头眩者，六味地黄汤；经不调而腹痛者，妇宝丹，即四物加阿胶、香附、艾叶等味也。

痰病　痰病多怪，周身无处不患，或喘咳多痰，舌苔厚腻，或舌红口碎，头目昏重，或经脉惕惕跳动，或如昧如狂，或呕哕不眠，或颈项腿臂。是治法总以二陈汤为主，老痰加南星、枳实，即导痰汤。顽痰不愈，礞石滚痰丸。如瓜蒌、海蛤粉、白芥子、风化硝、竹沥、姜汁、萝卜汁，皆痰病可采之药。至于夹火、夹寒、夹气、夹郁、夹食、夹风、夹湿，即于寒、湿、风、火、气郁、伤食门中，诸药采取一二味并用之可也。（《医学刍言·第五章·郁证、痰病》）

参考文献

（清）王旭高撰；北京中医学院诊断教研组整理.医学刍言·中医临证指要［M］.北京：人民卫生出版社，1960.

《医案类录》（1881年）

原文

少尉柴树榕，以大计去官，心中郁结，病成胀满，胸肋时疼，饮食难进，延余诊之。其肝脾二部之脉，沉紧而疾，此气痹也。方用栝蒌根八钱、法半夏八钱、厚朴三钱、连翘三钱、香附三钱、白芍三钱、甘草一钱。一服而轻，再服而减，三服而愈矣。缘此症得之于气郁，栝蒌根乃善解抑郁之物，佐厚朴以平其逆气，佐连翘以清其郁热，而复用香附以舒脾，白芍以舒肝，甘草以和胃，其重用半夏者，以辛能散逆，藉其力以开通上下宣布诸阳也。夫天地交而为泰，天地不交而为否，人病胸膈胀满，闭塞中宫，亦由否之天地不交也。故善治气痹者，必先使上下相交，然地下之气，非辛温不足以上升，天上之气，非甘寒不足以下降，此栝蒌、半夏之所以能建殊功也。仲景先师于胸痹一症，独出手眼，主用栝蒌、半夏、白酒、薤白，熟读深思，自然确有见地，医不执方，合宜而用，此语岂欺我哉！（《医案类录·胃脘胸膈大小复胀痛类》）

参考文献

盛增秀.医案类聚［M］.北京：人民卫生出版社，2015.

《医门补要》（1883 年）

原文

郁闷伤肝，肝主筋，位部于左，每有肚脐左边相离寸许梗起一条粗筋如箸，隐于皮内，日夜跳跃，上下串痛，或作或止。刺以艾针，数次可止痛，内投葱白丸（方见后）。倘皮肉僵硬针不能入，只延留月日而已（《医门补要·卷中·肝郁筋梗》）。

参考文献

（清）赵濂撰；职延广点校.医门补要［M］.北京：人民卫生出版社，1994.

《慎五堂治验录》（1884 年）

原文

周，右。情志不遂，咽中之核即胀，妨于饮食，阻于呼吸，脉沉。治以蠲愤[1]舒郁，自当怡情为要。

附方

合欢花三钱　柴胡二分　薄荷梗五分　甘草三分　金萱花三钱　归身一钱半　白茯苓三钱　香附三钱　玫瑰花二钱　赤芍一钱半　广郁金一钱半

含化丸方：苏梗汁　香附汁　沉香汁　硼砂末　川朴汁　枳壳汁　乌药汁　元明粉　白芥子末　山茨姑末　以浓汁泛丸。

参考文献

盛增秀. 医案类聚［M］. 北京：人民卫生出版社，2015.

注释

1. 蠲（juān）愤：明代区大相创作的一首诗。

《脉义简摩》（1886 年）

原文

戴元礼曰：郁者，结聚而不得发越也。当升者不得升，当降者不得降，当变化者不得变化，此为传化失常，六郁之病见矣。气郁者，胸胁痛，脉沉涩；湿郁者，周身走痛，或关节痛，遇阴寒即发，脉沉细；痰郁者，动即喘，寸口脉沉滑；热郁者，瞀，小便赤，脉沉数；血郁者，四肢无力，能食便红，脉沉；食郁者，嗳酸腹满，不能食，人迎脉平，气口紧盛是也。

王汉皋曰：气郁则热，而血液又凝，故每于洪滑中见细。如右寸洪，肺热也，洪而滑，又有痰，而中有一线之细，是其虽细而力强，乃能见象于洪滑之中，主上焦有痛。不为促结弦大而为细，其痛是郁热，非实火。治宜解郁，清肺化痰，不宜寒凉攻伐。余仿此。

又曰：脉有反象，皆郁极而阻闭者也。如肝病，左关弦，郁则细而弦，郁极则细而结，甚则伏矣。然其弦反见于相克之经，故右关弦也。余例推。凝痰宿食，填塞膻中，脉有见迟弱者，即此义也。

又曰：凡两关重取，至数不匀而见结促，皆郁脉也，须解肝脾之郁。在杂疾须先解郁而后治病，常有脉证相符，医之不应者，皆有郁未解也。近郁易愈，远郁难愈。盖初郁为病，其抑遏阻闭处必有显而易见之脉之证，但用宣通之剂即应矣。若日久未治，又生他病，医者留心四诊，见为兼郁，则于方中兼用宣通之品，亦可并愈。若但治新证，未知解郁，不独久郁未除，即新病亦不应药。如肝木郁必克脾土，土受克则湿生，脾湿则阴寒聚于下，肝郁则虚热积于上上热则周身之火上炎，诸虚热证作矣，下寒则周身之水下注，诸虚寒证作矣。治虚热用寒凉固非，用温补又因上热而有妨；治虚寒用温平固谬，用峻补亦因上热而不受。盖郁未解而遽温之，必助相火；湿未渗而辄补之，转滞胸膈。相火久浮于上则热结；寒湿久蓄于下则寒凝，解郁渗湿，其可缓乎？解肝之郁，宜兼养真阴以销结热；渗脾之湿，宜兼扶真阳以化凝寒。朱丹溪治久病必兼郁法，与刘河间极论玄府，叶天士重讲疏络，皆《内经》守经隧之义也。

又曰：平常郁结之脉，兼热则数中见促，兼寒则迟中见结，乃数息中偶见结促也。若逐息皆见促结,乃疼痛之脉,非郁结也。

又曰:伊参戎昌阿,暑月忽僵仆,不能言。诊之,六脉沉弦不数,二便不利,面赤唇紫。问其怒否,其仆曰:大怒未发,不时即病也。此即"生气通天论"所谓薄厥也。夫唇紫、二便不利,乃积食作热。是必饱后怒也。饥后大怒,则必气脱。脉沉,中气也,脉弦,肝木克土也;舌本属脾,以大怒之郁克之,则痰随气升,僵硬不灵,故不能言。乃先用宣郁降气以达经络而利机关,后加消食化痰,全愈。此怒郁也。

又曰:一女子,忽嬉笑怒骂,经巫婆治,数日更甚。医用祛痰镇心药,止而复发。诊得六脉沉细略数,望其目赤眉红,问其二便有热。乃用逍遥散加山栀、丹皮,同甘草小麦汤,一剂证止,三剂全愈。盖思有所郁兼脏燥也。此思郁也。汪石山亦有此案,脏燥多悲,自古竟无二治法。

仓公曰:济北王侍者韩女病腰背痛,寒热。臣意诊,曰:内寒,月事不下也。即窜以药,旋下,病已。病得之欲男子而不可得也。所以知韩女之病者,诊其脉时,切之,肾脉也,啬而不属。啬而不属者,其来难坚。故曰月不下。肝脉弦,出左口,故曰欲男子不可得也。此欲郁也。思与欲不同,思则兼忧(《脉义简摩·卷六·名论汇编·气郁脉(附治验)》)。

参考文献

周学海.脉义简摩[M].北京:中国中医药出版社,2016.

《一得集》(1889 年)

原文

董妪年四十余,患胸痛呕逆,喉痹带下,头痛,病非一端。诊其脉沉细而涩,余曰脉法云。下手脉沉,便知是气。病由情怀不畅,郁怒伤肝,木邪犯土,心脾气结。法当疏气平肝。先用归、芍、香附、橘红、郁金、蔻仁、柴胡、丹皮、鲜橘叶、佛手花、瓦楞子、牡蛎等。以水先煮生铁落,然后煎药服三剂,诸症俱减八九。后以逍遥散加丹、栀、香附、海螵蛸、牡蛎,服二十余剂而愈(《一得集·卷下医案·气郁胸痛治验二案》)。

参考文献

(清)释心禅.(清)谢映庐辑录.谢映庐医案·附一得集[M].上海:上海科学技术出版社,1962.

《陈莘田外科方案》（1892 年）

原文

（案 1）邵，左。舌为心苗，舌本属脾，心脾抑郁，郁则生火，火盛生痰，痰火互结，火郁成毒，舌下龈肿，腐溃如岩，外喉结核，舌强语言欠利，谷食难咽，舌红苔黄，脉息细数。乃郁火结毒是也，虑其流血增喘，恐难结局耳。

附方

大生地　金石斛　川贝　赤芍　茯神　大麦冬　肥知母　丹皮　陈皮　木通　甘中黄

（《陈莘田外科方案·卷五·郁火结毒》）

参考文献

（清）陈莘田撰；陈守鹏，查炜点校；（清）王乐亭，李耀南合撰；张玉萍点校，（清）朱费元撰；张玉萍点校，（清）佚名撰；张玉萍点校.陈莘田外科方案［M］.上海：上海科学技术出版社，2004.

《许氏医案》（1894 年）

原文

唐炳霖侍御小姐，年已及笄，病剧。延余诊视。脉涩，知为气郁。询以母氏，唐曰：故。余曰：俗语能从讨饭之母，不跟做官之父，小姐笑。复问兄嫂。唐曰：不和因得病。余曰：小姐自有家耳，诸事忍让，何气为询，婿谁家？唐曰：待字[1]。余曰：有高绍祥者，年弱冠，宦家公子，才貌均佳，今科备中，堪为良偶。唐颔之。因拟以调气之品数服而愈。

参考文献

盛增秀.医案类聚［M］.北京：人民卫生出版社，2015.

注释

1. 待字：指女子尚未许配人。字，旧时称女子出嫁。

《医粹精言》（1896 年）

原文

余按世间郁病最多，达、发、夺、泄、折，皆治郁法也，故凡郁无虚症。按郁之未成，其初甚微，可呼吸按导而去之，若强补而留之，留而不去，遂成痼疾，此谓病成,即难去矣。又按养生之与去病,本自不同,今之医者,动以补剂去病,宜乎有害而无效也。(《医粹精言·卷一·郁无虚病》)

参考文献

徐延祚.铁如意轩医书四种[M].北京:中国中医药出版社,2015.

《张聿青医案》(1897 年)

原文

金(右) 抑郁伤肝,肝强土弱,胃失通降。食入胀满,漾漾欲吐,腹中偏右聚形,月事不行,往来寒热。脉细弦而数。胆为肝之外府,木旺太过,则少阳之机枢不转。宜平肝调气,参以散郁。

附方

柴胡五分醋炒 白芍一钱五分酒炒 制香附二钱 白茯苓三钱 陈香橼皮一钱 当归二钱酒炒 金铃子一钱五分 粉丹皮二钱 延胡酒炒一钱五分 炒枳壳一钱 干橘叶一钱五分

二诊 两和肝胃,参以开郁,便行稍畅。而中脘气滞,胃失通降。食入胀满。开合失度,寒热往来。再和肝胃以舒木郁。

附方

香附二钱 豆蔻花五分 炒枳壳一钱 女贞子三钱酒炒 焦麦芽二钱 广皮一钱 佛手花六分 沉香曲一钱五分炒 当归一钱五分酒炒 逍遥丸四钱分二次服

左 情志久郁,肝木失疏。冲脉为肝之属,冲脉起于气街,夹脐上行,至胸中而散,以致气冲脘痞咽阻。姑舒郁结而苦辛降开。

附方

老川朴一钱 老山檀三分磨冲 川雅连五分 茯苓三钱 炒竹茹一钱 磨苏梗四分 郁金一钱五分 淡干姜四分 橘皮一钱

左 痛抱西河,肝气抑郁,腹中痛肌热口苦舌干。急宜开展襟怀,以靖气火。

附方

桑叶一钱五分 金铃子一钱五分 川石斛四钱 半夏曲一钱五分炒 丹皮二钱 蜜炙香附一钱五分 大麦冬二钱 山栀皮三钱炒 枇杷叶二钱去毛

陈(右) 肝气抑郁不舒,左胁下又复作痛,牵引胸膈,口鼻烙热,目涩头胀。肝气不舒,肝火内亢,肝阳上旋。平肝熄肝,兼开气郁。

附方

郁金　金铃子　制香附　炒枳壳　丹皮　木香　延胡索　干橘叶　冬桑叶　池菊

徐(右)　情怀郁结,胸中之阳气,郁痹不舒,胸次窒塞不开,不纳不饥,耳胀头巅烙热,大便不行。脉细弦微滑。仿胸痹例治。

附方

光杏仁三钱　郁金一钱五分　　生香附二钱　白茯苓三钱　栝蒌皮三钱　川贝母一钱五分　山栀二钱　鲜竹茹一钱五分　炒枳壳一钱　枇杷叶去毛一两

金(右)　情怀郁结,肝木失疏,以致肝阳冲侮胃土,中脘有形,不时呕吐,眩晕不寐。脉细弦,苔白质红。全是风木干土之象。拟两和肝胃法。

附方

金铃子一钱五分切　制半夏一钱五分炒　炒枳壳一钱　川雅连五分　白芍一钱五分土炒　制香附二钱研　延胡一钱五分酒炒　代赭石四钱　白蒺藜去刺炒三钱　淡吴萸二分与雅连同炒　旋覆花二钱绢包

转方去川连吴萸,加茯苓竹茹。

再诊　气分攻撑稍平,中脘聚形亦化,呕吐亦减,寐亦渐安,略能安谷。但胸中有时微痛,所进水谷,顷刻作酸,眩晕带下,脉两关俱弦。肝胃欲和未和。再从厥阴阳明主治。

附方

制半夏一钱五分　广皮一钱　青皮四分醋炒　白芍一钱五分土炒　茯苓三钱　制香附二钱研　川楝子一钱五分切　白蒺藜去刺炒三钱　干姜二分　川雅连五分　代赭石四钱　炒竹茹一钱

三诊　呕吐已定,攻撑亦平,渐能安谷,肝胃渐和之象也。但少腹仍觉有形攻撑,心悸眩晕,小溲之后,辄觉酸胀。肾气已虚,不能涵养肝木。再从肝肾主治。

附方

制半夏一钱五分　青陈皮各一钱　白归身一钱五分酒炒　白蒺藜三钱　煅决明四钱　金铃子一钱五分　杭白芍一钱五分酒炒　阿胶珠一钱五分　朱茯神三钱　煅牡蛎四钱　炒枣仁一钱

四诊　呕吐已定,而少腹攻撑,似觉有形,每至溲便,气觉酸坠,眩晕汗出。

肝体渐虚。再平肝熄肝。

附方

金铃子一钱五分 香附二钱醋炒 朱茯神三钱 生牡蛎五钱 白芍二钱 甘杞子三钱当归炭二钱 炒枣仁二钱 阿胶珠二钱 淮小麦五钱

毕（左） 抑郁伤肝，肝气纵横，木来克土，上吐下泻，有似痧气。如此严寒，何来痧秽，其为木土相仇，显然可见。匝月以来，腹中有形，不时攻筑肝脏郁怒冲突之气也。此时极宜舒郁，而失于调治，以致气滞腹满，脾土不能运旋，浊痰因而难化，遂令弥漫神机，神情呆钝。脉象沉郁，重取带弦，而尺中无力。深入险地不能言治。勉拟化痰以通神机，木旺正虚，无暇过问矣。

附方

制半夏二钱 栝蒌仁五钱蜜汁炒研 炒枳壳一钱五分 九节菖蒲五分 远志肉五分 薤白头三钱 陈胆星一钱 桔梗一钱 生姜汁三茶匙 白金丸七分开水先送下

改方去白金丸，加白蜜。

张（右） 胆为甲木，肝为乙木，胃为戊土，脾为己土，五行之中，木本土之所胜，人身内景，胆附于肝叶之内。惊动胆木，又以年迈正虚，不能制伏，遂致肝脏之气，亦随之而动。抑而下者为气，气克己土，则撑满不和，甚至便溏欲泄。浮而上者为阳，阳犯戊土，则呕吐痰涎，甚至有气逆行至巅，为酸为胀。脉象弦滑，按之少力，苔白质腻。此皆厥阳犯脾胃致病，胃中之浊，悉行泛动。若久缠不已，恐入衰惫之途。治之之法，补则恐滞而气壅，平肝又恐迂阔而远于事情，惟有先降其胃府，和其中气，能得呕止安谷再商。正之。

附方

制半夏二钱 煨天麻一钱五分 制香附一钱五分 白茯苓四钱 新会皮一钱 白蒺藜三钱炒 煨生姜一钱五分 白粳米一合 姜汁炒竹茹一钱五分二味煎汤代水（《张聿青医案·卷七·气郁》）

参考文献

张聿青.张聿青医案［M］.北京：人民卫生出版社，2006.

《经历杂论》（1898 年）

原文

凡人敢怒而不敢言之事谓之郁。世医治郁率用攻散之品如槟榔、枳实、青皮、郁金、乌药、香附、木香等类，非不暂解，终无愈期。盖以此等药治郁，如以石投水，非不暂开，石下复合，再以石投之，旋开旋合，而水亦因飞溅之多折耗多矣。气犹水也，易耗而难生长者也，岂可屡胜攻散之药？乎予观郁症初起者，气结而不通畅，尚可稍用芳香借舒阳气。其郁之久者，非特气虚且阴血因之暗耗矣。故气郁之初症，脉象浮涩沉滑，久症脉则浮沉皆涩矣。温散太过，有脉变芤虚散大者矣。攻散降气太过，有脉无力鼓指若有若无者矣。夫郁本于七情，人之阳气不能舒畅耳。有兼感六淫者，有不兼六淫者。不兼六淫治之较易，若兼六淫治之较难，全在医者明白寓攻于补、寓补于攻调治得宜耳。治不得法，耗伤气血，病中生病更难支持矣。兹将治验列案于下。

一杨姓妇，久郁成痕，医攻散之久而不愈，痛更甚。余诊其脉细涩若无，因用独参汤，潞党五钱一味主之，服三剂安。

一余姨母之婶，因久郁患胃气痛，呕吐不纳，医治无功，因往孟河就医，回以方示余，余曰："无功效，明春木旺恐大发作。"次年正月秒病发，诸医束手，复延余。时已大痛七日，不食不寐矣。余诊其脉芤虚弦，因谓之曰："气郁血虚，血不配气，经隧空疼延胸引背，非补血配气不可，勿徒怪气郁也。"因用温和补血甘酸并用法加鸡子稀黄。一剂安，又用膏四五料，竟不复发。

一余姨母因与伊子怒，郁甚而无如之何。翌日至于家以冀散闷，余见其口吐粉红沫，因问之姨曰："昨因作气后即如此，且口中自觉败鸡肝臭味甚重。"余请诊脉左关若绝若续。余曰："肝已伤矣，速回服药。"因与真阿胶五钱属配（生炒）蒲黄各四分，分煎，化胶顿服，次日觉左肢一边大痛不止，延余，余曰："郁气发，欲通而不能通之候也。"因仍用咋日方，外以黄芪、全归、红枣各二两煎脓洗熨，渣敷，次日效（《经历杂论·经历杂谕·正名论·气郁徒用攻散禁》）。

参考文献

裘庆元辑；张年顺，樊正伦，芮立新主校；杨利平，杨培林，卞学华协校. 三三医书（第2集）[M]. 北京：中国中医药出版社，2012.

《贯唯集》（1899年）

原文

（案1）周，左。郁损奇经，肺脾失和，复为风寒上逼，以致痰从上腭而出，脉形细涩。当以解郁顺气渐调。

附方

归身　白芍　川芎　蒌仁　川贝母　郁金　炙草　苏子　藿香　橘红

花粉 山栀 枳壳 茯苓

（案2）刘，左。病由郁损肝脾，气机窒塞，络脉阻滞，所进饮食不克化津，是以肢倦乏力，腿酸嗜卧。刻现腹膨膜胀，脉象细涩而沉。先拟顺气扶脾，兼清痰浊，俟其轻减，再当议补。

附方

旋覆花 蒌仁 橘络 半夏 木香 苏梗 沉香 延胡 青皮 蒺藜 枳壳 砂仁壳 大腹绒

又：刻诊脉象已和，诸恙亦渐平复，再能静调，可收全绩。兹拟补益中略佐疏泄，以平为期。

附方

珠儿参 归身 沙苑 茅术 黄精 细生地 炙草 牡蛎 白芍 香附 茯苓 橘红 湘莲子

（案3）张，左。病由郁怒，肝胃气乖，平昔积有湿热，气机失其畅遂，以致中脘痞坚，疼痛殊甚，延久最有伏梁之变，一切鲜肥寒冷之属，在所宜禁，否则还有内痈之虑。刻诊脉左弦长，右涩数，是土被木戕之明征也。症非轻渺。

附方

厚朴 杏仁 枳实 槟榔 沉香 乌药 木香 青皮 瓜蒌 半夏 延胡 茯苓 草果仁

（案4）张，右。兹届暮春，阳气上越，脾受木戕，脏络失疏，以致食纳作饱，失其运化之司。议以疏肝理气，醒其脾阳，俟其松减，再图治本。

附方

大生地 归身 郁金 香附 蒌皮 橘络 半夏 青皮 苡米 阳春砂仁

（案5）王，左。悒郁伤肺，思虑伤脾，中都气窒，失其健运之司，以致不甚嗜食，食觉易饱，胸脘结块如岑。理之非易效也。

附方

制半夏 川朴 茅术 瓜蒌皮 广郁金 制香附 范志曲 谷芽 麦芽 新会皮 白茯苓 砂仁 枳实 苏梗 陈香橼（《贯唯集·十七、郁》）

参考文献

（清）通意子撰；邓嘉成点校. 贯唯集［M］. 上海：上海科学技术出版社，2004.

《柳选四家医案》（1900年）

原文

中年脘闷，多嗳多咳，此气郁不解也。纳谷已减，未可破泄耗气，宜从胸痹例，微通上焦之阳。

附方

薤白　栝蒌　半夏　桂枝　茯苓　姜汁

诒按（方法轻灵。）

郁气凝聚喉间，吞不下，吐不出，梅核气之渐也。

附方

半夏　厚朴　茯苓　苏梗　旋复花　橘红　枇杷叶　姜汁

诒按（此于金匮成方中。加旋复、杷叶。最有巧思。）

寒热无期，中脘少腹遽痛，此肝藏之郁也，郁极则发为寒热；头不痛，非外感也。以加味逍遥散主之。

加味逍遥散。

诒按（此木郁达之之法。）

病从少阳，郁入厥阴，复从厥阴，逆攻阳明，寒热往来，色青颠顶及少腹痛，此其候也。泄厥阴之实，顾阳明之虚，此其治也。

附方

人参　柴胡　川连　陈皮　半夏　黄芩　吴萸　茯苓　甘草

诒按（此从左金、逍遥化裁而出。若再合金铃子散。似更周到。）

此血郁也，得之情志，其来有渐，其去亦不易也。

附方

旋覆花　薤白　郁金　桃仁　代赭石　红花

诒按（此必因血郁、而络气不通。有胸隔板痛等见症。故立方如此）（《柳选四家医案·评选静香楼医案·上卷·诸郁门》）。

参考文献

（清）尤在泾等撰；（清）柳宝诒评选，盛燕江校注.柳选四家医案·评选静香楼医案[M].北京：中国中医药出版社，1997.

《崇实堂医案》（1901 年）

原文

彭璞山令郎年二十，患腹痛，每日申刻发热，腹乃大痛，上及胸胁，烦躁不安，夜不成寐，至天明则热退痛止，无汗微渴。余见其色黑而瘦，两脉弦数无力，饮食不进，不能起床者已念多日，前所服药均术附香砂之类，因语之曰：此木火久郁，木来克土，则腹痛而及胸胁者，皆肝脾部位也；至申酉便发者大气已困，至金气得令之时，木气又为金伤，而不甘于受制，则热发痛作，因木以愈困而愈横也；少阳厥阴经症无不皆然。为用小柴胡汤加酒白芍五钱。二剂热退减，四剂痊愈。吉安人专喜温补，有病无病皆常服药，药铺最多，生意极旺，附子消路尤广，其色洁白，煮出无色无味，余服五钱并不觉热，因漂制太过，汁已出尽故也。恐重症难以见功，误用仍能贾祸，吾若欲用，断不取是耳。吉安医家，凡见感症无不以麻桂为主，杂症无不以桂附为主，余如香燥温补之剂，亦常同用，病家亦非温药不服。余居吉安三月，凡遇温热病为用辛凉，阴虚症为用滋润，病家问药，店中知是凉药便不敢服，至死不知悔悟，其愚实属可悯。有老学究刘姓者，年五十余，娶补房，年二十余。凡近内时，稍一动念，精便先泄，不能自主。日对佳冶[1]不能忘情而不能尽情，自疑肾虚，服八味等汤数百剂，未能稍效。吾为诊之，因诘之曰：先生有大拂意事，心思不遂，积久而成此病也，然乎否乎？曰：然。余曰：肝脉弦，心脉数，此肝因郁而生热，引动心火，心火一动则转借肝热下迫，逼精下出，与肾虚迥异，宜服温补不效也，为用疏肝气清心火之剂，并无苦寒之药，已畏其凉而不敢服矣。噫！吾亦无如之何矣。

参考文献

盛增秀. 医案类聚［M］. 北京：人民卫生出版社，2015.

注释

1. 佳冶：指娇美妖冶的女子。

《昼星楼医案》（1902 年）

原文

治庶母阴虚发热，气虚上喘，腹痛频频，饮食不进。又兼怒气伤肝，痰中带血。内候肝脉弦数，脾现结脉，余俱沉伏。是内有食郁痰郁气郁，而兼气血两亏者。自制二方：

附方

黑蒲黄一钱　丹皮一钱五分　酒归全一钱五分　煨木香六分　苏子一钱五分　阿胶一钱蛤粉炒　酒芎一钱　吴茱萸八分甘草制　乌药八分　砂仁七分　青皮三分　酒胆草六分　炙草八分　石莲四分　面枳壳一钱　茜根一钱

附方

生洋参一钱　茴香一钱　地骨一钱五分　青蒿一钱　茜根一钱五分　石斛一钱　巴戟一钱　川芎八分　砂仁四分　全当归八分　酒胆草六分　白术一钱五分　石莲四钱　炒黑侧柏一钱五分　麦冬一钱

参考文献

盛增秀.医案类聚[M].北京：人民卫生出版社,2015.

《雪雅堂医案》（1903年）

原文

林妇　两手脉沉涩而弦,气郁为患,宗易思兰变通越鞠意,轻剂频服为宜。

附方

桔梗八分　东茅术一钱　青皮七分　炒枳壳八分　六神曲一钱　酒抚芎八分　醋柴胡七分　制香附一钱　苏梗一钱　川朴七分　白蔻壳六分

参考文献

盛增秀.医案类聚[M].北京：人民卫生出版社,2015.

《余听鸿医案》（1906年）

原文

常熟大河镇李姓妇　孀居有年,年四十余。素体丰肥,前为争产事,以致成讼,郁怒伤肝,后即少腹膨胀,左侧更甚,小便三日不通。某医进以五苓、导赤等法,俱无效,就余寓诊。余曰：此乃肝气郁结,气滞不化,厥阴之脉绕于阴器,系于廷孔,专于利水无益,疏肝理气,自然可通。立方用川楝子三钱,青皮二钱,广木香五分,香附二钱,郁金二钱,橘皮钱半,官桂五分,葱管三尺,浓汁送下通关丸三钱。一剂即通。明日来寓,更方而去。所以治病先求法外之法,不利其水而水自通,专于利水而水不行,此中自有精义存焉,非浅学所能领略也（《余听鸿医案·小便癃闭》）。

参考文献

盛增秀. 医案类聚[M]. 北京：人民卫生出版社，2015.

《曹沧洲医案》(1911年)

原文

右　抑郁不解，心肝交困，背寒鼻热，黎明虚汗，心痛如抽，少腹酸胀，腰痛不寐，脉细，吐血，不易见功。

附方

北沙参三钱　左牡蛎一两　煅　先煎　清阿胶三钱五分　海蛤粉炒　炒香枣仁三钱五分　朱麦冬三钱五分　去心　生白芍三钱五分　沙苑子三钱　盐水炒　藕节四钱　熟女贞三钱　甘草炭三分　抱木茯神五钱　朱拌　元参心三钱五分　朱拌　加丝瓜络三钱五分　炒（《曹沧洲医案·咳血门》）

原文

右　肝痹气滞，得食腹胀，甚则遍体酸痛，头痛寒热，脉不畅。宜宗《内经》木郁达之立方。

附方

银柴胡一钱　赤芍三钱　酒炒　台乌药三钱五分　广木香三钱五分　春砂仁一钱　四制香附二钱　大腹皮洗　三钱　车前子三钱　绢包　枳壳三钱五分　苏梗三钱五分　炙鸡金三钱　去垢　沉香曲三钱　绢包（《曹沧洲医案·肝脾门》）

原文

王右（正号朱家角）　肝气郁结，心营不足，痰热气火乘之，遂有疑惑恐惧之状，绵延日久，莫可自解，脉左细数，右微滑。急须标本两治。

附方

归身三钱五分　土炒　陈胆星七分　天竺黄片三钱　青礞石三钱五分　煅　先煎　松木茯神四钱　盐半夏三钱　合欢皮四钱　广郁金一钱　炒香枣仁三钱五分　紫贝齿一两　生杵　先煎　远志炭七分　竹茹二钱　川石斛四钱　白薇三钱五分

右　始病气郁，近增惊恐，脏气大为所困，肉脱面，咳嗽气急，动作无力，脉虚弦。眼灼盛衰不定，七情为病，理之不易。

附方

干首乌四钱　青盐半夏三钱五分　蜜炙紫菀七分　川断一钱　盐水炒　鳖甲

心四钱　水炙　川贝二钱　去心　款冬花三钱五分　蜜水炙　茯苓四钱　功劳子三钱　生蛤壳一两　杵　先煎　冬瓜子五钱　橘白一钱　生谷芽五钱　绢包(《曹沧洲医案·肝脾门》)

参考文献

盛增秀.医案类聚[M].北京:人民卫生出版社,2015.

《医验随笔》(1908 年)

原文

西乡丁巷丁妇,早年孀居,膝下乏嗣,年近不惑,遍体发热,虽严寒之时,袒裼裸裎[1],喜帖冷处,他医投清凉药不效,已数年矣。先生以为心肝之郁火,方用羚羊角、珠粉研末,及元参、合欢皮、盐水炒远志、郁金等解郁之品,约服二十余剂,而完全不发热矣。

周师季梅长孙病后狂食,神色自若。某医谓是佳兆,与食可也。西医亦云无妨。先生诊其脉沉细欲绝,谓为除中,决其不起。后果然。其母因痛子情切,时时抑郁,于甲子五月身热胸闷,两耳发尖遍体肌肤皆痛,请先生诊视,曰:此气郁化火生风也,并有伏热挟湿挟积。用开郁化湿之品,藿香、佩兰、枳实、槟榔、玉枢、丹石、菖蒲等,一剂而气机畅达,二剂热退积下,再诊诸恙均退,而遍体肉瞤。先生曰:古书论肉瞤血虚者多,此非也,乃气火流行于肌肤之间耳。仍用解郁清热而愈。

参考文献

盛增秀.医案类聚[M].北京:人民卫生出版社,2015.

注释

1. 袒裼裸裎:指脱衣露体,没有礼貌。袒裼,露臂;裸裎,露体。

《医学衷中参西录》(1909 年)

原文

治妇女阴挺,亦治肝气虚弱,郁结不舒。

附方

生黄芪六钱　当归三钱　知母三钱　柴胡一钱五分　生明乳香三钱　生明没药三钱　川芎一钱五分

肝主筋,肝脉络阴器,肝又为肾行气。阴挺自阴中挺出,形状类筋之所结。

病之原因为肝气郁而下陷无疑也。故方中黄芪与柴胡、芎劳并用,补肝即以舒肝,而肝气之陷者可升。当归与乳香、没药并用,养肝即以调肝,而肝气之郁者可化。又恐黄芪性热,与肝中所寄之相火不宜,故又加知母之凉润者,以解其热也。

一妇人,年三十余。患此证,用陈氏《女科要旨》治阴挺方,治之不效。因忆《傅青主女科》有治阴挺之方,其证得之产后。因平时过怒伤肝,产时又努力太过,自产门下坠一片,似筋非筋,似肉非肉,用升补肝气之药,其证可愈。遂师其意,为制此汤服之。数剂即见消,十剂全愈。

一室女,年十五。因胸中大气下陷,二便常觉下坠,而小便尤甚。乃误认为小便不通,努力强便,阴中忽坠下一物,其形如桃,微露其尖,牵引腰际下坠作疼,夜间尤甚,剧时号呼不止。投以理郁升陷汤,将升麻加倍,二剂疼止,十剂后,其物全消。盖理郁升陷汤,原与升肝舒郁汤相似也。(《医学衷中参西录·一、医方·(二十九)治女科方·16.升肝舒郁汤》)

原文

天津姚××,年五十二岁,得肝郁胃逆证。

病因 劳心太过,因得斯证。

证候 腹中有气,自下上冲,致胃脘满闷,胸中烦热,胁下胀疼,时常呃逆,间作呕吐,大便燥结。其脉左部沉细,右部则弦硬而长,大于左部数倍。

诊断 此乃肝气郁结,冲气上冲,更迫胃气不降也。为肝气郁结,是以左脉沉细;为冲气上冲,是以右脉弦长。冲脉上隶阳明,其气上冲不已,易致阳明胃气不下降。此证之呕吐呃逆,胃脘满闷,胸间烦热,皆冲胃之气相并冲逆之明征也。其胁下胀疼,肝气郁结之明征也。其大便燥结者,因胃气原宜息息下行,传送饮食下为二便,今其胃气既不下降,是以大便燥结也。拟治以舒肝、降胃、安冲之剂。

附方

生赭石一两轧细 生怀山药一两 天冬一两 寸麦冬六钱去心 清半夏四钱水洗三次 碎竹茹三钱 生麦芽三钱 茵陈二钱 川续断二钱 生鸡内金二钱黄色的捣 甘草钱半

煎汤一大盅,温服。

方解 肝主左而宜升,胃主右而宜降,肝气不升则先天之气化不能由肝上达,胃气不降则后天之饮食不能由胃下输,此证之病根正因当升者不升,当降者不降也。故方中以生麦芽、茵陈以升肝,生赭石、半夏、竹茹以降胃,即以安冲;用续断者,因其能补肝,可助肝气上升也;用生山药、二冬者,取其能润胃补胃,可助胃气下降也;用鸡内金者,取其能化瘀止疼,以运行诸药之力也。

复诊　上方随时加减,连服二十余剂,肝气已升,胃气已降,左右脉均已平安,诸病皆愈。惟肢体乏力,饮食不甚消化,拟再治以补气健胃之剂。

附方

野台参四钱　生怀山药一两　生赭石六钱轧细　天冬六钱　寸麦冬六钱　生鸡内金三钱黄色的捣　生麦芽三钱　甘草钱半

煎汤一大盅,温服。

效果　将药煎服三剂,饮食加多,体力渐复。于方中加枸杞五钱,白术三钱,俾再服数剂以善其后。

说明　身之气化原左升右降,若但知用赭石降胃,不知用麦芽升肝,久之肝气将有郁遏之弊,况此证之肝气原郁结乎?此所以方中用赭石即用麦芽,赭石生用而麦芽亦生用也。且诸家本草谓麦芽炒用者为丸散计也,若入汤剂何须炒用,盖用生者煮汁饮之,则消食之力愈大也。

或问　升肝之药,柴胡最效,今方中不用柴胡而用生麦芽者,将毋别有所取乎?答曰:柴胡升提肝气之力甚大,用之失宜,恒并将胃气之下行者提之上逆。曾有患阳明厥逆吐血者,初不甚剧。医者误用柴胡数钱即大吐不止,须臾盈一痰盂,有危在顷刻之惧,取药无及,适备有生赭石细末若干,俾急用温开水送下,约尽两半,其血始止,此柴胡并能提胃气上逆之明征也。况此证之胃气原不降乎?至生麦芽虽能升肝,实无防胃气之下降,盖其萌芽发生之性,与肝木同气相求,能宣通肝气之郁结,使之开解而自然上升,非若柴胡之纯于升提也(《医学衷中参西录·五、医案·(二)气病门·8.肝气郁兼胃气不降》)。

参考文献

张锡纯.医学衷中参西录[M].北京:中医古籍出版社,2016.

《儒医心镜》(1911 年)

原文

六郁者,郁结而不散也。人之气血冲和,百病不生。若有郁结,诸病生焉。气郁者,腹胁胀满,刺痛不舒,脉沉者,用木香顺气散加减。血郁者,能食便红,或暴吐紫血,痛不移处,脉涩数者,用当归活血汤加减。食郁,嗳气作酸,胸腹饱闷作痛,恶食,不思饮食,右关脉紧盛者,用香砂平胃散加减。痰郁者,动则喘满气急,痰咳不出,胸膈结痛,脉沉滑者,用瓜蒌枳桔汤加减。热郁即火郁也,小便赤色,五心烦热,口苦舌干,脉数者,用火郁汤加减。湿郁者,周身骨节走注疼痛,遇阴雨即发,脉沉细而濡,用渗湿汤加减。

木香顺气散加减。

治气郁。

木香　乌药　香附　枳壳　青皮　砂仁　厚朴　陈皮　官桂　甘草　抚芎　苍术

姜三片,水煎,磨木香调服。

当归活血汤加减。

治血郁。

当归　芍药　抚芎　桃仁　红花　丹皮　官桂　干姜　香附　乌药　枳壳　青皮　甘草

血结硬痛,加大黄。

姜一片,水煎,不拘时服。

香砂平胃散加减。

治食郁。

厚朴　枳实　陈皮　甘草　苍术　香附　砂仁　山楂　神曲　麦芽　干姜　木香

食郁久,成块作痛,去干姜,加大黄一分。

姜三片,萝卜子一撮,水煎;磨木香调服。

瓜蒌枳桔汤加减。

治痰郁。

瓜蒌仁　枳实　桔梗　抚芎　苍术　香附　杏仁　砂仁　片芩　木香　陈皮　甘草　贝母　竹沥

姜一片,水煎,磨木香,同竹沥冲入药内调服。

火郁汤加减。

治热郁。

栀子　柴胡　干葛　白芍　地骨皮　连翘　甘草

水煎,不拘时服。

渗湿汤。

治湿郁。

方见湿症条内。

六郁:气郁,脉沉涩;血郁,脉沉;痰郁,寸口沉滑;湿郁,脉沉细;热郁,脉沉数;食郁,气口紧盛。

论曰：气血冲和,百病不生。一有怫郁,诸病生焉。郁者,结聚不散之故,当升不升,当降不降,升降不得,变化失常,六郁病见矣。胸胁痛者,气郁也;周身走痛,阴寒则发,湿郁也;动则喘急,咳嗽吐痰,痰郁也;四肢发热,小便赤黄,火郁也;肢体无力,虽食便血,血郁也;嗳气吞酸,腹饱懒食,食郁也。人之性命非此不能为害。

田氏考之曰：郁之为病,非一端也,诸病皆起于郁结,治法不可拘此六者。且如伤寒而风寒藏于皮毛,令人发热、恶寒;伤暑而风热中在肉分,使人身如刺痛,皆是郁结之病。看在何经,随症治之。《内经·六元正纪大论》曰：又有五气之郁,治法不同。木郁吐之,火郁汗之,土郁下之,金郁解表、利小便,水郁折之,以治其冲逆。治郁之法不过此也。立方于后。

开郁和中汤

治六郁。

陈皮 半夏 茯苓(各等分) 甘草(少许) 前胡 栀子(炒) 香附(童便浸)
川芎 枳壳 白术 黄芩 神曲 黄连(各等分)

姜三片,水煎服。

越鞠丸

古方治郁结用。

香附 苍术 神曲 川芎 栀子仁(各等分)

水泛为丸,如绿豆大。每服七十丸,白汤下。

火郁汤

方见前(《儒医心镜·四、《儒医心镜》各症病原并用药治法要诀·六郁》)。

参考文献

佚名撰;张苇航点校.中医古籍珍稀抄本精选·儒医心镜[M].上海：上海科学技术出版社,2004.

《叶天士医案》

原文

因恺郁动肝致病,久则延及脾胃中伤,不纳不知味。火风变动,气横为痛为胀。疏泄失职,便秘忽泻,情志之郁,药虽霍然,数年久病,而兼形瘦液枯。若再香燥劫夺,必致格拒中满,与辛润少佐和阳。

附方

柏子仁 归须 桃仁 生白芍 小川连 川楝子

因抑郁悲泣,致肝阳内动,阳气变化火风,有形有声,贯膈冲咽,自觉冷者非真寒也。内经以五志过极皆火,但非六气外来,芩连之属,不能制伏,固当柔缓以濡之。合乎肝为刚脏,济之以柔,亦和法也。

附方

生地　天冬　阿胶　茯神　川斛　牡蛎　小麦　人中白　熬膏

郁勃日久,五志气火上升,胃气逆则脘闷不饥,肝阳上僭,风火凌窍,必旋晕咽痹。自发冷者非真寒也,皆气痹不通之象。病能篇以诸禁鼓栗属火,丹溪谓上升之气。从肝胆相火,非无据矣。

附方

生地　阿胶　玄参　丹皮　川斛　秫豆皮

郁损心阳,阳坠入阴,为淋浊。由情志内伤,即为阴虚致病。见症乱治,最为庸劣。心藏神,神耗如惯,诸窍失司,非偏寒偏热药治,必得开爽,冀有向安,服药以草木功能,恐不能令其欢悦。

附方

人参　桔梗　乌药　木香　天冬　夜服白金丸

情怀悒郁,五志热蒸,痰聚阻气,脘中窄隘不舒,胀及背部,上焦清阳欲结,治肺以展气化。怡以恰悦开怀,莫令郁痹绵延。

附方

鲜枇杷叶　杏仁　栝蒌皮　郁金　半夏　茯苓　姜汁　竹沥

老年情志不适,郁则少火变壮火,知饥,脘中不爽,口舌糜烂,心脾营损,木火劫烁精华,饥肉日消,惟怡悦开爽,内起郁热可平。但执清火苦寒,非调情志内郁热矣。

附方

金石斛　连翘心　炒丹皮　经霜桑叶　川贝　茯苓

病起忧虑上损,两年调理,几经反复。今夏胸心右胁之间,常有不舒之象。此气血内郁少展,支脉中必有痰食气阻,是宜通流畅脉络,夏季宜进商矣。

附方

天竺黄　茯神　郁金　橘红　远志　石菖蒲　丹参　琥珀　竹沥法丸

情志连遭郁勃,脏阴中热内蒸,舌绛赤糜干燥,心动悸。若饥,食不加餐。内伤情怀起病,务以宽怀解释。热在至阴,咸补苦泻,是为医药。

附方

鸡子黄　清阿胶　生地　知母　川连　黄柏

惊惶忿怒,都主肝阳上冒,血沸气滞瘀浊,宜宣通以就下,因误投止塞。旧瘀不清,新血入瘀络中,匝月屡屡反复。究竟肝胆气血皆郁,仍宜条达宣扬,漏肠在肛,得体中稍健设法。

附方

旋覆花　新绛　青葱管　炒桃仁　柏子仁

客邸怀抱不舒,肝胆郁遏,升降失度,气坠精开为遗泄。地黄龙牡钝涩,气药者更郁。理气和肝获效,未经调理全功。当今冬令温舒,收藏之气未坚,失血之后,胸中隐隐不畅,未可凝阴,只宜降气和血。

附方

钩藤钩　降香　米仁　郁金　茯苓　杜苏子　丹皮　炒桃仁(《叶天士医案·郁》)

参考文献

秦伯未.清代名医医案精华·叶天士医案[M].上海:上海卫生出版社,1958.

《也是山人医案》(1911 年)

原文

高(廿二)潮热腹痛,经事愆期,脉象沉弦,气冲欲呕,此属肝郁。木不条达,宜泄少阳,补太阴,进逍遥方。

附方

柴胡七分　郁金一钱　制香附三钱　当归一钱五分　丹皮一钱五分　茯苓三钱　炒白芍一钱五分

严(三三)情志隐曲不伸,五心之阳皆燃,蒸痰阻咽,频呃嗳气,纳谷脘中不爽。在上清阳日结,拟治肺以展气化,不致气机郁痹。

附方

鲜枇杷叶三钱　郁金一钱　桔梗一钱　杏仁三钱　栝蒌皮一钱五分　黑山栀一钱五分　川贝母二钱

蔡(三八)中怀郁勃,气不展舒,脉数脘痹,头目如蒙,胸胁隐痛,寤而少寐。此属郁火,宜当清散。

附方

桑叶　郁金　连翘壳　羚羊角　栝蒌皮　青菊叶　淡豆豉

郭（四五）拟越鞠法。

附方

香附汁三钱　制半夏一钱五分　丹皮一钱五分　抚芎八分　橘红一钱　黑山栀一钱五分　南楂炭一钱五分（《也是山人医案·郁》）

参考文献

薛生白,也是山人.扫叶庄医案·也是山人医案[M].上海:上海科学技术出版社,2010.

《江泽之医案》（1911 年）

原文

（案 1）七情不适,郁勃于内,致肝失调达之性,脾失上升之权。胸脘阻塞,气滞湿凝,脉象弦滑。速宜安闲勿劳,佐以药饵,方见功效。

附方

苏梗　川朴　玉金　佩兰叶　佛手露　半夏　青皮　广皮　香附子

（案 2）肝郁夹痰,互凝中焦,致上下不交而痞象成。胀痛并见,须哕吐痰涎或嗳泄方舒,两脉弦滑。倘再操劳郁怒,有中满痰膈之虞。

附方

枳实　冬术　橘皮　香附　厚朴　莱菔子　郁金　半夏　蔻仁　芥子蒌皮　枇杷叶

（案 3）肝郁日久,气久贯膈冲喉,加之湿痰凝互,项间瘰如串珠,气火复化风上扰,阳明脉络皆为不利。兹当清肝平风,佐理湿痰。但恙情从志内伤而起,非旦夕可图功效。尤当戒怒远烦为宜。

附方

桑叶　丹皮　山栀　钩藤　石斛　甘菊花　赤苓　苡仁　贝母　橘皮荷蒂　苦丁茶

（案 4）肝胃不和已十多年之久,加以茹素[1]中虚,营卫两亏,厥阴风动,头眩肢麻。又经日久不肯节劳避烦,复令肝气由胃系贯膈冲喉,致成梅核气。能于安闲静养,冀免增剧成病。

附方

苏梗　川朴　射干　金铃子　橄榄核　半夏　橘络　山栀　元胡索　佛手露

（案5）脾土不足,肝木乘之。致胸脘胀闷,胸中时而热炽,寒热往来,两脉虚弦。拟逍遥散加味,所谓木郁达之。

附方

当归　柴胡　丹皮　橘皮　叉石斛　白芍　茯苓　山栀　甘草　合欢皮

（《江泽之医案·二十八、肝气（附肝郁）》）

参考文献

（清）赵履鳌,赵冠鳌撰;叶进点校;金芷君审订;（清）江泽之撰;张再良点校;张如青审订;（清）王应震撰;包来发点校;潘朝曦审订.中医古籍珍稀抄本精选15[M].上海：上海科学技术出版社,2004.

注释

1. 茹素：指不沾油荤、吃素的行为。

《醉花窗医案》（1911年）

原文

肝郁气逆,脉不应病

同谱王丹文茂才之父,余执子侄礼。少游江湖,权子母,工于心计,故握算持筹资无少缺。晚年出资在永宁州生息,忽为典商负千金,州郡控诉,未获归赵,忧郁而病,兼家务多舛,遂得气逆症。腹满身痛,转侧不安。他医投补剂,转增剧。丹文邀余诊视,其脉多伏,惟肝部沉坚而涩,且三二至辄一息。知为肝郁,因以苏子降气汤合左金丸进,三服而气稍舒。又视之,肝部有长象,又益颠倒木金散进之,十剂后,腹减而气舒,饮食进,精神作矣。一日留晚餐,座中仍令诊之,脉息如故,余未便明言,归语家人云：三伯肝脏已绝,病恐不起。家人曰：已愈矣,何害? 余曰：此脉不关此病,此病易愈,此脉不可转也。况见肝脏,必死于立春前后。家人以余故神其说,置不信,余遂北上。至冬病作,竟医药无效,于腊月廿四日终于家。余由京归,家人语其事,咸诧异焉。

气郁喘嗽

典史宋晓岚,同乡也。丙辰春,与余同携眷入秦。将至临潼,其孙女甫周岁,坐车为雨泥所滑,女失手坠车下,轮辗其腹,顷刻而毙,亦气数也。其媳以恸女故,日切悲哀,兼介人,安土重迁,乡思颇切,晓岚尤吝于财,虽宦游而饮食衣服不遂妇愿。至夏忽患胸胁大痛,喘嗽不宁,饮食俱减。晓岚来求治余,诊其左脉弦而牢,右寸坚而滑,知为气郁,乃以左金丸合颠倒木金散进。二服后,吐痰涎数碗,再视之,则左少软,而右亦渐平矣。因以逍遥散加木香、青皮等叠进之,半月后始就平复。因劝晓岚曰:儿女情怀,须少宽假。前日之病,久则成癫,若不去其痰,遥遥千里,携带而来,竟成废人,不悔之甚乎。晓岚遵之,辞色稍温,三月后,如居故土矣。

气郁吐逆

同乡张文泉司马,于余为同谱弟,丙辰春,先后入秦需次,公余则酒宴过从,其戚乔其亦介人,为楚郧阳府经,以提饷来秦,馆于文泉之室,文泉厚遇之。而乔鄙甚,饮食之外索洋烟,洋烟之外索衣服。又索小费。文泉稍拂之,则裂眦负气。久而不堪其扰,拟遣之去,又以军饷未齐,迟迟两月,临行诟谇[1]百端,几乎握拳相向。文泉素讷于言,不能发泄,心甚恚之。一日由咸宁过余,余留晚餐,言次文泉含泪欲滴,余劝以不仁之人无可计较,既去矣,置之可也。文泉归馆,则气急腹痛,呕吐大作。急遣车邀余,至则痰涎溢地,犹张口作吐状,汗出如流,面带青色。诊之,则六脉俱伏。乃曰:此气郁而逆也,甚则发厥,急命捣生姜汁半碗灌之,刻许而吐定,然胸腹闷乱,转侧难安。乃以越鞠丸合顺气汤进之,至天明而腹舒,仍命服顺气汤,三日而愈。

肝郁气结,土败难愈

里中田大授,家少裕,而年老无子,妻悍不敢置妾,后以失业窘于财,郁而为病。城中有老医名荣同者,田素信之,请其诊视。荣曰:风寒外感也,散之不效。又视之曰:年老气虚也,补之益甚。荣穷于术,乃邀余治。诊其肝脉滑数,脾部见弦急,且三至一息。乃曰:君所患为肝气郁结,木来侮土,土已败矣。病可小愈,命不可保也。田似嫌其唐突,请示一方,余以逍遥散合左金丸进之。数服而病减,进饮食矣。又请视之,诊其肝脉稍长,而脾脉如故。知不能愈,乃以逍遥散敷衍之。半月,精神爽健,出入游行。值村中演优戏,相见于庙庑[2],告余曰:病已全除,当无恐。余曰:脉至不息方可。后半年,余赴都,及来春归,询之,已殁数月矣。

脾虚肝郁

先生之弟妇,患头痛发呕,饮食不思。时瘟疫盛行,疑为时症,余偶到塾,其侄兰芬兄言其状,并邀之治。问身觉憎寒壮热乎? 曰:否。问身痛鼻塞乎?曰:否。然则非时症。诊其脉,则左关弦滑,余俱细弱。告兰芬曰:此脾虚肝郁也,作时证治,必散之,虚而散,则大误矣。兰芬请一方,因以逍遥散进。余过而忘之，越数日，见兰芬，告余曰：药才二服，病全除矣。

气郁成痰

医士郭梦槐之妻，以家道式微，抱郁而病，发则胸隔满闷，胃气增痛，转侧不食。郭以茂才设童蒙馆，而赀不给饘粥，见其妻病，以为虚而补之。病益甚。乃来求余，诊其六脉坚实，人迎脉尤弹指，因告之曰：此气郁而成痰也，则发头晕，且增呕逆，久而胃连脾病，恐成蛊。郭求一方，乃以香砂平陈汤加大黄、枳实以疏之，二服而大解，病若失矣。

肝气不舒，郁而生火

里人张兄清之妹，归宁数日，忽患胸满饮食不进，兼发呕作嗽，其母疑为胎。邀余治之。诊其六脉平，左关带滑象。因告之曰：病乃肝气不舒，郁而生火，且肝冲犯胃土，食必不思。乃以逍遥散加丹皮、山栀清之，二服而瘥。

气郁脾馁

读《医宗必读》一书有治病不失人情论一条。可谓老成练达，道尽医家甘苦。吾乡张公景夷之弟，素短于才，在湖南作贾。年余而归，益无聊赖，兼嗜洋药，一切衣物日用，仰给于兄。性近侈，私累丛集，又不恭厥兄，终日愦愦抱闷气，食不沾荤，而糖饴瓜果之类，时不离口。辛酉夏因而成疾，其兄延余诊之，六脉平和，惟左关滑，右关弱，乃气不伸而脾馁候也。因投以逍遥散。其兄以为颇效，而病者不任也，乃入城投荣医者治之。荣素迂滞，问其形症，且恐货药无钱，遂以病不可为辞焉。张归则涕零如雨，其母素溺爱，亦以为不复生矣，举家惊啼。日诟谇，景翁不得已，又请余治，情辞急迫，乃曰：荣某以舍弟病为不起，请决之，如真不可为，身后一切好预备也。见其景象，本不欲诊，以景翁诚恳相求。又诊之，则脉象如故。乃告其家人曰：此病此脉，万无不好之理，如别生他证，余不敢保，若单有此病，勿药可愈，如有错误，当抵偿也。荣某以庸术吓人，勿为所惑。景翁颇喜。而其弟则大拂意，奋袂而出。景翁嗟悼再三，问何以处？余曰：此虽弱冠，其心反不如聪明童子，但日给钱数十，令其游行自在，无拘无束，三两月必无虑矣。景翁如言听之，病者日日入城，颓然自放，不两月病痊而更胖矣。景翁始信余言之不谬。即其弟亦自云悔不听余言，致多费也。余笑而鄙之。

气郁胁痛

里中张士美之妻，以夫不自立，常抱抑郁，而性颇桀骜，一切衣食稍不遂意，辄负气相争。壬戌夏，其次子以食积胃热致喉肿，请邻人张宝玉治之。张不学无术，以针刺其喉，用新白布擦之。越日，益水汁不下，三日而殁。士美之妻因丧子而增病，乃胸膈作痛，饮食不思，终日昏睡，头目眩晕，适余至其家，请一视之。诊其六部沉郁,肝脏尤甚,乃告之曰:此气郁也,数药可愈。但须戒忿怒,不然虽愈将复发也。处以香砂四七汤,三服而痊。

气郁痰壅

同谱弟张月谭之姊,所适非人,贪而好气,以故时增烦闷,久而生痰,又久而积食,因之精神萎顿,饮食不思,膈满肚胀,自以为痨。一日同入城,月谭邀余诊之,则脉象沉伏,按之至骨而后见。告曰:此气郁痰也。胃气为痰气所壅,则清阳不升,浊阴不降,而头晕目眩,项粗口干,腹满便秘,诸症交作矣。病者称是。乃进以胃苓承气汤,二服后,下秽物十数次。又往视之,病者再三称快。命再一服,即继以香砂六君丸,不及半斤,当健壮倍于昔日矣。

参考文献

盛增秀.医案类聚[M].北京:人民卫生出版社,2015.

注释

1. 谇(suì岁):责骂。
2. 庑(wǔ):堂下周围的走廊,廊屋。

《上池医案》(1911年)

原文

此肝郁病,肝是藏血之脏,血虚气又郁,食少作胀,形瘦脉虚,调理为主。

附方

川斛 生谷芽 郁金 地骨 白蒺藜 丹皮 建曲 砂仁

肝为刚脏,主疏泄。平素肝气不舒,夏秋伏暑,暑病发热,热久而转疟,疟未透达,邪郁肝亦郁矣。今已霜降后,伏暑渐清,而肝气仍郁,郁乃生热,经停胁胀,何一非肝阴亏而邪热之内结欤?大旨以滋养为涵濡肝木之本,开郁为宣通肝木之用,消遣怡养,自可渐愈。

附方

苏梗 白蒺藜 料豆皮 黑栀 橘核 川楝皮 原生地 丹参 赤苓 鲜佛手

参考文献

盛增秀.医案类聚[M].北京:人民卫生出版社,2015.

《沈氏医案》(1911年)

原文

嘉定王佩玉令姊,肝火郁于胃中,不得条达通畅,以致作胀攻卫作响,注于大肠,则为泄泻,脉息弦数,经事不至。此乃木郁土中,理宜扶脾疏肝之药。

附方

香附　山栀　黄芩　枳壳　广皮　白术　厚朴　青皮　白芍　水煎

娘娘,肝家之火,郁而不舒,煅炼津液成痰,随火上升,咽嗌之间,结成有形之象,升降无时,上升则头眩耳鸣,降下则两足麻痹而热,脉息左手弦数,右手带滑且大,此乃郁痰郁火症也。理宜和胃豁痰清肝之药治之,并忌醇酒厚味,戒恼怒为要(唐露玉令堂)。

附方

川连　黄柏　石膏　半夏　广皮　香附　山栀　桔梗　甘草　瓜蒌　夏枯草　加姜煎

丸方加贝母夏枯草汤法。

黄江泾沈上林令堂,娘娘受病之原,得之恼怒,抑郁之于胃中,煅炼津液成痰,随肝火上升于结喉,皮里膜外,结成痰块,气滞而日渐以大。《内经》云:荣气不从,逆于肉里乃生壅肿。因气滞而痰凝不散所致也。脉息左手沉弦,右手关部独见沉滑。肝家有郁气郁火,胃中有胶痰纠结,理宜理气豁痰之药为治,并忌醇酒厚味等物。

附方

半夏　广皮　莱菔子　蒌实　枳壳　香附　山栀　黄芩　夏枯草　白芥子　青皮

丸方加海石竹沥生姜。

寿南兄,去冬感受寒邪,背脊恶寒,寒束其火,不得疏泄,流注于胸胁之间,攻冲于胃,或痛或不痛,寒热似疟,此冬令寒邪,至春发越,故为寒热也。误用参芪白术,闭其腠理,邪气内伏,故寒热虽止而不清,肺家则为咳嗽,脉息洪大而弦。此内火郁而不舒,理宜豁痰理气疏肝之药治之。连进数剂,自然全愈矣。

附方

柴胡　茯苓　甘草　枳壳　半夏　青皮　广皮　山栀　香附　前胡　加

姜煎

崇明黄士端，肝火郁于小腹，外为寒凉所遏，不得伸越，以致结成有形之象，稍有所触，上干肺家而作痛，攻冲不宁而呕逆，脉息左手沉弦带数，右手沉滑有力。此肝家有郁火，胃中有痰饮也。理宜清肝火，疏肝气，和胃豁痰之药治之。

附方

半夏　广皮　香附　山栀　黄柏　桂枝　青皮　莱菔子　加生姜煎

黄士端后案，气结于小腹之右边，有形一条坚硬。此系外受寒邪，郁其肝火，不得疏泄，遇冬令潜藏之月，火气内伏，稍触寒邪，则上干于胃，而胸膈胀满。当以疏肝和胃清火之药为治。

附方

苏子　桂皮　沉香　枳壳　黄柏　香附　山栀　青皮　半夏　橘红　瓜蒌　莱菔子　加姜煎

嘉善胡天球，抑郁不舒，气道不通，外为寒邪所郁，郁久生痰，阻滞经络，周身肌肉麻木，上升则头眩晕，冷汗时出，脉息左手沉弦带数，此肝气郁而不舒也。右手滑大有力，此胃中有湿痰也。理宜开郁豁痰，疏肝之药，并忌醇酒厚味等物。

附方

半夏　广皮　苍术　厚朴　香附　黄柏　天麻　木通　山栀　枳壳

崇明施锦，据述病情因食面物之后，冷水洗浴，而当风卧，其食停滞于胃，虽消化，而无形之气，尚未消散。后复因恼怒抑郁，其肝气不得疏泄，食物为之阻滞，误为真火衰弱，服八味，艾火灸，其胃脘内郁之滞气，得桂附之性，暂为宣通，似乎相安，而实胃家之郁滞愈结。因脾胃在右，故右边独阻格，左边通畅者，因肝气郁于肺胃之中，故左通而右塞也。饮食过度，壅塞气道，结成有形之块，居于脐上，郁久成火，上冲于头，故右边头上汗出而不止，以手摩摸，气散而下行，其块消而汗止。此乃肝气郁而不舒，假气以成块，气有余便是火，上冲则汗出，降下则汗止。此木郁于脾土之症也，理宜疏气和脾胃，降冲逆之火，自然平安矣。

附方

香附　青皮　山栀　广皮　半夏　茯苓　莱菔子　厚朴　黄柏　加生姜砂仁煎

病久，汤药一时不能奏效，当以扶脾疏肝**降火丸药**服之。

丸方：白术　广皮　半夏　茯苓　香附　青皮　山栀　黄柏　厚朴　砂仁　用荷叶煎汤法丸

渭兄，受病之源，得之平素多思多郁，思则气结，肝气郁于脾土之中，不得疏泄，下注肛门而发痔。肝为藏血之脏，血得热而妄行，郁火妄动，扰其血分而下注。去血之后，面色自然白。肝主疏泄，肝火扰其精房则梦遗。脉息沉弦带数，夜卧则口干烦躁，此郁火薰蒸也。语言响亮而不怯弱，饮食有味，多则作胀，此肝气郁于脾土之中，不得疏泄之故也。种种诸端，皆属肝气抑郁。时当冬令潜藏之月，正木火藏伏于内，不得泄越而致病，理宜加味温胆汤为治。

附方

半夏　广皮　枣仁　黄柏　香附　枳壳　山栀　青皮　钩藤　甘草
加姜

胃中有胶痰，肝家有郁火，肝主疏泄，其火上升，则头角多汗。肺胃居右，其火旁流，则两手亦多汗。胃为贮痰之器，得肝火煎熬津液成痰，胶固难出，得火之上升，其痰随之而出。自觉畏冷，此热极似寒，非真寒也。肺主皮毛，主宰一身之气，而外卫皮毛，稍有不足，其邪易于侵袭。痰气流于四肢，则手指麻痹。肝气下流于阴囊，无从疏泄，则肾子胀痛。上升则有头晕目眩耳鸣等症。诊得脉息左手弦大不静，此肝火之妄动也。右手滑大有力，关部尤甚，此胃中有胶痰，肺气壅滞不行，故胸膈不宽而胀闷，得气展舒运化，则觉舒适。种种见症，皆属痰气凝结，肝火郁而不得条达、通畅之故也。先宜豁痰理气降火之药，使气行而不滞，火降而不升，庶不致猝然颠仆而成类中也。又恐其痰气留结而为噎膈反胃之症，故不得不防微杜渐，而预为筹画也。

附方

煎方：二陈　山栀　黄连　枳壳　香附　青皮　天麻　钩藤　甘草

附方

丸方：二陈　茯苓　青皮　香附　山栀　黄连　瓜蒌　莱菔子　天麻砂仁　生姜　钩藤汤法丸

又**培本丸**　六君子汤加　黄连　香附　天麻　钩藤汤法丸

参考文献

盛增秀.医案类聚[M].北京：人民卫生出版社，2015.

第七节　脏躁

《医灯续焰》（1650 年）

原文

金匮甘麦大枣汤　治妇人喜悲伤欲哭,象如神灵所作,数欠伸,名曰脏躁。

附方

甘草三两　小麦一升　大枣十枚

上三味,以水六升,煮三升,温分三服。亦补脾气(《医灯续焰·卷十八(补遗)·附拟补内外因第九六淫方》)。

参考文献

(清)潘楫撰;何源等校注.医灯续焰[M].北京:中国中医药出版社,1997.

《金匮要略广注》（1682 年）

原文

妇人脏躁,喜悲伤欲哭,象如神灵所作,数欠伸,甘麦大枣汤主之。

甘草小麦大枣汤方

甘草三两　小麦一升　大枣十枚

上三味,以水六升,煮取三升,温分三服,亦补脾气。

妇人脏躁,指肺脏而言,肺藏魄,主忧,在声为哭。喜悲伤欲哭,象如神灵所作,此肺虚伤魄也。数欠伸者,肺主气,气乏则欠呵欠也,体疲则伸也。甘草、大枣俱入脾经而缓急,故亦补脾土以生肺金,又心藏神,更佐小麦入心以安神也。

或问脏躁一证,何以不病男子而独病妇人? 答曰:男子生于寅,秉阳气也,女子生于申,秉阴气也,故悲伤欲哭,皆阴气愁惨之状,且申属金,肺亦属金,同气相求,故不病男子而病妇人,并不病他脏而独病肺脏也(《金匮要略广注·卷下·妇人杂病脉证治第二十二》)。

参考文献

李文.金匮要略广注[M].北京:中国中医药出版社,2007.

《胎产指南》（1686 年）

原文

妊妇无故哭泣　凡孕妇忽然无故悲惨哭泣,状如邪祟,此脏躁症也,**十枣汤**主之。

甘草三两　小麦一升　大枣十枚

水六升,煎三升,去渣。分三服即效,再服**竹叶汤**主之。

人参一钱　麦冬一钱　茯苓一钱　炙甘草一钱　小麦一合　青竹肉一大九

姜枣引(《胎产指南·卷一·胎前辨论诸症·增补胎前十症》)。

参考文献

(清)单南山,施雯等撰;叶青点校. 胎产指南[M]. 北京：人民卫生出版社,1996.

《辨证奇闻》（1687 年）

原文

无故自悲,涕泣不止,人谓祟凭,谁知脏燥[1]乎。脏燥,肺燥也。《内经》曰：悲属肺,肺之志为悲,又曰：精气并于肺为悲。是悲泣,肺主之也。肺经虚,肺气干燥,无以润肺,而哀伤欲哭,则自悲涕泣是肺气匮乏,补肺何疑。然肺娇脏,补肺,肺不受益。必补其母,土旺金自旺。用**转输汤**：人参、茯苓三钱,甘草二钱,小麦、白术五钱,大枣十枚。十剂愈。此用参、术、茯、甘补脾,脾旺,金不再弱。但肺燥而悲,不润肺解燥,反助土生火,不益燥乎？ 不知乃肺气燥也。助土生火,正助金生气,气旺燥自解。大麦成于麦秋,有秋金之气,入于参、术、苓、草,无夏火之气,故成功(《辨证奇闻·卷十·自笑门》)。

参考文献

(清)陈士铎撰;孙洽熙等校注. 辨证奇闻[M]. 北京：中国中医药出版社,1995.

注释

1. 脏燥：同"脏躁"。

《辨证录》（1687 年）

原文

人有无故自悲,涕泣不止,人以为魅凭之也,谁知为脏燥[1]之故乎。夫脏燥者,肺燥也。《内经》曰:悲属肺,肺之志为悲。又曰:精气并于肺则悲。是悲泣者,肺主之也。肺经虚则肺气干燥,无所滋润,衰伤欲哭之象生。自悲出涕者,明是肺气之匮乏也。肺虚补肺,又何疑乎?然而肺乃娇脏,补肺而肺不能遽受益也,必须补其肺金之母,土旺而金自旺矣。虚则补母,正善于补肺耳。方用**转愉汤**。

人参三钱　甘草二钱　小麦五钱　大枣十枚　白术五钱　茯神三钱　水煎服,十剂全愈。

此方用参、术、茯、甘补脾土也,土旺而肺金安有再弱之理。惟肺燥善悲,不润肺解燥,反助土生火,不益增其燥乎?不知助土生火,正助金以生气也,气旺而肺之燥自解。大麦成于麦秋,有秋金之气焉。入于参、术、苓、甘之内,全无真火之气,所以相济而成功也。

此症用**加味参术汤**妙。

人参　天花粉　生地各五钱　白术　麦冬各一两　水煎服(《辨证录·卷之十·自笑门》)。

参考文献

陈士铎.辨证录[M].北京:中国中医药出版社,2007.

注释

1. 脏燥:同"脏躁"。

《金匮玉函经二注》(1687 年)

原文

妇人脏燥一作躁。喜悲伤欲哭,象如神灵所作,数欠伸,甘麦大枣汤主之。

甘麦大枣汤方

甘草三两　小麦一升　大枣十枚

上三味,以水六升,煮取三升,分温三服。亦补脾气。

〔衍义〕内经以肺之声为哭。又曰:并于肺则悲。灵枢曰:悲哀动中则伤魂,此证因肝虚肺并,伤其魂而然也。盖肝阳脏也,肺阴脏也,阳舒而阴惨,肝木发生之气,不胜肃杀之邪。并之屈而不胜,生化之火被抑,扰乱于下,故发为脏躁,变为悲哭。所藏之魂,不得并神出入,遂致妄乱,象如神凭。木气被抑而不前。筋骨拘束而不舒,故数作欠伸。然治相并之邪,必安之和之,用小麦养肝气止躁。甘草、大枣之甘,以缓气之苦急,躁止急缓,则脏安而悲哭愈。然又曰:亦补脾气者,乃肝病先实脾,不惟畏其传,且脾实而肺得母气以安,庶不离位过中而复下并矣（《金匮玉函经二注·卷二十二·妇人杂病脉证并治第二十二》）。

参考文献

（明）赵以德衍义，（清）周扬俊补注；周衡王旭东点校. 金匮玉函经二注[M]. 北京：人民卫生出版社，1990.

《女科经纶》（1691 年）

原文

陈良甫曰：记管先生治一妊娠四五月，脏躁悲伤，遇昼则惨戚泪下，如有所凭，与仲景大枣汤而愈（《女科经纶·卷四·胎前证·妊妇脏燥悲伤治验》）。

原文

薛立斋曰：有一妊妇，悲哀烦躁，其夫询之，云我无故，但欲自悲耳。用仲景方，又用淡竹茹汤，佐八珍汤。但前证或因寒水攻心，或肺有风邪者，宜审察治之。

慎斋按：以上四条，序脏燥悲伤证。仲景、学士二条，是概病机也。良甫、立斋二条，方主妊娠见证。无故悲伤属肺病。脏躁者，肺之脏躁也。胎前气血壅养胎元，则津液不能充润，而肺为之燥。肺燥当补母，故甘草、大枣以补脾。若立斋用八珍汤，补养气血，真佐前人未尽（《女科经纶·卷四·胎前证·妊妇悲哀烦躁证用药法》）。

原文

张仲景曰：妇人脏躁，悲伤欲哭，象如神灵所作，数欠伸，甘草小麦大枣汤主之（《女科经纶·卷四·胎前证·妇人无故悲伤属于脏躁》）。

参考文献

萧壎. 中医非物质文化遗产临床经典读本·女科经纶[M]. 北京：中国医药科技出版社，2011.

《女科精要》（1694 年）

原文

仲景曰：妇人脏躁，喜悲伤欲哭，象如神灵所凭，数欠伸，甘麦大枣汤主之。立斋治一妊妇，悲哀烦躁。其夫询之，云：我无故，但欲自悲耳。用仲景方，又用淡竹茹汤佐八珍汤而愈。故妊娠无故悲伤，属肺病脏躁者，肺之脏燥也，胎前气血壅养胎元，则津液不能充润，而肺为之燥。肺燥当补母，故有甘草、大枣以补脾。若立斋用八珍汤补养气血,更发前人之所未尽(《女科精要·卷二·胎前杂症门·妇人脏躁悲伤》)。

原文

仲景曰:妇人脏躁,悲伤欲哭,象如神灵所凭,数欠伸,甘草小麦大枣汤主之。立斋治一妊妇,悲哀烦躁。其夫询之,云:我无故,但欲自悲耳。用仲景方,又用淡竹茹汤佐八珍汤而愈。故妊娠无故悲伤,属肺病。脏躁者,肺之脏燥也。胎前气血壅养胎元,则津液不能充润,而肺为之燥。肺燥当补母,故有甘草、大枣以补脾。若立斋用八珍汤补养气血,更发前人之所未尽(《女科精要·卷二·胎前杂症门·妇人脏躁悲伤》)。

参考文献

冯兆张撰;王新华点校.冯氏锦囊秘录[M].北京:人民卫生出版社,1998.

《冯氏锦囊秘录》(1694年)

原文

仲景曰:妇人脏躁,悲伤欲哭,象如神灵所作,数欠伸,甘草小麦大枣汤主之。立斋治一妊妇,悲哀烦躁。其夫询之,云:我无故,但欲自悲耳。用仲景方,又用淡竹茹汤佐八珍汤而愈。故妊娠无故悲伤属肺病,脏躁者,肺之脏燥也,胎前气血壅养胎元,则津液不能充润,而肺为之燥,肺燥当补母,故有甘草、大枣以补脾。若立斋用八珍汤补养气血,更发前人之所未尽(《冯氏锦囊秘录·女科精要卷十七·胎前杂症门·妇人脏躁悲伤》)。

参考文献

冯兆张.中医非物质文化遗产临床经典名著·冯氏锦囊秘录[M].北京:中国医药科技出版社,2011.

《张氏医通》(1695年)

原文

经云:精气并于肺则悲。在脏为肺,在志为悲。悲,肺之志也。金本燥,能令燥者,火也,心火主于热,善痛,故悲痛苦恼者,心神烦热躁乱而非清净也。所以悲哭而五液俱出者,火热亢极,而反兼水化制之也。

金匮云:妇人脏燥,善悲伤欲哭,有如神灵所作,数欠伸,甘麦大枣汤主之。

脏燥者,火盛烁[1]津,肺失其润,心系了戾而然,故用甘草缓心系之急而润肺燥,大枣行脾胃之津,小麦降肝火之逆,火降则肺不燥而悲自已也。

戴人云:少阳相火,凌烁肺金,金受屈制,无所投告,肺主悲,故但欲痛哭为快耳。

石顽曰:凡肺燥悲愁欲哭,宜润肺气降心火为主,余尝用生脉散、二冬膏,并加姜、枣治之,未尝不随手而效;若作颠疾,用金石药则误矣(《张氏医通·卷六·神志门·悲》)。

参考文献

(清)张璐撰;李静芳,建一校注.张氏医通[M].北京:中国中医药出版社,1995.

注释

1. 烁:音(shuò),烧灼。

《脉贯》(1710 年)

原文

迟数既明,浮沉须别。浮沉迟数,辨内外因;外因于天,内因于人。天有阴阳风雨晦明;人喜怒忧思悲恐惊。(浮脉法天,候表之疾,即外因也;沉脉法地,候里之病,即内因也。外因者,天之六气,阴淫寒疾,阳淫热疾,风淫末疾,雨淫腹疾,晦疾惑疾,明淫心疾是也。淫者,淫佚偏盛,久而不复之谓。故阴淫则过于清冷而阳气不治,寒疾从起,如上下厥逆,中外寒栗之类;阳淫则过于炎燠[1]而阴气不治,热疾从起,如狂谵、烦渴、血泄淫之类。风淫则过于动摇而疾生梢末,如肢废、毛落、𤸁习[2]、瘕疝[3]之类。雨淫则过于水湿而疾生肠腹,如腹满肿胀、肠鸣濡泄之类。晦淫则过于昏暗,阳光内郁而成惑疾,如百合、狐惑、热中、脏躁之类。明淫则过于彰露,阳光外散而成心疾,如恍惚动悸、错妄失神之类)(《脉贯·卷二·脉旨论》)。

参考文献

(清)王贤著辑;王道瑞,申好真校注.脉贯[M].北京:中国中医药出版社,2004.

注释

1. 炎燠:炎热。燠,音(yù)。

2. 瘈习：患者手足出汗,颤抖。瘈,音(zhí)。

3. 瘛疭：音(chì zòng),手脚痉挛、口眼歪斜的症状。

《顾松园医镜》(1718 年)

原文

甘麦大枣汤 治妇人脏燥[1],〔概指五脏阴血为言〕悲伤欲哭,象如神灵所作,〔经言：肺在声为哭;又悲为肺志;又言肝悲哀动中则魂伤而邪狂不正。总因脏燥不能荣养心神,魂魄为之不宁也。〕数欠伸。〔呵欠而张口伸腰也。经言：胃病善伸数欠。又言：肺病、肾病皆为欠伸,〕甘草缓泻心包之火,而救肺和胃。

陈小麦和肝阴,养心液。大枣补脾益胃润肺。

此方以甘润之剂,调补脾胃为主,以脾胃为生化气血之源也。血充则燥止,而病自除矣(《顾松园医镜·卷十六》)。

参考文献

(清)顾靖远撰;袁久林校注;吴少祯主编.顾松园医镜[M].北京：中国医药科技出版社,2014.

注释

1. 脏燥：同"脏躁"。

《金匮要略心典》(1729 年)

原文

妇人脏躁,喜悲伤欲哭,象如神灵所作,数欠伸,甘麦大枣汤主之。

脏躁,沈氏所谓子宫血虚,受风化热者是也。血虚脏躁,则内火扰而神不宁,悲伤欲哭,有如神灵,而实为虚病;前五脏风寒积聚篇,所谓邪哭使魂魄不安者,血气少而属于心也。数欠伸者,经云：肾为欠、为嚏;又肾病者,善伸、数欠、颜黑,盖五志生火,动必关心;脏阴既伤,穷必及肾。小麦为肝之谷,而善养心气;甘草、大枣,甘润生阴,所以滋脏气而止其躁也。

甘麦大枣汤方

甘草三两　小麦一升　大枣十枚

上三味,以水六升,煮取三升,分温三服,亦补脾气(《金匮要略心典·卷下·妇人杂病脉证并治第二十二》)。

参考文献

尤怡.金匮要略心典[M].太原：山西科学技术出版社,2008.

《胎产心法》（1730年）

原文

妊娠脏躁悲伤欲哭,象如神灵所作,数欠伸。盖肺志为悲,胎热火炎,肺不自持,故悲,属肺病燥也。胎前气血壅养胎元,则津液不能充润,而肺为之燥。当补母,仲景用甘草小麦大枣汤主之。因甘草、大枣补脾,治以甘缓,佐以凉泻,无不愈矣。立斋用淡竹茹汤佐八珍汤,其用八珍补养气血,更发前人之所未发,又治脏躁悲哭,及自笑自哭,用红枣烧存性,米饮调下。

甘麦大枣汤 治妇人脏躁悲伤不止。

甘草三两 小麦一升 大枣十枚

上以水六升,煮取三升,温分三服。盖此方甘能生湿,湿生又何燥焉。

淡竹茹汤 治妊妇心虚惊悸,脏躁悲伤不止。又治虚烦甚效。

麦冬去心 小麦 制半夏各一钱 人参 茯苓各一钱 甘草五分

上引加生姜三片,枣一枚,淡竹茹一团如指大,水煎服。（《胎产心法·卷之上·脏躁悲伤论》）

参考文献

周仲瑛,于文明.中医古籍珍本集成·妇科卷·胎产心法（上）[M].长沙：湖南科学技术出版社,2014.

《妇科心法要诀》（1742年）

原文

脏躁无故自悲伤,象若神灵大枣汤,甘草小麦与大枣,方出《金匮》效非常。

附方：

甘麦大枣汤：甘草三两 小麦一升 大枣十枚

上以水六升,煮取三升,温分三服。亦补脾气（《妇科心法要诀·胎前诸证门·脏躁证治》）。

参考文献

（清）吴谦等编.医宗金鉴·临证心法丛书·妇科心法要诀[M].北京：中国医药科技出版社,2012.

《订正仲景全书金匮要略注》（1742 年）

原文

妇人脏躁，喜悲伤欲哭，象如神灵所作，数欠伸，甘麦大枣汤主之。

按

甘草小麦大枣汤，方义未详，必是讹错。

注

脏，心脏也，心静则神藏。若为七情所伤，则心不得静，而神躁扰不宁也。故喜悲伤欲哭，是神不能主情也。象如神灵所凭，是心不能神明也，即今之失志癫狂病也。数欠伸，喝欠也，喝欠顿闷，肝之病也，母能令子实，故证及也。

甘草小麦大枣汤方

甘草三两　小麦一　大枣十枚

上三味，以水六升，煮取三升，温分三服，亦补脾气。

原文

妇人脏躁，喜悲伤欲哭，象如神灵所作，数欠伸，甘草小麦大枣汤主之。

按

甘草小麦大枣汤方，义未详，必是讹错（《订正仲景全书金匮要略注·卷六·妇人杂病脉证并治第二十二》）。

参考文献

（清）吴谦等编. 医宗金鉴·订正仲景全书·伤寒论注·金匮要略注［M］.北京：人民卫生出版社，1973.

《临证指南医案》（1746 年）

原文

某　因惊外触。见症神怯欲迷。已经肢厥冷汗怕动。仿镇怯理虚。_{脏燥阳浮}

附方

人参　茯神　枣仁　生龙骨　石菖蒲　炙草　南枣　陈淮小麦　早上服

杨氏　经血期至。骤加惊恐。即病寒热。心悸不寐。此惊则动肝。恐则伤肾。最虑久延脏燥。即有肝厥之患。

附方

淮小麦　天冬　龙骨　牡蛎　白芍　茯神（《临证指南医案·卷七·惊》）

原文

潘二七　经水不来。少腹刺痛鸣胀。大便不爽。心中热痛。食辛辣及酒。其病更甚。不敢通经。姑与甘缓。_{脏燥}　甘麦大枣汤（《临证指南医案·卷九·调经》）。

参考文献

叶天士.临证指南医案[M].北京：中国中医药出版社，2008.

《医碥》（1751 年）

原文

悲属肺，悲则气降，肺主降，故属肺也。仲景云：妇人脏躁，则悲伤欲哭，象如神灵所作_{无故而哭，即本人亦不自知，故如鬼神所凭也}。小麦一升，大枣十枚，水煮服。子和诊一妇人，问曰：娘子常欲痛哭为快否？妇人曰：然。子和曰：火灼肺金，金受屈制，无所投告，肺主悲，故欲痛哭也。投黄连解毒汤_{见喜}而愈。

喻嘉言诊姜宜人大肠血枯燥，曰：病中多哭泣否？曰：然。盖大肠与肺为表里，大肠燥则火热干肺也（《医碥·卷之四·杂症·悲》）。

参考文献

何梦瑶.医碥[M].北京：人民卫生出版社，2015.

《素灵微蕴》（1753 年）

原文

《金匮》：妇人脏燥，喜悲伤欲哭，是其肺金之燥也。金为水母，燥金生其寒水，是以恐作。盖人之五志，神气升达则为喜，将升未升，喜之弗遂，则郁勃而为怒，精气沦陷则为恐，将陷未陷，恐之欲生，则凄凉而为悲。木火衰而金水旺，故有悲恐而无喜怒，水寒则火灭，金燥则木伤故也（《素灵微蕴·卷三·悲恐解》）。

参考文献

黄元御.素灵微蕴[M].北京：中国中医药出版社，2015.

《金匮悬解》(1756 年)

原文

妇人脏燥,悲伤欲哭,象如神灵所作,数欠伸,甘麦大枣汤主之。

肺属金,其气燥,其志悲,其声哭,妇人脏燥,则悲伤欲哭,象如神灵所作,不能自由。盖五行之气,升于九天之上,则畅遂而为喜,喜者,心之志也,陷于九地之下,则幽沦而为恐,恐者,肾之志也,方升未升,喜之未遂,则郁勃而为怒,怒者,肝之志也,方陷未陷,恐之将作,则凄凉而为悲,悲者,肺之志也。以厥阴风木之气善耗津血,风动而耗肺津,肺金枯燥,故悲伤欲哭。欠者,开口而呵气,伸者,举臂而舒筋,阴阳之相引也。日暮阳降,则生欠伸,欠伸者,阴引而下,阳引而上,未能即降也。金主降,燥金欲降而肾又引之,故数作欠伸。甘麦大枣汤,甘草培土,大枣滋乙木而息风,小麦润辛金而除燥也。

甘麦大枣汤百七十一

甘草三两,炙　小麦一升　大枣十二枚

上三味,以水六升,煮取三升,分温三服。亦补脾气(《金匮悬解·卷二十二·妇人·杂病》)。

参考文献

黄元御. 黄元御医书全集(中)·难经悬解·伤寒悬解·伤寒说意·金匮悬解[M]. 北京:中医古籍出版社,2016.

《兰台轨范》(1764 年)

原文

甘麦大枣汤《金匮》　治妇人脏燥,悲伤欲哭,象如神灵所作,数欠伸,此主之。

甘草三两　小麦一升　大枣十枚

上三味,水六升,煮取三升,分温三服,亦补脾气(《兰台轨范·卷八·妇人·妇人方》)。

参考文献

(清)徐灵胎撰;刘洋,刘惠杰校注. 兰台轨范[M]. 北京:中国中医药出版社,2008.

《续名医类案》（1770 年）

原文

管先正治一妇，妊娠四五个月，脏燥悲伤，遇昼则惨切泪下数次，象若神灵，如有所凭。医与巫皆无益。与仲景大枣汤，一投而愈。《医学纲目》

孙文垣表嫂，孀居二十年矣，右瘫不能举动，不出户者三年，今则神情恍惚，口乱言，常悲泣。诘之，答曰：自亦不知为何故也。两寸脉短涩。以石菖蒲、远志、当归、茯苓、人参、黄芪、白术、附子、晚蚕砂、陈皮、甘草，服四帖稍愈，但悲泣如旧，夜更泣。因思仲景大枣小麦汤正与此对，两帖而瘳[1]。方用大枣十二枚，小麦一合，大甘草炙三寸，水煎饮。此忧伤肺，肺脏寒，故多泣也。忧伤肺二语，本经文。第参、芪、术、附实温肺药，服之更泣。大枣、小麦、甘草实心脾药，服之而瘳，何也？喻嘉言谓为肺脏燥而然，似较脏腑寒有理。钱仲阳治小儿哭叫，谓为金木相系，亦有见解（《续名医类案·卷二十一·哭笑》）。

原文

薛立斋治一孕妇，无故悲泣，用大枣汤而愈。后复患，以四君子加麦冬、山栀而愈。

陈良甫曰：乡先生郑虎卿内人黄氏，妊娠四五个月，遇昼则惨戚悲伤，泪下数次，如有所凭，医与巫者兼治皆无益。良甫时年十四，正在儒中习业，见说此证，而虎卿惶惶无计，良甫遂告之管先生伯同，说先人曾说此证，名曰脏燥悲伤，非大枣汤不愈。虎乡借方看之甚喜，对证治药，一投而愈《良方》（《续名医类案·卷二十四·悲伤》）。

参考文献

（清）魏之琇编；黄汉儒等点校. 续名医类案[M]. 北京：人民卫生出版社，1997.

注释

1. 瘳：音（chōu），病愈。

《女科切要》（1773 年）

原文

有孕无故悲泣不止，如有鬼物以凭之，此名脏躁，非大枣汤不愈（《女科切要·卷四·妊娠中风》）。

参考文献

（清）吴本立撰；佘德友点校.女科切要［M］.北京：中医古籍出版社，1999.

《妇科玉尺》（1773 年）

原文

妊娠脏躁，即仲景云：妇人脏躁，悲伤欲哭，象如神灵，数欠伸是也。推其故，或由肺有风邪，或由寒水攻心，故无故而但欲自悲耳，宜甘麦大枣汤（《妇科玉尺·卷二·胎前》）。

原文

甘麦大枣汤　治妇人脏躁，悲伤不止。

甘草三两　小麦一升　大枣十枚

水煎，分三服（《妇科玉尺·卷二·胎前·治胎前病方》）。

参考文献

沈金鳌.女科·妇科玉尺［M］.北京：中国中医药出版社，2015.

《松心医案笔记》（1775 年）

原文

生草　二茯　大枣　连翘　小麦　萱花

王纶音忽得怪症，笑时即泪出，必大恸而后快，诸医不识。余脉之，左寸实。问其口苦乎？应曰：然。以生草、连翘壳、二茯、大枣与之，一剂而心中豁然开爽，病去八九，明日复诊，加小麦、萱花，命其多服数剂。人讶其愈之甚速，有问于余者，余曰：此手厥阴心包络之疾也。经云：心主舌，其在天为热，在地为火，在声为笑，在变动为忧。又云：膻中者，臣使之官，喜乐出焉。夫少阴、厥阴，体用虽分，而其象则皆应喜出，悲愁既久，所司亦失其职，火性上炎，变且百出，故其哭者，积忧之所发也。经亦云：肺在声为哭，在志为忧，忧伤肺，喜胜忧。今无喜之可胜，而忧之象适应肺，宜其号泣而不能自禁也。且夫笑者，心之本体；哭者，心之变象；泪者，肝之见端。彼以忧易喜，是犹将牿亡之性也。而清夜平旦之时，萌蘖犹存，故先有笑，以呈其未亡之性，而即继之以哭，犹之乎牿之反复，其天真随现随隐，不能自持。此犹幸病之方发，其根未深。迨相寻既久，其先哭而后号咷者，将止见号咷而并无所谓笑者矣。至于泪随笑出，是心、肝二部之火所致，盖心忧则肝气必郁，以类相感，金从火化，故肺叶遂举而上溢为泪。且心与肝,实子母也,子病则母亦病,相因之理,势所必至。昔仲景治妇人脏躁症、用甘麦大枣汤,余师其意,一剂而愈,亦其常耳,而又何异乎(《松心医案笔记·卷上·甘麦大枣汤加味治验案》)。

参考文献

(清)杨渊等撰;江一平,巫君玉等校注.清代秘本医书四种[M].北京:中国中医药出版社,2002.

《松心医案》(1775 年)

原文

秦　肝郁化风,眩晕善悲,不得寐。宗长沙脏躁法,熄风和阳主之。

甘麦大枣汤加　石决明　茯神　川斛　柏仁　郁金　沉香汁

原文

张(52 岁)　脏躁欲哭,咳呛咽干。宗仲圣法。

附方

炙草　知母　红枣　玉竹　川贝　茯神　麦冬　淮麦(《缪松心医案·眩晕》)

参考文献

杨杏林,梁尚华.近代中医未刊本精选(第 16 册)·医案医话[M].上海:上海科学技术出版社,2016.

《古今医案按》(1778 年)

原文

一妇无故悲泣不止,或谓之有祟,祈禳请祷不应。许学士曰:《金匮》云,妇人脏燥[1],喜悲伤欲哭,象如神灵所作,数欠伸者,甘麦大枣汤主之。用其方十四帖而愈。盖悲属肺,经云在脏为肺,在志为悲;又曰精气并于肺则悲是也。此方补脾而能治肺病者,虚则补母之义也(《古今医案按·卷五·七情·悲》)。

参考文献

俞震.古今医案按[M].北京:中国医药科技出版社,2014.

注释

1. 脏燥:同"脏躁"。

《评注产科心法》(1780 年)

原文

孕妇无故悲泣,为脏躁也。用大枣汤或竹茹汤治之,自愈。

大枣汤

小麦三两　甘草三两　大黑枣十枚

水六碗,煎三碗,分三四次服。

淡竹茹汤

人参一钱　茯苓一钱　半夏五分　泡　麦冬五钱　甘草五分　竹茹一钱五分

加枣姜,煎服。此方心虚、虚烦、惊悸皆可治(《评注产科心法·上集·胎前门·孕悲》)。

参考文献

裘庆元.妇科秘本三种[M].北京:中国中医药出版社,2019.

《竹林女科证治》(1786 年)

原文

妊娠脏躁,无故悲泣,象如神灵数欠伸。推其故或由肺有风邪,或由寒水攻心,故无故而悲伤哭泣,宜甘麦大枣汤。若大便燥结,腹满努力难解,宜清燥汤。

甘麦大枣汤

甘草三钱　小麦一合　大枣十枚

水煎服。

清燥汤

栝蒌仁炒研　白芍酒炒　当归身各一钱半　枳壳麸炒　条芩各一钱　生地黄

麦门冬去心　麻仁炒　各二钱　松子仁三钱

河水煎,入白蜜十匙服(《竹林女科证治·卷二·安胎下·妊娠脏躁》)。

参考文献

周仲瑛,于文明.中医古籍珍本集成·妇科卷·竹林女科证治[M].长沙:湖南科学技术出版社,2014.

《奇症汇》（1786年）

原文

许学士治一妇人，数次无故悲泣不止。或谓之有祟，祈让请祷备至，终不应。许忽忆《金匮》有一症，妇人脏躁悲伤欲哭，象如鬼物神灵，数欠伸者，宜甘麦大枣汤。急令治药，数剂而愈。

〔源按〕经云：在脏为肺，在志为悲。又云：精气并于肺，则悲是也。盖喜属阳，心主之；怒属阴，肝主之。妇人禀性阴柔，故喜常少而怒常多，或悲泣不止，皆阴类也。又云：神有余则笑，神不足则悲，所以人之幼时，神魂未足，善于啼哭也（《奇症汇·卷之四·心神》）。

参考文献

（清）沈源撰；魏淑敏，于枫点校.奇症汇［M］.北京：中医古籍出版社，1991.

《罗氏会约医镜》（1789年）

原文

枣麦甘草汤 治妇人脏燥，悲哭如祟。

大枣十二枚 去核 小麦炒 二合 甘草三钱

水煎，多服。此方最妙（《罗氏会约医镜·卷十四·经脉门·论热入血室》）。

原文

妊妇脏燥[1]，无故悲伤，像如神鬼所凭，此属肺病。脏燥者，肺之脏燥也。胎前气血，壅养胎元，则津液不能充周，而肺为之燥，当补母，以脾为肺之母也。若作实证治，一刻危亡。

枣麦甘草汤 治脏燥悲泣。

大枣十枚 小麦一碗 甘草三钱

水煎，温服。或用八珍汤加竹茹、麦冬、小麦，姜枣引，亦妙。前方，仲景用大枣、甘草以补脾；后方，立斋用八珍以补气血；加竹茹、麦冬以清热，更发前人之所未尽也（《罗氏会约医镜·卷十四·胎孕门·妊妇悲伤》）。

参考文献

罗国纲.罗氏会约医镜［M］.北京：中国中医药出版社，2015.

注释

1. 脏燥：同"脏躁"。

《彤园医书（妇人科）》（1795 年）

原文

孕妇无故，时时伤悲哀痛象，若神灵凭依者，名脏躁，乃因肺金燥也。肺主悲哀，胎热则火炎灼金，肺不能自持，故生悲伤。

甘麦大枣汤　主治脏躁。

甘草五钱　小麦二两　大枣三枚

煎汤频服。

竹茹汤　治心虚胆怯，无故悲伤。

竹茹　茯神（各二钱）　小麦　麦冬　法半　沙参　炙术（各一钱）

姜、枣引。

加味八珍汤　治形气虚赢，悲哀不止。

沙参　炙术　茯苓　当归　生地　川芎　酒芍　炒芩　竹茹各钱半　炙草　麦冬各一钱　栀仁五分　姜枣引（《彤园医书（妇人科）·卷四·胎前本病门·脏躁悲伤》）。

参考文献

（清）郑玉坛撰；江凌圳校注.中国古医籍整理丛书·女科·彤园妇人科[M].北京：中国中医药出版社，2015.

《胎产秘书》（1795 年）

原文

腹中儿啼，煎川连汁呷下，或青黛亦效。腹中作钟鸣或哭者，用多年空房内鼠穴中土为末，或酒下，或干噙之即止。

有脏燥[1]，悲伤、惨戚、呕下者，大麦、甘草、大枣煎服。有自哭、自笑者，红枣烧存性，米饮下。

妊娠患痘，无从用安胎补剂，若用攻药，必致去血泄气，立危之症也，不必服药（《胎产秘书·上卷·附增异症》）。

参考文献

中国医学大成续编编委会.中国医学大成续编 9[M].长沙：岳麓书

社,1992.

注释

1. 脏燥：同"脏躁"。

《医学三字经》(1803 年)

原文

甘麦汤　脏躁服《金匮》云：妇人脏躁,悲伤欲哭,象如神灵所作,数欠伸,甘麦大枣汤主之(《医学三字经·卷之二·妇人经产杂病第二十三》)。

参考文献

陈修园.医学三字经[M].北京：中国中医药出版社,2016.

《女科要旨》(1803 年)

原文

妇人脏躁,脏属阴,阴虚而火乘之则为躁,不必拘于何脏,而既已成躁,则病证皆同。但见其悲伤欲哭,象如神灵所作,现出心病。又见其数欠善伸,现出肾病,所以然者,五志生火,动必关心,阴脏既伤,穷必及肾是也。以甘麦大枣汤主之。此为妇人脏躁而出其方治也。麦者,肝之谷也。其色赤,得火色而入心；其气寒,乘水气而入肾；其味甘,具土味而归脾胃；又合之甘草、大枣之甘,妙能联上、下、水、火之气,而交会于中土也。(《女科要旨·卷四·杂病》)

原文

甘麦大枣汤

甘草三两　小麦一升　大枣十枚

上三味,以水六升,煮取三升,分温三服。亦补脾气。

歌曰：妇人脏躁欲悲伤,如有神灵太息长,(叹,欠伸。)小麦一升三两草,十枚大枣力相当。

魏云：世医竞言滋阴养血,抑知阴盛而津愈枯,阳衰而阴愈燥,此方治燥之大法也(《女科要旨·卷四·杂病·金匮方一十九首》)。

参考文献

陈修园.中医经典文库·女科要旨[M].北京：中国中医药出版社,2007.

《金匮要略浅注》(1803 年)

原文

妇人脏燥[1],脏属阴,阴虚而火乘之,则为燥,不必拘于何脏,而既已成燥,则病证皆同,但见其悲伤欲哭,象如神灵所作。现出心病;又见其数欠喜伸,现出肾病。所以然者,五志生火,动必关心,阴脏既伤,穷必及肾是也。以甘麦大枣汤主之。

此为妇人脏燥而出其方治也。麦者,肝之谷也。其色赤,得火色而入心,其气寒,乘水气而入肾,其味甘,具土味而归脾胃;又合之甘草大枣之甘,妙能联上下水火之气,而交会于中土也。

甘麦大枣汤方

甘草三两　小麦一升　大枣十枚

上三味,以水六升,煮取三升,分温三服。亦补脾气(《金匮要略浅注·卷九·妇人杂病脉证并治第二十二》)。

参考文献

(清)陈修园撰;林慧光,戴锦成,高申旺校注. 陈修园医学丛书·金匮要略浅注[M]. 北京：中国中医药出版社,2016.

注释

1. 脏燥:同"脏躁"。

《金匮启钥(妇科)》(1804 年)

原文

妊娠向火过多,或着衣太暖,伏热在内,或酒面炙灼太过,皆令胎热,延至将产之月,忽然两目失明,不见灯火,头痛眩晕,顶腮肿满,不能转项,此症为风热相搏,治宜消风散。又有分娩其眼吊起,人物不辨者,此为血虚伏热,贼邪乘虚,治宜四物加荆芥、防风,或服天门冬饮子。切忌酒面煎炙,鸡羊鹅鸭,豆腐辛辣热物,并忌房劳。脏躁世更有怨哀烦躁,病名脏躁悲伤者,其证遇书则惨凄泪下,象若神灵,治法宜先投以大枣汤,后佐以四君子加山栀。一法淡竹茹汤,佐以八珍汤。两两推勘,随宜用之,无不效者。

原文

脉　未产之先以热治,将产之际以虚调,不须诊脉,莫不有效。脏躁阴阳两衰,其脉类皆洪数。鬼胎之脉,尺脉或数或涩而不均,且或大而或小,总之此脉或不浮滑,而反微小,或数而不匀,皆非真胎。

原文

　　方　**甘麦大枣汤**

　　甘草三两　　小麦一升　　大枣十枚

　　上水煎温,分三服,亦补脾气。

　　淡竹茹汤　治妊娠心虚惊悸脏躁,悲伤不止。又治虚烦甚效。

　　麦冬去心　小麦　半夏汤泡　各二两半　人参　白茯苓各二两　甘草一两

　　上锉散,每服四钱半加姜五片,枣一枚,竹茹一团如指大,同煎温服。

原文

　　案　一妇妊娠悲哭,像若神灵,显是脏躁悲伤,予欲进甘麦大枣汤,房中苦无小麦、大枣,代以六君子汤加竹茹、麦冬二剂,未愈,后加竹沥、姜汁,亦未愈,伊亦停药,越二年又怀孕,复发,予又以六君子加麦冬,间加竹茹、子芩,服百余剂始愈,产亦安然。(《金匮启钥(妇科)·卷四·眼目论(【附】脏躁　悲伤　鬼胎)》)

参考文献

　　刘炳凡,周绍明总主编;尤昭玲等主编.湖湘名医典籍精华·妇科卷·儿科卷[M].长沙:湖南科学技术出版社,2000.

《程杏轩医案》(1804年)

原文

　　长林胡某,延诊妇病,据述证经半载,外无寒热,饭食月事如常,惟时时悲泣,劝之不止,询其何故,伊不自知。诊治多人,有云抑郁,用逍遥散者,有云痰火,用温胆汤者,药俱不效。又疑邪祟,禳祷无灵,咸称怪证,恳为诊治。视毕出语某曰:易治耳。立方药用甘草、小麦、大枣。某问病名及用药方法,予曰:病名脏躁,方乃甘麦大枣汤,详载《金匮玉函》中,未见是书,不识病名,焉知治法,宜乎目为怪证也。某曰:适承指教,足见高明,但拙荆病久,诸治无功,尊方药只三味,且皆平淡,未卜果能去疾否。予曰:此仲圣祖方。神化莫测,必效无疑。服之果验。

　　安波按:有时法于古而不泥于古,有时竟法于古而泥于古,此之谓良工也(《程杏轩医案·续录·胡某妇脏躁面论证治方法》)。

参考文献

（清）程文囿著；吴少祯总主编.程杏轩医案［M］.北京：中国医药科技出版社,2018.

《金匮玉函要略辑义》（1807 年）

原文

妇人脏躁,喜悲伤欲哭,象如神灵所作,数欠伸。甘麦大枣汤主之。

〔鉴〕脏,心脏也。心静则神藏。若为七情所伤,则心不得静,而神躁扰不宁也。故喜悲伤欲哭,是神不能主情也。象如神灵所,是心不能神明也,即今之失志癫狂病也。数欠伸,喝欠也。喝欠烦闷,肝之病也。母能令子实,故证及也。

案沈尤以脏为子宫。甚误。

甘草小麦大枣汤方　三因,名小麦汤。袖珍,名甘草汤。

甘草三两　　小麦一升　　大枣十枚

上三味,以水六升,煮取三升,温分三服。亦补脾气。案温分徐沈尤作分温,是。

〔程〕《内经》曰：悲则心系急,甘草大枣者。甘以缓诸急也,小麦者,谷之苦者也。灵枢经曰：心病者,宜食麦,是谷先入心矣。

案《素问》,以小麦为心之谷。《千金》云：小麦养心气。本方所主,正在于此。而《金鉴》云,方义未详,必是伪错,此说大误。验之于病者,始知立方之妙也。

许氏《本事方》云：乡里有一妇人,数欠,无故悲泣不止,或谓之有祟,祈禳请祷备至,终不应。予忽忆有一证云,妇人脏躁云云。急令治药,尽剂而愈。古人识病制方,种种妙绝如此,试而后知。

陈氏《妇人良方》云：乡先生程虎卿内人,妊娠四五个月,遇昼则惨戚悲伤,泪下数欠。如有所凭,医与巫兼治,皆无益。仆年十四,正在斋中习业,见说此证。而程省元皇皇无计,仆遂告之。管先生伯同说,记忆先人曾说此一证,名曰脏躁悲伤,非大枣汤不愈。虎卿借方看之,甚喜对证,笑而治药,一投而愈矣（《金匮玉函要略辑义·卷五·妇人杂病脉证并治第二十二》）。

参考文献

丹波元简.金匮玉函要略辑义［M］.北京：人民卫生出版社,1955.

《医会元要》（1812 年）

原文

肺在声为哭,妇人脏躁,悲伤欲哭（《医会元要·藏府所主》）。

参考文献

刘炳凡,周绍明总主编;熊继柏等主编.湖湘名医典籍精华·医经卷·温病卷·诊法卷[M].长沙:湖南科学技术出版社,2000.

《王九峰医案(二)》(1813 年)

原文

妇人无故悲泪,肺脏燥[1] 则肝系急也。**淮麦大枣汤**。

淮小麦　大枣(《王九峰医案(二)·下卷·情志》)

参考文献

王九峰. 王九峰医案[M].北京:中国中医药出版社,2007.

注释

1. 脏燥:同"脏躁"。

《医述》(1826 年)

原文

妇人脏燥[1],悲伤欲哭,象如神灵所作,数欠伸,甘麦大枣汤主之。(《金匮》)

妇人脏燥者,无所感触,悲哭无常,象如神灵所作,乃血虚而津亡,脏空而发燥之证也。其为证,又数欠伸,师早知其血虚之津亡,由于气虚之胃阳亡矣。欠伸者,倦怠之象,非阳气不足、精神不振,无此证也。主之以甘麦大枣汤补中益胃之外,无他法也。脏燥由于血虚,世医孰不竞言滋阴养血,抑知阴盛而津愈枯,阳衰而阴愈燥,师言之固凿凿也乎(魏荔彤)(《医述·卷十三·杂病》)

参考文献

程杏轩.医述[M].合肥:安徽科学技术出版社,1983.

注释

1. 脏燥:同"脏躁"。

《金匮方歌括》(1830 年)

原文

治妇人脏躁,悲伤欲哭,象如神灵所作,数欠伸。此汤主之。

附方

甘草三两　小麦一升　大枣十枚

上三味,以水六升,煮取三升,分温三服。亦补脾气。

歌曰:妇人脏躁欲悲伤,如有神灵太息长数欠伸;小麦一升三两草,十枚大枣力相当。

魏念庭云:世医竞言滋阴养血,抑知阴盛而津愈枯,阳衰而阴愈燥。此方治脏燥大法也(《金匮方歌括·卷六·妇人杂病方·甘麦大枣汤》)。

参考文献

陈修园.金匮方歌括[M].北京:中国中医药出版社,2016.

《类证治裁》(1839年)

原文

又妇人脏燥,肺脏也。悲伤欲泣,仲景甘麦大枣汤以生肺津。

原文

〔脏燥〕**甘麦大枣汤**　甘草　小麦　大枣(《类证治裁·卷之一·燥症论治》)

参考文献

(清)林佩琴撰;李德新整理.类证治裁[M].北京:人民卫生出版社,2005.

《金匮玉函要略述义》(1842年)

原文

妇人脏躁,喜悲伤欲哭。躁,脉经、赵、徐、沈、尤、朱注本,并作燥。误(《金匮玉函要略述义·卷下·妇人杂病脉证并治第二十二》)。

参考文献

丹波元简.金匮玉函要略述义[M].北京:人民卫生出版社,1957.

《回春录》(1843年)

原文

朱氏妇,素畏药,虽极淡之品,服之即吐。近患晡寒夜热,寝汗咽干,咳嗽胁痛。月余后,渐至餐减经少,肌削神疲。孟英诊之、左手弦而数,右部涩且弱。曰：既多悒郁，又善思虑，所谓病发心脾是也。而平昔畏药，岂可强药再戕其胃？诚大窘事。再四思维，以：甘草　小麦　红枣　藕（肉）四味，令其煮汤，频饮勿掇。病者尝药大喜，径日夜服之。逾旬复诊，脉症大减。其家请更方，孟英曰：毋庸也，此本仲景治脏燥之妙剂，吾以红枣易大枣，取其色赤补心，气香悦胃，加藕（肉）以舒郁怡情，合之甘、麦，并能益气养血，润燥缓急。虽若平淡无奇，而非恶劣损胃之比。不妨久住，胡可以为果子药而忽之哉？恪守两月，病果霍然（《回春录·内科·诸虚》）。

参考文献

（清）王孟英撰；周振鸿重编. 回春录新诠[M]. 长沙：湖南科学技术出版社，1982.

《验方新编》（1846 年）

原文

此脏躁症也。用甘草三两，小麦一升，大枣十枚，用水六升煎三升去渣，分三服温服即效。再服竹茹汤数服以和之。

竹茹汤：台党、麦冬、茯苓、炙草各一钱，小麦一合，青竹茹鸡子大一团，姜三片，枣五枚，水煎，食后服（《验方新编·卷九·妇人科胎前门·孕妇无故心虚惊恐悲泣状若遇邪》）。

参考文献

鲍相璈. 验方新编[M]. 北京：人民军医出版社，2008.

《神灸经纶》（1851 年）

原文

太息，善悲，短气。人有忧思，则心系急，急则气道约，约则不利，故太息以伸出之。善悲者，由脾郁不能顾子，肺为脾子，肺主悲，其在天为燥，在地为金，在志为忧，在声为哭，妇人脏躁，喜悲善哭，此其验也。短气者，言语无余声，呼吸紧促，是五脏皆有不足，而大要多主于肺，《经》云：肺气虚则肩背痛寒，少气不足以息，故凡外而六淫五邪，内而七情六欲，皆足以耗气，短气之人，岂可不兢兢加谨乎？（《神灸经纶·卷之三·中身证略》）

参考文献

吴亦鼎. 神灸经纶·针灸推拿[M]. 北京：中国中医药出版社，2015.

《王氏医案绎注》(1854 年)

原文

朱氏妇素畏药。虽极淡之品。服之即吐。近患晡寒夜热。寝汗咽干。咳嗽胁疼。月余后渐至减餐经少。肌削神疲。孟英诊之。左手弦而数。右部涩且弱。曰：既多悒郁。又善思虑。所谓病发心脾是也。而平昔畏药。岂可强药再戕其胃。以甘草小麦红枣藕四味。令其煮汤频饮勿辍。病者日夜服之。逾旬复诊。脉证大减。孟英曰：此仲景治脏燥之妙剂。吾以红枣易大枣。取其色赤补心。气香悦胃。加藕以舒郁怡情。合之甘麦并能益气养血。润燥缓急。恪守两月。竟得霍然(生粉草三钱。连皮肥藕切先二两。北小麦杵四钱。红枣擘先四钱。)(《王氏医案绎注·卷三》)。

参考文献

(清)王孟英撰；石念祖注. 王氏医案绎注[M]. 北京：商务印书馆,1957.

《凌临灵方》(1863 年)

原文

甘麦大枣汤 妇人脏躁,喜悲伤欲哭,象如神灵所作,数欠伸东洞曰：急迫而狂惊者。

甘草三两　小麦一升　大枣十枚

上三味,以水六升,煮取二升,分温三服(《凌临灵方》)。

参考文献

凌奂. 历代中医珍本集成·凌临灵方[M]. 上海：上海三联书店,1990.

《高注金匮要略》(1872 年)

原文

妇人脏躁,喜悲伤,欲哭,象如神灵所作,数欠伸,甘麦大枣汤主之。

甘草小麦大枣汤方：

甘草三两　小麦一升　大枣十枚

上三味,以水六升,煮取三升,温分三服。亦补脾气。

脏当指心肺而言。脏躁,言脏中阳液干枯。而脏真之气,尝不能自立,而有躁急之义。故其心神肺魄,如失援失依,不可自支。而悲伤欲哭者,烦冤之所致也,如神灵所作。正言无故而悲伤欲哭,如有凭藉之象,气失所依,而时引上下则欠,气自微长,而时欲外达则伸也。小麦为心之谷,大枣为肺之果,又皆甘寒甘温，而偏滋津液者，得甘草以浮之在上，则正行心肺之间，而神魄优裕，又岂止食甘以缓其急躁乎哉？亦补脾气，义见首卷补肝下。盖补心中之火液，既可因母以生子，而补肺中之金液，又可因子以荫母也（《高注金匮要略·妇人杂病脉证并治第二十二》）。

参考文献

高学山.中国古医籍整理丛书·高注金匮要略[M].北京：中国中医药出版社，2015.

《医学举要》（1879 年）

原文

脏躁之证，妇人病也，喜悲伤欲哭，像如神灵所作，数欠伸，《金匮》用甘草小麦大枣，名甘麦大枣汤。方后注云：善补脾气，则知是方不独为女科设也（《医学举要·卷三·杂症合论》）。

参考文献

徐镛.医学举要[M].上海：上海卫生出版社，1957.

《经方例释》（1884 年）

原文

甘麦大枣汤方《金匮要略》　治妇人脏躁，喜悲伤欲哭，象如神灵所作，数欠伸。

小麦一升　甘草三两　大枣十枚

上三味，以水六升，煮取三升，分温三服。亦补脾气。

[案]此为诸清心方之祖，不独脏躁宜之。凡盗汗、自汗皆可用。《素问》：麦为心谷。《千金》曰：麦养心气。《千金》有加甘竹根、麦冬二味，治产后虚烦及短气者，名竹根汤。又有竹叶汤、竹茹汤，并以此方为主，加入竹及麦冬、姜、苓，治产后烦。夫悲伤欲哭，数欠伸，亦烦象也。依全书通例，此方当名小麦甘草汤，或麦甘大枣汤亦得（《经方例释·经方例释上》）。

参考文献

（清）莫枚士撰；张印生，韩学杰校注.经方例释[M].北京：中国中医药出版社，1996.

《脉义简摩》(1886 年)

原文

妇人脏躁,喜悲伤欲哭,状如神灵所作,数欠,甘草小麦汤主之。《脉经》

燥属秋气,秋气清肃,故悲伤欲哭也。治宜温润肝脾,以存养肺气,则病愈。

《医存》曰:孕妇喜笑怒骂,如见鬼神,非癫狂也,乃脏躁。古用枣十枚、甘草一两、小麦三两,真乃神验。余尝用此方治男妇室女无端而病如癫狂者,随手皆应,乃知古人制方之神奇也。

《金匮·中风门》防己地黄汤,治病如狂状,独语不休,无寒热,其脉浮,此亦脏躁之类也。言为心声,肝又主语,独语不休,心火不扬,肝被肺抑也。寒水凌心,其证亦同而尤急,李、叶二案附览。

李东垣曰:悲愁不乐,情常惨惨,健忘,或善嚏,此风热大损寒水,燥金之复也。六脉中之下得弦细而涩,按之空虚无力,此大寒证,亦精气伤。宜辛甘温热滑润之剂,泻西方北方,姜附汤主之,与理中丸间服。

叶天士案曰:悲惊不乐,神志伤也。心火之衰,阴气乘之,则多惨戚,主大建中汤。此亦火衰金亢之义也,与李案同。盖寒水凌心,其证如此,故《内经》太阳司天之胜有喜悲数欠证也。二案皆冷燥也。

喻嘉言《寓意草》曰:姜宜人得奇证,依《本草经疏》治交肠用五苓散。余见而辨之:交肠者,二便易位而出。五苓专通前阴也,此证二便俱出前阴。况交肠乃暴病,气骤乱于中;此乃久病,血渐枯于内,二者毫厘千里。此病盖始于忧思郁结伤脾,脾伤不能统血,错出下行,有若崩漏,实名脱营,治宜大补急固。乃认为崩漏,凉血清火,脱出转多。高年气弱,无以实漏卮[1],于是胞门子户之血日消,而借资于大肠,大肠之血又消,而仰给于胃脘,久之胃血亦尽,无源自止,幽门辟为坦途,不能泌别清浊,水谷并归一路,势必大肠之故道复通,乃可拨乱返治。况五苓劫阴,尤亡血家深忌耶!是病也,余三指才下,便问曰:病中多哭泣否?婢媪曰:时时泣下。乃知脏躁者多泣,大肠方废而不用也。今大肠之脉累累指下,可虞者其枣叶生时乎。此虚躁也(《脉义简摩·妇科诊略·脏躁脉证》)。

原文

又曰:一女子,忽嬉笑怒骂,经巫婆治,数日更甚。医用祛痰镇心药,止而复发。诊得六脉沉细略数,望其目赤眉红,问其二便有热。乃用逍遥散加山栀、丹皮,同甘草小麦汤,一剂证止,三剂全愈。盖思有所郁兼脏燥也。此思郁也。汪石山亦有此案,脏燥多悲,自古竟无二治法(《脉义简摩·卷六　名论汇编·气郁脉(附治验)》)。

参考文献

周学海.脉义简摩[M].北京:中国中医药出版社,2016.

注释

1. 漏卮:音(lòu zhī),同"漏卮",有漏洞的器皿。

《医粹精言》(1896 年)

原文

孕妇喜笑怒骂如见鬼神,非颠狂也,乃脏燥,书有明言,《金匮》用甘麦大枣汤,乃真神验。余常用此方治男妇室女无端而病,如颠如狂者,随手皆应,乃知古人制方神奇,又知脏燥不仅胎病惜世人误作颠狂邪祟,至使病者不死于病而死于药,死于医,可叹也。故先医有言。学医先学认证。认证矣尤须谨于用药(《医粹精言·卷一·脏燥》)。

参考文献

徐延祚.铁如意轩医书四种[M].北京:中国中医药出版社,2015.

《崇实堂医案》(1901 年)

原文

阶翁夫人病后二年,生女未存。又因不遂意事,心常悒悒[1],产后又病,请吾前辈调治,因前辈与蒋亦世交,又是紧邻,且素有时名,故生死倚之。服药无效,日见加重。前辈嘱令邀余商治,前辈向余曰:此病无寒热,亦无痛楚,但饮食不进,已有多日,终日啼哭,百劝莫解,舌色淡紫,苔多剥落,是胃气已绝,万无生理,已嘱办后事。君盖往诊,再商一治法,聊以尽心而已。往诊其脉,右三部浮数无力,左三部弦数无力,舌色红而兼紫,苔剥落。余思脉证均非死候,然不能明言。因复命曰:诚如君言,予亦不敢措手。前辈不许,嘱开二陈以搪塞,服讫仍如故。明日复诊,诊后拟至前辈家商酌,适前辈之令郎在坐,请余主持,不必往商,竭力阻余。余思此病尚可挽回,究以人命为重要,不必避此嫌疑。乃用炙甘草五钱,小麦一合,大枣十二枚,令多煎缓服。一帖哭泣便减,舌苔复生。三帖痊愈。此盖脏燥症也。《金匮》云:妇人脏燥,喜悲伤欲哭,象如神灵所作者,甘麦大枣汤主之,即此症也。脉症相符,故取效最速。此症,《黄八种》内论之精详,发明《金匮》之奥,诚《金匮》之功臣也。(《崇实堂医案》)

参考文献

裘庆元.三三医书(第二集第二种)崇实堂医案[M].杭州:三三医社,1924.

注释

1. 悒悒:音(yì yì),忧愁。

《也是山人医案》(1911年)

原文

吴六三 肝阳亢为头晕,肾阴虚则耳鸣。此晚年肝肾气馁,下虚上实明甚。但忽惊悸,汗大泄,有时寤不肯寐,竟有悲伤欲哭之象。明系脏阴少藏,厥阳鼓动,内风上冒,舞于太阴。每有是症,病自情志中生。所以清之攻之。均属无益。议仲景妇人篇,参脏躁悲伤之旨,用药自有准绳,但王道未能速效。

附方

阿胶三钱 牡蛎三钱 磁石二钱 淮小麦一钱五分 炙草五分 大枣三钱 茯神二钱(《也是山人医案·脏躁悲伤》)

参考文献

薛生白,也是山人.扫叶庄医案·也是山人医案[M].上海:上海科学技术出版社,2010.

第八章　验案举隅

　　解㑊、百合病、奔豚、脏躁、梅核气、郁病、卑慄（慄卑、卑怯）等古病名在现今中医临床大多以"郁证（郁病）"名之。因各自有其临床特征，故选取今浙江省立同德医院和广州医科大学附属脑科医院数个验案，以飨读者。其中，抑郁症从健脾、醒脾论治；抑郁伴焦虑从脾论治的同时，注重疏肝理气。同时，抑郁症药枕或外薰疗法等特色治法方药也均有一定程度的体现。

　　案一：患者，女性，65 岁，退休，2018 年 9 月 6 日就诊于浙江省立同德医院。

　　[主诉]乏力，汗出，怕热，不寐，心悸 1 月余。观患者情绪低落，遂询问情绪状况，自诉退休以来，无所事事，近日因家庭原因，易激惹，每生气及思虑后觉上症加重。外出旅游情绪佳，不寐即改善，既往曾有抑郁病史，服用帕罗西汀和艾司唑仑。意识清，未引出幻觉及妄想，兴趣意志尚可，自知力存在，实验室检查未见明显异常。舌淡红，苔薄白，脉细数。

　　[诊断]抑郁（郁证）。

　　[治则]健脾益气，养阴安神。

　　[处方]太子参 15 g，生黄芪 20 g，炒白术 15 g，炙甘草 6 g，珍珠母 30 g（先），生龙骨 20 g（先），墨旱莲 12 g，地骨皮 30 g，酸枣仁 25 g，佩兰 12 g，刺五加 15 g，徐长卿 15 g，浮小麦 12 g，五味子 12 g，郁金 12 g，甘松 6 g，7 剂。

　　[二诊]（9 月 13 日）　乏力及汗出改善明显，不寐、心悸减轻，怕热仍有，舌脉同上。上方加黄连 5 g，丹皮 12 g，熟地 12 g，7 剂。后续方 7 剂，至 9 月 27 日，诸症消。

　　[按语]患者情绪低落，症状随情绪而变化，既往抑郁病史，诊断抑郁（郁证），当从郁论治，以四君子汤健脾益气，太子参易人参，因其性平，不助热故也；郁金、佩兰、甘松理气醒脾解郁；墨旱莲、地骨皮、酸枣仁、浮小麦、五味子养

阴安神,敛汗止悸,配合珍珠、生龙骨镇惊安神止悸;刺五加,徐长卿抗抑郁。二诊复加加黄连、丹皮以清脾,全方融健脾、养脾、醒脾、清脾于一体,从脾论治为主,诸症皆消。

　　案二:患者,男性,43岁,职员,2019年12月5日就诊于浙江省立同德医院。

　　[主诉]情绪低落伴睡眠欠佳3年余。患者自诉因近期夫妻感情不和经常吵架,工作不顺利而心情低落。晚上经常需要起夜上厕所,且起夜后不易再次入睡,而致白天乏力,无精打采,思维迟缓,记忆力欠佳。意识清,定向全,接触可,对答切题,未引出幻觉、妄想等精神病性症状,情绪低落,易激惹,情感反应协调,意志活动减退,自知力部分存在,胃纳欠佳,大小便无殊,体重无明显变化,实验室检查未见明显异常。舌淡红,苔薄腻,脉弦数。

　　[诊断]抑郁证、焦虑证、睡眠障碍(郁病—肝郁气滞证)。

　　[处方]氢溴酸西酞普兰20mg qd;艾司唑仑(舒乐安定)1mg qn。配合中药(柴胡9g,薄荷6g,绿梅花10g,玫瑰花12g,郁金15g,合欢花20g,连翘20g,珍珠母30g,蚕沙30g,菊花10g,夜交藤30g,远志15g,刺五加15g,石菖蒲20g,决明子15g,2剂,外熏),并嘱其保持心情舒畅,适当运动。

　　[二诊](2020年1月6日)　起夜上厕所次数较前明显较少,情绪、睡眠改善,记忆力减退和思维迟滞改善不明显,舌脉同上。治疗同上,并告知继续规律服药,待情绪、睡眠情况继续好转,记忆力减退与思维迟缓也会有所改善。

　　[按语]患者持续性情绪低落,可诊断为抑郁,属于中医"郁病"范畴;入睡困难,早醒,可诊断为失眠,属于中医"不寐"范畴。其主要病机均是情志失调,肝郁气滞,气血阴阳失和。治疗以疏肝解郁、安神定志、怡情养性为基本原则,以柴胡、薄荷、绿梅花、玫瑰花、郁金疏肝解郁行气,配合连翘、菊花、决明子清肝泻火明目;合欢花、远志、珍珠母、夜交藤镇惊安神,定志助眠;刺五加抗抑郁;蚕沙、石菖蒲健脾化湿祛痰开窍。诸药共用调畅肝经气郁,疏泄肝火,安神潜阳,可改善情绪,促进正常睡眠-觉醒节律的重新建立。

　　案三:患者,女性,16岁,学生。2019年11月18日就诊于浙江省立同德医院。

　　[主诉]情绪低落,易烦躁2周。患者因与父亲产生矛盾,害怕父亲,不敢单独与父亲相处,长期住在姨父家,父母定期去姨父家探望。患者自诉近期情绪易失控,喜独处,易哭泣。昨日情绪崩溃而离家出走,独自在外,最后主动联

系妈妈回家。胸闷,紧张时加重,甚至有窒息感。平时晚上11点左右睡,中途易醒,醒后可以再次入睡。意识清,定向全,对答切题,语音低,语速慢,未引出幻觉、妄想等精神病性症状,情绪低落,兴趣减退,易激惹,情感反应协调,意志活动减退,自知力部分存在,胃纳欠佳,大小便无殊,实验室检查未见明显异常。舌质淡红,苔薄腻,脉弦细。

[诊断]抑郁(郁证)。

[处方]早饭后马上服舍曲林(左洛复)75 mg,劳拉西泮 0.5 片;晚上睡前 1 小时服富马酸喹硫平(思瑞康)12.5 mg,劳拉西泮 0.5 片,阿普唑仑(佳乐安定)0.4 mg,配合中药(柴胡 12 g,白芍 15 g,白术 12 g,茯苓 12 g,甘草 6 g,刺五加 15 g,徐长卿 15 g,六神曲 9 g,墨旱莲 12 g,地骨皮 30 g,郁金 12 g,合欢花 12 g,玫瑰花 9 g,酸枣仁 25 g,珍珠母 30 g,龙骨 20 g,鸡内金 12 g,黄芪 15 g,太子参 12 g,7 剂,水煎服,一日早晚两次),并嘱保持心情舒畅,适当运动。

[二诊](12 月 02 日)　患者自诉口干,易心烦,记忆力明显下降,睡眠改善,胃纳未明显改善。早饭后舍曲林加至 100 mg,中药方在上方的基础上加黄芩 12 g,炒稻芽 30 g,炒麦芽 30 g,7 剂,服法同上。

[三诊](12 月 16 日)　诉情绪、睡眠、胃口改善,偶有心烦,欲哭状态。继续同上治疗,中药 7 剂,服法同上。至 2020 年 1 月 6 日,诸症改善,偶有白天嗜睡,开始缓慢减药,直至停所有药物。

[按语]患者因家庭矛盾诱发情绪异常,治疗上需以家庭为单位进行家庭治疗。中医认为郁证的病位主要在心肝脾,即在肝郁气滞的基础上涉及心脾,引起心神不安而致夜不安卧,脾失健运而致胃纳差,记忆力减退,故以归脾汤加减以疏肝健脾养心。其中柴胡、郁金、合欢花、玫瑰花,入肝经,主疏肝解郁安神;太子参、黄芪、茯苓、白术、甘草,皆味甘入脾经,主补脾;酸枣仁、珍珠母、龙骨,入心经,主镇静安神潜阳;墨旱莲、地骨皮、浮小麦、五味子养阴安神敛汗止悸;刺五加、徐长卿抗抑郁;六神曲、鸡内金化糟粕积滞;二诊加黄芩清肝火,稻芽、麦芽促进食欲。全方疏肝、健脾、养心,三脏共治,诸症自消。

案四:患者,男性,60 岁,职员。2019 年 10 月 27 日就诊于浙江省立同德医院。

[主诉]情绪低落伴眠差 3 年。自诉 3 年前无故情绪低落,伴有焦虑,心中难受,憋闷。平素易热易汗,便溏,睡眠浅,夜间 9 点睡后,于凌晨 1 点复醒而难再入睡,规律服用阿普唑仑,疗效一般。胆固醇偏高,目前服用阿托伐他汀。患者意识清,定向全,对答切题,语速慢,语量少,未引出幻觉及妄想等精神病

性症状,情绪低落,易烦躁,情感反应协调,意志活动减退,睡眠欠佳,自知力存在。实验室检查未见明显异常。舌淡,苔薄,脉细弦。

[诊断]抑郁(郁证)。

[治则]健脾养阴,清热安神。

[处方]太子参 12 g,黄芪 15 g,茯苓 12 g,白芍 15 g,白术 12 g,刺五加 15 g,徐长卿 15 g,木香 6 g,甘松 6 g,地骨皮 30 g,墨旱莲 12 g,浮小麦 12 g,当归 12 g,佩兰 12 g,熟地黄 12 g,珍珠母 30 g,龙骨 20 g,7 剂。嘱其保持心情舒畅,适当运动。

[二诊](10 月 31 日) 情绪较前平稳,仍偶有焦虑,头部有酸胀感,虚汗、潮热等症已消。睡眠较前改善,总睡眠达 6 小时,然醒后有耳鸣。舌脉同上。上方黄芪增至 20 g,7 剂。

[三诊](11 月 7 日) 症状与二诊时相似,精神较前好转。舌脉同上。上方去木香加酸枣仁 25 g,龙骨增至 30 g,7 剂。11 月 28 日随访,情绪平稳,睡眠 6 小时,凌晨醒后亦能再次入睡,无其他明显不适。

[按语]中医认为不寐是以经常不能获得正常睡眠为特征的一类病证。多为情志所伤、饮食不节、劳逸失调、久病体虚等因素引起脏腑功能紊乱,气血失和,阴阳失调,阳不入阴而发病。本病案中不寐的主要原因实际上是情志病因,患者情绪低落而致不寐,治疗以健脾养阴、清热安神为主,方用四君子汤加减以健脾,黄芪补中益气,刺五加、徐长卿抗抑郁,木香微温、散滞和胃、行肝泻肺,佩兰、甘松理气醒脾解郁,地骨皮凉血去热,墨旱莲、浮小麦养阴安神,珍珠母、龙骨平肝潜阳、镇惊安神。本病治疗效果往往与病程长短、病情复杂程度相关,病程短、病情单纯者,治疗收效较快;病程较长、病情复杂者,治疗难以速效。

案五:患者,女性,46 岁,职员。2019 年 9 月 19 日就诊于浙江省立同德医院。

[主诉]情绪低落伴眠差 1 月。自诉 1 月前因肺部疾病,多思多虑,睡眠欠佳,自行服用酒石酸唑吡坦(思诺思)、富马酸喹硫平(思瑞康)等药物无改善,睡眠浅,白日有疲劳感,肩颈有紧绷感。易出汗、心慌,胃纳差。大小便无殊。意识清,定向全,对答切题,语速慢,语量少,未引出幻觉、妄想等精神病性症状。情绪低落,易烦躁,情感反应协调,意志活动减退,睡眠欠佳,躯体症状明显,自知力存在。舌淡,苔薄,脉细弦。

[诊断]抑郁(郁证)。

[治则]疏肝理气。

[处方]柴胡12 g，香附12 g，白芍15 g，刺五加15 g，徐长卿15 g，鸡内金12 g，六神曲9 g，当归9 g，远志12 g，陈皮6 g，珍珠母30 g，龙骨20 g，郁金12 g，合欢皮12 g，酸枣仁20 g，7剂。

[二诊]（9月26日）　情绪及胃口较前改善明显，白日精神可，已无多思多虑，睡眠仍欠佳，易醒，夜间约醒3次，肩颈紧绷感好转，小便正常，大便稍干。目前已恢复工作。舌淡，苔腻，脉细弦。上方去柴胡、鸡内金、六神曲，加甘草6 g，太子参12 g，佩兰12 g，火麻仁15 g，郁李仁12 g，7剂。

[三诊]（10月10日）　情绪较前好转，偶有烦躁，易发火，夜间睡眠欠佳，约凌晨2点醒后难再入睡，口干，小便正常，有便秘，日一行，干燥不易排。舌淡，苔腻，脉弦。上方去郁李仁，加藿香9 g，酸枣仁增至30 g，7剂。11月7日随访，情绪较前平稳，偶觉烦躁，睡眠较前改善，夜间醒1～2次，基本可再入睡，余无特殊不适。

[按语]患者情绪低落，失眠，属中医"郁证"，但易伴烦躁，紧张焦虑，往往从肝论治，是由肝气郁结，气郁化火，气火亢逆，甚至心肝火旺所致。治疗当疏肝理气为基础治疗原则，配合养心镇惊安神药物，心肝同调，方用逍遥散加减，柴胡疏肝解郁，香附、郁金行气止痛，当归、白芍养血和血，刺五加、徐长卿抗抑郁，鸡内金、六神曲健脾消食和胃，远志、合欢皮、酸枣仁养心安神解郁，珍珠母、龙骨平肝潜阳、镇惊安神。抑郁伴焦虑的中医治疗从疏肝理气立法，肝气得舒则不能郁而亢逆，情绪得到缓解，配合镇惊安神药物，可以提高疗效。

案六：患者，女性，62岁，职员，2019年9月19日就诊于浙江省立同德医院。

[主诉]情绪低落伴眠差9月。自诉9月前因生活事件出现情绪低落，脑子反应迟钝，记忆力下降，自卑，愉悦感缺失，精力下降，疲乏欲哭，心烦暴躁，易发脾气，胡思乱想，无潮热出汗。入睡困难，早醒，睡眠时长1～2小时，梦多。观其独自来院就诊，衣着整齐，自我照料可。意识清，定向全，接触合作，幻觉妄想未引出，智力可，注意力下降，有胸闷躯体不适，易激惹，未见情绪高涨，无冲动消极行为，有自我评价下降，自知力部分存在。舌质淡胖，苔腻，脉细。

[诊断]抑郁（郁证）。

[治则]益气补血，健脾醒神。

[处方]太子参12 g，黄芪20 g，远志12 g，甘草6 g，白芍15 g，甘松6 g，白术

12 g,茯苓 12 g,珍珠母 30 g,龙骨 20 g,鸡内金 12 g,六神曲 9 g,酸枣仁 20 g,阳春砂 6 g,墨旱莲 12 g,7 剂。

[二诊](9 月 26 日)　情绪较前平稳,仍有自卑感,偶发脾气但能稍控制,睡眠好转,9～10 点入睡,凌晨 12 点醒后可再入睡,胃纳可。仍有脑子反应变慢,记忆力下降。舌淡,苔腻,脉弦。再予上方 7 剂。

[三诊](10 月 17 日)　患者诉舍曲林(左洛复)停药 4 天后,睡眠欠安,眠浅易醒,噩梦多,偶胸闷,情绪平稳,恶心打嗝,脑子反应变慢,紧张时易双手颤抖,记忆力下降,胃口可。大小便正常。难受时易出汗,无力。舌脉同上。上方去白术、鸡内金、六神曲,黄芪增至 25 g,甘松增至 8 g,酸枣仁增至 25 g,加地骨皮 30 g,浮小麦 15 g,熟地黄 12 g,陈皮 9 g,香附 12 g,7 剂。11 月 7 日随诊,患者舍曲林(左洛复)和中药坚持服用,情绪平稳,自信增强,睡眠较前改善,噩梦少,无明显其他躯体不适。

[按语]患者因生活事件出现情绪低落,脑子反应变慢,记忆力下降,有自我评价下降,感自卑,愉悦感缺失,想哭,精力下降,疲乏,觉得心烦,属于典型的抑郁发作,是由于情志不舒、气机郁滞所致,气机郁滞导致肝失疏泄,脾失健运,心失所养,脏腑阴阳气血失调。结合舌脉,予以益气补血、健脾醒神治疗,以四君子汤健脾益气,远志宁心安神、祛痰开窍,甘松理气醒脾解郁,墨旱莲、酸枣仁养阴安神,珍珠母、龙骨平肝潜阳、镇惊安神,鸡内金、六神曲健脾消食,阳春砂和胃醒脾。本病病程较长,需注重从脾论治,健脾益气补血,芳香理气醒脾等治疗均有助于改善抑郁症状。

案七:患者,男性,38 岁,学生,2019 年 7 月 11 日就诊于浙江省立同德医院。

[主诉]情绪低落半年。患者自诉半年前情绪低落,记忆力下降,曾在温州诊断为抑郁症,睡眠欠佳,烦躁,理解力欠佳,脑子反应欠佳,与家人接触不适应,没有愉快感,曾服用抗抑郁药,后自行停药。有时坐立不安。兴趣下降。胃纳尚可。衣着整齐,意识清,定向全,接触合作,幻觉、妄想未引出,记忆力可,智力可,注意力下降,情绪偏低,未见情绪高涨,无冲动消极行为,自知力部分存在,实验室检查未见明显异常。舌质淡胖,苔薄,脉细。

[诊断]抑郁(郁证)。

[治则]理气开郁,健脾益气。

[处方]柴胡 9 g,白芍 12 g,太子参 12 g,黄芪 12 g,郁金 12 g,合欢皮 12 g,玫瑰花 9 g,白术 12 g,远志 10 g,甘草 6 g,当归 9 g,焦山栀 9 g,7 剂。

[二诊](7月18日)　近日仍感情绪较前好转,无明显焦虑,与人交流不适应,自卑感,睡眠欠佳,总睡眠时间6小时左右,易早醒,白天精神欠佳,胃纳尚可,舌脉同上。处方同上。

[按语]抑郁症属于中医"郁病"范畴,是由于情志不舒、气机郁滞所致,气机郁滞导致肝失疏泄,脾失健运,心失所养,脏腑阴阳气血失调。病位主要在心、肝、脾,治疗以理气解郁、调畅气机、怡情易性为原则。本案以理气开郁、健脾益气为主,从肝脾论治。四君子汤加减以健脾,郁金理气醒脾解郁,柴胡疏肝解郁,合欢皮、远志宁心安神,当归、玫瑰花和血养血,焦山栀泻火除烦。中医治疗抑郁,着眼于症状的改善,治疗大法主要从心、肝、脾三脏入手,以养心镇惊安神、疏肝理气解郁、健脾益气养血为主,随症加减,坚持使用,有助于改善患者抑郁症状。

案八:患者,女性,67岁,退休,2019年7月1日就诊于浙江省立同德医院。

[主诉]情绪低落加重2月。患者既往有抑郁症病史,曾服用米氮平,因担心药物不良反应,自行停药。目前睡眠差,早醒,精力差,情绪偏低,记忆力下降,脑子反应迟钝,心烦,坐立不安,兴趣下降,乏力,感觉腿迈不开,容易便溏。意识清,定向全,接触合作,幻觉、妄想未引出,记忆力下降,智力可,注意力可,情绪低落,未见情绪高涨,有消极观念,无冲动消极行为,自知力部分存在,实验室检查未见明显异常。舌质淡,苔薄,脉细。

[诊断]抑郁(郁证)。

[治则]健脾舒郁,养心镇惊安神。

[处方]太子参12g,黄芪20g,白术12g,白芍15g,甘草6g,远志12g,合欢皮12g,郁金12g,刺五加12g,徐长卿15g,珍珠母30g,龙骨20g,酸枣仁25g,7剂。

[二诊](7月11日)　情绪较前好转,无明显心烦,坐立不安,偶有白天嗜睡,记忆力下降,脑子反应迟钝,舌脉同上。上方加佩兰12g,玫瑰花12g,焦山栀12g,7剂。

[三诊](8月1日)　情绪较前好转,有口苦,偶有昏沉,规律服用中药感精神较前好转,大便溏,舌脉同上。上方加藿香12g,苍术9g,7剂。8月15日随访,诸症好转。

[按语]患者有抑郁症病史,失眠,精力差,情绪偏低,记忆力下降,脑子反应迟钝,心烦,坐立不安,兴趣下降,乏力,抑郁症状明显,又有停药经历,如果

不积极干预,病情反复,可能演变成难治性抑郁,鉴于患者对西药存在一定抗拒心理,积极应用中医药治疗,有助于截断疾病演变加重,以健脾、醒脾为主,配合养心镇惊药物,心脾同治,补益气血,安神定志。

案九:患者,女性,42 岁,在职职员,2018 年 5 月 2 日就诊于浙江省立同德医院。

[主诉]反复情绪低落伴失眠 27 年。患者自诉 15 岁时父亲出车祸当场去世。当时自己在学校上课,受到刺激,吃不下,睡不着。自己参加了父亲的追悼会,自己也参与了下葬。平时经常会想起这个事情,想起父亲时会哭,很晚都不想睡。胸闷,胁痛,月经不调。意识清,定向全,接触合作,表情愁苦,语声低,语速中等,幻觉、妄想未引出,注意力不集中,兴趣减退,记忆减退,智能可,情绪低落,存在躯体不适,既往否认情绪高涨,情感反应协调,无消极想法,无冲动行为,自知力部分存在,实验室检查未见明显异常。舌质紫,苔薄白,脉沉。

[中医诊断]郁证。

[西医诊断]创伤后应激障碍,睡眠障碍。

[治则]疏肝理气,解郁畅神。

[处方](柴胡疏肝散加减)柴胡 10g,陈皮 10g,川芎 9g,香附 9g,枳壳 9g,生地黄 9g,白芍 9g,甘草 3g,远志 9g,茯神 9g,炒山楂 6g,炒鸡内金 10g,14 剂。

[二诊](5 月 16 日)　患者自诉仍会想到父亲,但次数及持续时间较前明显减少,胃纳可,寐可,舌脉同上。处方同上,14 剂。

[按语]郁证是由于情志所伤,肝气郁结,逐渐引起五脏气机不和所致,主要是肝、脾、心三脏受累以及气血失调而成。总属情志所伤,气分郁结。《素问·六元正纪大论》指出"木郁达之"。长期情志所伤,肝失条达,故精神抑郁,情绪不宁。厥阴肝经循少腹,挟胃,布于胸胁,因肝气郁滞,气机不畅,气滞血瘀,肝络失和,故见腹胀、胁痛,月经不调。肝气犯胃,胃失和降,故不思饮食。肝气郁结,母病及子,则心神不安,心神被扰,故失眠,入睡困难。舌质紫,苔薄白,脉沉均是气郁血瘀之征。方中柴胡疏肝解郁,陈皮、香附、枳壳行气解郁,白芍、川芎养血和肝,生地黄滋阴,远志、茯神宁心安神。炒山楂、炒鸡内金消食和胃。甘草调和诸药,兼益气健脾。全方以疏肝理气、解郁畅神为法。

案十:患者,女性,48 岁,待业,2019 年 10 月 21 日就诊于广州医科大学附属脑科医院。

[主诉]自觉咽中异物感3月余。患者诉3月前因与家人吵架后开始出现自觉咽中有异物，需要反复清嗓子及咳嗽，但无法咯出及吞下，偶尔仅可以咯出少量白痰。患者因此反复到耳鼻喉科门诊就诊，行鼻咽镜检查咽部提示少许声带息肉，余无异常。耳鼻喉科医生建议到我院门诊就诊。专科检查：患者意识清，接触可，思维连贯，情绪焦虑，称咽喉感觉有东西堵着，甚至吃东西都感觉有困难。情绪稍低落，称偶尔想到这个病治不好会心情差，但平时心情尚可。否认有幻觉、妄想体验，自知力存在。体查咽后壁少许充血。胃纳差，胸闷，腹胀，舌淡白、胖大边有齿痕，苔白腻，脉滑。

[诊断]梅核气（气滞痰凝证）。

[治则]行气化痰，给予半夏厚朴汤加减。

[处方]法半夏9g，茯苓12g，厚朴10g，生姜15g，紫苏叶10，陈皮10g，荔枝核10g，白芥子10g，川芎10g，郁金10g，7剂。

[二诊]（10月28日） 服上方后患者咽中异物感及胸闷明显缓解，胃纳好转，精神稍疲倦，舌淡白、边有齿痕，苔薄白，脉滑弱。以健脾化痰为法，给予陈夏六君汤加减。处方如下：陈皮10g，法半夏9g，党参10g，白术15g，茯苓10g，干姜10g，甘草6g，五指毛桃15g，7剂。至11月4日，诸症消。

[按语]患者因所愿不遂，情志不畅致气机郁结，加上素体脾胃虚弱，失于运化，聚湿成痰，痰气相搏，结于咽喉，故见咽中如有物阻、咯吐不出、吞咽不下，发为梅核气。同时患者还存在胃纳差，胸闷，腹胀，舌淡白、胖大边有齿痕，苔白腻，脉滑，均为气滞痰凝兼脾虚之证。第一诊以急则治其标为治则，以行气化痰为法，中药给予半夏厚朴汤加减。方中半夏辛温入肺胃，化痰散结，降逆和胃，为君药。厚朴苦辛性温，下气除满，助半夏散结降逆为臣药。茯苓甘淡渗湿健脾，以助半夏化痰；生姜辛温散结，和胃止呕，且制半夏之毒；苏叶芳香行气，理肺舒肝，助厚朴行气宽胸、宣通郁结之气；荔枝核行气散结；白芥子温肺豁痰利气；川芎、郁金活血解郁，以上共为佐药。二诊患者气滞痰凝明显缓解，因患者脾气亏虚，过度使用温燥药有伤正之嫌，故以标本兼治为治则，治以补气健脾化痰，中药给予陈夏六君汤加减。方中党参甘温，扶脾养胃、补中益气，为本方君药；白术苦温，健脾燥湿、扶助运化；茯苓甘淡，合白术以健脾渗湿；五指毛桃甘平，健脾补肺、行气利湿，为本方臣药；陈皮辛温，顺气宽膈、理气化痰；半夏辛温，燥湿化痰、消痞解郁；干姜温阳化痰，为本方佐药。炙甘草甘温，益气、补中、和胃，为本方使药。经治疗后患者脾胃功能恢复，痰湿祛除，气机顺畅，诸症皆消。

案十一：患者，男性，35岁，工人，2020年4月9日就诊于广州医科大学附属脑科医院中医门诊。

　　[主诉]自觉胸腹气上冲感1月余。患者诉1月前感冒后开始自觉腹部有气向上冲到胸部，直达咽喉，平均每天发作3～4次，导致患者无法正常工作。故四处就医，查心电图、胸片、腹部彩超、心脏彩超等检查未见明显异常。专科检查：患者意识清，接触被动，思维连贯，情绪稍焦虑，称很害怕自己会病情发作，发作时觉得有一团气从小腹部上冲至胸中，发作时自觉心慌心悸，恐慌害怕。否认有幻觉、妄想体验，自知力存在。心肺腹体查未见明显异常。舌淡暗苔白，脉沉弱。

　　[诊断]奔豚气（心肾阳虚证）。

　　[治则]治以温通心肾，中药给予桂枝加桂汤合附子理中汤加减。

　　[处方]桂枝30g，白芍15g，大枣10g，生姜15g，甘草10g，黑顺片10g，茯苓10g，白术15g，吴茱萸6g，党参10g。7剂。

　　[二诊]（4月16日）　服上方后患者气上冲感明显减轻，对自己的病情也没有这么担心害怕了，但偶尔还是会有心慌心悸。舌淡红苔白，脉偏弱。以益气滋阴、通阳复脉为治法，中药给予炙甘草汤合当归补血汤加减。处方如下：炙甘草30g，生姜15g，生地10g，麦冬15g，火麻仁15g，大枣10g，桂枝15g，白芍15g，当归10g，黄芪30g。7剂。至4月23日，诸症消。

　　[按语]患者因外感风寒伤及阳气，肾阳受纳不能，心阳不振，故水气上冲，发为奔豚气。第一诊给予桂枝加桂汤温通心阳，附子理中汤温补脾肾，则阳气恢复，寒水得散。第二诊患者仍遗留有心慌心悸，证明心阳仍未完全恢复，故给予炙甘草汤以心阴心阳并补；同时合并当归补血汤补气养血。患者气血充足，阴阳平衡故诸症皆消。